R. Ilbeygui

Selbsthilfe durch Taping

Gewidmet meiner
lieben Frau Ildikó

Ramin Ilbeygui

Selbsthilfe durch Taping

Schritt-für-Schritt-Anleitungen – medizinische Hintergründe – Zusatzübungen

2. Auflage

Unter Mitarbeit von: Dipl. PT Florian Pichler D.O. [Therapeutische Übungen (Physiotherapie)]

ELSEVIER

Elsevier GmbH, Hackerbrücke 6, 80335 München, Deutschland
Wir freuen uns über Ihr Feedback und Ihre Anregungen an books.cs.muc@elsevier.com

Dr. Ramin Ilbeygui, Hauptstrasse 6, 7132 Frauenkirchen/Österreich
E-Mail: office@orthopraxis.at
Web: www.ogz.at

Florian Georg Pichler, PT | D.O., Mariahilfer Str. 112/2/20, 1070 Wien/Österreich
E-Mail: florian@physiozentrum.at
Web: www.physiozentrum.at

ISBN 978-3-437-45445-5
eISBN 978-3-437-06255-1

Wichtiger Hinweis für den Benutzer
Ärzte/Praktiker und Forscher müssen sich bei der Bewertung und Anwendung aller hier beschriebenen Informationen, Methoden, Wirkstoffe oder Experimente stets auf ihre eigenen Erfahrungen und Kenntnisse verlassen. Bedingt durch den schnellen Wissenszuwachs insbesondere in den medizinischen Wissenschaften sollte eine unabhängige Überprüfung von Diagnosen und Arzneimitteldosierungen erfolgen. Im größtmöglichen Umfang des Gesetzes wird von Elsevier, den Autoren, Redakteuren oder Beitragenden keinerlei Haftung in Bezug auf jegliche Verletzung und/oder Schäden an Personen oder Eigentum, im Rahmen von Produkthaftung, Fahrlässigkeit oder anderweitig, übernommen. Dies gilt gleichermaßen für jegliche Anwendung oder Bedienung der in diesem Werk aufgeführten Methoden, Produkte, Anweisungen oder Konzepte.
Obwohl alle Werbemittel mit ethischen (medizinischen) Standards übereinstimmen, stellt die Erwähnung in dieser Publikation keine Garantie oder Anerkennung der Qualität oder des Wertes dieses Produkts oder der Aussagen der Herstellerfirmen dar.

Für die Vollständigkeit und Auswahl der aufgeführten Medikamente übernimmt der Verlag keine Gewähr.
Geschützte Warennamen (Warenzeichen) werden in der Regel besonders kenntlich gemacht (®). Aus dem Fehlen eines solchen Hinweises kann jedoch nicht automatisch geschlossen werden, dass es sich um einen freien Warennamen handelt.

Bibliografische Information der Deutschen Nationalbibliothek
Die Deutsche Nationalbibliothek verzeichnet diese Publikation in der Deutschen Nationalbibliografie; detaillierte bibliografische Daten sind im Internet über https://www.dnb.de abrufbar.

21 22 23 24 25 5 4 3 2 1

Um den Textfluss nicht zu stören, wurde bei Patienten und Berufsbezeichnungen die grammatikalisch maskuline Form gewählt. Selbstverständlich sind in diesen Fällen immer alle Geschlechter gemeint.

Planung: Elisa Imbery, München
Projektmanagement: Annekathrin Sichling, München
Redaktion: Dr. Nikola Schmidt, Berlin
Rechteklärung: Andreas Rumpf, Adelsdorf
Satz: abavo GmbH, Buchloe/Deutschland; TnQ, Chennai/Indien
Druck und Bindung: Printer Trento, Trento/Italien
Umschlaggestaltung: SpieszDesign, Neu-Ulm
Titelfotografie: Michaela Mejta, Wien/Österreich

Aktuelle Informationen finden Sie im Internet unter **www.elsevier.de**

Geleitwort

Ich erinnere mich noch gut, als das Taping-Lehrbuch von Dr. Ramin Ilbeygui erstmals erschienen ist. Fasziniert war ich vom didaktischen Aufbau, von der klaren Struktur und von den wichtigen Inhalten, die Ärzten, Therapeuten und Masseuren das Tapen nahebringen und sie darin unterrichten sollte.

Bereits damals hatte der Autor eine Vision: Er wollte diese Inhalte auch für diejenigen aufbereiten, die keine Ärzte sind bzw. keine medizinische Fachkenntnisse aufweisen. Auch Laien, Trainer und Hobbysportler sollten das Wissen praktisch umsetzen können. Und jetzt – nur wenige Jahre später – ist diese Vision Buch geworden. Es scheint kaum vorstellbar, zwei solch zeitaufwändige Projekte innerhalb von wenigen Jahren neben dem normalen Arbeitsalltag umzusetzen. Doch wer den Autor kennt, spürt dessen visionäre und auch magische Kraft.

Dass dieses Buch didaktisch und inhaltlich ebenfalls von bester Qualität ist, davon können Sie sich beim ersten Durchblättern überzeugen. Und Sie werden dann auch feststellen, dass Ihnen als Leser, der über keine oder wenige medizinische Vorkenntnisse verfügt, der Einstieg in die Welt der anatomischen Strukturen und Krankheitsbilder durch die zahlreichen Abbildungen und durch die plastischen Fallbeispiele leicht gemacht wird. Ganz besonders möchte ich auch auf den Teil Prävention, d.h. auf die Therapeutischen Übungen (Physiotherapie) hinweisen. Hier hat jeder Interessierte die Möglichkeit, durch gezielte Übungen nicht nur seine Beschwerden zu lindern, sondern – rechtzeitig durchgeführt – auch das Auftreten derselben zu verhindern.

Ich darf ihnen viel Spaß und Freude beim Lesen wünschen und verspreche Ihnen, dass auch Sie uneingeschränkt begeistert sein werden von diesem neuen Buch „Selbsthilfe zum Tapen"!

Ried (Österreich), im Frühsommer 2015

Prim. Dr. Christian Angleitner MSC
Leiter des Instituts für Physikalische Medizin und Rehabilitation und Leiter der Abteilung für Akutgeriatrie und Remobilisation am Krankenhaus der Barmherzigen Schwestern, Ried

Vorwort

Liebe Leserinnen und Leser,
liebe Interessierte des elastischen Tapens,

es freut mich außerordentlich, Sie zur ersten Auflage des Handbuches *Selbsthilfe durch Taping* zu begrüßen. Mir ist es ein besonderes Anliegen, das so beliebte Taping auch Interessierten ohne medizinische Ausbildung nahe zu bringen und Ihnen als mündigem Patienten ein Instrument an die Hand zu geben, damit Sie sich bei den unterschiedlichsten Beschwerden selbst helfen können – und auch anderen Menschen in Ihrem Umfeld diese Unterstützung zukommen lassen können.

Von anderen auf dem Markt befindlichen Selbsthilfebüchern unterscheidet sich dieses Buch durch die zahlreichen medizinischen Informationen zu den Symptomen und Ursachen zu jedem Krankheitsbild. Fehlen dürfen in diesem Zusammenhang auch nicht die Angaben zu schulmedizinisch anerkannten diagnostischen und therapeutischen Verfahren: Denn nur auf dieser Grundlage lässt sich ein umfassendes Verständnis für alle Zusammenhänge entwickeln, die ein fachgerechtes Tapen ermöglichen. Die „Fallbeispiele" zu Beginn jedes Kapitels sollen Sie durch lebensnahe Begebenheiten mit dem nachfolgenden Krankheitsbild vertraut machen. Doch damit nicht genug: Unter der Überschrift „Therapeutische Übungen" finden Sie Anleitungen in Wort und Bild, wie Sie Ihre Beschwerden zusätzlich durch gezielte Übungen lindern können.

Ein besonderer Schwerpunkt liegt jedoch auf den Tapes: In Wort und Bild erfahren Sie in Schritt-für-Schritt-Anleitungen, wie Sie die Tapes zum einen vorbereiten und zum anderen in mehreren Einzelschritten anbringen. Da (fast) jeder Schritt auch als Bild dargestellt ist, erhalten Sie die notwendige Unterstützung, um jede Phase des Tapens erfolgreich zu meistern.

Wie Sie anhand der zahlreichen Abbildungen sehen können, wurden keine Mühen gescheut, die betroffenen Körperstrukturen als Bodypainting auf die Körperoberfläche zu zeichnen. Für die Videos auf der beigefügten DVD haben sich zudem viele Patienten meiner Praxis bereit erklärt, sich vor laufender Kamera selbst zu tapen, um so die Praktikabilität der Methode ganz realistisch zu demonstrieren.

Mein besonderer Dank gehört wieder einmal dem selbst ernannten „Taping-Team", das durch Professionalität und Humor, die meiner Meinung nach unzertrennliche Elemente sind, diesem Projekt zur Entstehung verholfen haben: Für die genialen medizinischen Zeichnungen am Körper danke ich Frau Birgit Linke, ehemals Bodypainting-Weltmeisterin, die mit Ehrgeiz und Präzision die schwierige Aufgabe gemeistert hat, die anatomischen und pathologischen Strukturen auf der Haut darzustellen.

Zudem danke ich Seref Ünal, Nadia Ritter und Tino Böhme für ihre Geduld, denn trotz stundenlangen Verharrens in einer Position haben sie als „Top-Models" nicht aufgehört, uns mit Witz und Humor zu motivieren, weiter zu machen.

Die wunderschönen, klaren und präzisen Fotos sind das Werk von Frau Michaela Mejta und ihrer Assistentin Nadia Ritter. Sie haben alles daran gesetzt, durch die jeweils optimale (Ein-)Stellung die Tape-Techniken in bester Weise zur Geltung zu bringen.

Videos, welche die einzelnen Arbeitsschritte gut nachvollziehbar darstellen, sind ebenfalls von unschätzbarem Wert für alle, die Tapen wollen. Diese schwierige Aufgabe wurde vom Team des Tibor Benke Studios bravourös umgesetzt. Dem gesamten Team danke ich sehr für die Geduld, Präzision und Darstellung der Taping-Verläufe.

Mein Dank gilt auch Herrn Florian Pichler, der nicht nur als Freund und Physiotherapeut immer für innovative Gedanken und Techniken offen ist, sondern auch die physiotherapeutischen Übungen meisterlich erklärt und aufbereitet hat.

Die Entstehung eines Buches beginnt mit einem Traum und einer Idee. Diese Idee wächst und findet Verbündete, Interessierte und Helfer, die mitgestalten und mitentwickeln. So viele Menschen mit den unterschiedlichsten Fähigkeiten und Fertigkeiten haben das Ihre dazu beigetragen, dass die Idee Buch werden konnte – so auch die engagierten Lektoren und Redakteure des Elsevier-Verlags: Den positiven und präzisen Anweisungen von Frau Ines Mergenhagen, Frau Christel Hämmerle und Herrn Rainer Simader ist es zu verdanken, dass dieses Buch nun die Schönheit und Präzision erhalten hat, mit der die Leser und Leserinnen hoffentlich die Taping-Anlagen mühelos und effektiv umsetzen können. An dieser Stelle bedanke ich mich im Namen aller für die Mühe und Geduld in der Gestaltung und Korrektur.

Last but not least möchte ich meiner geliebten Frau Ildiko danken. Sie hat nicht nur als Mitwirkende im Buch, sondern auch als immerwährende Unterstützung im Hintergrund schwierige Situation mit mir gemeinsam gemeistert und mich während des Schreibprozesses immer wieder motiviert, dieses Buch weiterzubearbeiten und weiter zu entwickeln. „Ich danke Dir sehr von ganzem Herzen"!

Lassen Sie mich abschließend unseren Leitsatz wiederholen: Die Therapie einer Krankheit beginnt mit dem Verständnis der Symptome. Aufgrund der Symptome wird eine Diagnose gestellt. Und aufgrund der Diagnose sind mehrere Therapiemethoden schulmedizinischer und nicht schulmedizinischer Art möglich. Erst in diesem Setting ist wirkungsvolles Taping möglich. Selbst wenn Sie sich als Patient selbst therapieren, sollte ein Therapeut immer als Ansprechpartner greifbar sein. Das wäre die Botschaft dieses Buches für alle mündigen Patienten.

In diesem Sinne wünsche ich viel Spaß mit dem Tapen – und wünsche viele zufriedene und glückliche Patienten und Therapeuten.

Frauenkirchen (Österreich), im Frühsommer 2015
Dr. Ramin Ilbeygui und das Team

Glossar

Abduktion Wegführen eines Körperteils von der „Körpermittellinie“

Achillodynie Schmerzen im Bereich der Achillessehne

Adduktion Heranführen eines Körperteils an die „Körpermittellinie“

Adduktoren Muskelgruppen, die eine zum Körper heranziehende Bewegung durchführen

Arthrose Gelenkverschleiß, degenerative Gelenkserkrankung

Bursitis Schleimbeutelentzündung

BWS Abkürzung für Brustwirbelsäule

Distorsion Verstauchung eines Gelenks

Epicondylitis ulnae schmerzhafter Reizzustand der Sehnenansätze der Muskeln des Unterarms; umgangssprachl. für Golfer-/Tennisarm

Fraktur Knochenbruch

Hallux valgus Schiefstand der Großzehe

HWS Abkürzung für Halswirbelsäule

Impingement-Syndrom schmerzhafte Enge des Schulterdachs bei der Abduktion des Arms zwischen 60 und 120 Grad

Ischialgie Schmerzen im Bereich des Ischiasnervs und im Bereich der unteren Lendenwirbelsäule, wird meist durch Dehnung des Nervs ausgelöst

Ischiokrurale Muskulatur Oberschenkelflexoren

ISG Abkürzung für **S**akro**I**liakal**G**elenk oder Kreuzbein-Darmbein-Gelenk

-itis Wortendung; bezeichnet einen entzündlichen Zustand

Läsion Verletzung, Schädigung

Ligament Bindegewebsstrang

Luxation Verrenkung

LWS Abkürzung für Lendenwirbelsäule

Metatarsalgie Fußballenentzündung; Schmerzen des Vorfußes, v. a. im Bereich der Zehengrundgelenke unter den Mittelfußköpfchen

Morbus Bechterew entzündlich-rheumatische Erkrankung , die v. a. an der Wirbelsäule auftritt und zu einer knöchernen Versteifung v. a. der Wirbelsäule führen kann

MRT Abkürzung für Magnetresonanztherapie oder Kernspintomografie; computergestütztes, bildgebendes Verfahren, das ohne (ionisierende) Strahlung auskommt und eine schichtweise Darstellung des Körpers ermöglicht

Myogelose Muskelverhärtung

Neuralgie Nervenschmerz

NSAR Abkürzung für **N**icht**S**teroidale **A**nti**R**heumatik

-ose Wortendung; bezeichnet einen nicht entzündlichen, chronisch degenerativen Zustand

Ödem Wassersucht; Ansammlung von Flüssigkeit in Zellen oder Geweben

Orthese Hilfsmittel zum Ausgleich fehlender Funktionen des Bewegungsapparates

PECH-Schema gängigstes Therapiemodell im Akutstadium: **P** wie Pause, **E** wie Eis, **C** wie Kompression, **H** wie Hochlagerung

plantare Fasziitis Entzündung der Sehnenplatte an der Fußsohle

Pneumothorax Ansammlung von Luft in einem bestimmten Bereich der Lunge (im sog. Pleuraspalt zwischen Lungenfell und Rippenfell)

Propriozeption Tiefensensibilität; das Wahrnehmen von Reizen aus dem Körperinneren

Shin Splint Schienbeinkantensyndrom; Schmerzen und Empfindlichkeit entlang des Schienbeins

Syndrom Krankheitsbild, welches aus einem Komplex verschiedener Symptome besteht

TCM Abkürzung für **T**raditionelle **C**hinesische **M**edizin

Tendinose schmerzhafte Reizung der Sehnen

Tonus Spannungszustand des Körpers, v. a. der Muskulatur

Tractus „Bahn“; gebündelte Nervenfasern

Trochanter major lateinisch für „Großer Rollhügel“; Knochenvorsprung an der Oberseite des Oberschenkelknochens, der als Muskelansatz für die Gesäßmuskulatur dient

zervikal den Hals(wirbel) bzw. Nacken betreffend

Benutzerhinweise zu den Videos

Dieses Buch ist reich bebildert und erläutert damit auf anschauliche, praxisnahe und sehr eindrückliche Weise das Vorgehen beim elastischen Tapen.
Um die einzelnen Taping-Schritte gerade Laien und „Tape-Anfängern" noch besser zu vermitteln, wurden zusätzlich **Videos** gedreht. Diese zeigen an ausgewählten Krankheitsbildern und Symptomen, wie die Tapes korrekt angelegt werden und geben zusätzliche Hintergrundinformationen.

Im Buch wird durch das Symbol der Filmkamera auf das zugehörige Video hingewiesen. Alle Videos in diesem Werk sind entweder über den im Buchdeckel abgedruckten QR-Code zugänglich oder Sie finden sie auf folgender Website:
shop.elsevier.de/videos-selbsthilfe-durch-taping.

Der Verlag und das Taping-Team um Dr. Ilbeygui wünschen allen Nutzern dieses Buches immer den richtigen Tape-Verlauf und die gewünschte Wirkung der Tapes!

Abbildungsnachweis

Alle nicht gekennzeichneten Fotos dieses Werkes wurden erstellt von **Michaela Mejta, Wien** [K324].
Auf alle anderen Abbildungsquellen wird in den eckigen Klammern am Ende des Legendentextes verwiesen:

K410	Präsentationsart Kurzweil KG, Wien
L157	Susanne Adler, Lübeck
O570	Dr. Ramin Ilbeygui, Frauenkirchen/Österreich
V881	S:KIN GmbH, Wien
V882	Apaloo GmbH, Tuningen

Inhaltsverzeichnis

KAPITEL

1 Wieso, weshalb, warum – oder warum das Tapen manchmal nicht zu toppen ist

1.1 Was ist Taping? 1

Das Kinesio-Taping, die Therapie mit dem elastischen Klebeband (➤ Abb. 1.1), hat ihren Ursprung in Japan. Der japanische Arzt und Chiropraktiker Kenso Kaze hat in den 1980er-Jahren das Kinesiotaping® (registrierter Markenname der Ken-Ikai-Gesellschaft in Japan) erfunden, mit dem er die bisherigen Therapien hinsichtlich der Wirkungen auf die Muskulatur, Gelenke und Faszien in den Schatten stellte. Zeitgleich haben der japanische Experte für Traditionelle Chinesische Medizin und Osteopathie, Prof. Tanaka Nobutaka, und die koreanische Kinderärztin Dr. Aeo Kang ein nicht elastisches Gitterpflaster (Crosstape®) entwickelt, das durch Faszienreizung und Änderung der Oberflächenspannung positiv auf die Akupunkturpunkte bzw. Triggerpunkte einwirkt.

Dr. Kenzo Kaze betrachtete als erfahrener Kinesiologe und Chiropraktiker die Haut und Muskulatur aus einem anderen Blickwinkel. Er sah in der Haut das größte Reflexorgan des menschlichen Körpers. In der Muskulatur erkannte er nicht nur die Eigenschaft, auf die Umwelt zu reagieren, sondern ein Organ, das in der Lage ist, Heilungs- und Regenerationsprozesse zu unterstützen und zu fördern. Prozesse, die von der Muskulatur gefördert werden, sind z. B. die neuromuskulären Verschaltungen oder Stoffwechselprozesse wie Wärmeproduktion und die Mikrozirkulation.

Die Praxis der letzten Jahrzehnte zeigt, dass mithilfe des Kinesio-Tapes und des Cross-Tapes (➤ Abb. 1.2) die konventionelle Therapie von Erkrankungen und Störungen des Bewegungsapparates und anderer Organsysteme unterstützt werden können. Beide Methoden können allerdings auch als primäre Therapie eingesetzt werden. Entstanden aus ganzheitlichem Denken, das medizinisches Wissen und komplementärmedizinische Zusammenhänge zu etwas Neuem verbindet, fordern und fördern sie den Therapeuten darin, ein individuelles Behandlungskonzept zusammenzustellen, das auf der Grundlage der anatomischen und physiologischen Zusammenhänge das Tapen mit anderen Therapiemethoden kombiniert.

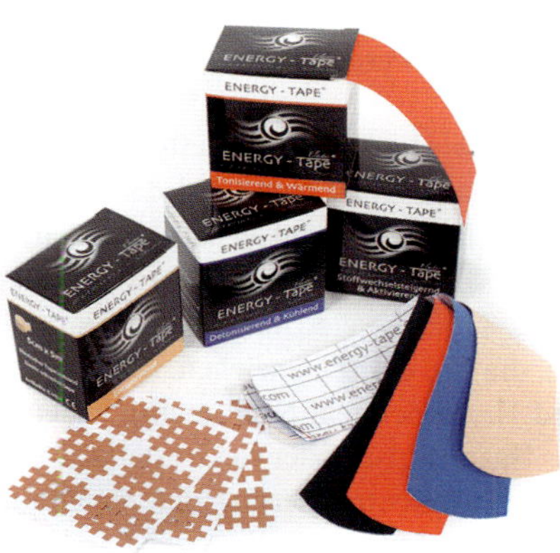

Abb. 1.1 Kinesio-Tape und Cross-Tape.

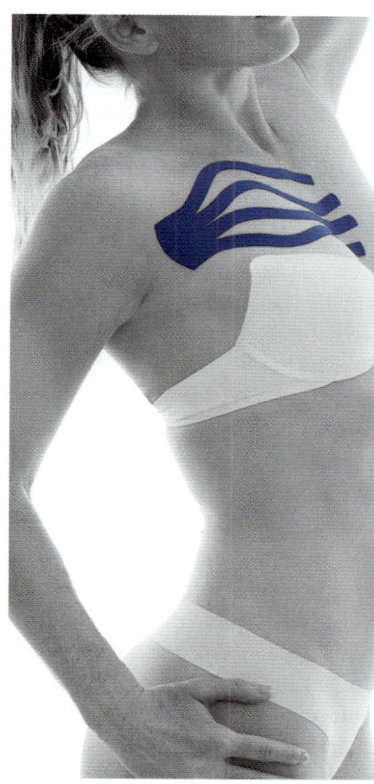

Abb. 1.2 Lymph-Tape.

1.2 Wie wirkt Taping?

Das Tape an sich ist nicht neu und wird vor allem seit Langem in der konventionellen Medizin angewendet – allerdings mit herkömmlichem Pflaster, das starr ist und ein beispielsweise verletztes Gelenk nur passiv stabilisiert. Die Folge ist, dass sich nicht beanspruchte Muskeln zurückbilden und später wieder aufgebaut werden müssen. Zudem können Stauungen im venösen Blut- und im Lymphsystem auftreten und somit der Heilungsprozess insgesamt verzögert werden.

1.2.1 Elastisches Tape

Beim Kinesio-Taping werden elastische Tapes verwendet, die die Haut bei jeder Bewegung ganz sanft heben und massieren. Durch die Haftung des Tapes auf der Haut und die dadurch ausgelöste mechanische Verschiebung reizt das Tape bei ausgeführten Körperbewegungen die Rezeptoren in der Haut. Es kommen verschiedene Wirkungen zum Tragen: Zum einen reflektorische Reize, zum anderen geht das elastische Tape wegen seiner Eigenschaften und starken Dehnbarkeit eine ebenso feste wie elastische Verbindung mit der Haut ein.

- Der **positive Massageeffekt** steigert den Blut- und Lymphfluss und wirkt ausgleichend auf den Muskeltonus, indem bei jeder Eigenbewegung die Haut des Patienten gegen die darunterliegenden Nervenrezeptoren, Lymph- und Blutgefäße sowie gegen die Muskeln und Faszien verschoben (➤ Abb. 1.3) wird. Es können sogar die inneren Organe (Segmentmassage) positiv angeregt werden.
- Bei der Therapie von Spitzensportlern mit elastischen Tapes entstand der Wunsch **nach mehr mechanischer Reizsetzung auf das Unterhautgewebe,** um die Heilungsprozesse des Organismus aktiv zu unterstützen – speziell bei und nach Überbelastungen oder Verletzungen. Die Zugwirkung des Tapes wird durch die **mechanische Tiefenwirkung der Noppen** (➤ Abb. 1.4) signifikant verstärkt. Die **Noppen (Faszillatoren) des S:KIN-Tapes** senken sich durch variablen Anpressdruck und eine starke Haftung des Tapes in die Haut und stimulieren in Bewegung darunterliegende Gewebsschichten und Strukturen stärker als bisher bekannt (➤ Abb. 1.4 bis ➤ Abb. 1.6).
- Zudem kann eine **reflektorische Wirkung** beobachtet werden. Da die Haut auch ein großes Reflexorgan ist, enthält sie unterschiedliche Rezeptoren, die bei den Kinesio-Tapes aktiviert werden: Die kurzfristige Wirkung wird über die Meissner-Körperchen erzielt. Bei längerer Anwendung der elastischen Tapes wird die Wirkung über die Stimulierung der Merkel-Tastscheiben erreicht. Durch die Aktivierung der Hautrezeptoren werden zusätzliche Information über die Position und Belastung der Extremität zum Gehirn geschickt, damit das betreffende Körperteil besser kontrolliert werden kann. Es kommt zur optimalen Anpassung des Muskeltonus und der Stabilität der Gelenke – die Propriozeption verbessert sich. Diese weitergeleiteten Informationen sind stärker und schneller als die Schmerzreize und hemmen damit die Schmerzweiterleitung. Es kommt somit zu einer Schmerzlinderung.
- Zudem wird die **Gelenkfunktion unterstützt:** Der Einfluss des Tapes auf die Spannung korrigiert muskuläre Ungleichgewichte, so dass wieder eine Balance zwischen den Muskelgruppen entstehen kann. Die erzielte Stimulierung der Propriozeptoren in den Gelenken sorgt beim Patienten außerdem für ein besseres Bewegungsgefühl.

Welchen Einfluss die Farben der Tapes auf deren Wirkung haben, lässt sich noch nicht genau ausmachen: Obwohl die Farbwirkung der Tapes der Technik des Tapens eindeutig nachgeordnet ist, können sie als Schwingungen, die vom Organismus aufgenommen werden, sowohl auf den Körper als auch auf die Psyche wirken.

Farben haben somit einen großen Einfluss auf unser Wohlbefinden und unser Lebensgefühl. Farben ziehen die Aufmerksamkeit auf sich. Sie lösen beim Betrachter Gefühle und Assoziationen aus und können zu unbewussten Reaktionen führen. Diese Wirkungen entstehen aus Erfahrungen, die verinnerlicht wurden. Farben haben auch einen kulturell geprägten Symbolcharakter.

BEACHTE

Das elastische Tape hat, wie bereits aufgezeigt, folgende Aufgaben:
- Schmerzen vor allem im Bewegungsapparat reduzieren
- Muskelfunktion harmonisieren
- Gelenkfunktion unterstützen und ökonomisieren
- Blut- und Lymphzirkulation verbessern
- Segmentale und reflektorische Wirkungen auf Organe therapeutisch nutzen
- Faszienverklebung und Gewebeverhärtungen lösen
- Bewegungsfreiheit des Gelenks beibehalten

1.2.2 Cross-Tape

Die Wirkung des Cross-Tapes basiert auf den Wirkeigenschaften der Akupunktur. Sie werden auf genau definierten Stellen, den Akupunkturpunkten, die auf bestimmten Leitbahnen (Meridianen) liegen, platziert und beeinflussen somit den freien Fluss des Qi – der Lebensenergie. Der eigentliche Schmerzpunkt kann dabei weit entfernt vom Behandlungspunkt liegen, denn die Energie-Leitbahnen verlaufen über den gesamten Körper. In der Traditionellen chinesischen Akupunktur werden etwa 400 Akupunkturpunkte unterschieden.

Das Cross-Tape wird mit einer Pinzette oder Metallstift an einer Ecke des Tapes festgehalten. Nun wird das Cross-Tape über der schmerzhaften Stelle schwebend gehalten und die Reaktion des Tapes beobachtet. Es kommt bei einer aktiven Zone zu einem Anziehen des Cross-Tape, wie ein „Magnet"! Eigentlich sind es geladene Strukturen, die sich einfach anziehen. Als Beispiel kann man eine Bürste und Haare nennen: Nach mehrmaligem Bürsten, zieht die Bürste das Haar magisch oder elektrostatisch an. Diese Elektrostatik wird nun zur Neutralisierung der Zone/Punkt verwendet. Positive und negative Teile neutralisieren einander (➤ Kap. 1.3.2).

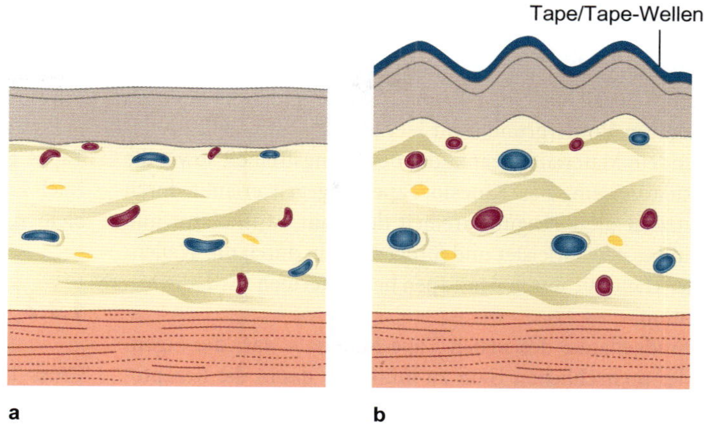

Abb. 1.3 Wirkung des Tapes auf die Haut (dargestellt am Hautquerschnitt)
a) Normaler Hautquerschnitt mit Darstellung aller Schichten der interdermalen Strukturen (Kapillaren, Rezeptoren).
b) Hautquerschnitt bei Tape-Wellen mit vergrößertem Lumen der Kapillaren und Lymphgefäße. [L157]

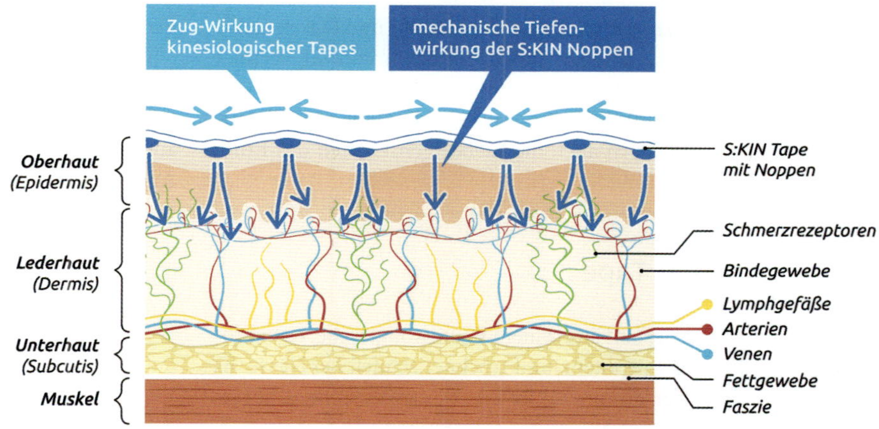

Abb. 1.4 Darstellung der Hautschichten und Tape-Wirkungen mit Noppen (mechanische Tiefenwirkung) und ohne Noppen (klassisch). [V881]

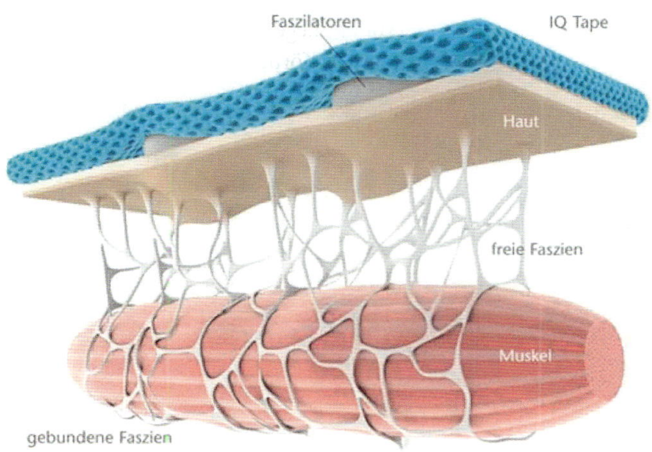

Abb. 1.5 Detaildarstellung der Faszienstränge zwischen Haut und Muskulatur und zwischen Haut und Tape mit Noppen (dreidimensional). [V882]

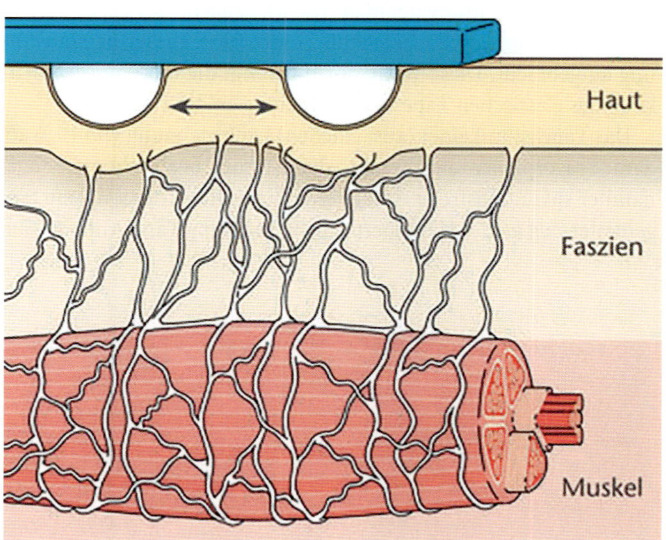

Abb. 1.6 Detaildarstellung der Faszienstränge zwischen Haut und Muskulatur und zwischen Haut und Tape mit Noppen (zweidimensional). [V882]

1.3 Was wird dazu gebraucht?

Wie bereits ausgeführt, wird das **klassische Tape** eher dazu verwendet, um Gelenke und Muskulatur zu stabilisieren und dadurch zu schützen. Im Vordergrund steht hier also die Immobilisation – das verwendete Material schränkt die Bewegungsfreiheit sowie die Mikrozirkulation ein. Das **Kinesio-Tape** hingegen erlaubt durch seine Elastizität die Bewegungsfreiheit der Haut, Muskulatur und Gelenke und es gewährleistet und fördert zudem durch die Wellenbildung der Haut, die durch das Tapen hervorgerufen wird, die Mikrozirkulation.

Der Grundgedanke des neuen Tape-Materials war, die Eigenschaften der menschlichen Haut zu imitieren, damit die Rezeptoren in der Haut so gut wie möglich auf diesen Stimulus reagieren. Demzufolge ähnelt das Material des elastischen Tapes im Hinblick auf die Elastizität, Dicke und auf das Gewicht der menschlichen Haut. Denn nur dadurch, so die Idee von Kenzo Kaze, können die Rezeptoren in der Haut stimuliert und die dadurch körpereigenen Heilungs- und Regenerationsprozesse in Gang gesetzt werden. Das neue Material sollte zudem hautfreundlicher sein und die „sensible Belästigung", die bei klassischen Tapes gehäuft vorkommt, vermieden werden. So dienen die sinusförmigen Strukturen des elastischen Tapes nicht nur der besseren Luft- und Flüssigkeitszirkulation, sondern sie verbessern auch die Klebeeigenschaften des Kinesio-Tapes.

1.3.1 Elastisches Tape

Das elastische Tape besteht aus reinem Baumwollgewebe, es hat somit eine geringe Allergiepotenz und trocknet schnell bei Nässe. Es ist zur Gänze latexfrei, atmungsaktiv und wasserresistent, d. h. Duschen, Saunieren, Sport, Schwimmen, Arbeiten sind ohne Einschränkung und Qualitätsverlust möglich. Als Imitation der Hauteigenschaften hat das Tape eine hautähnliche Dicke und ist bis zu 140 % in Längsrichtung dehnbar. Die Klebefläche des Tapes besteht aus latexfreiem Acrylkleber ohne Zusatzstoffe, dieser ist sinusförmig aufgebracht. Diese Wellenform bedingt die mechanische Wirkung des elastischen Tapes – den Querzug an der Haut.

Das Tape ist mit einer (zusätzlichen) Längsdehnung von 10 % auf dem Trägerpapier angebracht, damit trotz beabsichtigter sogenannter spannungsfreier Anlage eine feine Mikrotraktion – ein tangentialer Zug an der Hautoberfläche in Richtung Tape-Anfang – auf die Haut und Faszie ausgeübt werden kann. Das Trägerpapier ist mit Silikon beschichtet, damit sich das Tape besser ablösen lässt.

Elastische Tapes sind in verschiedenen Farben (Rot, Blau, Schwarz, Beige) erhältlich.

Eine gleich bleibende Wirkung ist für elastische Tapes und Cross-Tapes gewährleistet bei einer Tragedauer von maximal 7 Tagen. Nach Entfernen des Tapes sollte die Hautstelle 24 Stunden tapefrei bleiben, damit sich die Haut erholen und regenerieren kann.

1.3.2 Cross-Tape

Cross-Tapes (➤ Abb. 1.7) oder Gitter-Tape-Pflaster sind Gitter-Pflaster, die aus einem Mischmaterial bestehen, hauptsächlich aus Polyester. Das Material, das zudem schwach elektrostatisch aufgeladen ist, gewährleistet ein besseres Auffinden der Akupunktur- und Triggerpunkte (➤ Kap. 1.2.2), die sich durch einen veränderten Hautwiderstand auszeichnen. Der Acrylkleber enthält keine Zusatzstoffe, die Tapes sind in verschiedenen Farben (bevorzugt: Beige) erhältlich.

Cross-Tapes werden auf Schmerz- oder Triggerpunkte platziert, um die Schmerzintensität zu reduzieren. Die Wirkung an den Triggerpunkte und Akupunkturpunkten entwickelt sich ausschließlich auf nervös-reflektorischem und physikalischem Weg infolge der Änderung der Oberflächenspannung.

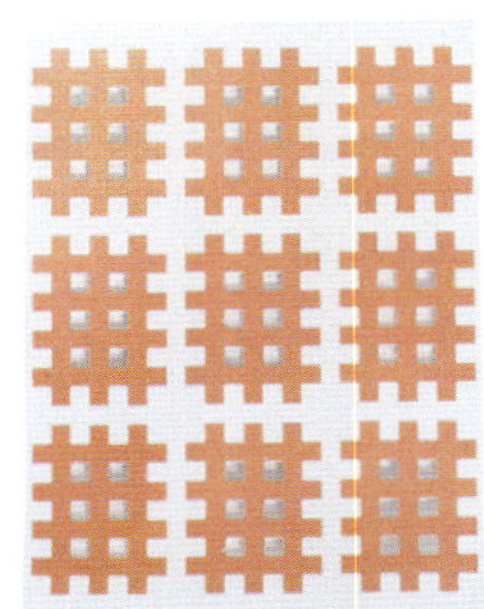

Abb. 1.7 Cross-Tapes oder Gitter-Tapes werden auf Schmerz oder Triggerpunkten angebracht.

1.4 Wie werden die Tapes angebracht? 2–4

Das Anbringen von Tapes zur Therapie oder Prophylaxe ist nicht schwierig – vorausgesetzt, es werden Grundsätze eingehalten, die den Erfolg und die Nachhaltigkeit der Maßnahme garantieren. Vor dem Anbringen werden die Tape-Streifen vorbereitet und z. B. in Streifen oder in Y-Form geschnitten, damit sie später mit oder ohne Spannung auf die Haut aufgebracht werden können. Bei der Vorbereitung und vor dem Anbringen der Tapes sind folgende Prinzipien zu beachten:

- Der Schlüssel zum Erfolg liegt im Verwenden von Qualitätsprodukten und dem Beachten der Therapierichtlinien. Je schneller die Tapes sich ablösen, desto geringer ist die Zufriedenheit.
- Vor Tape-Beginn sollten die Überlegungen zur Diagnose und zur spezifischen Therapie abgeschlossen sein, damit das Tapen zügig und in höchster Qualität durchgeführt werden kann. Es sollten z. B. folgende Fragen beantwortet werden können: Wie viele Tape-Schnitte brauche ich? Wie sollen die Tape-Schnitte aussehen, Y-Form, I-Form (➤ Kap. 1.4.2)?

1.4.1 Vorbereiten der Tapes

- Tape der Packung entnehmen (➤ Abb. 1.8, ➤ Abb. 1.9) abmessen und immer quer zur Längsrichtung abschneiden (➤ Abb. 1.10).
- Die Länge des Tapes entspricht der Länge des vorgedehnten Muskels: Das heißt, die Muskulatur in Vordehnung bringen und die Muskellänge messen. Das Tape liegt über dem Ansatz/Ursprung der Muskulatur, auf diese Länge etwa 1 cm Saum geben.
- Anfangs- und Endteil rund schneiden, damit sich Tape-Ecken nicht abheben und das Tape länger auf der Haut verweilen kann.
- Die Klebefläche darf, soweit möglich, nicht berührt werden, denn die Körpertemperatur aktiviert die hitzeempfindliche Klebeschicht und die Klebemasse (ein Teil klebt am berührten Finger) und reduziert die Klebekraft.

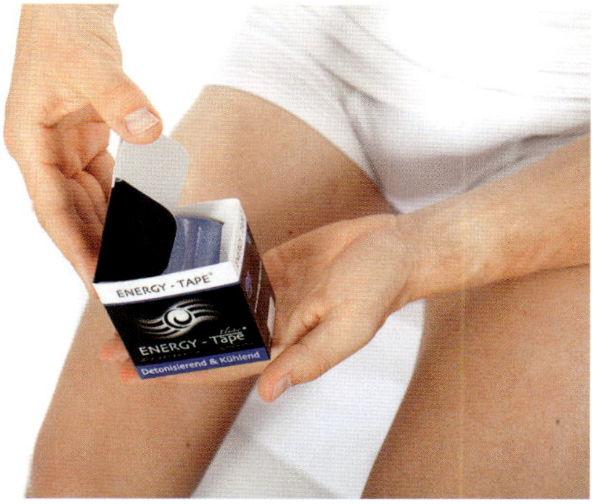

Abb. 1.8 Tape-Verpackung seitlich öffnen.

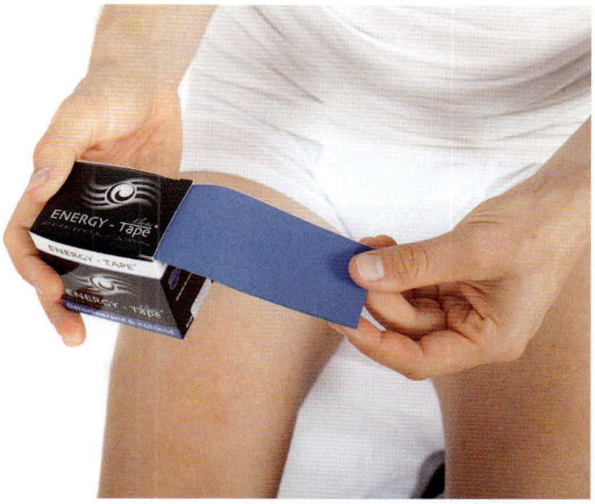

Abb. 1.9 Rolle von der inneren Verpackung entfernen, den Tape-Streifen herausziehen und den Deckel der Tape-Verpackung wieder schließen.

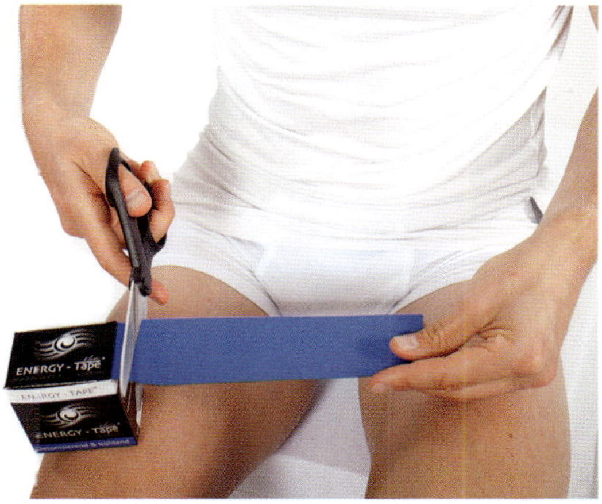

Abb. 1.10 Mit einer Tape-Schere das Tape quer schneiden.

- Das spezielle **S:KIN Tape** wird je nach Indikation gedehnt oder ungedehnt in der Muskelvorspannung oder in der Gelenksfunktion geklebt. Um einen guten Halt auf der Haut zu gewährleisten, bitte Folgendes beachten:
  - **Aufkleben:** S:KIN nach Ankleben gut „feststreichen“: Nicht mit der flachen Hand, sondern mit den fünf einzelnen Fingern streichen, mit Schwerpunkt auf den Bereichen ohne Faszillatoren (Noppen).
  - **Längerer Halt:** Beim Abrunden von S:KIN an den Tape-Enden nicht über die Faszillatoren schneiden. Idealerweise etwas „kunstvoll“ schneiden, sodass zwischen Tape-Rand und nächstem Faszillator mindestens 2–3 mm Stoff bleiben (➤ Abb. 1.11 bis ➤ Abb. 1.16).
  - **Tape-auf-Tape-Anwendungen:** Für das unterste Tape direkt auf der Haut wird der S:KIN verwendet. Für die weiteren Tapes wird ein normales elastisches Tape eingesetzt. Somit lässt sich verhindern, dass die Anwendung aufgrund von zwei Faszillatoren-Gittern übereinander zu hoch wird und nicht gut auf der Haut hält
  - **Vor sehr schweißtreibendem Training:** S:KIN mindestens 1 Stunde vorher aufkleben.

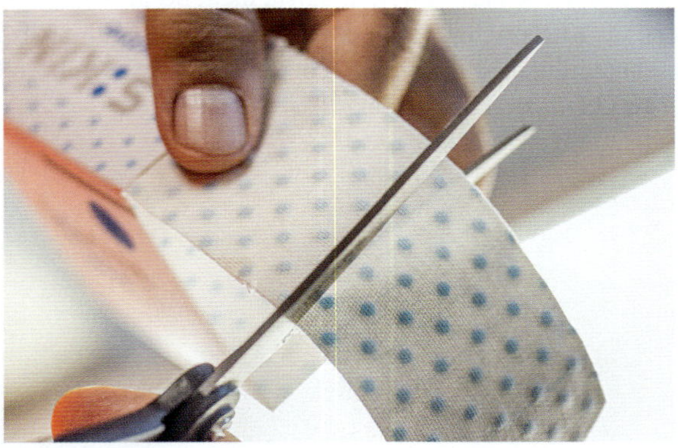

Abb. 1.11 Schnittführung zwischen den Noppen. **Cave:** Noppen sollten nicht durchgeschnitten werden. [K410]

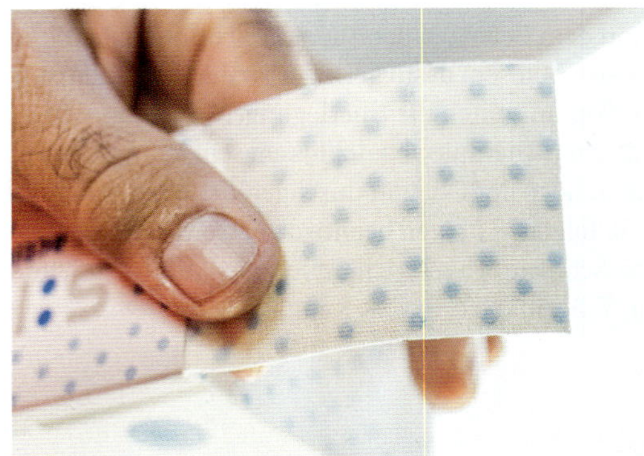

Abb. 1.12 Schnittführung knapp an den Noppenrändern. [K410]

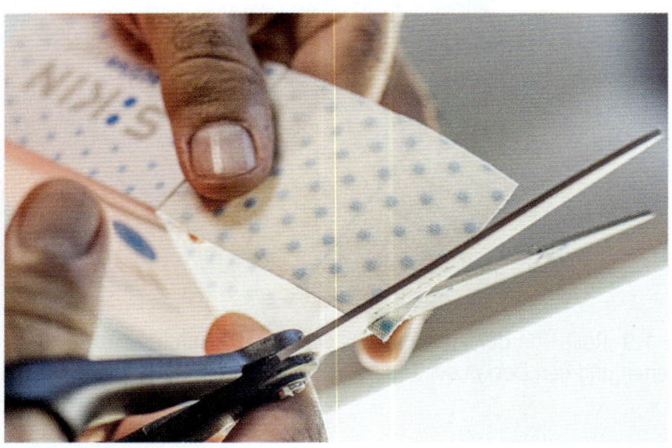

Abb. 1.13 Der Rand muss abgerundet werden. **Cave:** Noppen sollten nicht durchgeschnitten werden. [K410]

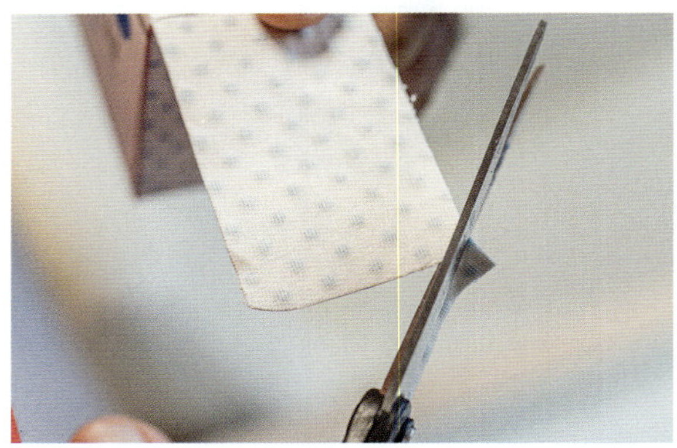

Abb. 1.14 Tape-Rand wird präzise abgerundet. [K410]

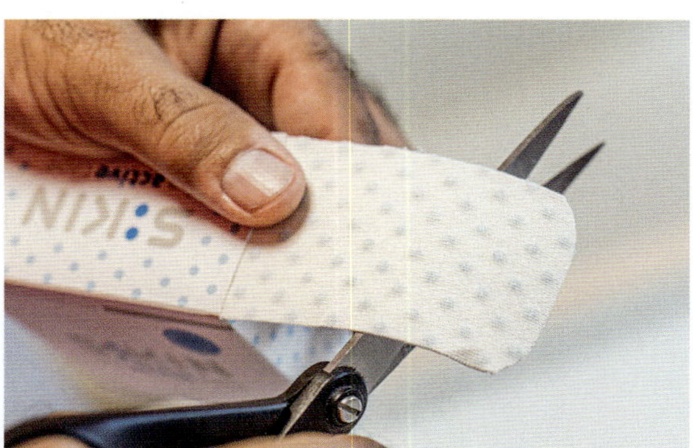

Abb. 1.15 Tape-Rand abgerundet. [K410]

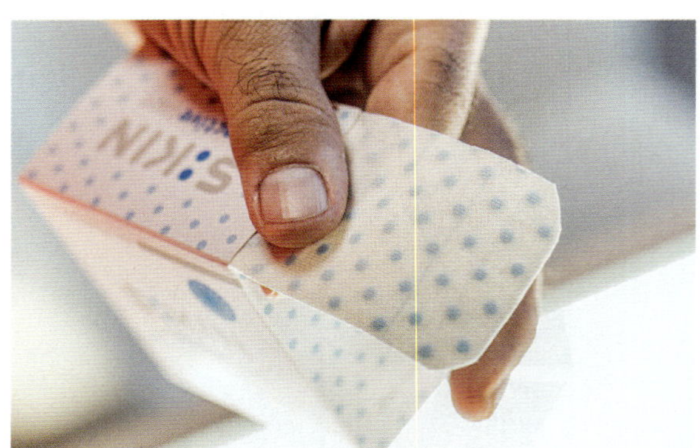

Abb. 1.16 Tape-Rand abgerundet. Das Tape sollte aus hygienischen und praktischen Gründen in der Tape-Schachtel („Tape-Spender“) bleiben. [K410]

1.4.2 Tape-Formen

Die folgenden Tape-Anlagen kommen am häufigsten zur Anwendung:

- **I-Tape** (➤ Abb. 1.17): Das Tape-Band mit abgerundeten Enden wird vor allem dann eingesetzt, wenn bevorzugt die Muskulatur betroffen ist.
- **Y-Tape** (➤ Abb. 1.18, ➤ Abb. 1.19, ➤ Abb. 1.20, ➤ Abb. 1.21): Sollen zusätzlich zur Muskulatur auch Faszien behandelt werden, wird das Y-Tape angewendet: Tape-Band mit einer in der Mitte befindlichen Schnittführung und einer Basis von ca. 2–3 cm Breite am Tape-Anfang, die nicht durchgeschnitten wird. Auch hier sind die Tape-Enden abgerundet.

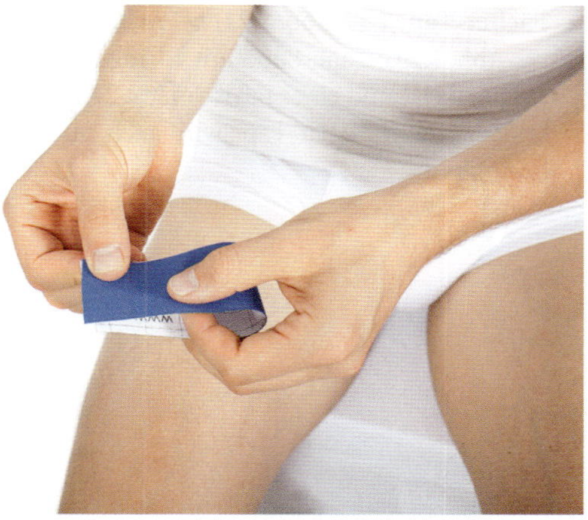

Abb. 1.17 I-Tape: Ränder übereinander legen und für die Abrundung vorbereiten.

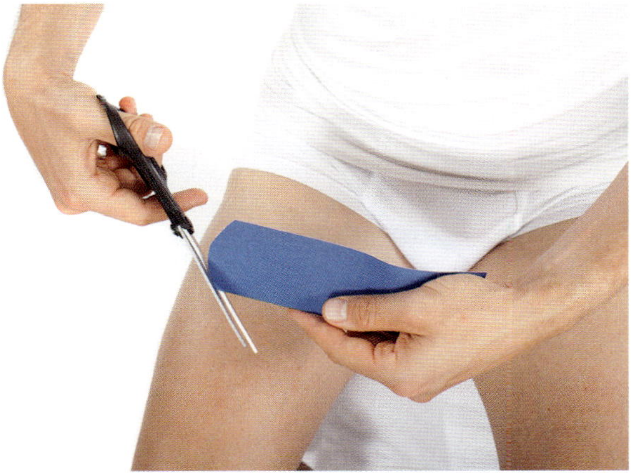

Abb. 1.18 Y-Tape: Ränder abrunden.

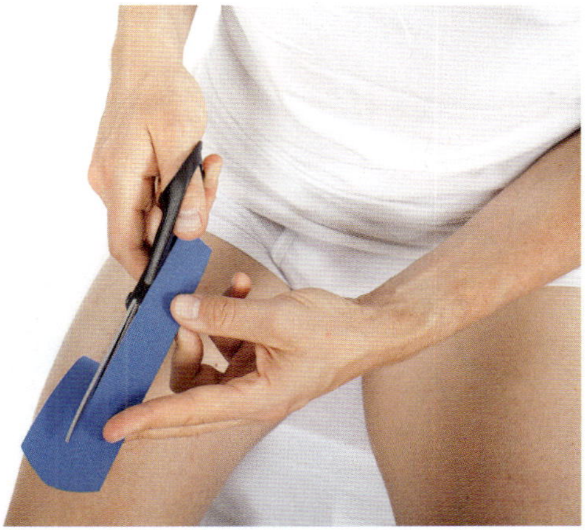

Abb. 1.19 Y-Tape: Das Tape wird in der Mitte längs geschnitten.

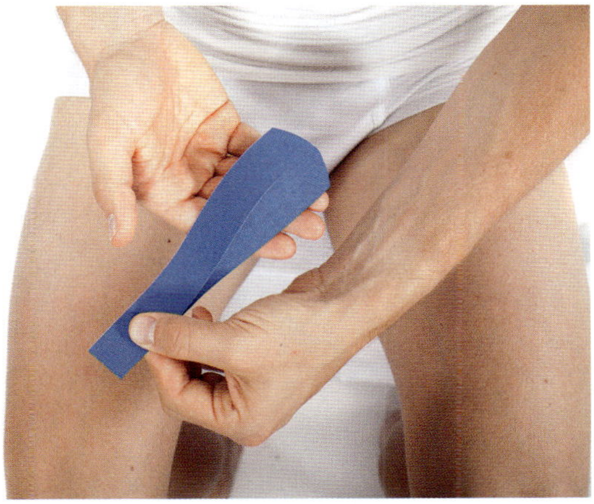

Abb. 1.20 Y-Tape: Ränder übereinander legen und für die Abrundung vorbereiten.

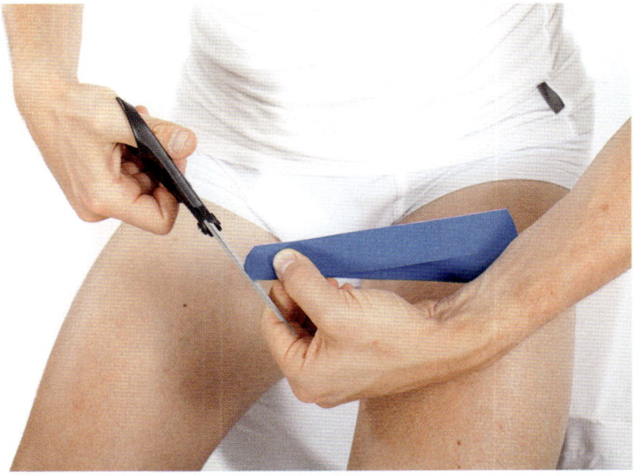

Abb. 1.21 Y-Tape: Ränder abrunden.

- **Fächer-Tape** (➤ Abb. 1.22, ➤ Abb. 1.23, ➤ Abb. 1.24, ➤ Abb. 1.25): Tape-Band mit 4 Längsschnittführungen („Schenkel") und einer Basis von ca. 2–3 cm Breite am Tape-Anfang. Mit dem Fächer-Tape wird auch der Lymphfluss positiv beeinflusst.

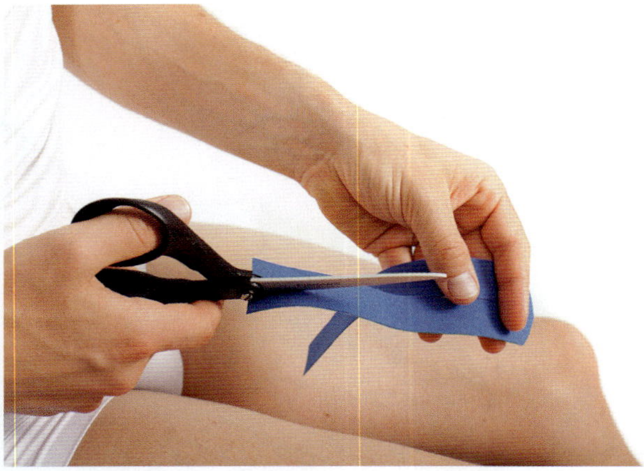

Abb. 1.22 Fächer-Tape: Tape Schenkel mittig längs schneiden.

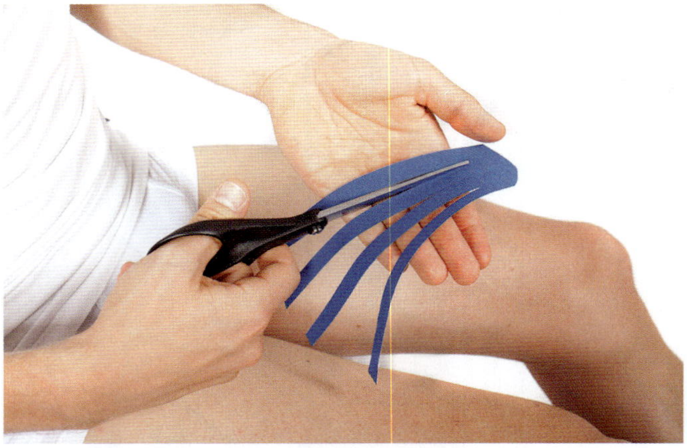

Abb. 1.23 Fächer-Tape: Den anderen Tape-Schenkel mittig längs schneiden.

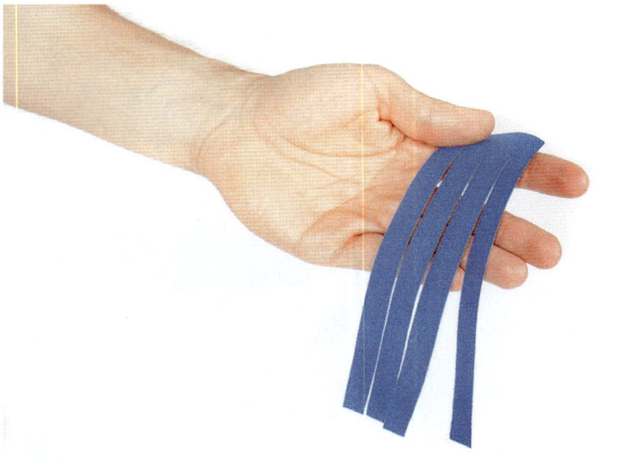

Abb. 1.24 Fertiges Fächer-Tape.

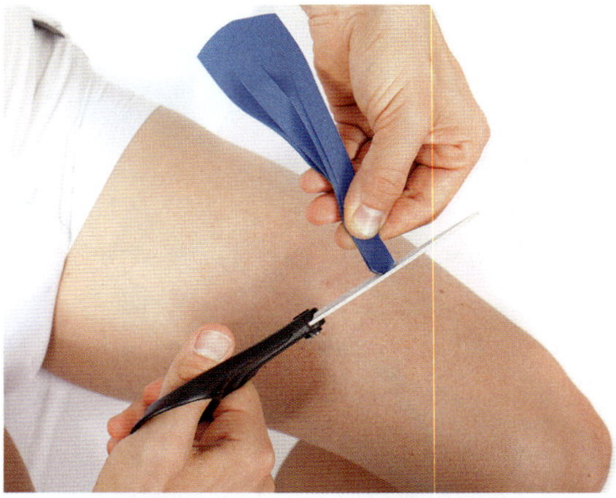

Abb. 1.25 Fächer-Tape: Ränder abrunden.

1.4.3 Sonderformen der Tape-Anlagen

Klassische Tape-Formen können nicht immer zum Einsatz kommen, so z. B. bei Läsionen am Daumen bzw. am Daumensattelgelenk. In diesem Fall müssen die sogenannte Schwimmhaut und die zirkuläre Anlage zurecht geformt und geschnitten werden, damit die Fläche ohne Falten beklebt werden kann.

- **Pfannen-Tape:** Dieses hat die Form einer tiefen Pfanne mit einem zur Seite stehenden Griff (➤ Abb. 1.26, ➤ Abb. 1.27).
- **Batman-Tape:** Diese Tape-Anlage wird so bezeichnet, weil sie eine symmetrische sichelförmige Vertiefung (➤ Abb. 1.28, ➤ Abb. 1.29) aufweist, die wie die Flügel einer Fledermaus aussieht. Zur Vorbereitung ➤ Abb. 1.30, ➤ Abb. 1.31, für das Aussehen als Tape-Anlage ➤ Abb. 1.32, ➤ Abb. 1.33.

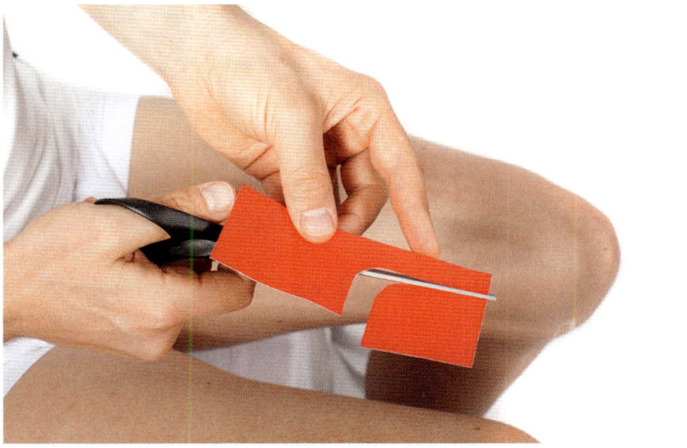

Abb. 1.26 Pfannen-Tape: Quadratischer Schnitt mit einer abgerundete Ecke.

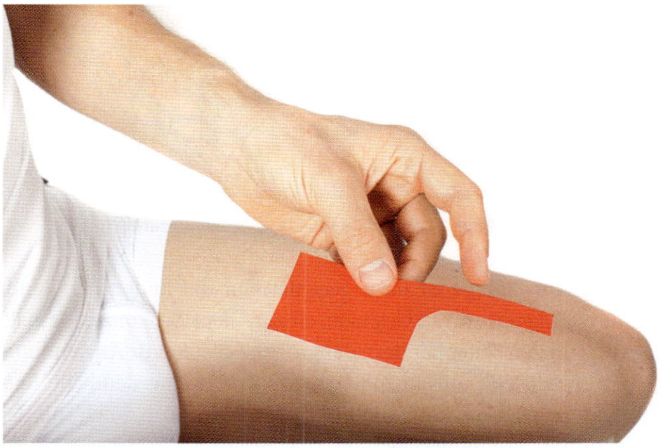

Abb. 1.27 Pfannen-Tape: Vollständige Anlage, z. B. bei Hammerzehe.

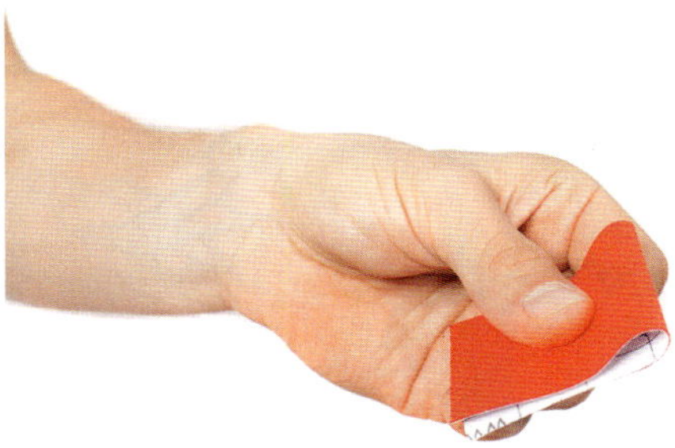

Abb. 1.28 Batman-Tape: Tape-Streifen übereinander legen.

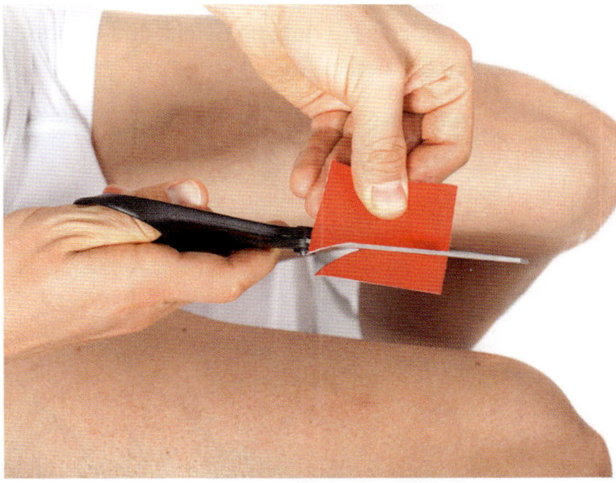

Abb. 1.29 Batman-Tape: Sichelförmiger Schnitt.

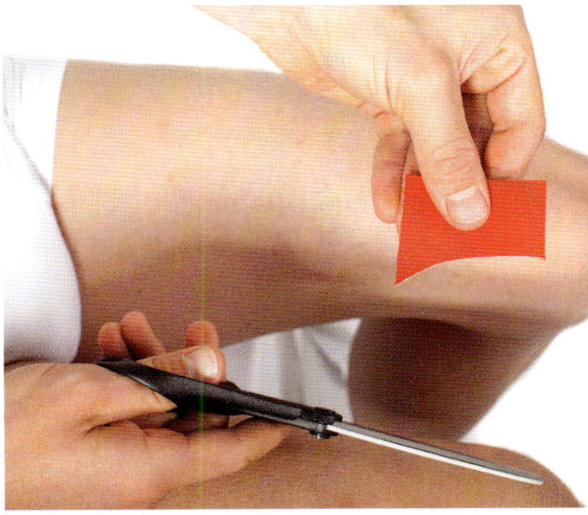

Abb. 1.30 Batman-Tape: Vollständiger Schnitt.

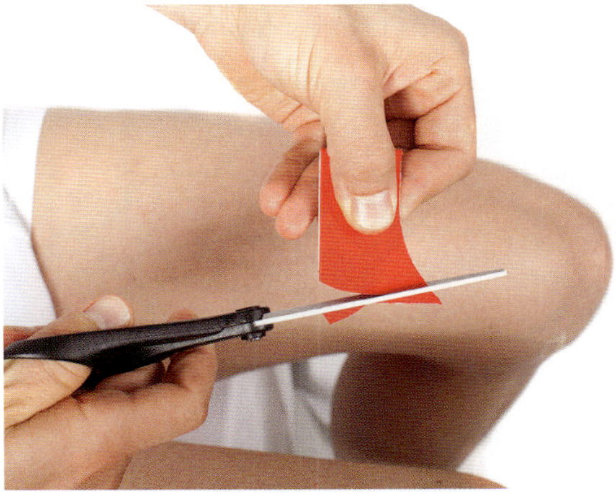

Abb. 1.31 Batman-Tape: Rand abrunden.

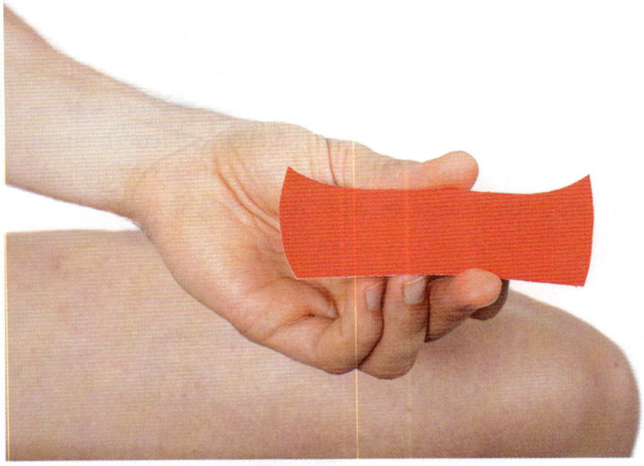

Abb. 1.32 Batman-Tape: Vollständige Anlage, z. B. bei Rhizarthrose.

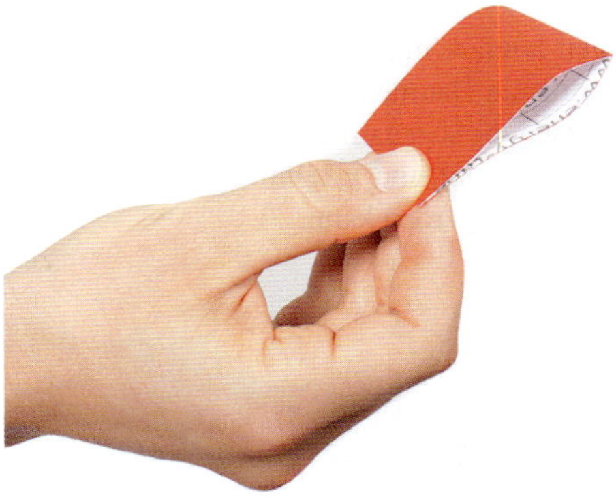

Abb. 1.33 Batman-Tape: Vollständige Anlage übereinander gelegt.

Die **Ligament-Anlage** ist dazu geeignet, auf die Enden der Bandstrukturen (Ligamente) an Gelenken einzuwirken. Sie kommt deshalb bevorzugt an den Seitenbändern der großen Gelenke zur Anwendung, z. B. am Kniegelenk und Ellenbogengelenk. Um eine deutliche Entspannung zu erzielen, kann sie, z. B. beim Tennisarm, auch mit der Muskeltechnik kombiniert werden. Das Zusammenziehen der Enden der Band-Strukturen bewirkt eine Entspannung der Mechanorezeptoren im Gelenk; nachfolgend kommt es zu einer ökonomischeren Muskelfunktion, zu einer besserer Führung im Gelenk und verbesserten Heilungsmöglichkeiten der Verletzung.

Bei der Ligament-Anlage wird, wie auch bei der Muskelanlage, die zu tapende Stelle in Vordehnposition und das Tape in maximaler Dehnung angebracht (➤ Abb. 1.34 bis ➤ Abb. 1.37). Die Tape-Wellen sorgen für eine verbesserte Gleitfähigkeit der Faszien und Nachbarschichten (Haut, Muskulatur). Außerdem fördern sie die lokale Durchblutung und verbessern dadurch die Muskelfunktion, den Abtransport der Lymphflüssigkeit und Einzündungsmediatoren sowie bei Narbenbildungen die Mobilisierung der verhärteten Hautstelle.

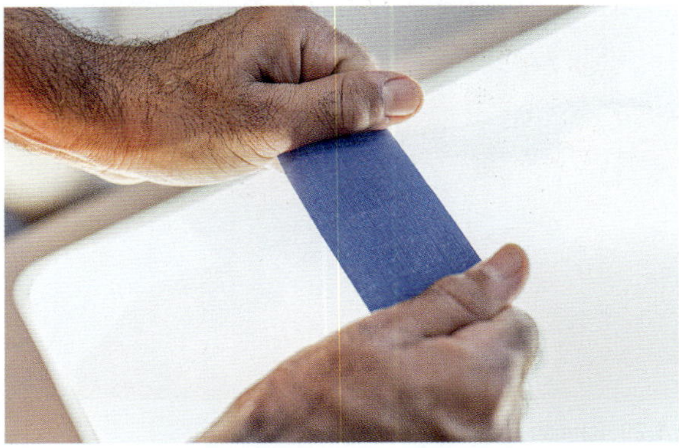

Abb. 1.34 Ligament-Tape. Das Tape in Spannung halten. Daumen ragen über dem Tape-Rand hinaus, um das Tape faltenfrei stabil zu halten. [K410]

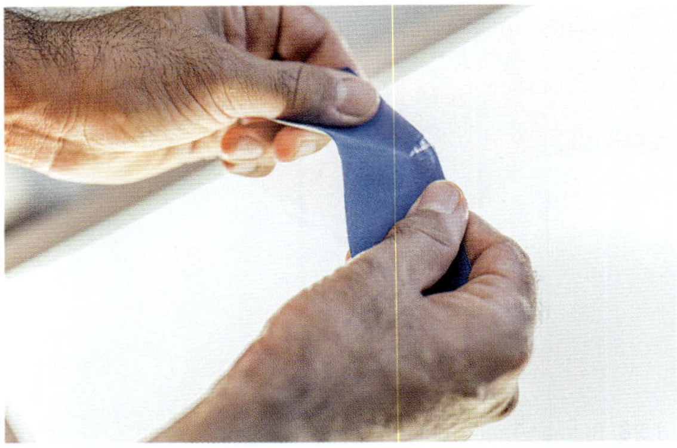

Abb. 1.35 Ligament-Tape. Nun wird an der Oberkante mittig eingerissen. **Cave:** nur das Papier und nicht das Tape! [K410]

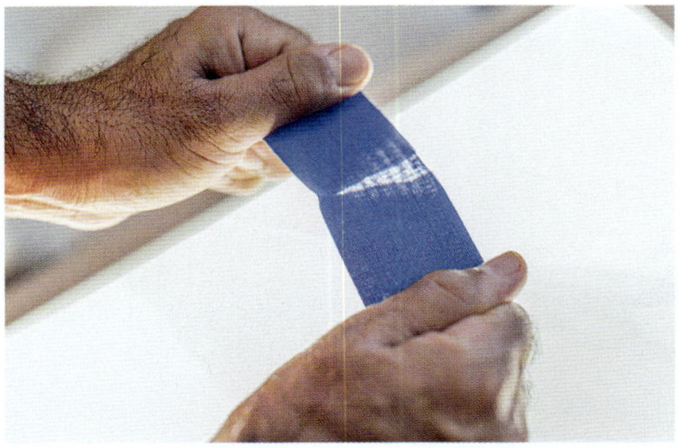

Abb. 1.36 Ligament-Tape. Papier vollständig durch seitlichen Zug einreißen. [K410]

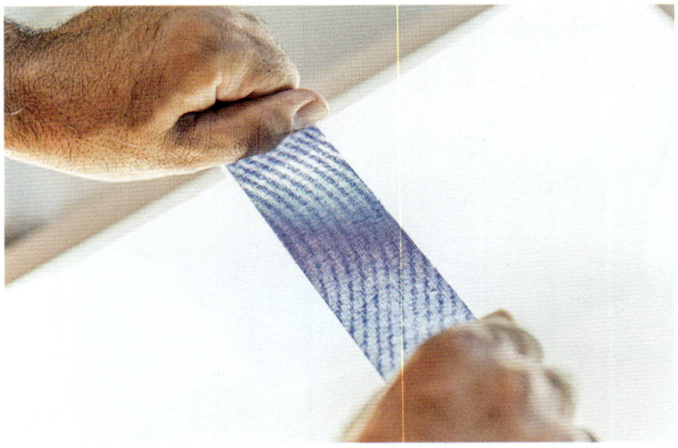

Abb. 1.37 Ligament-Tape. Nun werden die Hände entlang des Tapes auseinandergezogen und gleichzeitig eine Pronationsbewegung gemacht, um das Papier seitlich zu versetzen. Jetzt kann an der Stelle geklebt werden. [K410]

1.4.4 Vorbereitung der Haut

Die zu behandelnde Haut muss fettfrei und trocken sein, damit die Klebeschichten des Tapes an der Haut haften können. Hierzu eignet sich am besten eine hochprozentige alkoholische Lösung (Desinfektionsmittel).

- Längere Haare müssen gekürzt werden, da sonst nicht genug Hautkontakt hergestellt werden kann und die Wirksamkeit gemindert wird.
- Haut mindestens 24 Stunden vor der Behandlung rasieren, damit die kleinen Hautverletzungen versiegelt und Hautirritationen und Juckreiz vermieden werden.

1.4.5 Aufbringen der Tapes

- Bei der Muskelanlage, eine der häufigsten Anlagetechniken, wird die betroffene Muskulatur markiert. Tape entsprechend mit einem Saum von etwa 1 cm ausmessen (➤ Abb. 1.38).
- Muskel in Vordehnung bringen, um sicherzustellen, dass sich das Tape später in Wellenform von der Haut abheben kann und durch die dadurch in Gang gesetzte Pumpfunktion Durchblutung und Lymphabfluss des jeweiligen Areals verbessert werden.
- Tape positionieren, kleben und durch vorsichtiges Reiben der gesamten Oberfläche aktivieren (➤ Abb. 1.39, ➤ Abb. 1.40, ➤ Abb. 1.41, ➤ Abb. 1.42, ➤ Abb. 1.43, ➤ Abb. 1.44, ➤ Abb. 1.45, ➤ Abb. 1.46).
- Danach Tape-Strecke „aktivieren“ durch anfänglich vorsichtige Streichbewegungen und nachfolgende kräftige, wärmeproduzierende Streichbewegungen. Dieses Vorgehen garantiert ein besseres Haftverhalten (➤ Abb. 1.47, ➤ Abb. 1.48).

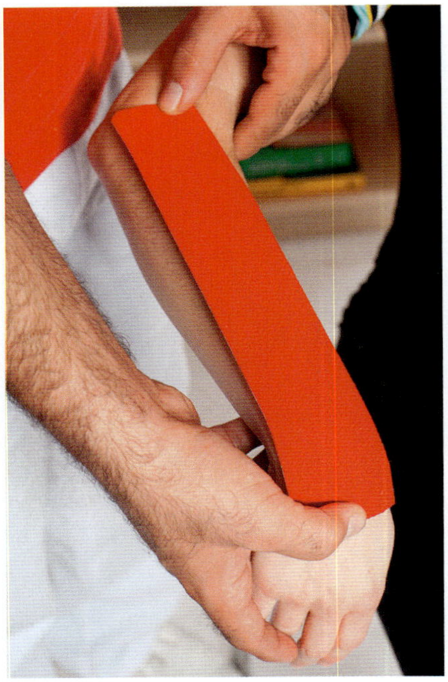

Abb. 1.38 Abmessen des Tapes.

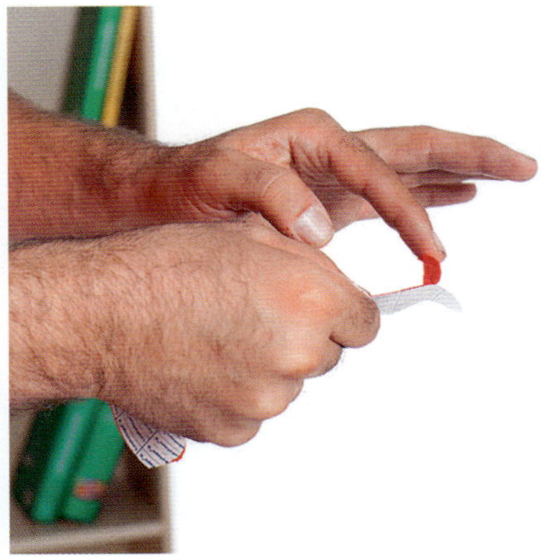

Abb. 1.39 Tape-Ende vom Trägerpapier mit der Zeigefingerkuppe in einem Winkel von 60 Grad abheben.

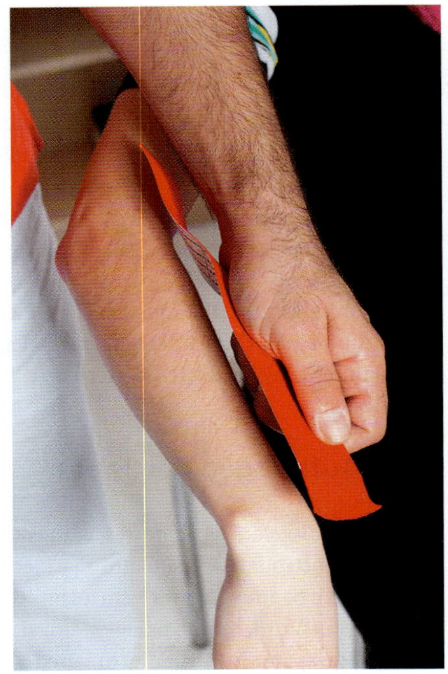

Abb. 1.40 Tape-Basis ohne Trägerpapier.

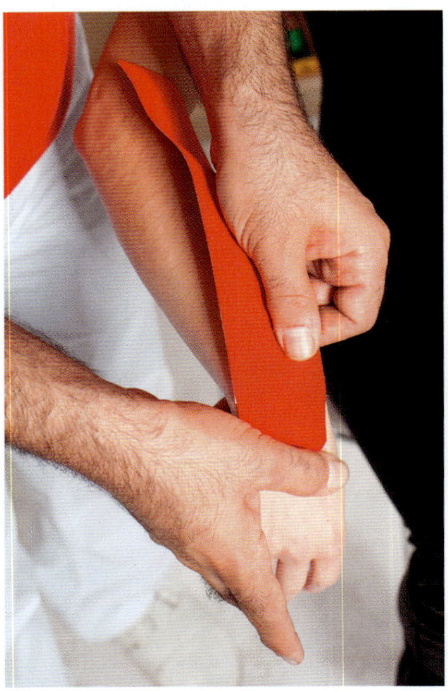

Abb. 1.41 Tape-Basis positionieren und durch vorsichtiges Reiben der gesamten Oberfläche aktivieren.

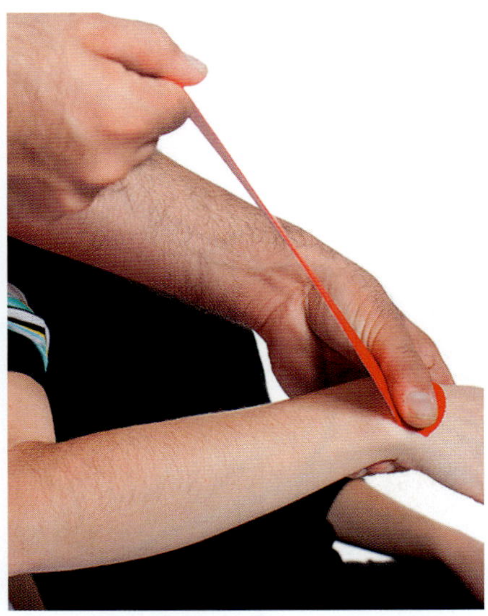

Abb. 1.42 Zug am Tape ausüben, damit sich das Trägerpapier ein wenig vom Tape löst (Seitenansicht).

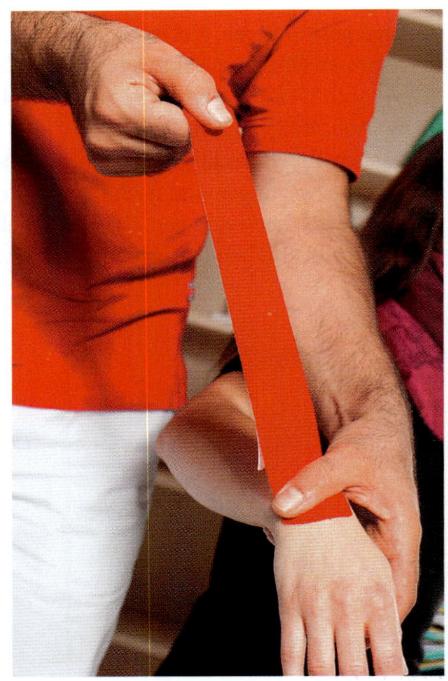

Abb. 1.43 Zug am Tape ausüben, damit sich das Trägerpapier geringfügig vom Tape löst (Ansicht von vorne).

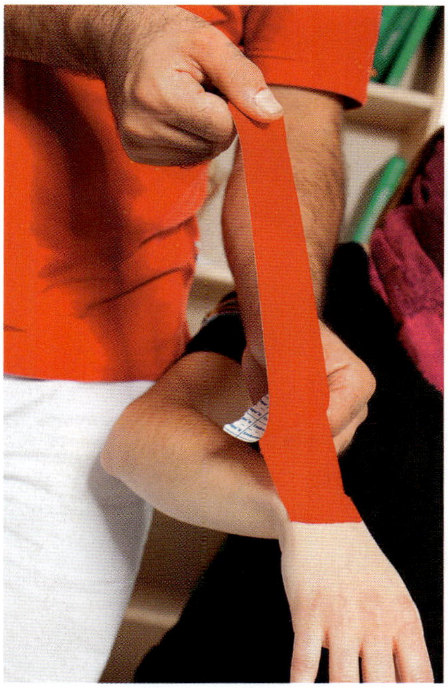

Abb. 1.44 Papier ohne Berührung des Tapes entfernen.

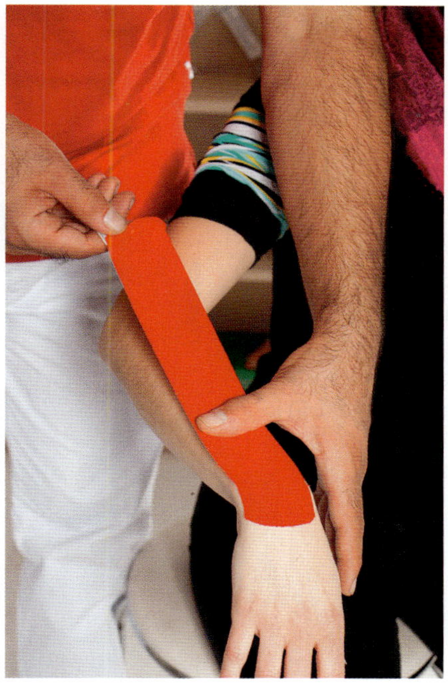

Abb. 1.45 Tape ohne Zug positionieren.

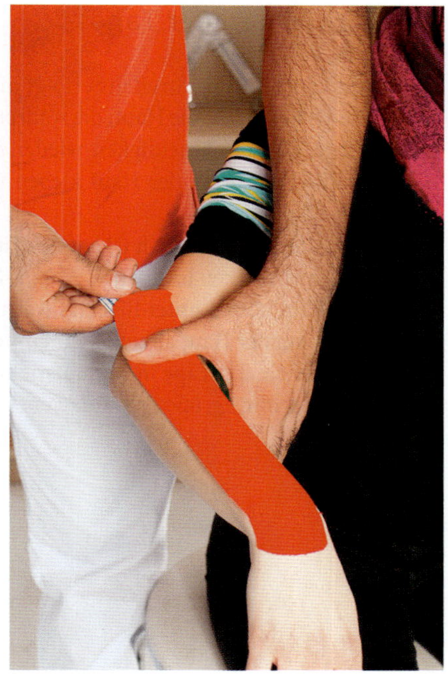

Abb. 1.46 Tape ohne Zug positionieren und durch vorsichtiges Reiben der gesamten Oberfläche aktivieren.

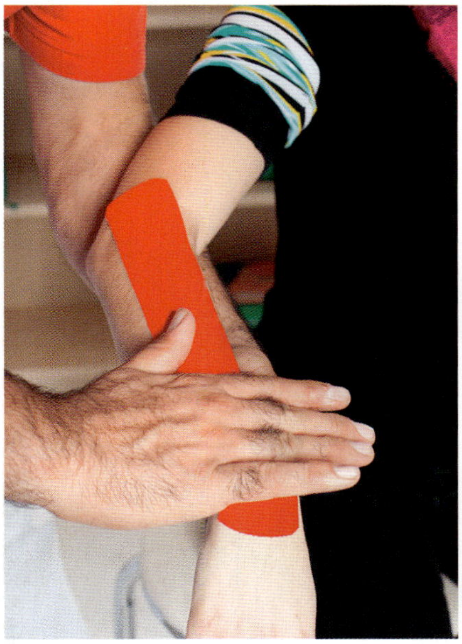

Abb. 1.47 Aktivierer des gesamten Tapes durch vorsichtiges Reiben der gesamten Oberfläche.

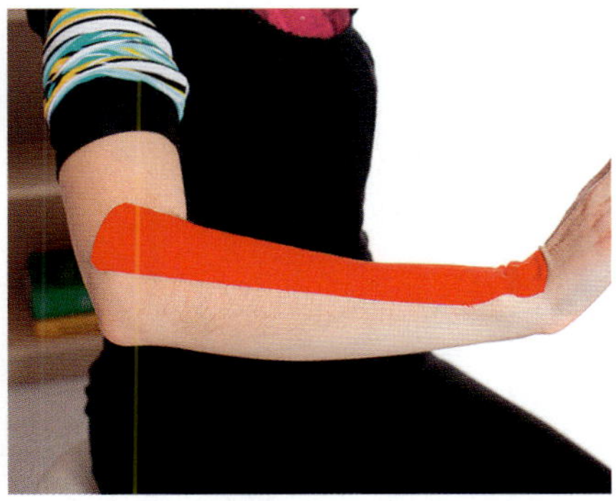

Abb. 1.48 Tape-Wellen.

1.4.6 Entfernen der Tapes

Das Entfernen des Tape-Streifens erfolgt mit hautfreundlichem Öl. Durch das Öl bekommt die Haut, die während der Tape-Anlage entfettet wurde, die Geschmeidigkeit wieder zurück. Außerdem bleiben keine Klebereste an der Haut kleben und das Tape wird sich leichter von der Haut lösen.

- Vor dem Duschen reichlich Öl auf das Tape auftragen und etwa 5 Minuten einwirken lassen (➤ Abb. 1.49, ➤ Abb. 1.50).
- Danach – am besten unter fließend warmem Wasser (Duschen) – Ränder von der Haut abheben und unter Fixierung der distalen Hautanteile das Tape in Verlaufsrichtung des noch vorhandenen Tapes ohne große Spannung entfernen (➤ Abb. 1.51).

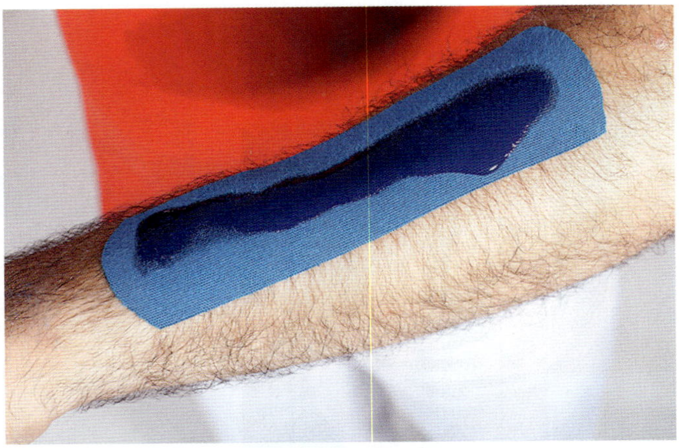

Abb. 1.49 Tape mit Öl, teilweise benetzt.

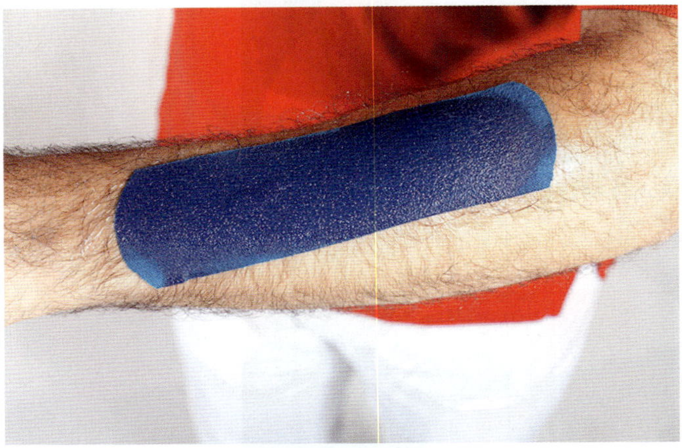

Abb. 1.50 Tape mit Öl, vollständig benetzt.

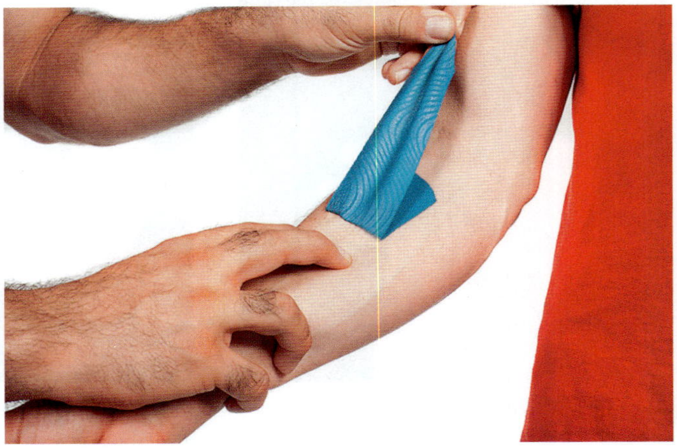

Abb. 1.51 Korrekte Entfernung des Tape-Streifens.

1.5 Welche Beschwerden lassen sich behandeln?

1.5.1 Indikationen

Kinesio-Taping hilft bei sehr vielen Beschwerden. Am häufigsten wird es zur **Schmerztherapie** bei Sportverletzungen eingesetzt. Sei es zur Behandlung eines Muskelfaserrisses, einer Sehnenscheidenentzündung oder von Muskelverspannungen, Schulterschmerzen und Rückenschmerzen. Die Tapes eignen sich auch zur Nachsorge bei Operationen, zur Behandlung von Ödemen der oberen oder unteren Extremitäten oder Hüftproblematiken sowie bei Arthrose.

Das Tape wird auch zur **Prophylaxe** eingesetzt, um die Muskulatur (Entspannung und Aktivierung) positiv zu beeinflussen, ebenso die Gefäße (Steigerung der Durchblutung und Steigerung des Lymphabflusses) und die Faszien (Gewebegleitfähigkeit wird hierdurch verbessert). Das Tape lässt sich auch als Kompressionsverband anwenden und als Korrekturtape, z. B. bei Haltungsschäden oder Hallux valgus (Schiefstand der Großzehe).

Zudem können durch Verschiebung der Haut und Faszien Narben mobilisiert werden. Auch Wirkungen auf Organe (Lunge, Leber und Magen) sind beschrieben.

1.5.2 Kontraindikationen

- Das Tape darf aber nur bei intakter Haut angewendet werden. Jegliche Hauterkrankung muss vorher behandelt werden.
- Bei Gefäßerkrankungen (Thrombosen und periphere Verschlusskrankheiten) und Pflasterallergien darf das Tape nicht angewendet werden.
- Bein- oder Armschwellungen infolge von Herz- oder Nierenerkrankungen dürfen nicht getapt werden. Hier haben eine kausale Therapie des Herzens und der Niere Priorität.
- Unfallchirurgisch versorgte Frakturen dürfen in der Frühphase ebenfalls nicht mit einem Tape behandelt werden. Nach der operativen Therapie kann das Tape eine mögliche Faszienverklebung positiv beeinflussen oder im Rahmen einer physiotherapeutischen Rehabilitation seine Dienste anbieten.

1.5.3 Komplikationen

Elastische Tapes können unerwünschte Reaktionen auf der Haut hervorrufen, die bedingt sind durch allergische Reaktionen auf das Pflaster oder durch zu hohe physikalische Kräfte. Beobachtet werden folgende Komplikationen:

- Hautirritationen (Kontaktallergie). Bei einer Kontaktallergie bestehen Juckreiz, Brennen, ziehende Schmerzen (➤ Abb. 1.52).
- Spannungsblasen können bei zu hohen Zugkräften an den Tape-Enden auftreten.

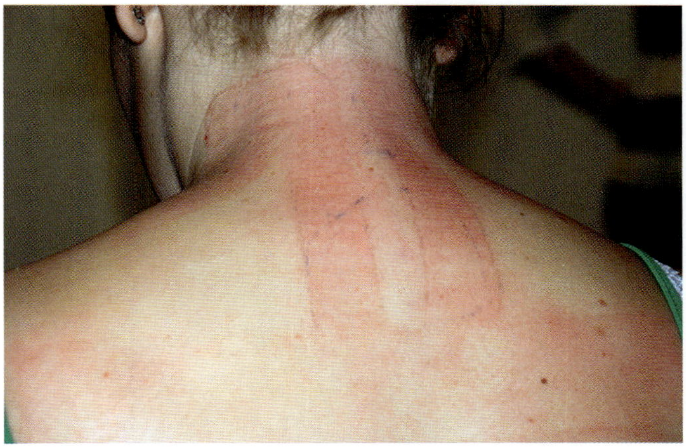

Abb. 1.52 Hautirritation bei Kontaktallergie [O570]

KAPITEL

2 Beschwerden an Schulter und Oberarm

2.1 Verrenkung des Schultereckgelenks (Luxation des Akromioklavikulargelenks)

FALLBEISPIEL

Eine 23-jährige Frau hat sich vor einer Woche bei einem Sturz das rechte Schultergelenk verdreht. Wegen der heftigen Schmerzen sucht sie die Unfallchirurgie auf, wo ihr versichert wurde, dass Sie sich keine knöcherne Verletzung zugezogen habe, vielmehr handelt es sich um eine Verrenkung des rechten Schultereckgelenks.

Was ist eine Schultereckgelenksverrenkung?

Das Auskugeln des Gelenks (➤ Abb. 2.1) zwischen der Schulterhöhe und dem Schlüsselbein durch das Zerreißen sämtlicher Bandverbindungen zwischen Schlüsselbeinende und Schulterhöhe (Akromion) passiert meist beim Sturz auf die Schulter. Symptome sind eine schmerzhafte Schwellung, Druck- und Bewegungsschmerz über dem Schultereckgelenk (am seitlichen Ende des Schlüsselbeins). Zudem sind die Bewegungen von Schulter und Arm eingeschränkt und das Schlüsselbein zeigt einen leichten Hochstand.

Was kann der Patient tun?

Das **PECH-Schema** ist das gängigste Therapiemodell im Akut-Stadium.

- **P wie Pause** und Ruhigstellung durch Schienung oder Taping für mindestens 1–2 Wochen, je nach Verletzungsgrad (Arzt oder ein Therapeut).
- **E wie Eis** und Kühlung durch sog. „Cool-Packs". Es besteht auch die Möglichkeit, wenn die Haut nicht verletzt ist, kühlende Sal-

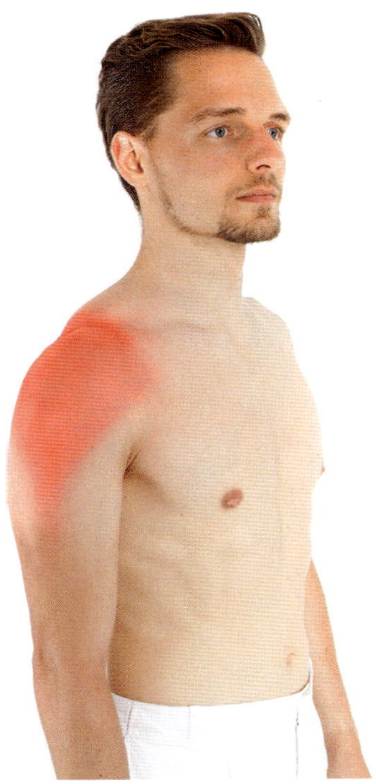

Abb. 2.1 Rötung (nachgezeichnet) an Schulter und Oberarm infolge einer Verrenkung des Schultereckgelenks.

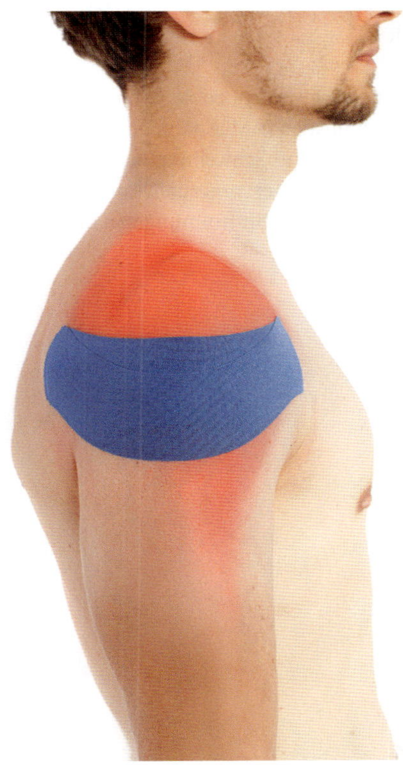

Abb. 2.2 Vollständige Tape-Anlage bei einer Verrenkung des Schultereckgelenks.

benverbände anzulegen. Kühlende Maßnahmen sollten mindestens 20–30 Minuten durchgeführt werden.

- **C wie Kompression** – auch hier können Tapes (➤ Abb. 2.2) oder elastische Bandagen zum Einsatz kommen. Die Kompression schränkt die Beweglichkeit des Handgelenks ein und entlastet die Region durch Reizreduktion, sie wirkt zudem abschwellend und schmerzlindernd.
- **H wie Hochlagerung,** um Schwellungen entgegenzuwirken.

BEACHTE

- Die Cool-Packs dürfen nicht direkt auf der (unverletzten) Haut aufliegen. Es sollte sich immer eine Schicht (Tuch) zwischen Haut und Kühlmedium befinden.
- Verwenden Sie keine zu engen Bandagen und keine zirkulären Tapes. Die Durchblutung kann dadurch gestört sein. Achten Sie auf die richtige Anlagetechnik.

Wann zum Arzt?

- Wenn sich die Schmerzen nicht innerhalb von 2–3 Tagen bessern.
- Wenn die Schwellung nach 2–3 Tagen weiter besteht.
- Wenn sich während der Armbewegungen die Schmerzen verstärken.

Was macht der Arzt?

Diagnostik

Um ernsthafte Beschwerden, wie z. B. eine Fraktur, auszuschließen, erfolgen als diagnostische Maßnahmen Röntgen und Computertomografie (CT). Da eine Schwellung auch durch Infektionen oder andere Erkrankungen hervorgerufen werden kann, kann je nach ärztlichem Ermessen die Bestimmung von Entzündungsparametern sinnvoll sein.

Therapie

Es können auch folgende Verfahren zur Anwendung kommen: Neuraltherapie, Akupunktur, chinesische Phytotherapie, Schmerztabletten – bei letzterem auf Magenverträglichkeit achten. Bei Nichtbesserung des Symptomatik und entsprechendem Befund kann auch eine konsequente Ruhigstellung angezeigt sein.

Therapeutische Übungen (Physiotherapie)

Durch sanftes Bewegen der Schulter werden die Gewebe entlastet, zudem wird die Durchblutung verbessert und dadurch die Schwellungen reduziert.

Ausgangsstellung Diese Übung wird stehend mit nach vorne geneigtem Oberkörper ausgeführt – eine Hand ist auf einem Stuhl abgestützt, der vor dem Patienten in geringer Entfernung steht.

Durchführung

- Halten Sie mit der anderen Hand eine Flasche mit ca. 500 ml Inhalt fest und bewegen Sie die Flasche in einer schleifenförmigen Achterbewegung, von vorne nach hinten. Beziehen Sie hierzu die Kraft nicht aus dem Arm (➤ Abb. 2.3).
- Gehen Sie wieder in die Ausgangsstellung zurück und beugen Sie sich nach vorn und strecken Sie den Arm aus (➤ Abb. 2.4).
- Üben Sie mindestens 1 Minute und absolvieren Sie mehrere Übungssequenzen – eine Übungssequenz umfasst 3 Wiederholungen, die kurz hintereinander mit einer kurzen Pause absolviert werden. Sie können diese Übung bis zu 5-mal täglich durchführen.

BEACHTE

Die Übung darf keine Schmerzen bereiten. Falls es doch schmerzt, verkleinern Sie den Bewegungsradius und üben Sie mit einer Flasche, die nicht befüllt ist.

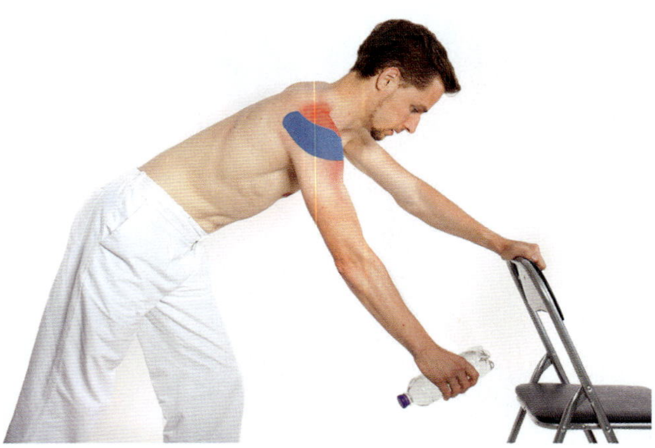

Abb. 2.3 Flasche in einer schleifenförmigen Achterbewegung von vorne nach hinten bewegen.

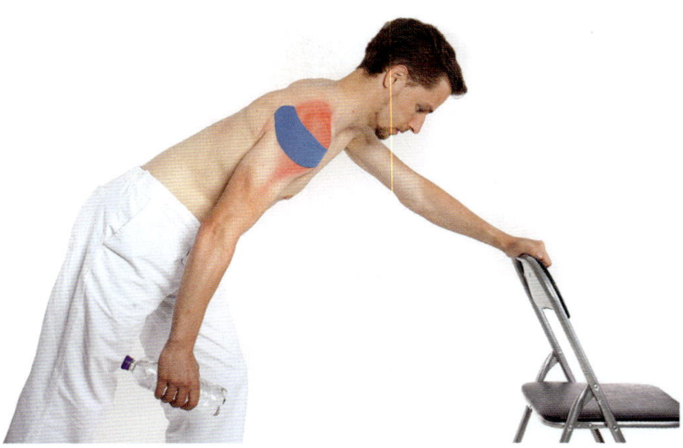

Abb. 2.4 Wieder in die Ausgangsstellung zurückgehen.

Tape-Anlage bei Verrenkung des Schultereckgelenks

Das Tape dient dazu, die Beweglichkeit des Schultergelenks gezielt einzuschränken, wodurch die Stabilität im Gelenk deutlich erhöht wird.

Die Tape-Anlage wird mit **einem Partner** angebracht (Mit viel Erfahrung kann das Tape auch selbst angebracht werden.)

Vorbereitung

- Das Tape ist so lang wie Ihr Handteller: Tape ausmessen und zuschneiden. Zwei Tape-Streifen vorbereiten.
- Ränder der Tape-Streifen abrunden.

Taping

- Sie stehen entspannt aufrecht vor einem Spiegel.
- Das Papier von der Tape-Basis entfernen und oberhalb der Axilla am Rücken anbringen (➤ Abb. 2.5).
- Mit der anderen Hand das Papier teilweise entfernen und das Tape mit dem Papier horizontal nach vorne ziehen und horizontal kleben (➤ Abb. 2.6).
- Tape-Ende ohne Spannung aufbringen (➤ Abb. 2.7, ➤ Abb. 2.8).

2

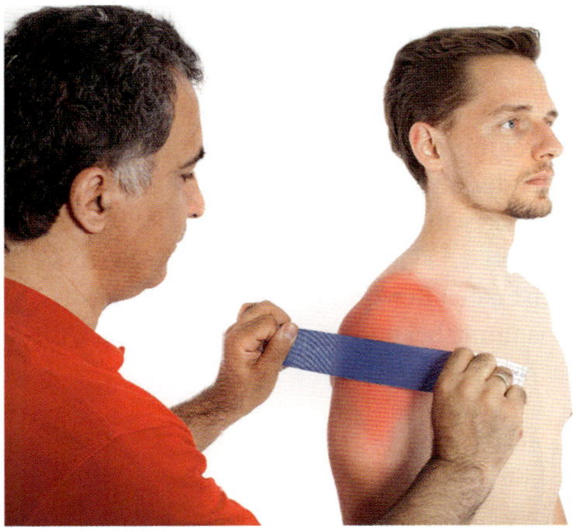

Abb. 2.5 Ligament-Tape-Anlage (Ansicht von der Seite).

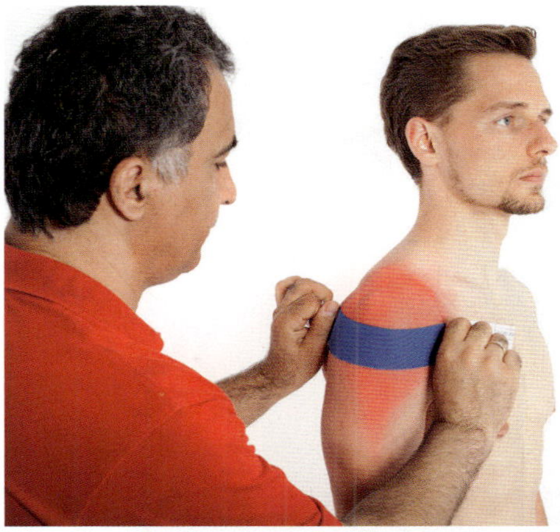

Abb. 2.6 Tape-Enden ohne Spannung kleben.

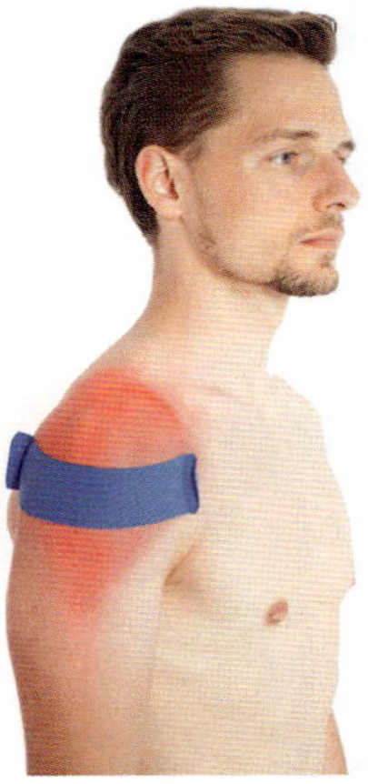

Abb. 2.7 Tape-Anlage – Tape-Enden noch nicht geklebt.

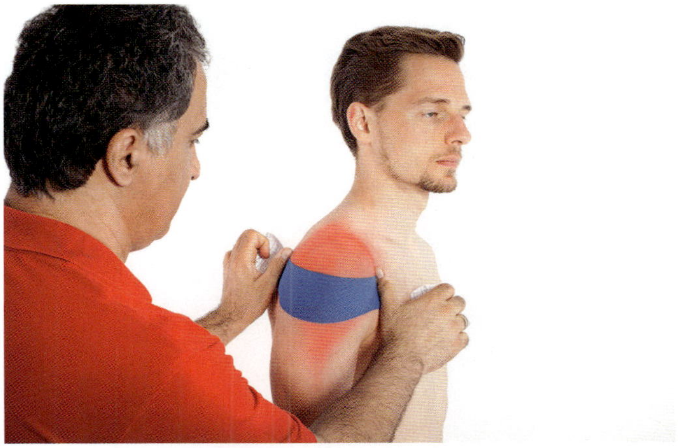

Abb. 2.8 Tape-Anlage mit Fixierung des Tape-Endes ohne Spannung.

2.2 Engpass-Syndrom (Impingement-Syndrom) am Schulterdach

2

FALLBEISPIEL

Ein 49-jähriger Mann spielt seit 20 Jahren intensiv Tennis. Nach einem Turnier klagt er über Schmerzen im Bereich des Schultergelenks, vor allem am Schulterdach. Insbesondere das Seitwärtsheben des Arms sei mit massiven Schmerzen verbunden. Ein Unfallchirurg diagnostiziert ein akutes Impingement-Syndrom, das sich infolge einer Kalkschulter (Tendinitis calcarea) und Schleimbeutelentzündung (Bursitis subacromialis) entwickelt habe.

Was ist ein Impingement-Syndrom?

Das Impingement-Syndrom (➤ Abb. 2.9, ➤ Abb. 2.10) ist ein Symptom, das bei vielen Erkrankungen und Verletzungen auftritt. Allen gemein ist eine schmerzhafte Enge des Schulterdachs bei der Abduktion (Wegführen von der „Körpermittellinie") des Arms zwischen 60 Grad und 120 Grad. Degenerative Veränderungen der Supraspinatussehne führen zu einem mechanischen Reizzustand der Sehne und des Schleimbeutels zwischen Akromion und Schultergelenkkapsel (Bursa subacromialis). Die Minderdurchblutung des Sehnenansatzes wird durch Herabhängenlassen des Arms verstärkt.

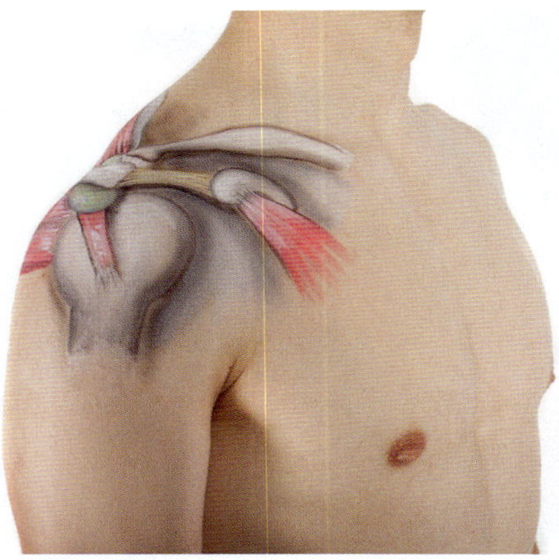

Abb. 2.9 Schultergelenk und Supraspinatussehne.

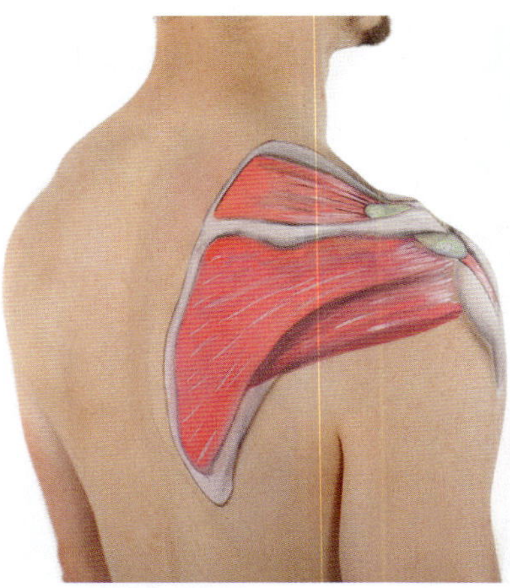

Abb. 2.10 Verlauf der Muskeln und Sehnen und Schultergräte (grau) auf der Schulterrückseite.

Insbesondere bei Sportlern, die wiederholte Bewegungen des Armes oberhalb der Horizontalebene ausführen (Tennis, Schwimmen, Speerwurf, Gewichtheben, Bodybuilding), entwickelt sich ein Impingement-Syndrom. Weitere Auslöser von Schmerzsensationen sind längere Überkopf-Arbeiten, forcierte Wurfsportausübungen sowie abnützungsbedingte Gelenkveränderungen des Schultereckgelenks, die den Raum am Schulterdach weiter einengen und reizen.

Leitsymptom sind bewegungsabhängige Schulterschmerzen (auch nachts). Typischerweise schmerzen die Abduktion gegen Widerstand sowie das Anheben der Schulter. Häufig besteht ein sog. Painful arc (schmerzhafter Bogen), und der Patient kann den Arm nicht in 90-Grad-Abduktion bei gleichzeitigem Druck von oben halten.

Unterhalb des Schulterdachs befindet sich ein Schleimbeutel, dessen Aufgabe eine Weichbettung der Sehnen ist. Der Innenraum dieses Schleimbeutels steht nicht in direkter Verbindung mit dem Blutkreislauf. Kommt es bei Verletzungen oder Überlastungen zur Einblutung, kann der Körper das Blut nicht, wie an anderen Stellen des Körpers, resorbieren. Im Lauf der Zeit wird dieses Blut zu einem kalkigen, wenig flüssigen Material, das in dem Schleimbeutel liegen bleibt. Eine ungünstige Bewegung kann diesen Kalkpfropfen einklemmen (Impingement). Das umgebende Gewebe schwillt an, der Raum im Schultergelenk wird funktionell verkleinert, jede Bewegung schmerzt.

Was kann der Patient tun?

- Auslösende Situationen nur für einige Tage meiden, danach Bewegungstherapie durchführen, damit das Gelenk nicht versteift.
- Entzündungshemmende Salbenverbände (➤ Kap. 4.1) über dem Ellenbogen und der Schulterregion anbringen.
- Tape-Verbände (➤ Abb. 2.11) an den beteiligten Muskelgruppen tragen zusätzlich zu den Bewegungsübungen und Selbstmassagen zur Entspannung bei und minimieren den Druck unter dem Schulterdach.

Wann zum Arzt?

- Wenn die Schmerzen nachts und tagsüber nach 2–3 Tagen immer noch unerträglich sind.

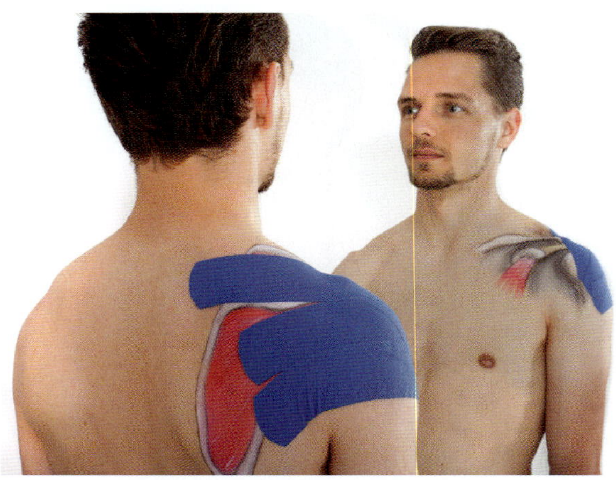

Abb. 2.11 Vollständige Tape-Anlage beim Impingement-Syndrom.

- Wenn die Beweglichkeit aufgrund der Schmerzen stark eingeschränkt ist.

Was macht der Arzt?

Diagnostik

Um ernsthafte Beschwerden auszuschließen, erfolgen als diagnostische Maßnahmen Röntgen und CT. Da eine Schwellung auch durch Infektionen oder andere Erkrankungen hervorgerufen werden kann, kann je nach ärztlichem Ermessen das Bestimmen von Entzündungsparametern sinnvoll sein.

Therapie

Es können folgende schulmedizinischen und alternativen Therapieverfahren zur Anwendung kommen.

- Medikamentöse Therapie mit Schmerztabletten – auf Magenverträglichkeit achten.
- Neuraltherapie unter dem Schulterdach mit entzündungshemmenden und lokalanästhetischen Präparaten.
- Elektrotherapie (Iontophorese) und Ultraschall-Therapie des Muskelbauchs (M. supraspinatus) am Schulterblatt.
- Stoßwellentherapie, um Kalkstrukturen zu zertrümmern und die Durchblutung zu verbessern.
- Osteopathie: Mobilisation des Schultergelenks; spezielle Weichteiltechniken wie Faszientherapie, um die Geschmeidigkeit des Gewebes zu erhöhen und die Beweglichkeit zu verbessern.
- Akupunktur, Phytotherapie und Triggerpunkttherapie als Zusatztherapie.
- Als „Entsäuerungstherapie“ können ernährungstherapeutische Maßnahmen positiv auf die Entzündungsreduktion einwirken.
- Operative Sanierung: Ausräumung des Kalkdepots und Erweiterung des Schulterdachraums als letzte Therapieoption.

Therapeutische Übungen (Physiotherapie)

Sanfte Dehnungsübungen bringen Elastizität in das Gewebe und tragen dazu bei, dass sich schmerzhafte Strukturen beruhigen. So kann die Einklemmung der Gewebe wieder reduziert werden.

Ausgangsstellung Die Übung wird stehend oder sitzend ausgeführt – klemmen Sie eine große Handtuchrolle unter die Achsel (➤ Abb. 2.12).

Durchführung

- Ziehen Sie mit ihrer zweiten Hand den Unterarm der betroffenen Seite in Richtung des Bauchnabels, bis Sie eine sanfte Dehnung im Oberarm spüren (➤ Abb. 2.13).
- Die Übung sollte mindestens 3-mal 30 Sekunden ausgeführt und kann bis zu 3-mal täglich absolviert werden.

BEACHTE

Die Übung darf keine Schmerzen bereiten. Die Handtuchrolle muss groß genug sein.

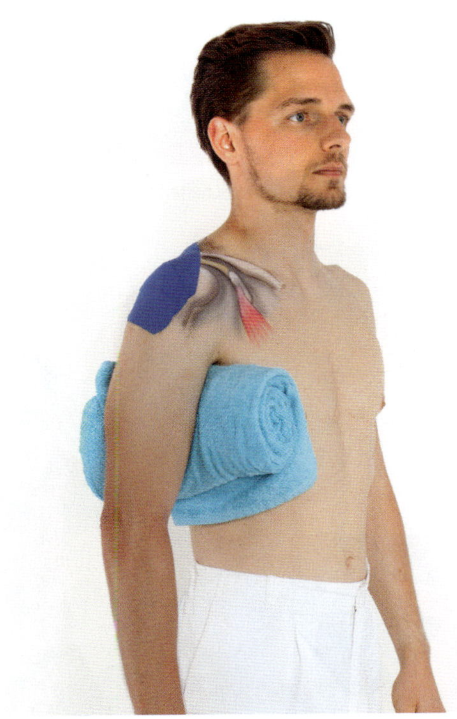

Abb. 2.12 Ausgangsstellung – das Handtuch, das unter die Achsel geklemmt wird, sollte ausreichend groß sein.

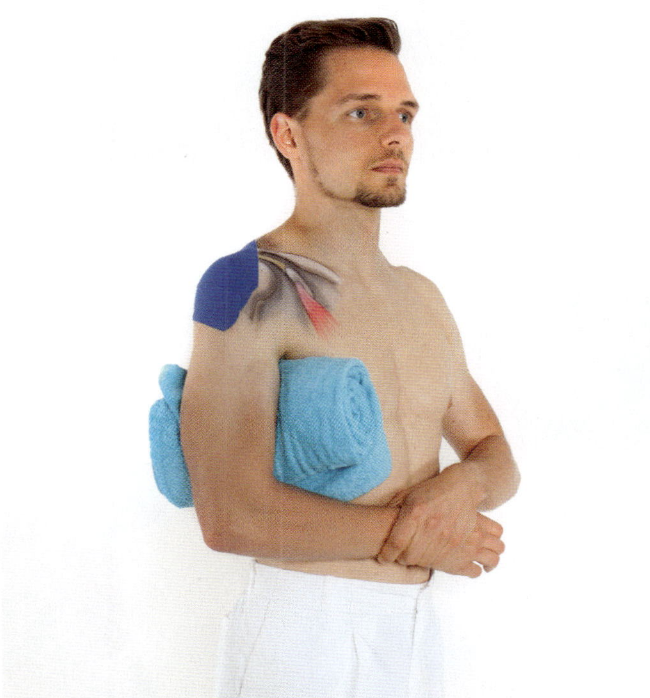

Abb. 2.13 Führen Sie den schmerzenden Arm mithilfe der zweiten Hand in Richtung Bauchnabel.

Tape-Anlage bei Engpass-Syndrom, Kalkschulter und Schleimbeutelentzündung

Um den Spannungszustand der Muskelgruppe zu senken, werden die Tapes am Muskelansatz der Muskelgruppe (an der Oberarmkopf-Außenseite) angebracht und entlang des Muskels geklebt! Die Tape-Anlage wird mit **einem Partner** am Körper angebracht.

Vorbereitung

- Die Länge des Tapes entspricht der Länge der Patientenhand.
- Länge der Hand ausmessen und in dieser Länge drei Tape-Streifen vorbereiten.
- Ränder abrunden.

Taping

- Der Patient steht entspannt, hinter ihm steht der Therapeut. Die Hand des Therapeuten ruht nur auf der anderen Schulter des Patienten.
- Das Papier von der Tape-Basis entfernen und an der Außenseite des Oberarmkopfs positionieren und kleben.
- Ersten Streifen über die Schulterblattgräte (➤ Abb. 2.14) laufen lassen.
- Zweiten Streifen unterhalb der Schulterblattgräte (➤ Abb. 2.15) anbringen.
- Dritter Streifen verläuft am äußeren Rand des Schulterblatts (➤ Abb. 2.16).
- Tape-Ende und Tape-Basis werden zugfrei angebracht und aktiviert (➤ Abb. 2.17).

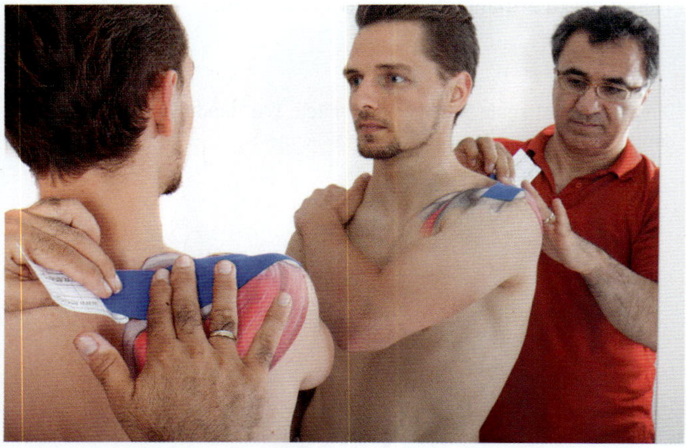

Abb. 2.14 Basis am Schulterdach positionieren – ersten Streifen über der Schulterblattgräte ohne Spannung kleben und durch vorsichtiges Reiben der gesamten Oberfläche aktivieren.

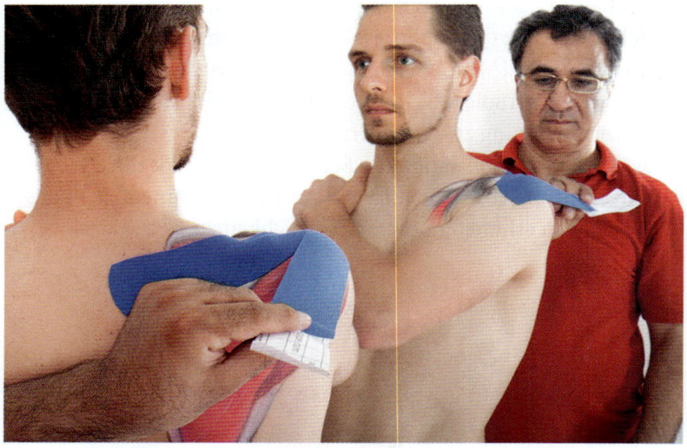

Abb. 2.15 Zweiten Streifen unterhalb der Schulterblattgräte ohne Spannung kleben und danach aktivieren.

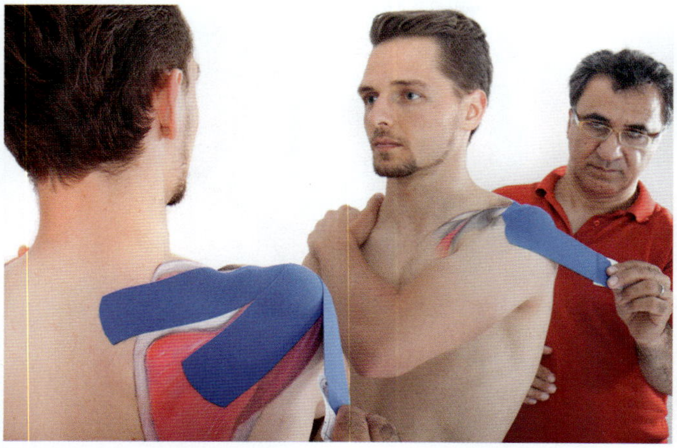

Abb. 2.16 Dritten Streifen am äußeren Rand des Schulterblattes anbringen.

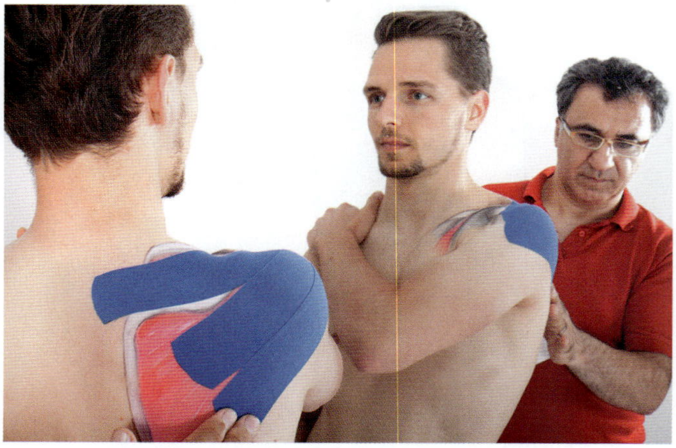

Abb. 2.17 Aktivierung der Tape-Anlage durch vorsichtiges Reiben der gesamten Oberfläche.

2.3 Schleimbeutelentzündung am Deltamuskel (Bursitis subdeltoidei)

FALLBEISPIEL

Ein 29-jähriger Mann möchte seine Wohnung renovieren. Nachdem er die Wände gestrichen hat, beginnt er, die Decke zu streichen, wobei sich der Arm des Mannes während der zweistündigen Tätigkeit in maximaler Streckung befindet, da keine Leiter vorhanden ist. Nach getaner Arbeit beim Spazierengehen mit seinem Hund verspürt er leichte Schmerzen an der Außenseite des Oberarms. In Gedanken versunken, was er zuhause noch alles zu erledigen habe, sieht er nicht, dass auf der anderen Seite der Straße ein anderer Hund ausgeführt wird. Der Hund des Patienten will sich losreisen, um den anderen Hund kennenzulernen. Der Arm des Patienten wird durch diese ruckartige Bewegung über die Hundeleine zur Seite gerissen, wodurch seine Schmerzen verstärkt werden und ein Stich in den Oberarmmuskel hervorgerufen wird. Der Hausarzt diagnostiziert eine akute Bursitis subdeltoidei.

Was ist eine Bursitis deltoidei?

Der Schleimbeutel (lateinisch: Bursa) unter dem Deltamuskel (➤ Abb. 2.18) ist ein kleines flüssigkeitsgefülltes Säckchen, das im Bereich des Oberarms an Stellen mit erhöhter mechanischer Druckbelastung vorkommt. Werden Gewebe starkem Zug oder Druck ausgesetzt, dient der Schleimbeutel dazu, den Druck und die Reibung zwischen Sehne, Muskel, Knochen und Haut zu reduzieren.

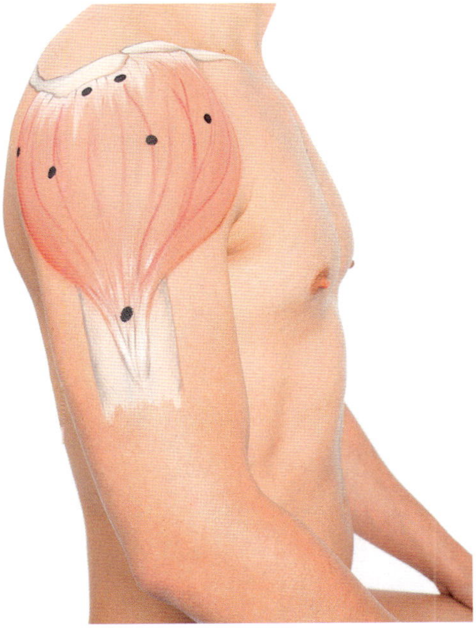

Abb. 2.18 Verlauf des Deltamuskels (M. deltoideus), die schwarzen Punkte (Triggerpunkte) sind meist besonders schmerzhaft.

Ursachen der Schleimbeutelreizung sind meist eine indirekte Drucksteigerung des Deltamuskels durch folgende Gegebenheiten:

- Aufpralltrauma am Muskel durch Sturz.
- Sturzvermeidung beim Treppensteigen durch Festhalten am Handlauf kann die vorderen Muskelfasern deutlich reizen und verkrampfen.
- Die hinteren Fasern des Deltamuskels werden z. B. bei intensiver Stockarbeit während des Langlaufens gereizt.
- Längeres Halten von schweren Bohrmaschinen oder Einsortieren von Postsendungen in Schulterhöhe kann den Muskel überlasten und den Schleimbeutel reizen.
- Auch intramuskuläre Injektionen (Impfungen) können zu lokalen Reizungen führen.
- Ruckartiger seitlicher Zug des Arms, z. B. wenn ein Hund an der Leine zieht.

Es bestehen folgende Symptome:

- Diffuse Schulterschmerzen bei bestimmten Bewegungen, meist bei Anheben, Abspreizen und Einwärtsdrehen des Arms.
- Nächtliche Schulterschmerzen, besonders beim Liegen auf der betroffenen Schulter.
- Schmerzausstrahlung in den Arm.
- Schmerzhafte Bewegungseinschränkung, v. a. beim Abspreizen des Arms zwischen 60–120 Grad (schmerzhafter Bogen).
- Bei Bizepssehnenreizung Schmerzverstärkung bei Beugung und Auswärtsdrehung des Unterarms.

Was kann der Patient tun?

- Leichtes Pendeln des Arms mit einem Gewicht an der Hand.
- Coolpacks auflegen oder kühlende Salbenverbände anbringen (➤ Kap. 4.1).
- Schmerzhafte Zonen am Muskel durch einfache Griffe selbst massieren und lockern. Selbstdehnungen durchführen, um die Muskulatur und die komprimierten Schleimbeutel zu lockern.
- Tape-Verbände können die Muskulatur deutlich entspannen und den Druck des Schleimbeutels unter dem Deltamuskel reduzieren (➤ Abb. 2.19).

BEACHTE

Zur Selbstdehnung des Deltamuskels Ellenbogen nach vorne bewegen, mit der anderen Hand den Ellenbogen umfassen und zur Gegenseite in horizontaler Richtung dehnen.

Wann zum Arzt?

- Wenn die Schmerzen nachts und tagsüber unerträglich werden und nach 2–3 Tagen immer noch bestehen.
- Wenn die Schulterbewegungen nach 2–3 Tagen immer noch Schmerzen verursachen und die Schmerzen in den Deltamuskel ausstrahlen.

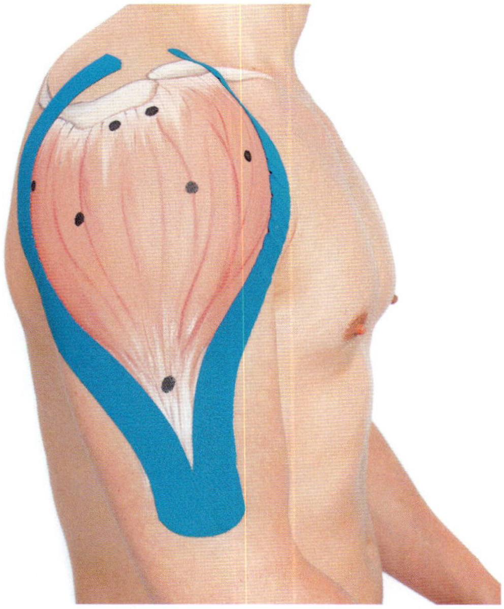

Abb. 2.19 Vollständige Tape-Anlage bei einer Schleimbeutelentzündung am Deltamuskel.

Was macht der Arzt?

Diagnostik

Um ernsthafte Beschwerden auszuschließen, erfolgen als diagnostische Maßnahmen Röntgen und CT. Da eine Schwellung auch durch Infektionen oder andere Erkrankungen hervorgerufen werden kann, kann je nach ärztlichem Ermessen die Bestimmung von Entzündungsparametern sinnvoll sein.

Therapie

Es können folgende schulmedizinischen und alternativen Therapieverfahren zur Anwendung kommen.

- Tiefenmassage und Selbstdehnung des M. deltoideus (s. oben).
- Ultraschalltherapie zur Entspannung und Verbesserung der Durchblutung des Muskels.
- Neuraltherapie in die schmerzhaften Zonen mit entzündungshemmenden und lokalanästhetischen Präparaten.
- Akupunktur, Kräutertherapie als Zusatztherapie.
- Medikamentöse Therapie mit Schmerztabletten – auf Magenverträglichkeit achten.

Tape-Anlage bei Schleimbeutelentzündung am Deltamuskel

Um den Spannungszustand des Muskels zu senken, empfielt es sich das Tape am Muskelansatz – in der Oberarmmitte, an der unteren Spitze des Deltamuskels – anzubringen und entlang der Muskelränder zu kleben.

Die Tape-Anlage wird mit **einem Partner** angebracht. (Mit viel Erfahrung kann das Tape auch selbst angebracht werden.)

Vorbereitung

- Sie sitzen entspannt, die Hand zeigt bodenwärts.
- Entfernung vom untersten Ansatz des Deltamuskels (dieser hat die Form eines umgekehrten „V"; an dieser Spitze wird die Messung begonnen) bis zum Schultereckgelenk ausmessen und in entsprechender Länge das Tape ausmessen.
- An der Basis des Y-Tapes zusätzlich 3 cm zugeben und Tape zuschneiden.
- Tape-Streifen an den Enden abrunden.

Taping

- Tape-Basis vom Papier lösen und über dem Ansatz des Muskels kleben (Oberarmmitte, an der unteren Spitze des Deltamuskels). Beide Schenkel des Streifens vor dem Spiegel am Schulterdach parken (➤ Abb. 2.20).
- Hand des zu tapenden Arms in die Taille legen und den vorderen Schenkel entlang des Muskelrands kleben (➤ Abb. 2.21).
- Arm zur gegenseitigen Taille führen, um den hinteren Schenkel entlang des hinteren Muskelrandes zu kleben (➤ Abb. 2.22).
- Tape durch vorsichtiges und zugleich festes Reiben aktivieren. Dies soll einige Sekunden dauern, damit sich der Kleber mit der Haut verbindet und das Tape gut auf der Haut haftet.

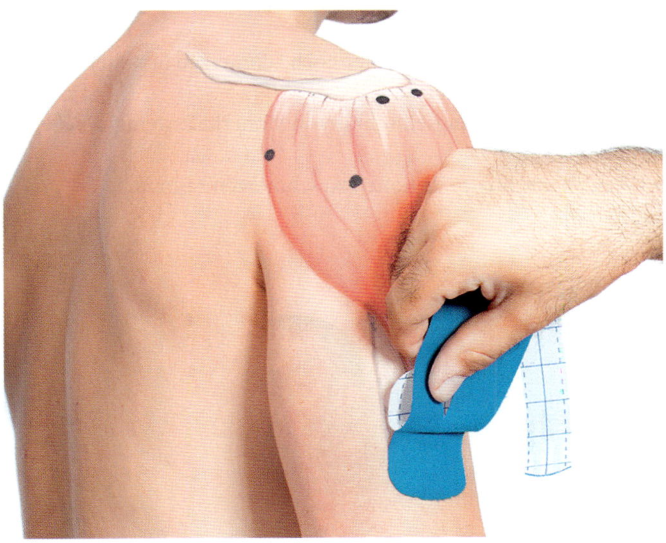

Abb. 2.20 Basisanlage am Muskelansatz des Deltamuskels.

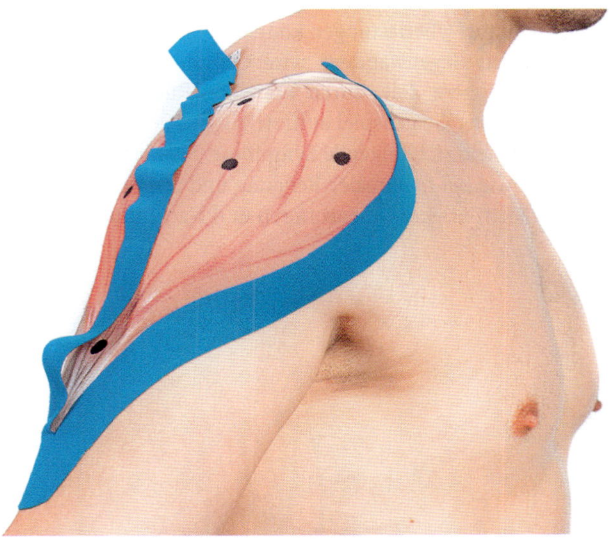

Abb. 2.21 Anlage des vorderen Tape-Streifens.

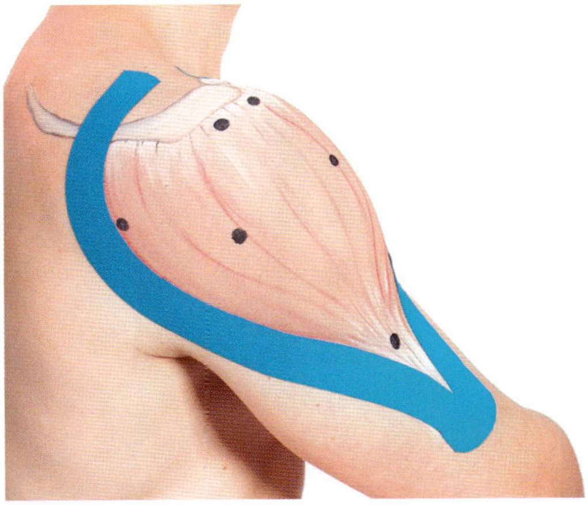

Abb. 2.22 Anlage des hinteres Tape-Streifens.

2.4 Oberarmschmerzen: Überlastung der Bizepssehne (Ansatztendinose der Bizepssehne) 5

FALLBEISPIEL

Eine 35-jährige Frau klagt seit ihrem Umzug in eine andere Wohnung über massive Schmerzen im rechten Oberarm. Sobald sie Dinge hochhebt oder den Arm zur Seite und nach hinten führt und z. B. ein Buch ins Buchregal stellen möchte, verspürt sie starke Schmerzen und merkt auch, dass die Beweglichkeit eingeschränkt ist. Außerdem ist ihr aufgefallen, dass sie aufgrund der Schmerzen immer weniger Kraft hat, Gegenstände zu heben. Der Orthopäde spricht von einer Ansatztendinose der Bizepssehne.

Was ist eine Ansatztendinose der Bizepssehne?

Eine Ansatztendinose der Bizepssehne (➤ Abb. 2.23, ➤ Abb. 2.24) liegt vor bei einer schmerzhaften Reizung der Sehnen-Knochen-Ansätze durch Überlastung und wiederholte Überforderung der Muskulatur. Überlastungen können z. B. bei plötzlichem Heben von schweren Gegenständen, beim Gebrauch von Schraubenziehern über längere Zeit, durch kraftvolle Rückhandschläge beim Tennisspiel oder Geigenspiel auftreten.

Es entwickeln sich folgende Symptome: Schmerzen am Oberarm in Ruhe sowie bei maximaler Beugung und Streckung im Ellenbogen bei gleichzeitigem Innenrotieren und Nachhintenführen. Diese Bewegungen bewirken eine Spannungssteigerung an den Ansätzen und rufen deshalb Schmerzen hervor.

Was kann der Patient tun?

- Entzündungshemmende Salbenverbände, z. B. mit Voltaren-Gel, über Ellenbogen und Schulterregionen anbringen (➤ Kap. 4.1).
- Muskeln der schmerzhafte Zonen selbst massieren und gesamten Bereich dehnen. Der Muskelbauch sollte zuerst mit gebeugtem und danach mit gestreckten Ellenbogen massiert werden.
- Vieltelefonierer sollten ein Head-Set verwenden, um die Beugung des Ellenbogens zu vermeiden.
- Starke Beugung des Ellenbogens beim Schlafen meiden, indem flache Polster in der Ellenbeuge liegen.
- Der über dem Bizeps von unten nach oben verlaufende Tape-Verband (➤ Abb. 2.25) sorgt für eine Entspannung der Muskelansätze und wirkt schmerzlindernd.

Wann zum Arzt?

- Wenn nach 2–3 Tagen immer noch Schmerzen bestehen und die Muskulatur verhärtet ist.
- Wenn die Bewegungseinschränkung innerhalb weniger Tage zunimmt.
- Wenn benachbarte Regionen zu schmerzen beginnen.

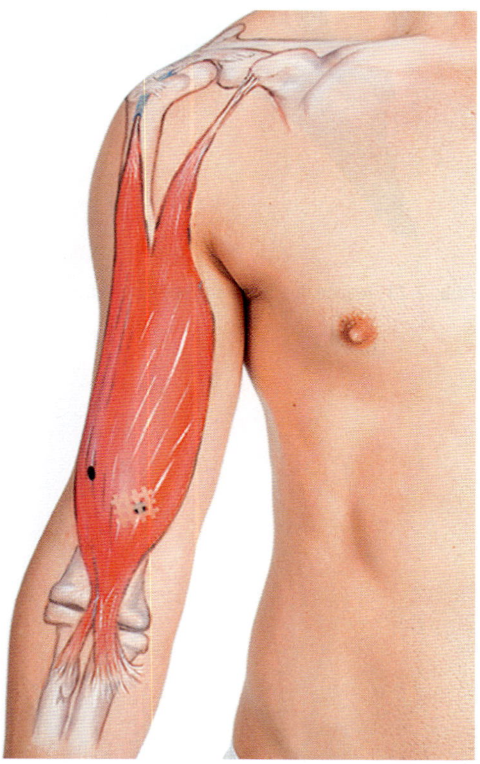

Abb. 2.23 Verlauf des Bizepsmuskels (M. biceps brachii).

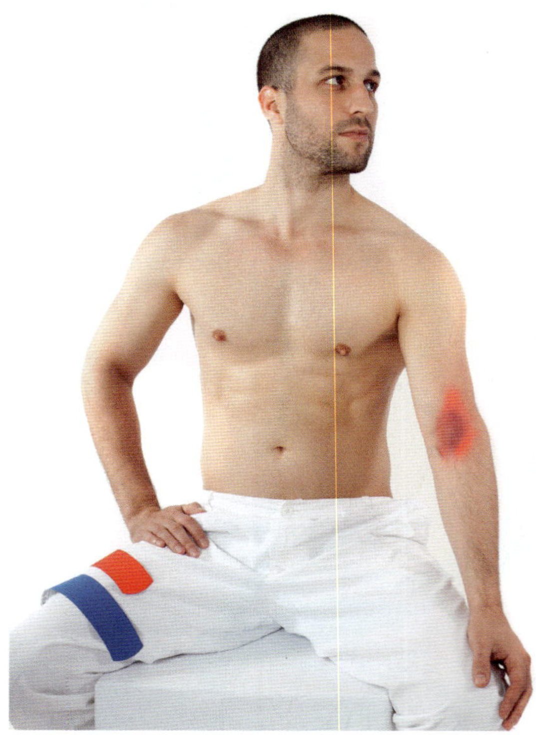

Abb. 2.24 Rötung und Schwellung bei Reizung der Bizepssehne.

Was macht der Arzt?

Diagnostik

Druckschmerzhaftigkeit am Ansatz der Bizepssehne an der Innenseite des Ellenbogens, eventuell besteht ein Bluterguss.

Therapie

Es können folgende schulmedizinischen und alternativen Therapieverfahren zur Anwendung kommen.

- Infiltrationstherapie in die schmerzhaften Zonen mit entzündungshemmenden, schmerzstillenden Medikamenten oder Lokalanästhetika (Neuraltherapie).
- Medikamentöse Therapie mit Schmerztabletten – auf Magenverträglichkeit achten.
- Intensive Elektrotherapie (Ultraschalltherapie) und leichte Massage entlang des gesamten Muskels oder Stoßwellentherapie.
- Massage und Dehnung des Muskels durch den Therapeuten.
- Klassische Akupunktur, um die verhärteten Muskeln zu entspannen.

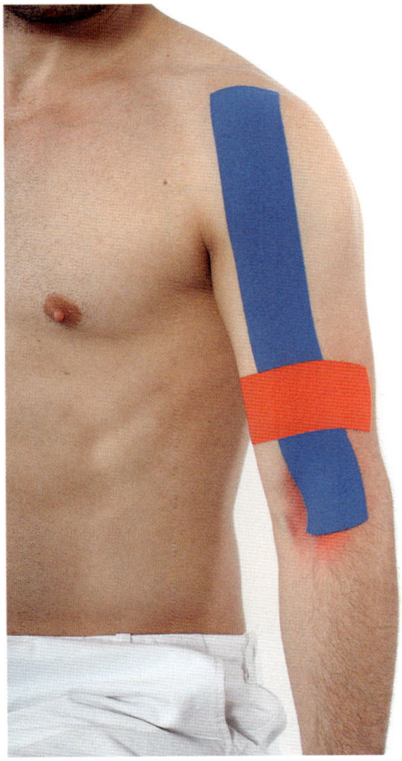

Abb. 2.25 Vollständige Tape-Anlage bei Überlastung der Bizepssehne.

Therapeutische Übungen (Physiotherapie)

Regelmäßige Bewegungsübungen der Schulter (mit Gewicht) tragen dazu bei, wiederkehrende Schübe hinauszuzögern oder zu verhindern. Um der Entwicklung einer Sportlerschulter vorzubeugen, soll beim Training auf einen gleichmäßigen Aufbau der Schultermuskulatur geachtet sowie Dehnungsübungen der hinteren Kapselbandanteile und Muskelgruppen durchgeführt werden.

Ausgangsstellung Setzen Sie sich auf einen Stuhl, und lassen Sie den Arm seitlich neben dem Körper hängen.

Durchführung

- Nehmen Sie eine Flasche mit etwa 500 ml Inhalt in die Hand und ziehen Sie diese bei gebeugtem Ellenbogen (90 Grad) nach oben in Richtung Decke (➤ Abb. 2.26).
- Gehen Sie mit der Bewegung in die Ausgangsstellung zurück, indem Sie mit gestrecktem Ellenbogen die Flasche wieder langsam absinken lassen, bis sich Ihr Arm wieder seitlich am Köper befindet (➤ Abb. 2.27).
- Führen Sie die Übung mindestens 15-mal ohne Pause aus und üben Sie bis zu 3-mal täglich.
- Der Bewegungsrhythmus besteht aus 1 Sekunde für das Heben der Flasche, aus 2 Sekunden, um die Endstellung zu halten und anschließend aus etwa 3 Sekunden, um die Flasche absinken zu lassen.

BEACHTE

Falls die Übung Schmerzen verursacht, sollten Sie mit einer Flasche üben, die nicht befüllt ist.

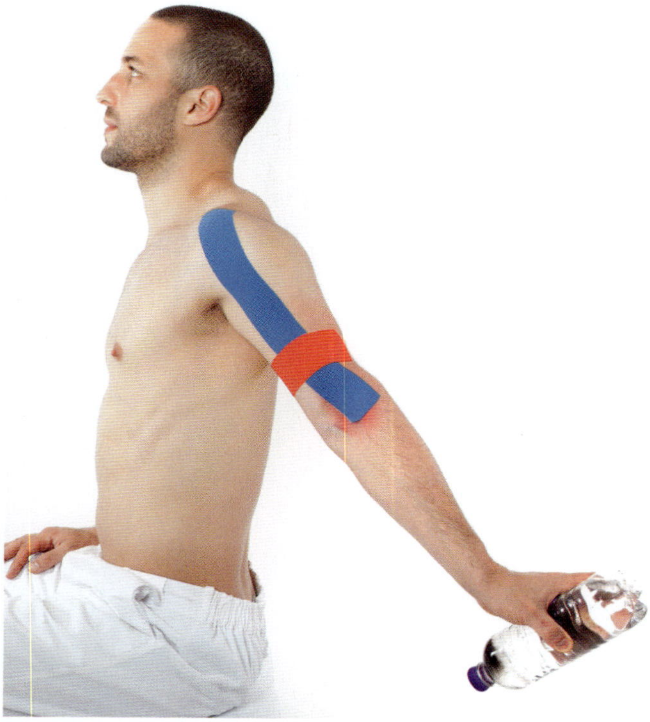

Abb. 2.26 Die gefüllte Flasche mit gebeugtem Ellenbogen nach oben ziehen.

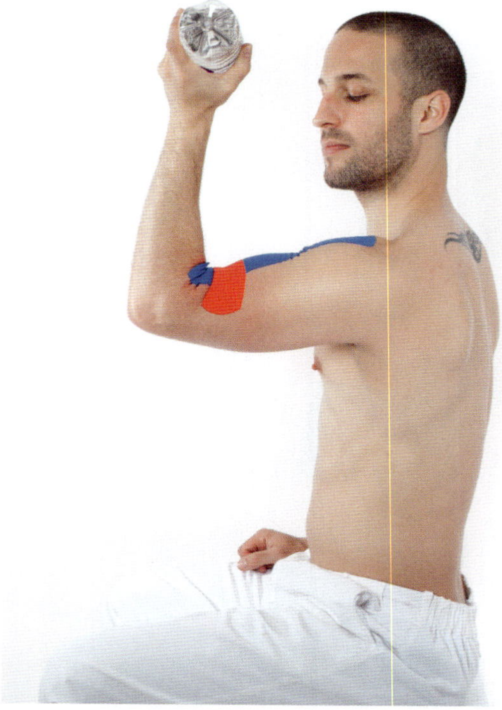

Abb. 2.27 In die Ausgangsstellung zurückgehen.

Tape-Anlage bei Ansatztendinose der Bizepssehne

Um den Muskeltonus zu senken, sollte das Tape am Muskelansatz – an der daumenseitigen Ellenbogeninnenseite – angebracht und entlang des Muskels geklebt werden.
Es wird **keine weitere Person** benötigt, die beim Tapen hilft.

Vorbereitung

- Sie sitzen entspannt, der Arm ist gestreckt, die Hand ruht oberhalb des Knies und zeigt bodenwärts.
- Tape vom Ansatz des Muskels (Ellenbogeninnenseite) bis zum Schultereckgelenk messen und abschneiden.
- Tape-Streifen an den Ende abrunden.

Taping

- Tape an der Basis vom Papier lösen und an der Ellenbogeninnenseite positionieren. Der Arm ist gestreckt und leicht nach außen rotiert (➤ Abb. 2.28).
- Tape über den Bizeps bis zum Schulterdach kleben und durch vorsichtiges und zugleich festes Reiben aktivieren: Dies soll einige Sekunden dauern, damit sich der Kleber mit der Haut verbindet und das Tape gut auf der Haut haftet (➤ Abb. 2.29).
- Über dem Muskelbauch können sich die Tape-Wellen (➤ Abb. 2.30) bei einer Beugung deutlich zeigen.

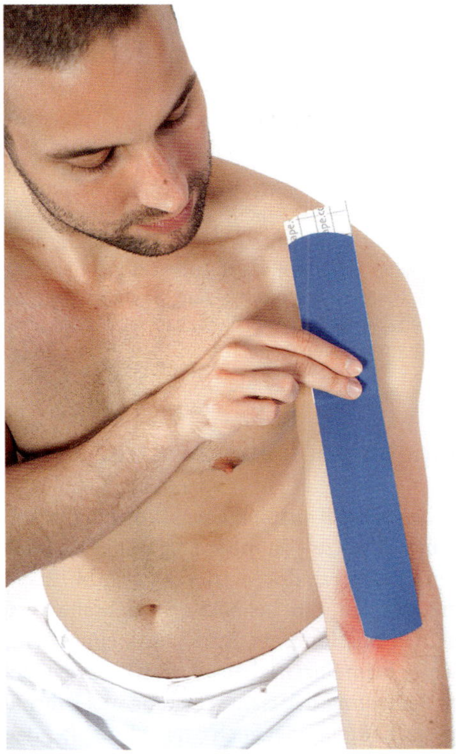

Abb. 2.28 Tape entlang des Muskels ohne Spannung kleben.

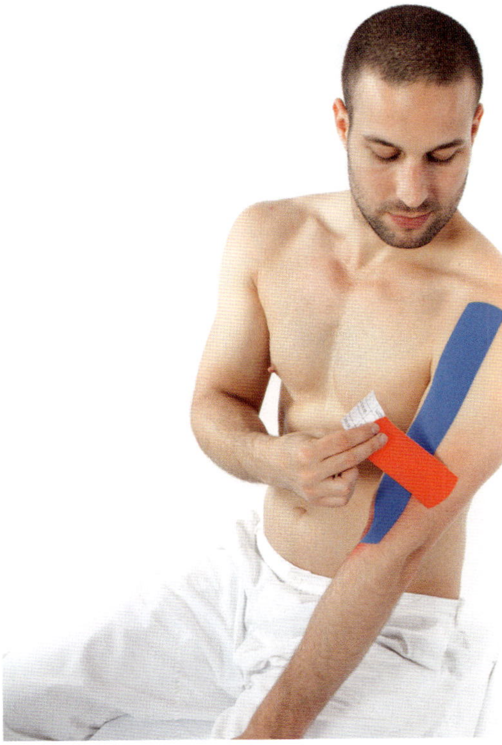

Abb. 2.29 Quer-Tape um den Muskelbauch unter Zug anbringen, das Tape-Ende bleibt ohne Spannung.

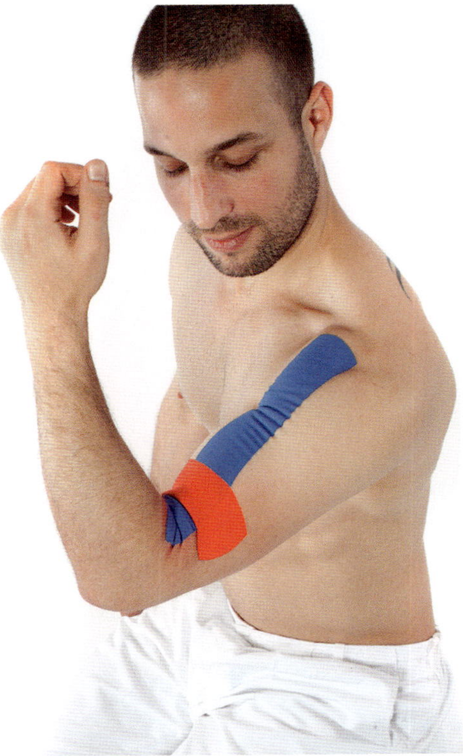

Abb. 2.30 Tape-Wellen über dem Bizeps.

2.5 Oberarmschmerzen: Überlastung des Oberarmstreckers (M. triceps brachii)

FALLBEISPIEL

Ein 25-jähriger Mann ist sehr sportlich und besucht 5-mal pro Woche ein Fitnessstudio. Während des Trainings bemerkte er zunehmende Schmerzen an der Rückseite (Streckseite) des Oberarms. Da sich die Schmerzen nach jeder weiteren Übung verschlimmern und sogar während des Hinsetzens beim Aufstützen der Arme auf einem Sessel auftreten, geht er zum Trainer des Fitnessstudios. Dieser lässt sich die Geräte, an denen der Patient trainiert hat, zeigen und kommt zu dem Schluss, dass es sich um eine massive Belastung des Oberarmstreckers handelt.

2

Was ist eine Myogelose des Oberarmstreckers?

Diese Sportverletzung – es handelt sich um eine schmerzhafte Reizung der Sehnen-Knochen-Ansätze – ist meist Folge einer Überlastung der Muskulatur, in diesem Fall des M. triceps (➤ Abb. 2.31). Überlastungen können auftreten, z. B. bei häufigem Gebrauch von Unterarmstützkrücken, bei misslungener Rückhand beim Tennis oder misslungenem Schlag beim Boxen, ebenso bei zu häufigen Liegestützen, zu häufiger Bedienung der Gangschaltung am Fahrrad im Rahmen einer längeren Radtour oder auch bei lang anhaltenden Strick- und Handarbeiten.

In diesem Fall sind die hintere Oberarmseite und die Schulter in Ruhe sowie bei maximaler plötzlicher Streckung des Ellenbogens schmerzhaft.

Was kann der Patient tun?

- Beim Schreiben den Ellenbogen auf einer Armlehne abstützen.
- Tennisspieler sollten leichtere Schläger verwenden.
- Keine Liegestützen und Klimmzüge machen, bis sich die Symptome deutlich gebessert haben.
- Schmerzhafte Zonen dehnen und selbst massieren.
- Entzündungshemmende Salbenverbände auf den Ellenbogen und der Schulterregion auftragen (➤ Kap. 4.1).
- Tape-Verband (➤ Abb. 2.32) anbringen, der am Ellenbogen beginnt und sich bis zur Schulter zieht, um die Schmerzen zu lindern und die Muskelansätze zu entspannen.

Wann zum Arzt?

- Wenn die Muskulatur nach 2–3 Tagen immer noch verhärtet ist und die Schmerzen nicht besser werden.
- Wenn die Bewegungseinschränkung zunimmt.
- Wenn die Schmerzuständen auf benachbarte Regionen sich ausbreiten.

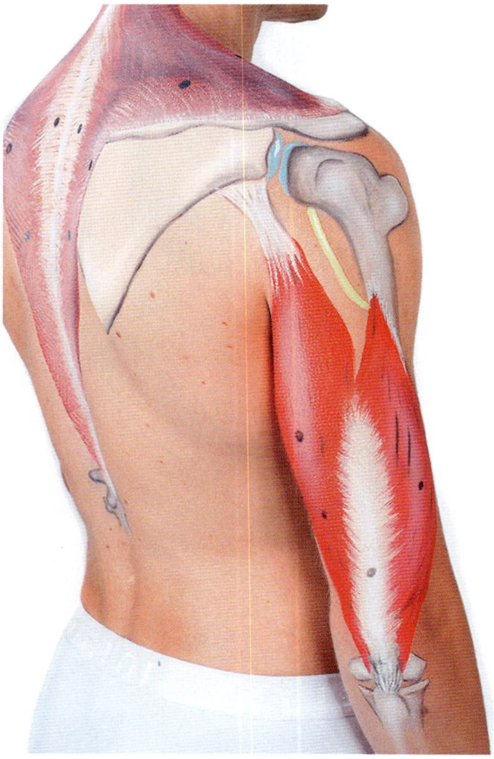

Abb. 2.31 Oberarmstrecker (M. triceps brachii), die schwarzen Punkte (Triggerpunkte) sind besonders schmerzhaft.

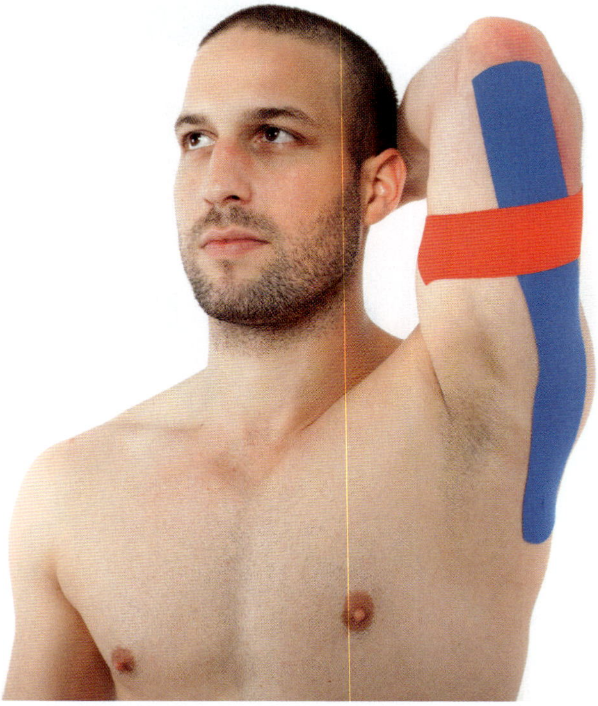

Abb. 2.32 Vollständige Tape-Anlage bei Überlastung des Oberarmstreckers.

Was macht der Arzt?

Diagnostik

Um ernsthaftere Beschwerden auszuschließen, erfolgen als diagnostische Maßnahmen Röntgen und CT.

Therapie

Es können folgende schulmedizinischen und alternativen Therapieverfahren zur Anwendung kommen.

- Infiltrationstherapie der schmerzhaften Zonen mit entzündungshemmenden und lokalanästhetischen Präparaten.
- Medikamentöse Therapie mit Schmerztabletten – auf Magenverträglichkeit achten.
- Intensive Elektrotherapie mittels Ultraschall oder Stoßwellentherapie, um die Durchblutung zu verbessern.
- Massage und Dehnung des M. triceps zur Verbesserung der Durchblutung.
- Klassische Akupunktur als Zusatztherapie.

Therapeutische Übungen (Physiotherapie)

Regelmäßige Bewegungsübungen der Schulter (mit Gewicht) tragen dazu bei, wiederkehrende Schübe hinauszuzögern oder zu verhindern. Um die Entwicklung einer Sportlerschulter zu verhindern, soll beim Training auf einen gleichmäßigen Aufbau der Schultermuskulatur geachtet sowie Dehnungsübungen der hinteren Kapselbandanteile und Muskelgruppen durchgeführt werden.

Ausgangsstellung Setzen Sie sich auf einen Stuhl und lassen Sie den Arm seitlich neben dem Körper hängen.

Durchführung

- Nehmen Sie eine Flasche mit etwa 500 ml Inhalt in die Hand und ziehen Sie diese bei gebeugtem Ellenbogen (90 Grad) in Richtung Decke (➤ Abb. 2.33).
- Gehen Sie mit der Bewegung in die Ausgangsstellung zurück, indem Sie mit gestrecktem Ellenbogen die Flasche wieder langsam absinken lassen, bis sich Ihr Arm wieder seitlich am Köper befindet (➤ Abb. 2.34)
- Führen Sie die Übung mindestens 15-mal ohne Pause aus und üben Sie bis zu 3-mal täglich.
- Der Bewegungsrhythmus besteht aus 1 Sekunde für das Heben der Flasche, aus 2 Sekunden, um die Endstellung zu halten und anschließend aus etwa 3 Sekunden, um die Flasche absinken zu lassen.

BEACHTE
Die Übung darf keine Schmerzen hervorrufen. Falls doch Beschwerden auftreten, können Sie zunächst mit einer Flasche üben, die nicht befüllt ist.

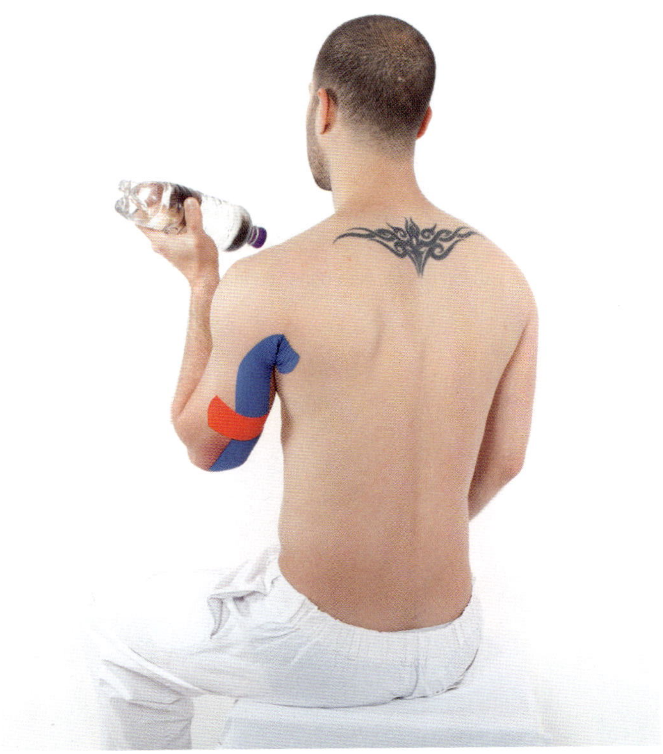

Abb. 2.33 Gefüllte Flasche bei gebeugtem Ellenbogen in Richtung Decke ziehen.

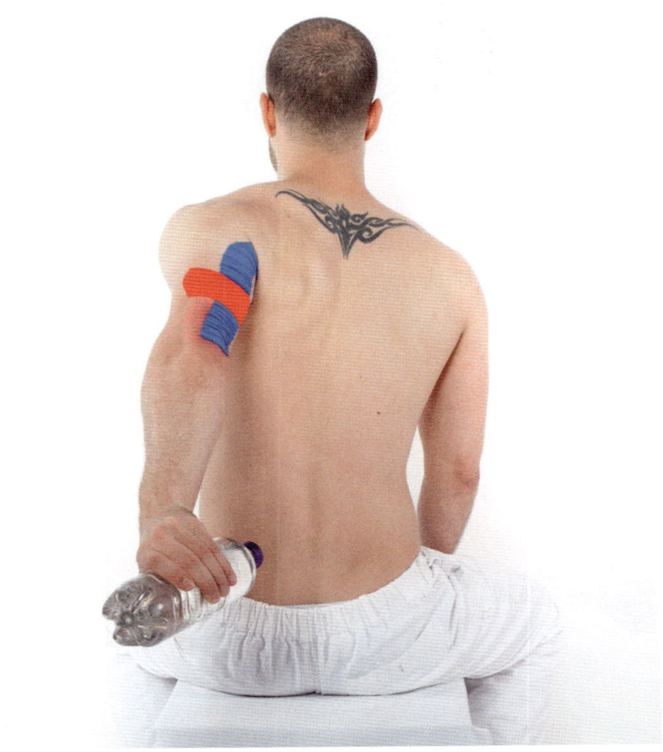

Abb. 2.34 Mit gestrecktem Ellenbogen die Flasche wieder absinken lassen und in die Ausgangsstellung zurückkehren.

Tape-Anlage bei Überlastung des Oberarmstreckers

Um den Muskeltonus zu senken, sollte das Tape oberhalb des Ellenbogensporns am Oberarm angebracht und entlang des Muskels geklebt werden.
Es wird **keine weitere Person** benötigt, die beim Tapen hilft.

Vorbereitung

- Sie sitzen aufrecht, den Arm zu etwa 90 Grad beugen und die Hand im Nacken verschränken. Dadurch wird die Muskulatur gedehnt und die Grundstellung für das Tapen eingenommen.
- Tape vom Ansatz des Muskels (Ellenbogensporn) bis zur äußeren Fläche der Axillaregion messen und zuschneiden.
- Tape-Streifen an den Enden abrunden.

Taping

- Das Tape an der Basis vom Papier lösen und am Ellenbogensporn (Olecranon) anbringen (➤ Abb. 2.35).
- Die Hand des zu therapierenden Arms liegt im Nacken. Basis des Tapes am Oberarm, oberhalb des Ellenbogensporn, anbringen und kleben (➤ Abb. 2.36).
- Quer-Tape (rot) über dem Trizeps, am besten vor einem Spiegel, bis zur äußeren Region der Axilla ohne Spannung kleben (➤ Abb. 2.37, ➤ Abb. 2.38).
- Tape durch vorsichtiges und zugleich festes Reiben aktivieren; dies soll einige Sekunden dauern, damit sich der Kleber mit der Haut verbindet und das Tape gut auf der Haut haftet.

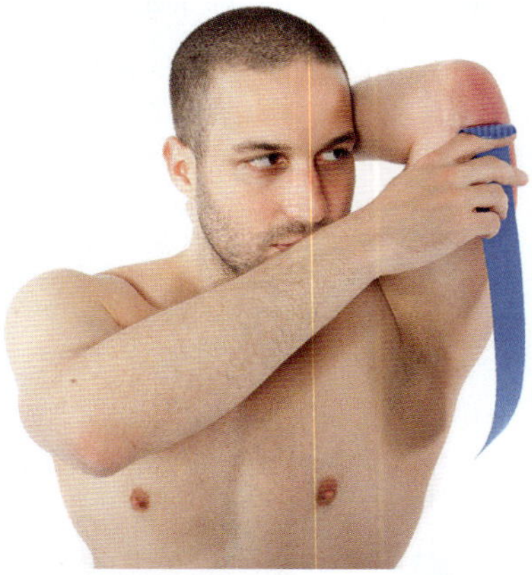

Abb. 2.35 Basis am Ellenbogen positionieren und ohne Spannung anbringen.

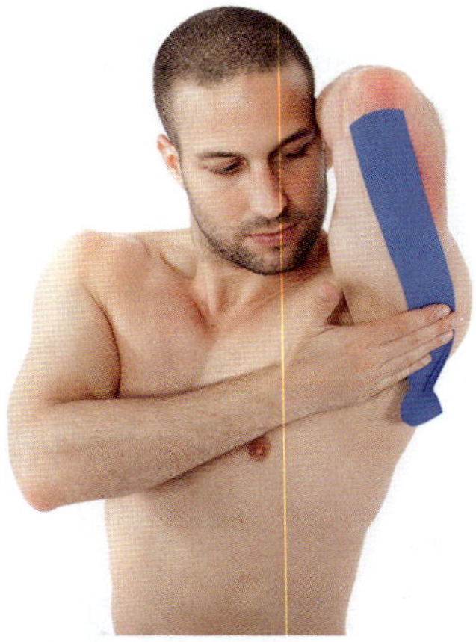

Abb. 2.36 Tape entlang des Muskels ohne Spannung kleben.

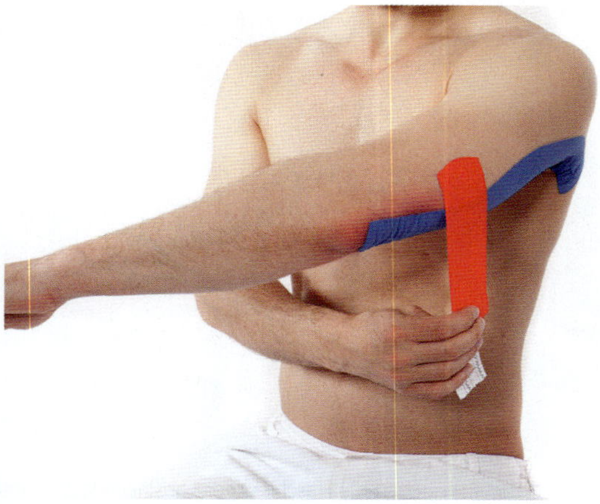

Abb. 2.37 Quer-Tape (rot) um den Muskelbauch unter Zug laufen lassen.

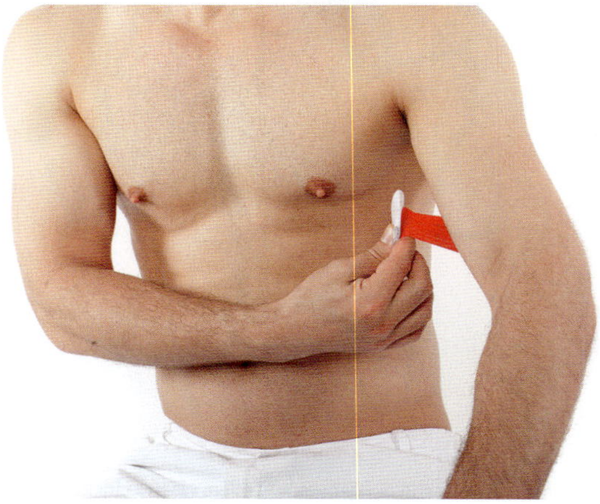

Abb. 2.38 Quer-Tape (rot), Tape-Ende ohne Spannung anbringen.

KAPITEL

3 Beschwerden von Ellenbogen und Hand

3.1 Tennisarm (Epicondylitis radii) 6

FALLBEISPIEL

Ein 40-jähriger Bauarbeiter klagt seit Monaten über Schmerzen im rechten Ellenbogen daumenseitig. Seit dem Winter haben die Schmerzen kontinuierlich zugenommen. Anfänglich hätten sie nach kurzen Ruhepausen aufgehört, aber schon seit Wochen habe er ständig Schmerzen. Beim Besuch eines befreundeten Arztes äußert dieser, dass es sich um einen Tennisarm handeln würde. Der Mann wundert sich, da er noch nie Tennis gespielt hat.

Was ist ein Tennisarm?

Beim Tennisarm handelt es sich um eine überlastungsbedingte Reizung des Sehnenansatzes der langen Hand- und Fingerstreckmuskeln an der Außenseite des Ellenbogens. Der Tennisarm entsteht durch Überbeanspruchung der Unterarmmuskulatur (➤ Abb. 3.1) infolge immer wiederkehrender Bewegungen, wie z. B. bei Tastatur-/Mausbenutzung, bei Sportklettern, bei falscher Technik der Schlägersportarten wie Tennis, Badminton. Auch bei Fernfahrern und Vieltelefonieren ist dieses Phänomen oft beobachtet worden, da das Handgelenk über sehr lange Zeit gebeugt wird und dadurch die Muskelansätze gereizt werden.

Typisch sind Schmerzen an der Außenseite des Ellenbogens, die in die Streckseite des Unterarms ausstrahlen. Ferner bestehen Schmerzen beim Ballen der Faust und Festhalten eines Gegenstands mit durchgestrecktem Arm. Nach und nach können auch Schmerzen bei passiver Beugung von Handgelenk und der Fingern auftreten.

Was kann der Patient tun?

- Wiederholende kraftvolle Streckungen im Handgelenk sollten gemieden werden.
- Entzündungshemmende Salbenverbände, z. B. mit Voltaren, zur Beruhigung der Muskeln anbringen (➤ Kap. 4.1).
- Über mehrere Wochen durchgeführte Dehnübungen und Massagen der Unterarmstrecker wirken deutlich beschwerdelindernd.
- Elastische Tape-Verbände (➤ Abb. 3.2) helfen, die Muskulatur zu entspannen, das Quer-Tape an den Muskelansätzen bewirkt eine deutliche Schmerzreduktion.

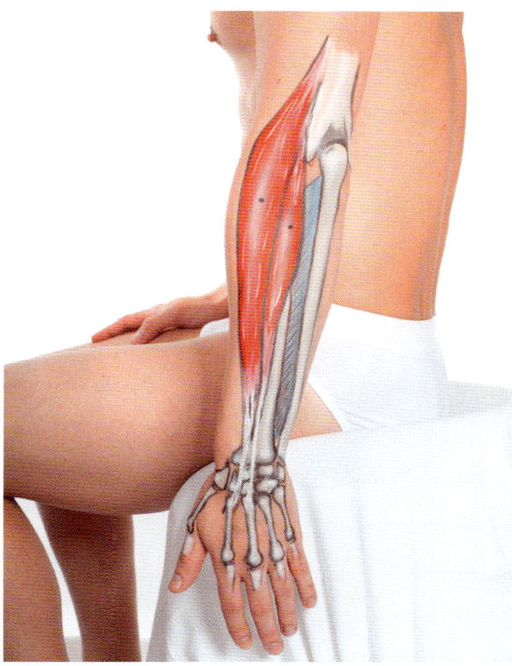

Abb. 3.1 Verlauf der Unterarmmuskulatur.

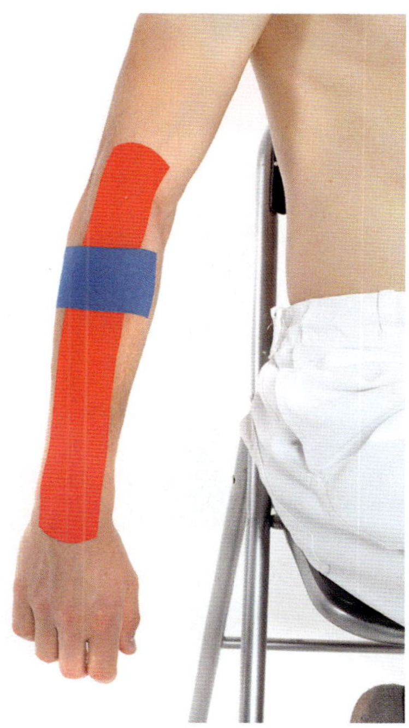

Abb. 3.2 Vollständige Tape-Anlage beim Tennisarm.

Wann zum Arzt?

- Wenn die Schmerzen nach 2–3 Tagen unerträglich werden.
- Wenn Hand und Unterarm nicht mehr belastet werden können und z. B. das Greifen und Hochheben von Gegenständen oder bloßes Händeschütteln schmerzhaft sind.
- Wenn nach wenigen Tagen immer noch Schwellung, Rötung und Schmerzen bestehen und kaum zurückgegangen sind.

Was macht der Arzt?

3

Diagnostik

Um ernsthafte Beschwerden auszuschließen, erfolgen als diagnostische Maßnahmen Röntgen und CT. Da eine Schwellung auch durch Infektionen oder andere Erkrankungen hervorgerufen werden kann, kann je nach ärztlichem Ermessen die Bestimmung von Entzündungsparametern sinnvoll sein.

Therapie

Es können folgende schulmedizinischen und alternativen Therapieverfahren zur Anwendung kommen.

- Medikamentöse Therapie mit Schmerztabletten – auf Magenverträglichkeit achten.
- Orthesen mit Massagenoppen massieren sanft dem Muskelbauch und entspannen so den Muskelansatz.
- Elektrotherapie, Ultraschalltherapie und Paraffin-Handbäder (bei chronischen Schmerzen) haben sich bewährt. Magnetfeld-Therapien zeigen ebenfalls Erfolge.
- Neuraltherapie mit entzündungshemmenden Substanzen bei massiven Schmerzen.
- Faszientherapie, um ebenfalls eine deutliche Schmerzlinderung zu erreichen.
- Stoßwellentherapie, Akupunktur und Phytotherapie sind in vielen Fällen erfolgreich.
- Eine operative Sanierung des Muskelansatzes wird durchgeführt, wenn alle anderen Therapieoptionen keinen Erfolg gebracht haben.

Therapeutische Übungen (Physiotherapie)

Durch reduzierte Muskelaktivierung wird der betroffene Muskel- und Sehnenbereich besser durchblutet und wieder belastbarer.

Ausgangsstellung Setzen Sie sich auf einen Stuhl, der Ellenbogen ist um etwa 90 Grad angewinkelt, der Unterarm liegt so weit vorne auf dem Oberschenkel, dass das Handgelenk und die Hand über das Knie hinausragen.

Durchführung

- Nehmen Sie eine Flasche mit ca. 500 ml Inhalt in die Hand und ziehen Sie diese in Richtung Decke, um sie danach wieder langsam absinken zu lassen. Der Unterarm bleibt auf dem Oberschenkel liegen (➤ Abb. 3.3, ➤ Abb. 3.4).
- Führen Sie die Übung mindestens 15-mal ohne Pause aus und üben Sie bis zu 3-mal täglich.
- Der Bewegungsrhythmus besteht aus 1 Sekunde für das Heben der Flasche, aus 2 Sekunden, um die Endstellung zu halten und anschließend aus etwa 3 Sekunden, um die Flasche absinken zu lassen.

BEACHTE

Die Übung darf keine Schmerzen hervorrufen. Falls doch Beschwerden auftreten, können Sie zunächst mit einer Flasche üben, die nicht befüllt ist.

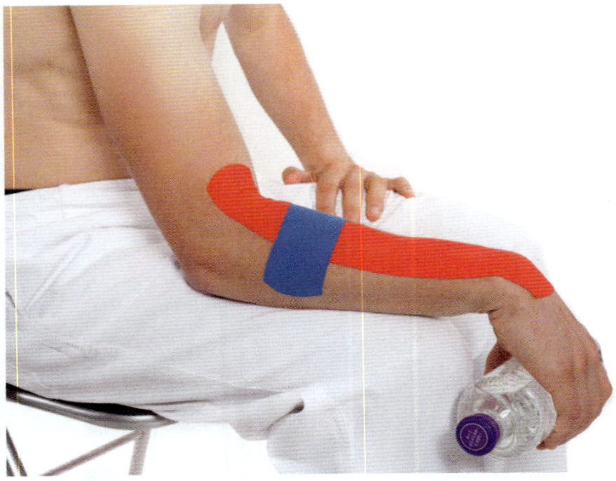

Abb. 3.3 Gefüllte Flasche langsam in Richtung Decke ziehen.

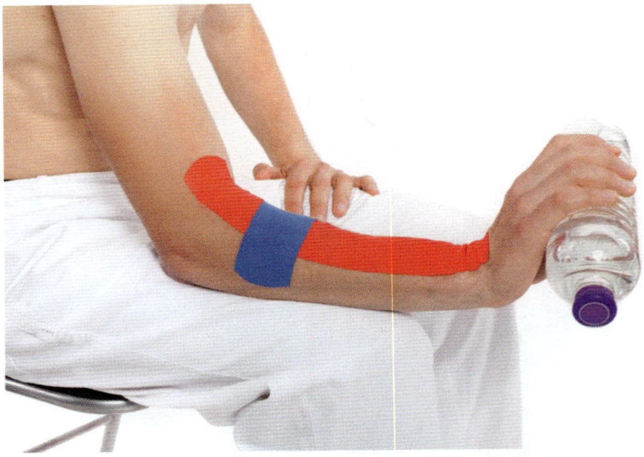

Abb. 3.4 Hand wieder absinken lassen und in die Ausgangsstellung zurückkehren.

Tape-Anlage bei Tennisarm

Zur Senkung des Muskeltonus wird das Tape am Muskelansatz angebracht und entlang des Muskels geklebt. Dabei sitzt der Patient und beugt das Handgelenk so weit wie möglich zum Handteller. Es wird **keine weitere Person** benötigt, die beim Tapen hilft.

Vorbereitung

- Sie sitzen entspannt, das Handgelenk ist maximal zur Handfläche gebeugt.
- Tape vom Muskelansatz am Handrücken bis zur Ellenbogenaußenseite messen und abschneiden.
- Ränder des Tapes abrunden.

Taping

- Tape an einem Ende vom Trägerpapier lösen, daumenseitig über den Handgelenksrücken kleben (➤ Abb. 3.5, ➤ Abb. 3.6).
- Anschließend Tape-Anlage durch vorsichtiges Reiben der gesamten Oberfläche aktivieren (➤ Abb. 3.7).
- Zur Unterstützung der Schmerzreduktion ein „Quer-Tape" am oberen Drittel des Unterarms direkt über dem Tape anbringen (➤ Abb. 3.8).

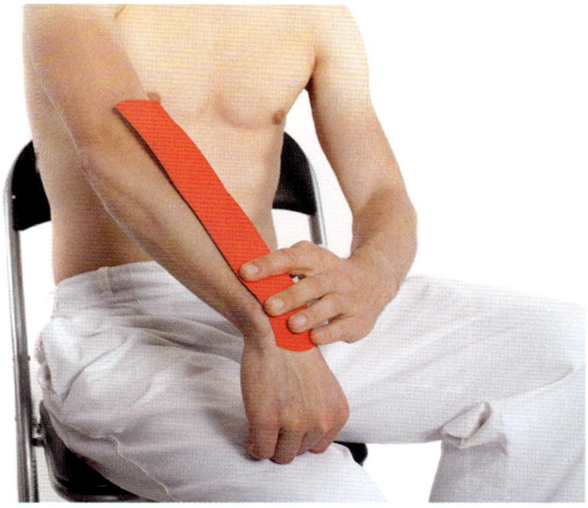

Abb. 3.5 Bei nach innen gebeugtem Handgelenk Basis des Tapes ohne Spannung anbringen.

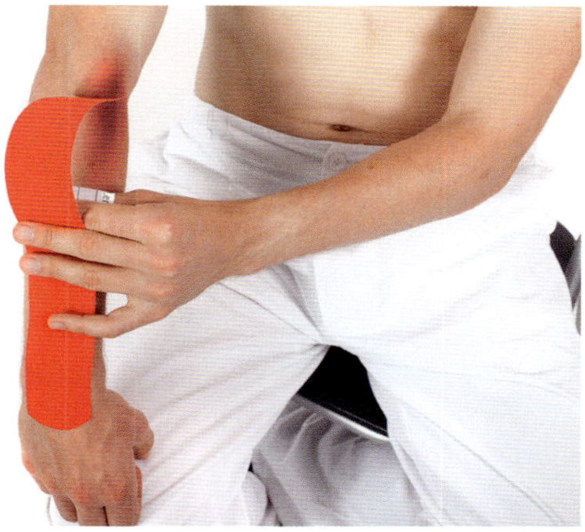

Abb. 3.6 Tape entlang des Unterarmes ohne Spannung kleben.

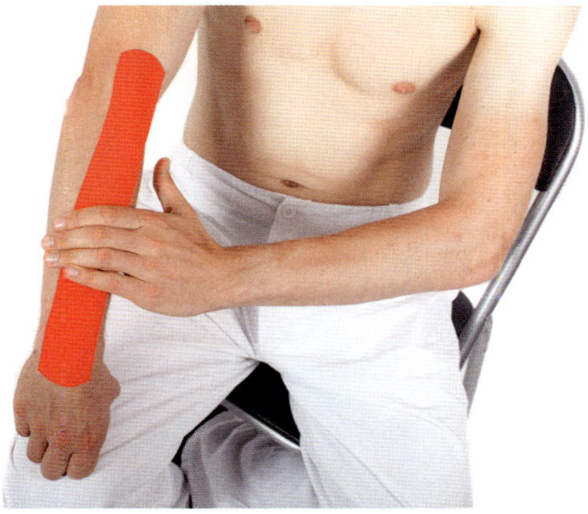

Abb. 3.7 Tape-Anlage durch vorsichtiges Reiben der gesamten Oberfläche aktivieren.

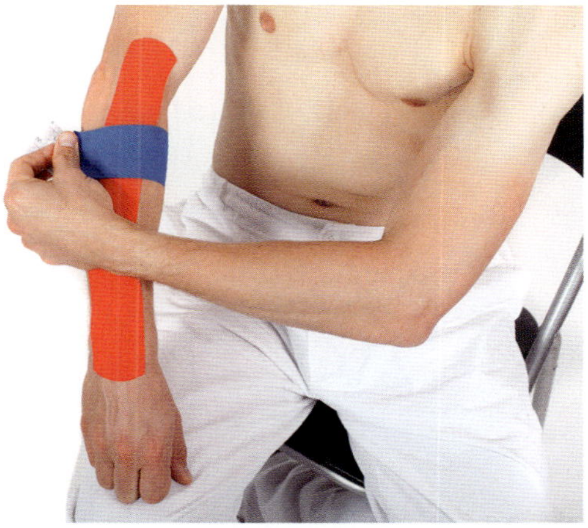

Abb. 3.8 Quer-Tape (rot) um den Muskelbauch unter Zug laufen lassen, Tape-Ende ohne Spannung anbringen.

3.2 Golferarm (Epicondylitis ulnae)

FALLBEISPIEL

Eine 30-jährige Verkäuferin klagt seit Monaten über Schmerzen im Bereich ihres linken Ellenbogens kleinfingerseitig. Seit dem Winter hätten die Schmerzen kontinuierlich zugenommen. Anfänglich hätten sie nach kurzen Ruhepausen aufgehört, aber seit Wochen seien sie ständig vorhanden, das Heben und Tragen der Pakete sei äußerst schmerzhaft. Beim Besuch eines befreundeten Arztes äußert dieser, dass es sich um einen Golferarm handeln würde. Die Frau wunderte sich, da sie noch nie Golf gespielt hat.

Was ist ein Golferarm?

Beim Golferarm handelt es sich um eine überlastungsbedingte Reizung des Sehnenansatzes der langen Hand- und Fingerstreckmuskeln an der Innenseite des Ellenbogens. Der Golferarm entsteht durch Überbeanspruchung der Unterarmmuskulatur (➤ Abb. 3.9) infolge immer wiederkehrende Bewegungen oder durch ein Trauma. Solch eine einseitige Bewegung findet man vor allem beim Golfen oder bei falschen Techniken beim Heben und Tragen.

Typisch sind Schmerzen an der Innenseite des Ellenbogens, die in die Beugeseite des Unterarms ausstrahlen. Die Schmerzen können bei Betätigung dieser Muskeln, z. B. beim Händeschütteln oder Gegenstände hochheben, ausgelöst oder verstärkt werden.

Was kann der Patient tun?

- Wiederholende kraftvolle Streckung im Handgelenk sollte gemieden werden.
- Entzündungshemmende Salbenverbände, z. B. mit Voltaren, zur Beruhigung der Muskeln anbringen (➤ Kap. 4.1).
- Über mehrere Wochen selbst durchgeführte Dehnübungen und Massagen der Unterarmstrecker wirken deutlich beschwerdelindernd.
- Elastische Tape-Verbände (➤ Abb. 3.10) helfen, die Muskulatur zu entspannen, das Quer-Tape an den Muskelansätzen bewirkt eine deutliche Schmerzreduktion.

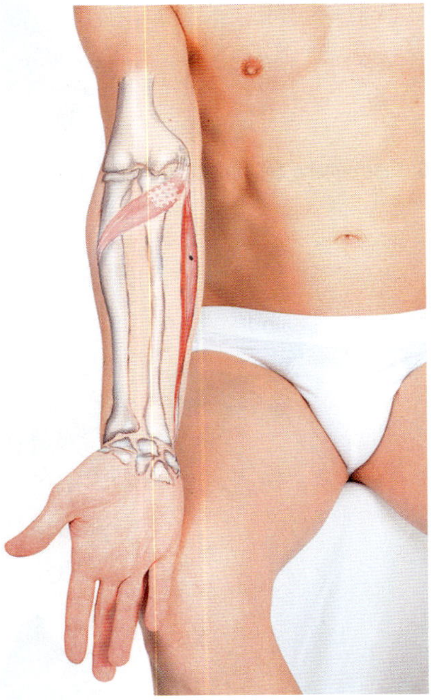

Abb. 3.9 Verlauf des ellenseitig gelegenen Handbeugermuskels (M. flexor carpi ulnaris) und der benachbarten anatomischen Strukturen, der schwarze Punkt (Triggerpunkt) ist besonders schmerzhaft.

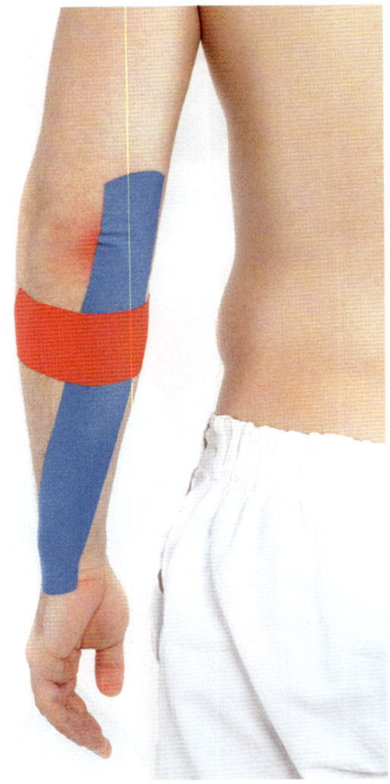

Abb. 3.10 Vollständige Tape-Anlage beim Golferarm.

Wann zum Arzt?

- Wenn die Schmerzen nach 2–3 Tagen unerträglich werden.
- Wenn Hand und Unterarm nicht mehr belastet werden können und z. B. das Greifen und Hochheben von Gegenständen oder bloßes Händeschütteln schmerzhaft sind.
- Wenn nach wenigen Tagen immer noch Schwellung, Rötung und Schmerzen bestehen und kaum zurückgegangen sind.

Was macht der Arzt?

Die Therapie entspricht der beim Tennisarm (➤ Kap. 3.1).

Therapeutische Übungen (Physiotherapie)

Langsames und behutsames Dehnen des Unterarms, sodass die Unterarmbeuger verlängert werden, baut übermäßige Spannung ab und fördert die Beweglichkeit dieser Muskelgruppen. Dadurch wird die Durchblutung in diesem Bereich verbessert.

Ausgangsstellung Strecken Sie den schmerzhaften Arm auf Schulterhöhe seitlich nach außen aus, der Ellenbogen ist gestreckt, die Handflächen zeigen nach oben (➤ Abb. 3.11).

Durchführung

- Mit der zweiten Hand ziehen Sie die Handfläche und Finger soweit wie möglich in Richtung Boden (➤ Abb. 3.12).
- Halten Sie die Dehnung mindestens 30 Sekunden und führen Sie die Übung solange durch, bis kein Dehnungsgefühl mehr auftritt – bis zu 4-mal.

BEACHTE

Die Übung soll keine Schmerzen verursachen, sie darf aber ein deutliches Dehnungsgefühl von der Ellenbeuge bis zu den Fingern auslösen.

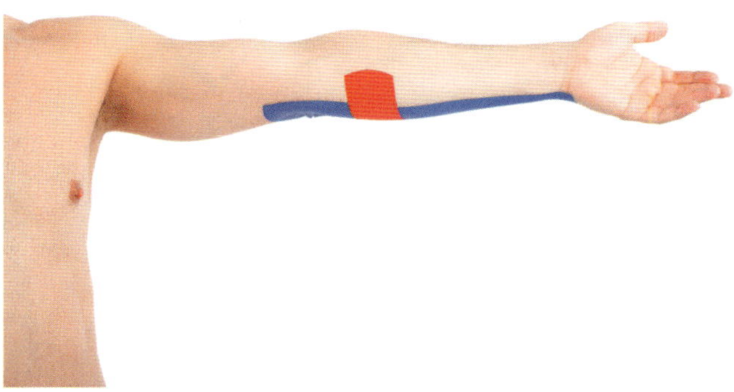

Abb. 3.11 Den schmerzenden Arm auf Schulterhöhe seitlich ausstrecken.

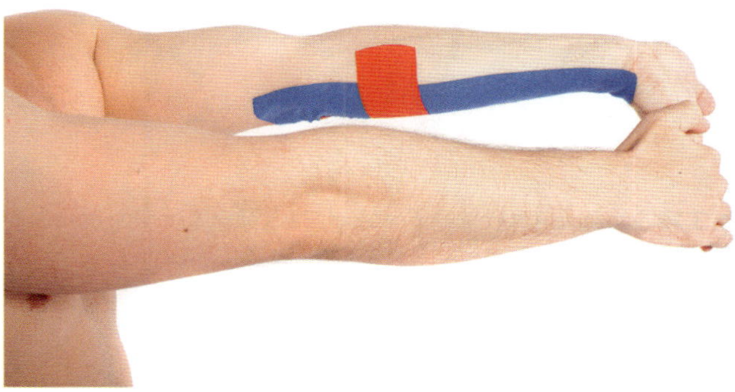

Abb. 3.12 Mit der zweiten Hand Handfläche und Finger in Richtung Boden bewegen.

Tape-Anlage bei Golferarm

Um den Muskeltonus zu senken, wird das Tape am Muskelansatz angebracht und entlang des Muskels geklebt.
Es wird **keine weitere Person** benötigt, die beim Tapen hilft.

Vorbereitung

- Sie stehen oder sitzen entspannt, der Arm ist gestreckt, das Handgelenk ist maximal zum Handrücken gebeugt, die Handfläche zeigt zum Patienten.
- Tape vom Muskelansatz an der Handfläche auf der Kleinfingerseite bis zur Ellenbogenaußenseite messen und abschneiden.
- Alle Ränder abrunden.

Taping

- Tape an einem Ende vom Trägerpapier lösen und Tape-Basis über die Handgelenksinnenseite kleinfingerseitig kleben (➤ Abb. 3.13).
- Mit der anderen Hand das Tape weiter vom Papier lösen und entlang des hinteren Unterarms kleben (➤ Abb. 3.14).
- Um zusätzlich Schmerzen zu lindern, ein Quer-Tape (➤ Abb. 3.15) am oberen Drittel des Unterarms positionieren.
- Anschließend gesamte Tape-Anlage (➤ Abb. 3.16) durch vorsichtiges und zugleich festes Reiben aktivieren; dies soll einige Sekunden dauern, damit sich der Kleber mit der Haut verbindet und das Tape gut auf der Haut haftet.

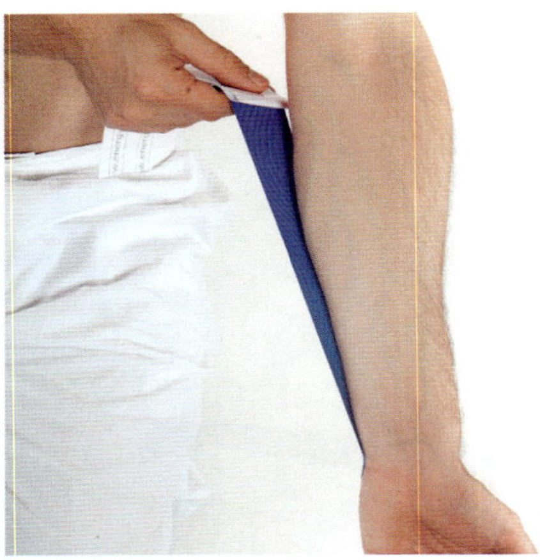

Abb. 3.13 Handgelenk nach außen gebeugt; Basis ohne Spannung positionieren und kleben.

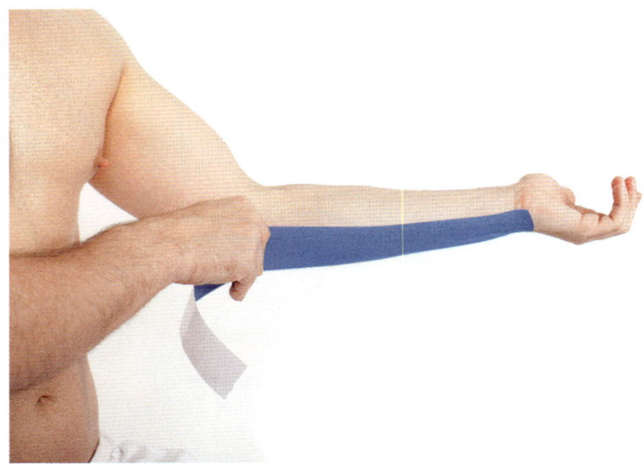

Abb. 3.14 Tape entlang des Unterarmes ohne Spannung kleben.

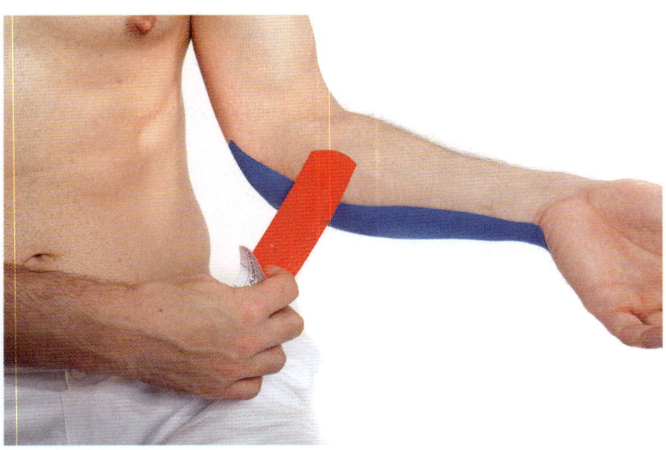

Abb. 3.15 Quer-Tape (rot) unter leichtem Zug um den Muskelbauch laufen lassen, das Tape-Ende ohne Spannung anbringen.

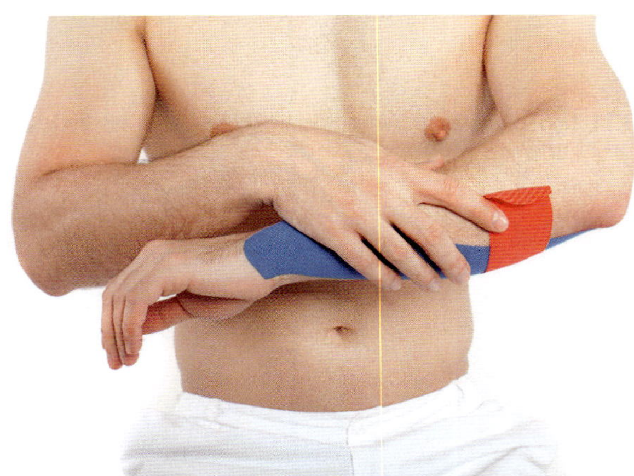

Abb. 3.16 Anlage des Quer-Tapes (rot).

3.3 Verstauchung des Handgelenks (Handgelenksdistorsion) 7

FALLBEISPIEL

Ein 29-jähriger Mann hat sich vor einer Woche nach einem Sturz das rechte Handgelenk verdreht. Im Krankenhaus, das er wegen der heftigen Schmerzen aufsucht, wird ihm versichert, dass nicht der Knochen geschädigt, sondern nur Bänder überdehnt seien und er sich nur eine Verstauchung zugezogen habe.

Was ist eine Handgelenksverstauchung?

Eine Handgelenksverstauchung (➤ Abb. 3.17, ➤ Abb. 3.18) oder -zerrung entsteht meist dadurch, dass der physiologische Bewegungsspielraum des Gelenks durch äußere Krafteinwirkung überschritten wird. Dadurch werden die Bandstrukturen des Gelenks verletzt. Als Folge schwillt das Gelenk sofort an und lässt sich nur noch eingeschränkt und unter Schmerzen bewegen. Manchmal bildet sich ein Bluterguss.

Was kann der Patient tun?

Das **PECH-Schema** ist das gängigste Therapiemodell im Akut-Stadium.

- **P wie Pause** und Ruhigstellung durch Schienung oder Taping für mindestens 1–2 Wochen, je nach Verletzungsgrad (Arzt oder ein Therapeut).
- **E wie Eis** und Kühlung durch sog. „Coolpacks". Es besteht auch die Möglichkeit, wenn die Haut nicht verletzt ist, kühlende Salbenverbände anzulegen. Kühlende Maßnahmen sollten mindestens 20–30 Minuten durchgeführt werden.
- **C wie Kompression** – auch hier können Tapes (➤ Abb. 3.19, ➤ Abb. 3.20) oder elastische Bandagen zum Einsatz kommen. Die Kompression schränkt die Beweglichkeit des Handgelenks ein und entlastet die Region durch Reizreduktion, sie wirkt zudem abschwellend und schmerzlindernd.
- **H wie Hochlagerung,** um Schwellungen entgegenzuwirken.

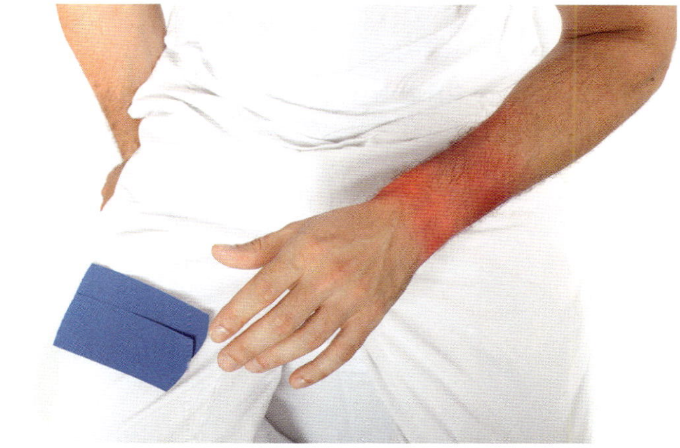

Abb. 3.17 Typische Rötung (nachgezeichnet) und Schwellung an der Außenfläche der Hand bei einer Handgelenksverstauchung.

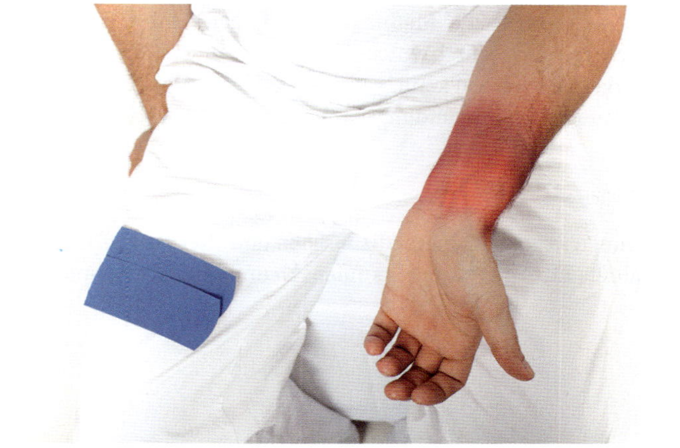

Abb. 3.18 Typische Rötung (nachgezeichnet) und Schwellung an der Innenfläche der Hand bei einer Handgelenksverstauchung.

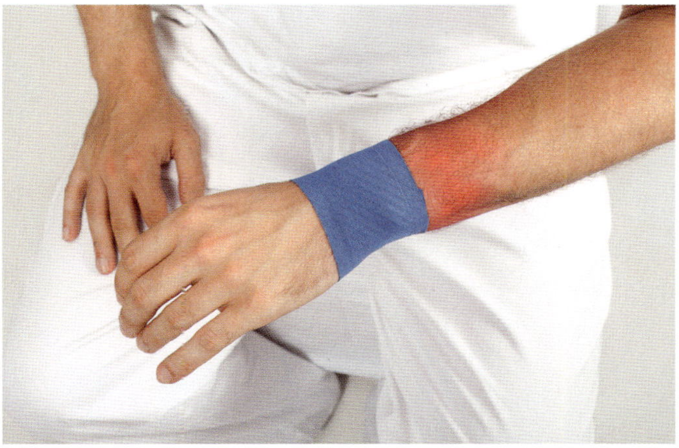

Abb. 3.19 Vollständige Tape-Anlage bei Handgelenksverstauchung (Handrückseite).

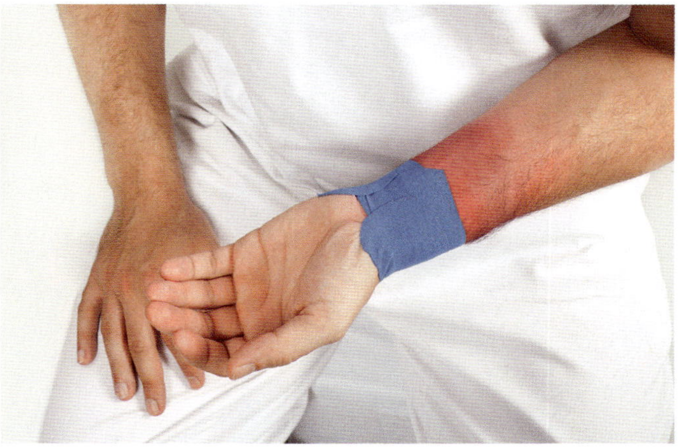

Abb. 3.20 Vollständige Tape-Anlage bei Handgelenksverstauchung (Handinnenseite).

BEACHTE

- Die Coolpacks dürfen nicht direkt auf der (unverletzten) Haut aufliegen. Es sollte sich immer eine Schicht (Tuch) zwischen Haut und Kühlmedium befinden.
- Verwenden Sie keine zu engen Bandagen und keine zirkulären Tapes. Die Durchblutung kann dadurch gestört sein. Achten Sie auf die richtige Anlagetechnik.

Wann zum Arzt?

- Wenn die Schmerzen länger als eine Woche andauern.
- Wenn die Schwellung des Handgelenkes sich nicht täglich deutlich wahrnehmbar zurückbildet oder sich sogar schmerzhaft vermehrt.
- Wenn sich beim Greifen die Schmerzen verstärken.

Was macht der Arzt?

Diagnostik

Um ernsthafte Beschwerden (z. B. Fraktur) auszuschließen, erfolgen als diagnostische Maßnahmen Röntgen und CT. Da eine Schwellung auch durch Infektionen oder andere Erkrankungen hervorgerufen werden kann, kann je nach ärztlichem Ermessen die Bestimmung von Entzündungsparametern sinnvoll sein.

Therapie

Es können folgende schulmedizinischen und alternativen Therapieverfahren zur Anwendung kommen: Neuraltherapie, Akupunktur, Kräutertherapie nach TCM, Schmerztabletten – bei letzterem auf Magenverträglichkeit achten. Bei Nichtbesserung des Symptomatik und entsprechendem Befund kann auch eine konsequente Ruhigstellung angezeigt sein.

Therapeutische Übungen (Physiotherapie)

Durch aktives Bewegen des Handgelenks im schmerzfreien Bereich können die Beweglichkeit vergrößert und die Schmerzen reduziert werden.

Ausgangsstellung Setzen Sie sich aufrecht auf einen Stuhl, der Oberkörper lehnt an die Rückenlehne, die Ellenbogen sind etwa 90 Grad abgewinkelt, der Unterarm wird mit der Hand stabilisiert (➤ Abb. 3.21).

Durchführung

- Stellen Sie sich vor, dass Sie ihr Handgelenk aktiv durch eine liegende Achterbewegung führen. Sie halten das Handgelenk mit der gesunden Hand und führen mit der geschädigten Hand eine liegende Acht bei kleinem Bewegungsausmaß durch (➤ Abb. 3.22).
- Diese Bewegung mehrmals täglich mindestens 1 Minute ohne Pause durchführen.

BEACHTE

Die Übung soll keine Schmerzen verursachen, sie darf aber ein sanftes Dehnungsgefühl auslösen.

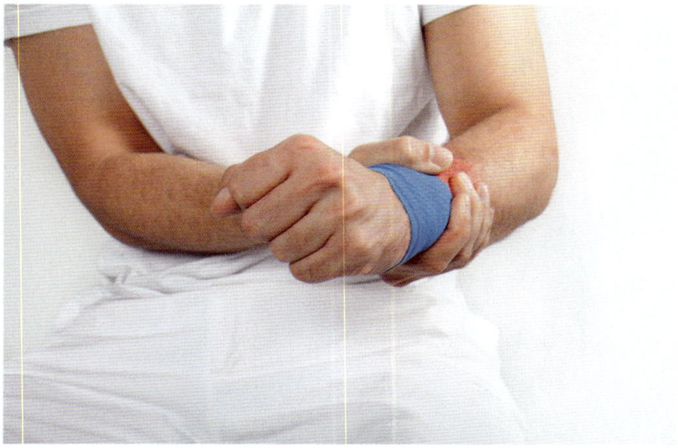

Abb. 3.21 Die schmerzfreie Hand umfasst den Arm unterhalb des Handgelenks, die Hand macht eine Faust – damit wird die Übungsachse stabilisiert.

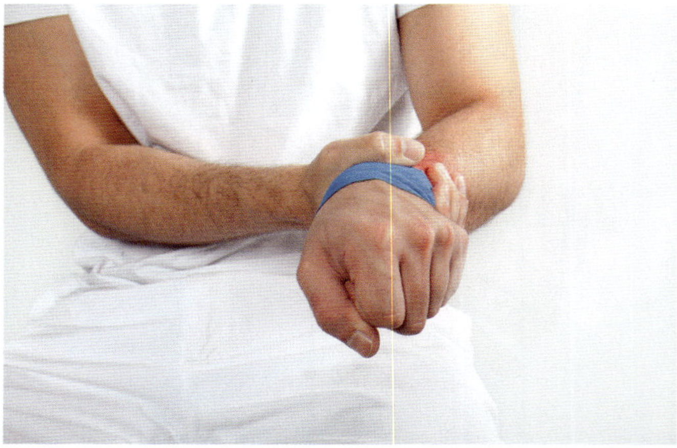

Abb. 3.22 Die betroffene Hand, die von der schmerzfreien Hand gehalten wird, führt die Bewegung einer liegenden Acht aus.

Tape-Anlage bei Handgelenksverstauchung

Das Tapen hilft die Stabilität im Gelenk wiederherzustellen, indem die Beweglichkeit gezielt geführt wird.
Es wird **keine weitere Person** benötigt, die beim Tapen hilft.

Vorbereitung

- Sie sitzen aufrecht und doch entspannt, das Handgelenk befindet sich in Neutralposition.
- Drei Tape-Streifen vorbereiten: Tape-Material in den Handteller legen, der Tape-Streifen darf nur halb so lang sein wie der Handteller. Tape in dieser Länge zuschneiden, danach zwei weitere Tapes ausmessen und zuschneiden.
- Ränder der Tapes abrunden.

Taping

- Beim ersten Tape-Streifen das Papier an der Basis entfernen und am inneren Handgelenk anbringen. Basis immer ohne Spannung anbringen (➤ Abb. 3.23).
- Nun den restlichen Tape-Streifen unter Spannung über die Handgelenksinnenseite kleben und das Tape-Ende ohne Spannung anbringen (➤ Abb. 3.24).
- Den ersten Streifen durch vorsichtiges Reiben der gesamten Oberfläche aktivieren. Dadurch kommt es zu einer Temperatursteigerung und das Tape klebt besser; danach einige Male über das Tape streichen, damit dieses zur Gänze am Körper klebt.
- Nun wird ein zweiter Streifen den ersten Streifen verstärken. Basis und den gesamten Tape-Streifen etwa 2 cm überlappend am Handgelenksrücken kleben und anschließend aktivieren: Hierzu Tape leicht an der Oberfläche reiben, damit sich Klebekraft entfaltet (➤ Abb. 3.25).
- Das Handgelenk drehen, sodass die Handinnenfläche zu Ihnen zeigt.
- Den dritten Streifen ohne Spannung über den gesamten Verlauf der Handgelenksinnenfläche anbringen (➤ Abb. 3.26).

BEACHTE
Es darf keinesfalls eine zirkuläre Tape-Anlage angefertigt werden, da bei zu enger Anlage Durchblutungsstörungen auftreten können.

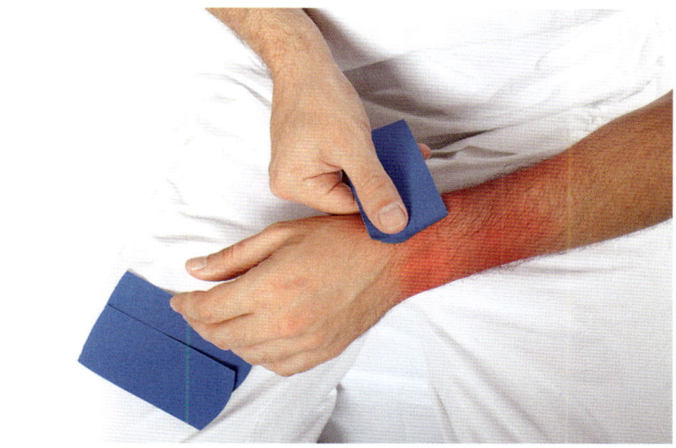

Abb. 3.23 Basis am inneren Handgelenksrand positionieren und ohne Spannung kleben.

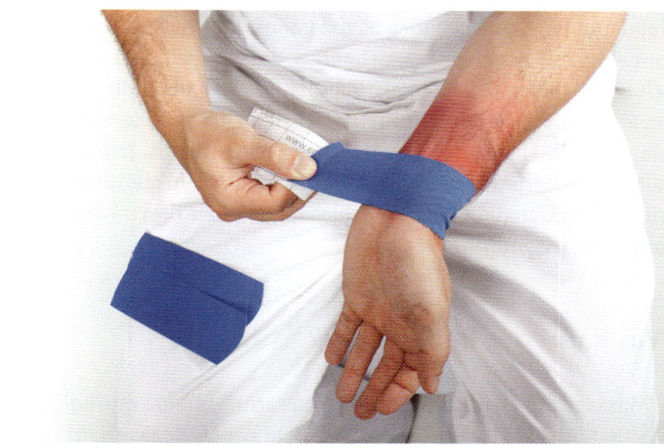

Abb. 3.24 Verlauf des Tapes über der Handgelenksinnenseite.

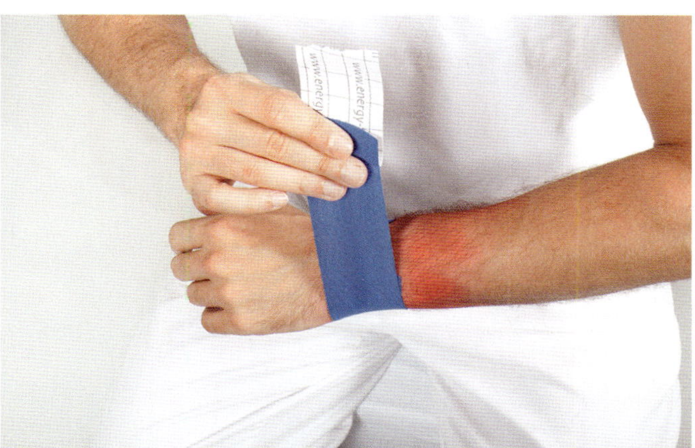

Abb. 3.25 Verlauf des Tapes über der Streckseite des Handgelenks.

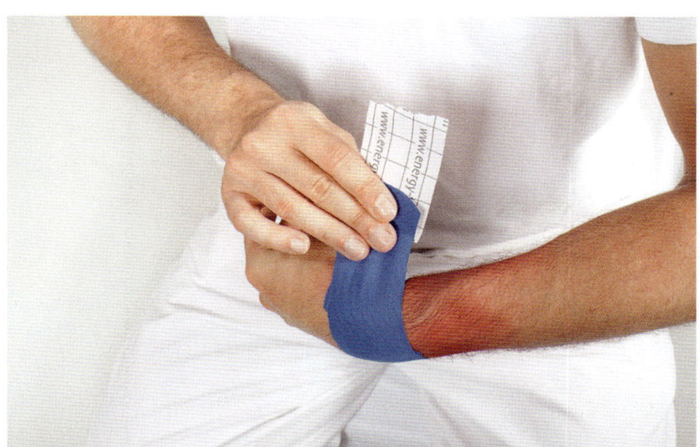

Abb. 3.26 Tape-Ende am Handgelenksinnenrand ohne Spannung anbringen.

3.4 Karpaltunnelsyndrom (CTS) 8

FALLBEISPIEL

Eine 50-jährige Frau klagt schon seit Monaten über Schmerzen in der Handfläche (Hohlhand) sowie darüber, dass die Schmerzen auch in den Daumen, Zeige-, Mittel- und in den oberen Ringfinger sowie in den Unterarm ausstrahlen. Sie erwacht nachts wegen der Schmerzen und muss dann Hand und Handgelenk kräftig massieren, damit der Schmerz aufhört. In letzter Zeit sind die Schmerzen unerträglich, sie kann sogar Gegenstände wie eine Kaffeetasse nicht mehr schmerzfrei halten. Der Arzt stellt die Verdachtsdiagnose Karpaltunnelsyndrom.

Was ist ein Karpaltunnelsyndrom?

Das Karpaltunnelsyndrom (➤ Abb. 3.27) bezeichnet ein Nervenengpasssyndrom mit Schmerzen und Empfindungsstörungen an der Daumeninnenseite, Zeige-, Mittel-, und anteilig am Ringfinger. Im fortgeschrittenen Stadium kann es zu Muskelschwund im Bereich des Daumenballens, zur Schwäche beim Greifen und zu einer Minderung des Tastgefühls kommen.

Die Symptome entstehen durch Einengung des von Unterarm zu Hand und Fingern ziehenden N. medianus. Engstelle ist der Karpaltunnel an der Beugeseite des Handgelenks. Frauen sind etwa doppelt so oft davon betroffen als Männer. In 90 % der Fälle lässt sich keine direkte Ursache ermitteln. Bei manchen Grunderkrankungen, wie z. B. Diabetes, Hyperthyreose oder Arthritis, tritt ein Karpaltunnelsyndrom auffallend häufig auf. Auch lokale Störungen, wie z. B. ein Ganglion oder ein schlecht verheilter Bruch können ein Karpaltunnelsyndrom hervorrufen.

Was kann der Patient tun?

- Massage des Handgelenks und Unterarms, um die muskuläre Situation zu entspannen und den Druck im Gelenkverlauf zu reduzieren.
- Nachtlagerungsschiene am Handgelenk anbringen, um die Reizung zu minimieren.
- Bewegungsübungen des Arms durchführen, damit die Nerven im Bereich des Handgelenks mobilisiert werden.
- Kinesio-Tape (➤ Abb. 3.28): Eine Dehnung des Handgelenk-Nervenkanals kann mittels Tape-Bänder durchgeführt werden. Dadurch wird eine gewisse Druckentlastung bewirkt und die Schmerzen werden reduziert.
- Lymph-Tape: Zur Entstauung des Handgelenks, Druckentlastung und Schmerzreduzierung

Wann zum Arzt?

- Wenn trotz Therapie die Missempfindungen nach 2 Wochen nicht besser geworden sind.
- Wenn das Greifen nach 2 Wochen immer schwieriger wird.
- Wenn die Schmerzen unerträglich werden.

Was macht der Arzt?

Diagnostik

Um ernsthafte Beschwerden (z. B. Fraktur) auszuschließen, erfolgen als diagnostische Maßnahmen Röntgen und CT. Das Messen der Nervenleitgeschwindigkeit des N. medianus, das je nach Ermessen des Arztes durchgeführt wird, zeigt das Ausmaß der Schädigung des Nervs an. Ultraschall-Diagnostik kann die Kompression des Nervens sichtbar machen.

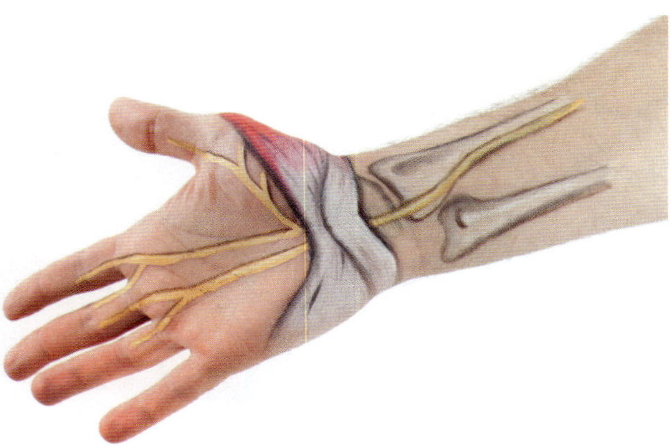

Abb. 3.27 Beteiligte anatomische Strukturen beim Karpaltunnelsyndrom: Nervus medianus (gelb), Karpaltunnel (weiß), das Innenband des Handgelenks (Retinaculum flexorum) verläuft quer dazu.

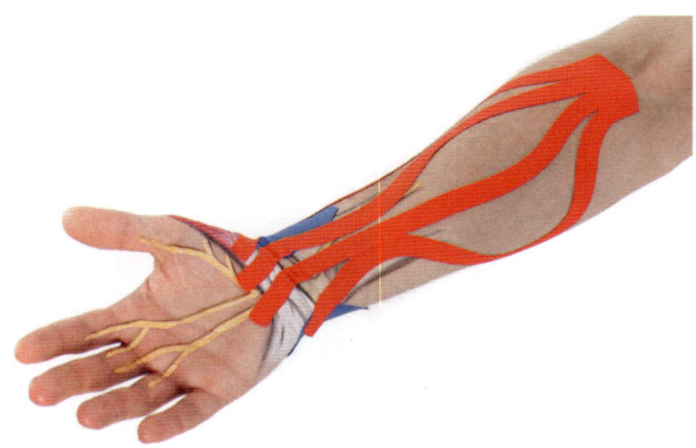

Abb. 3.28 Vollständige Tape-Anlage beim Karpaltunnelsyndrom.

Therapie

Es können folgende schulmedizinischen und alternativen Therapieverfahren zur Anwendung kommen.

- Entstauungstherapie der oberen Extremität zur Druckentlastung des Handgelenks (bei Verletzungen, Operationen und Schwangerschaft).
- Bei Nichtbesserung der Symptomatik und abhängig vom Befund, sind folgende Verfahren angezeigt: Neuraltherapie, Akupunktur, Phytotherapie, Schmerztabletten (auf Magenverträglichkeit achten).
- Bei Drucksteigerung im Handgelenk sind spezielle Mobilisationstechniken des Handgelenks durchzuführen (Arzt oder Therapeut).
- Als letzter Option und bei eindeutigem Hinweis auf eine Nerveneinklemmung kommt eine operative Entlastung des Nerven in Frage.

Therapeutische Übungen (Physiotherapie)

Durch vermehrtes Bewegen des Handgelenks kommt es zur besseren Durchblutung. Aus Sicht der Naturheilkunde können dann aus dem Gewebe Schlackenstoffe besser abtransportiert und Nährstoffe zugeführt werden.

Ausgangsstellung

- In aufrechter Haltung auf einen Stuhl setzen, der Oberkörper ist angelehnt an die Rückenlehne.
- Den beschwerdeverursachenden Arm im 90-Grad-Winkel bis zur Höhe der Schulter strecken. Der Ellenbogen ist gestreckt, die Handfläche zeigt nach oben und durch aktives Strecken des Handgelenks und der Langfinger zeigen die Fingerspitzen zum Boden (➤ Abb. 3.29).

Durchführung

- Finger entspannen und den Kopf sanft zur Gegenseite sinken lassen, indem sich das Ohr der Schulter anzunähern versucht (➤ Abb. 3.30).
- Übung nicht öfter als 10-mal ohne Pause absolvieren. Höchstens 2-mal täglich ausführen.

BEACHTE

Die Übung soll keine Schmerzen verursachen, sie darf aber ein sanftes Dehnungsgefühl auslösen. Treten nach Beendigung der Übung Schmerzen auf, sollten Sie diese Übung nicht wiederholen.

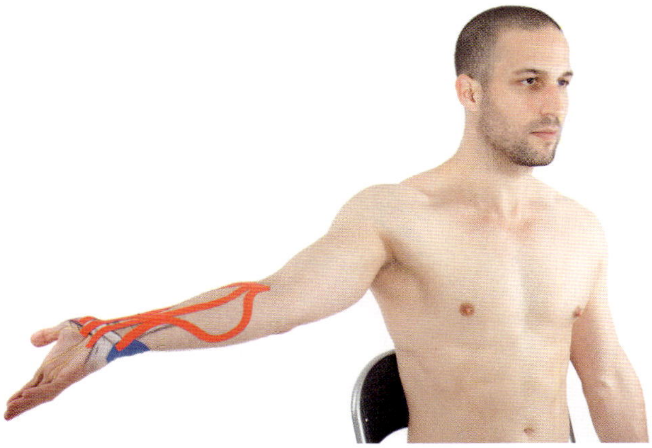

Abb. 3.29 Arm im 90-Grad-Winkel bei gestrecktem Ellenbogen bis zur Höhe der Schultern strecken.

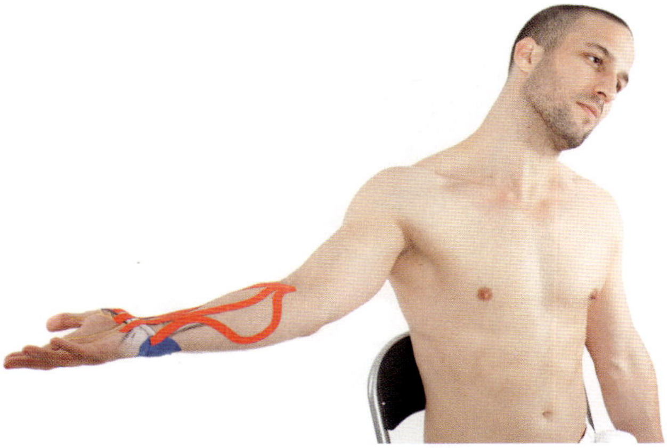

Abb. 3.30 Kopf sanft zur Gegenseite sinken lassen.

Tape-Anlage bei Karpaltunnelsyndrom

Die Tape-Anlage ist eine sehr gute Ergänzung zu den oben beschriebenen Therapien. Das Handgelenks-Tape reduziert die Spannung im Nervenkanal, das Lymph-Tape lindert das Steifigkeitsgefühl und die Schwellung.

Die Tape-Anlage wird mit **einem Partner** angebracht. (Mit viel Erfahrung kann das Tape auch selbst angebracht werden.)

Vorbereitung

- Für das Handgelenks-Tape (blau) zwei Tape-Streifen vorbereiten:
  - Tape-Material in den Handteller legen, der Tape-Streifen darf nur halb so lang sein wie der Handteller. Tape in dieser Länge zuschneiden, danach ein weiteres Tape ausmessen und zuschneiden.
  - Den dritten Tape-Streifen vom Handgelenk bis zum Ellenbogen messen und abschneiden.
- Lymph-Tape (rot): Für das notwendige Fächer-Tape wird nun ein Streifen vorbereitet. Das Tape in 4 parallele Längsstreifen schneiden (Lymph-Tape), mit einer Basis von 3 cm.
- Alle Ränder abrunden.

Taping

- In aufrechter Haltung und doch entspannt sitzen.
- Handgelenks-Tape:
  - Partner oder Therapeut bringt den ersten Streifen mithilfe der Ligament-Technik unter Zug an der Handgelenksrückseite (Streckseite) an, die Enden ohne Spannung kleben (➤ Abb. 3.31), die Handgelenksinnenseite bleibt frei!
    Dadurch kommt es zu einem ständigen Zug an den Hangelenksrändern nach außen und zu einer Dehnung am Nervenkanal und Entspannung des Nerven.
  - Selbst-Kleben des Tape-Streifens: Papier an der Basis entfernen und am inneren Handgelenk anbringen. Die Basis bleibt immer ohne Spannung – das Tape unter Zug über den Handgelenksrücken kleben und das Tape-Ende ohne Spannung anbringen. Den Tape-Streifen durch vorsichtiges Reiben der gesamten Oberfläche aktivieren. Auch hier kann das Tape durch einen zweiten Streifen verstärkt werden.
- Lymph-Tape: An der Ellenbogeninnenseite die Basis des Lymph-Tapes anbringen (➤ Abb. 3.32) und die Tape-Schenkel zuerst am Unterarm parken (➤ Abb. 3.33), dann einzeln kleben (➤ Abb. 3.34).

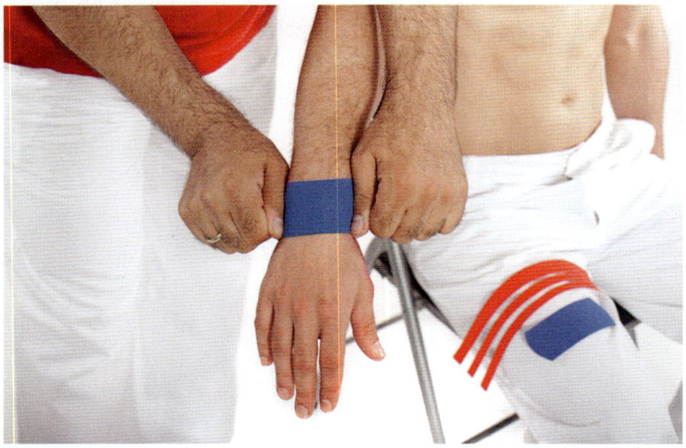

Abb. 3.31 Handgelenkstape – Anlage.

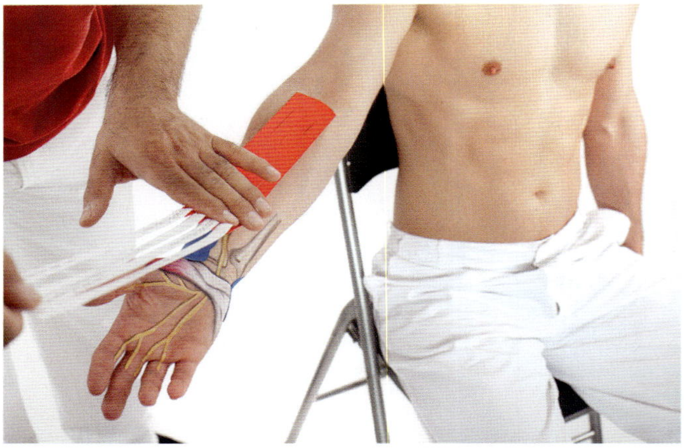

Abb. 3.32 Lymph-Tape: Basis am Ellenbogen ohne Spannung anbringen.

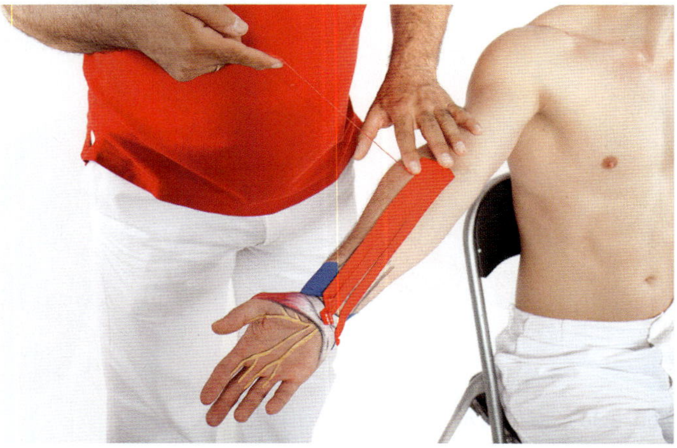

Abb. 3.33 Lymph-Tape: Tape-Schenkel am Unterarm parken.

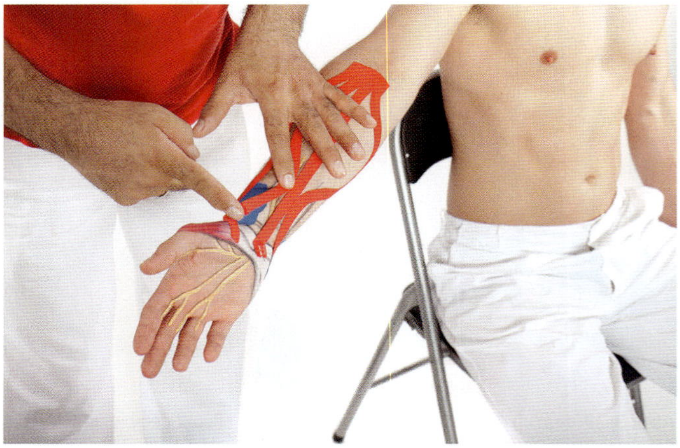

Abb. 3.34 Lymph-Tape: Serpentinen-Anlage der Schenkel am Unterarm.

3.5 Arthrose des Daumensattelgelenks (Rhizarthrose) 9

FALLBEISPIEL

Eine 71-jährige Frau klagt über Schmerzen im Bereich des Daumensattelgelenks. Jegliche Bewegung mit dem Daumen schmerze und insbesondere nachts seien die Schmerzen besonders stark. Tagsüber könne sie wegen der Schmerzen kaum greifen, sie habe kaum Kraft dazu. Die deutliche Schwellung zeigt an, dass eine Reizung des Gelenks vorliegt. Der Orthopäde meinte, dass es sich um eine Rhizarthrose handeln würde.

Was ist eine Rhizarthrose?

Die Arthrose des Daumensattelgelenks (➤ Abb. 3.35) oder auch Rhizarthrose ist die am häufigste vorkommende Verschleißerkrankung der Gelenke im Bereich der Hand. Die Arthrose führt zur Gelenkirritation mit Schmerzen, Bewegungseinschränkung sowie zur Schwellung im Bereich der Daumenbasis und im Endzustand zur Gelenkzerstörung.

Es bestehen belastungsabhängige Schmerzen, speziell bei Greif- und Haltebewegungen z. B. beim Schlüsseldrehen sowie beim Öffnen eines Schraubverschlusses. Zudem können Schwellungen am Daumen nach längerer Belastung auftreten. Im weiteren Verlauf kommt es zur Gelenkfehlstellung mit Bewegungseinschränkung. Durch eine extreme Überlastung des Daumensattelgelenks kommt es vorzeitig zu einer Abnützung des Gelenks. Fehlstellungen der Gelenksflächen nach Knochenbrüchen und Entzündungen können die Abnützung zusätzlich verstärken.

Was kann der Patient tun?

- Entzündungshemmenden Salbenverband anlegen. Der Salbenverband, ein bewährtes Hausmittel, wird eingesetzt in diesem Fall bei Muskelschmerzen im Nackenbereich. Ein Stück sauberes Baumwolltuch anfeuchten und mit Salbe, wie z. B. Voltaren-Gel, bestreichen. Die Salbenkompresse auf die schmerzhafte Region legen und mit einem Handtuch leicht anwickeln. Der Salbenträger muss unbedingt vor Bestreichen mit der Salbe angefeuchtet werden, da die Kompresse sonst durch die Körperwärme austrocknet und sich die Wirkung der Salbe nicht entfalten kann. Der Verband bleibt ca. 12 Stunden an der schmerzhaften Stelle, am besten über Nacht.
- Eine funktionelle Stabilisation des Gelenks kann mittels Tape-Verband (➤ Abb. 3.36) erreicht werden. Durch spiralig-entgegengesetzte Anlage der Bänder wird die Rotation im Gelenk herabgesetzt und die Gelenksreizung und Schmerzen reduziert.
- Im Alltag und Beruf darauf achten, dass die Belastung des Gelenks reduziert wird.

Wann zum Arzt?

- Wenn die Schmerzen unerträglich werden.
- Wenn das Gelenk nicht belastet werden darf und z. B. das Greifen und Hochheben von Gegenständen oder bloßes Händeschütteln schmerzhaft sind.
- Wenn Schwellung, Rötung und Schmerzen nicht zurückgehen.

Was macht der Arzt?

Diagnostik

Um ernsthafte Beschwerden auszuschließen, erfolgen als diagnostische Maßnahmen Röntgen und CT. Da eine Schwellung auch durch Infektionen oder andere Erkrankungen hervorgerufen werden kann, kann je nach ärztlichem Ermessen die Bestimmung von Entzündungsparametern sinnvoll sein.

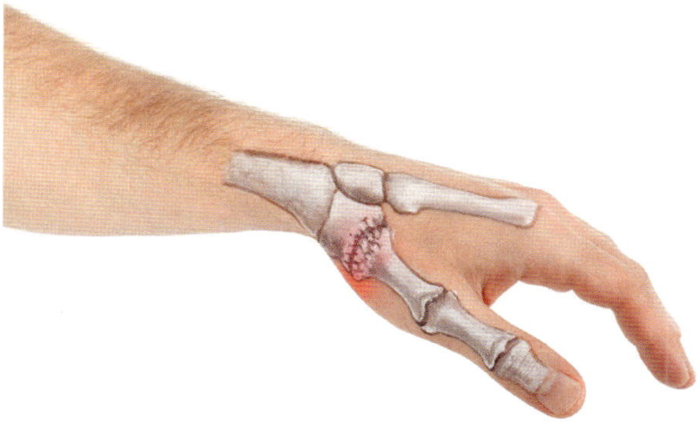

Abb. 3.35 Daumensattelgelenk und benachbarte anatomische Strukturen.

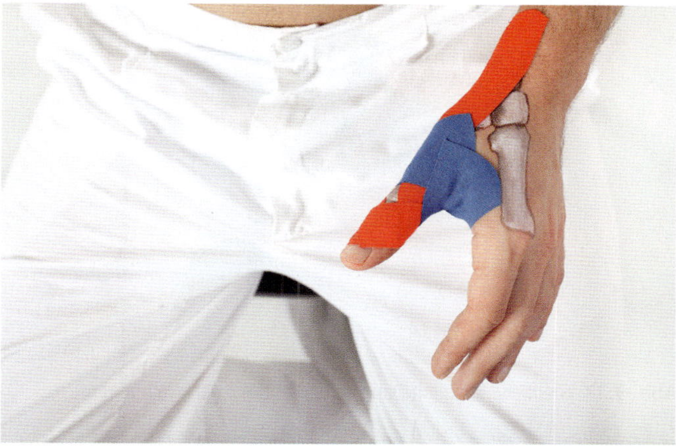

Abb. 3.36 Vollständige Tape-Anlage bei Rhizarthrose.

3

Therapie

Es können folgende schulmedizinischen und alternativen Therapieverfahren zur Anwendung kommen.

- Medikamentöse Therapie mit Schmerztabletten – auf Magenverträglichkeit achten.
- Orthesen anwenden, die die Beweglichkeit des Daumens völlig einschränken und dadurch das gereizte Gelenk beruhigen. Orthesen sind medizinische Hilfsmittel, die zur Stabilisierung, Entlastung, Ruhigstellung, Führung oder Korrektur von Gliedmaßen eingesetzt werden und industriell oder durch einen Orthopädietechniker auf ärztliche Verordnung hin hergestellt werden.
- Intensive ergotherapeutische Mobilisation der Gelenkpartner des Sattelgelenks.
- Elektrotherapie, Ultraschalltherapie und Paraffin-Handbäder (bei chronischen Schmerzen), Infiltrationen mit entzündungshemmenden Substanzen bei massiven Schmerzen.
- Operative Sanierung des Gelenks als letzte Therapieoption (prothetische Versorgung)!
- Akupunktur, Phytotherapie als Zusatztherapie.

Therapeutische Übungen (Physiotherapie)

Leichte Bewegungsübungen und wiederholtes aktives Anspannen der stabilisierenden Muskelgruppen machen das Gelenk belastbarer und helfen, die Beweglichkeit wieder herzustellen.

Ausgangsstellung Setzen Sie sich aufrecht auf einen Stuhl, winkeln Sie den Ellenbogen etwa 90 Grad an. Stellen Sie sich vor, Sie halten ein Glas, die Finger bleiben locker.

Durchführung

- Führen Sie Daumen und Mittelfinger zusammen und drücken Sie die Fingerkuppen fest aufeinander. Anschließend die Bewegung wieder in die Ausgangstellung zurückführen (➤ Abb. 3.37, ➤ Abb. 3.38).
- Halten Sie für 30 Sekunden die Position und absolvieren Sie die Übung 20-mal täglich.

BEACHTE
Die Übung darf keine Schmerzen verursachen.

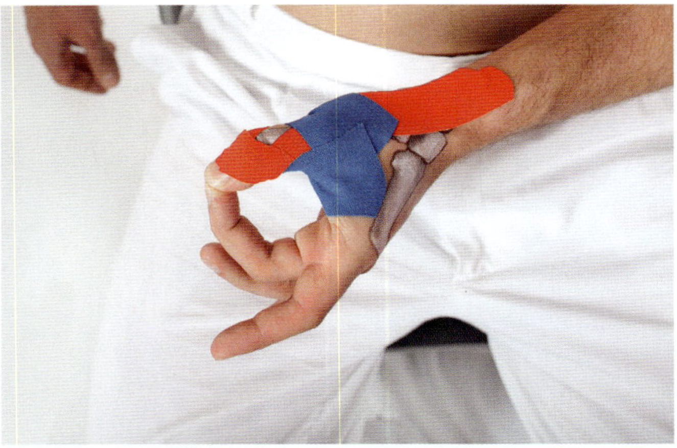

Abb. 3.37 Greifbewegung mit Daumen und Mittelfinger durchführen.

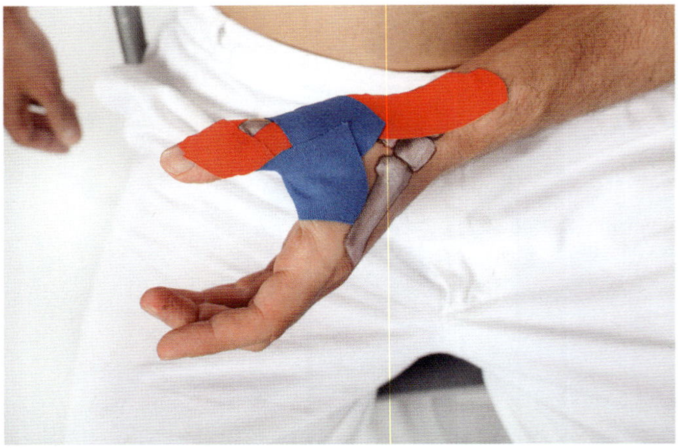

Abb. 3.38 In die Ausgangsstellung zurückgehen.

Tape-Anlage bei Arthrose des Daumensattelgelenks

Die Tape-Anlage unterstützt die oben beschriebenen Therapien am Daumensattelgelenk. Sie stabilisiert das Gelenk und verhindert dadurch im Alltag vorkommende Drehbewegungen, die unangenehme Schmerzen verursachen würden.
Es wird **keine weitere Person** benötigt, die beim Tapen hilft.

Vorbereitung

- Sie sitzen entspannt, der betroffene Arm ist leicht angewinkelt, das Daumensattelgelenk befindet sich in entspannten Position.
- Die Länge des Tapes entspricht der Länge der Patientenhand.
- Tape ausmessen, abschneiden und in 2 Längsstreifen (rot) von jeweils 2,5 cm Breite schneiden.
- Einen dritten (hellblauen) handtellerlangen Streifen zurechtschneiden. In der Hälfte falten, von dem Tape-Ende beginnend einen Sektor abschneiden. Das Tape sieht am Schluss, wie das „Batmann-Logo" aus (➤ Kap. 4.1).
- Alle Ränder abrunden.

Taping

- Den ersten Streifen unterhalb des Daumennagels platzieren – bei Anbringen auf dem Nagel kann die Durchblutung nicht kontrolliert werden – und in einer halbspiraligen Rotation zum Daumengelenk kleben (➤ Abb. 3.39). Darauf achten, dass Gewebe und Muskeln beim Kleben nicht eingeschnürt werden.
- Den zweiten Streifen, wie oben beschrieben, kleben, jedoch in die entgegengesetzte Richtung (➤ Abb. 3.40) anbringen.
- Daumen spreizen und den dritten Streifen als Quer-Tape beginnend an der Rückseite des Daumensattelgelenks über die Daumenschwimmhaut bis zum Sattelgelenk (Tape-Ende) kleben (➤ Abb. 3.41, ➤ Abb. 3.42).
- Abschließend Tape durch vorsichtiges Reiben der gesamten Oberfläche aktivieren.

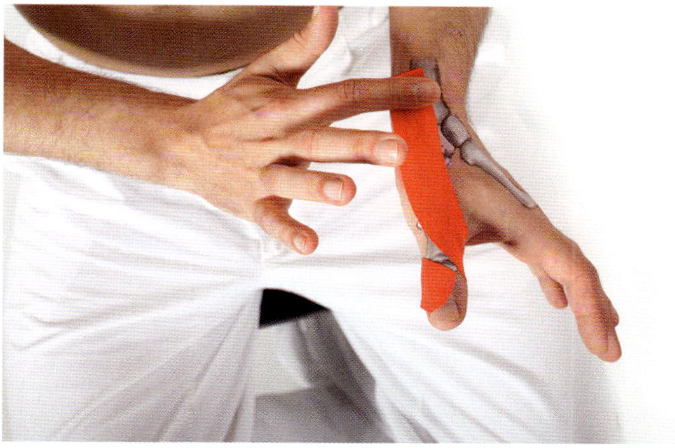

Abb. 3.39 Spiral-Tape am Daumengelenk gegen den Uhrzeigesinn anbringen.

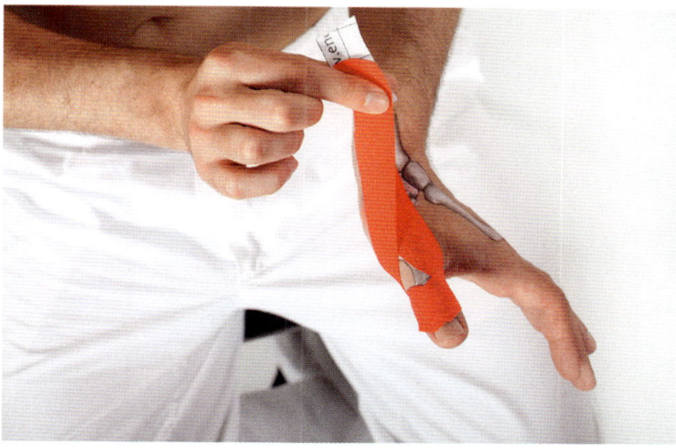

Abb. 3.40 Spiral-Tape am Daumengelenk im Uhrzeigesinn anbringen.

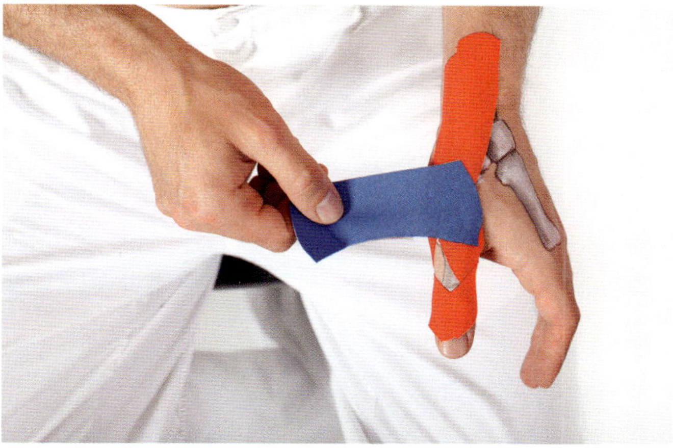

Abb. 3.41 Basis des Quer-Tapes am Daumensattelgelenk positionieren und kleben.

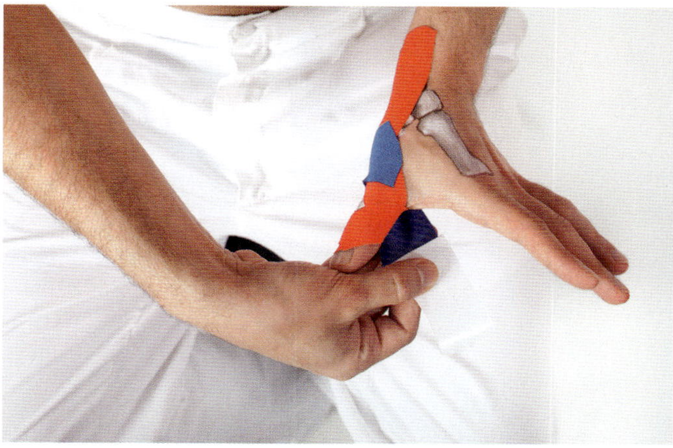

Abb. 3.42 Quer-Tape um das Gelenk unter Zug laufen lassen, das Tape-Ende bleibt ohne Spannung.

KAPITEL

4 Beschwerden an Wirbelsäule und Brustkorb

4.1 Halswirbelsäulen-Syndrom (Zervikalsyndrom)

FALLBEISPIEL

Eine 29-jährige Frau klagt seit Jahren über Nackenschmerzen. Als Rechtsanwaltsgehilfin muss sie stundenlang Schriftsätze tippen und Termine organisieren. Die Schmerzen seien nach einer ruckartigen Bewegung sehr heftig geworden und hätten in den linken Arm ausgestrahlt. Da sie wegen der Lokalisation der Schmerzen und des Schmerzcharakters Angst vor einem Herzinfarkt hat, hat sie die internistische Notfall-Ambulanz aufgesucht. Nach einer gründlichen Untersuchung (EKG, Blutabnahme und neurologische Begutachtung) wird die Patientin beruhigt nachhause geschickt mit der Verdachtsdiagnose Halswirbelsäulen-Syndrom ohne neurologische Ausfälle, und dem Zusatz, dass es keinen Hinweis auf ein kardiologisches Geschehen gäbe.

Was ist ein Halswirbelsäulen-Syndrom?

Mit dem Begriff Zervikalsyndrom werden verschiedene Symptome im Bereich des Halses (➤ Abb. 4.1) oder Nackens bezeichnet, die durch direkte (z. B. degenerative) Erkrankungen der HWS oder durch gestörte Funktion der HWS ausgelöst werden. Meist liegen den Symptomen funktionelle Störungen z. B. Fehlhaltung oder -belastung bei der beruflichen Tätigkeit oder beim Sport sowie durch Erkrankungen der BWS oder LWS zugrunde. Aber auch degenerative Veränderungen an den Bandscheiben, den Wirbelkörpern, den kleinen Wirbelgelenken sowie (selten) Bandscheibenvorfälle können die Beschwerden hervorrufen.

Die Symptome sind so vielfältig wie die zugrundeliegenden Ursachen:

- Bei einem lokalen HWS-Syndrom bestehen Schmerzen im HWS-Bereich ohne Ausstrahlung in Arm oder Kopf, eine Bewegungseinschränkung der HWS und Myogelosen der Schulter-Nacken-Muskulatur. Der Patient kann den Schmerzpunkt meist mit dem Finger zeigen.
- Bei einem pseudoradikulären oberen HWS-Syndrom strahlen die Schmerzen in den Hinterkopf aus. Oft bestehen auch Schwindelattacken, die durch Überstreckung oder Drehung der HWS ausgelöst werden. Manchmal klagt der Patient zusätzlich über Übelkeit, Hör-, Seh- sowie Schluckstörungen.
- Bei einem pseudoradikulären unteren HWS-Syndrom leidet der Patient an Schmerzen im HWS- und Schulterbereich sowie im Arm, z. T. mit Gefühlsstörungen **(Parästhesien)** wie Kribbeln oder Taubheitsgefühl in den Fingern.
- Bei plötzlich auftretenden und ausstrahlenden Schmerzen und deutlicher Fehlhaltung der HWS handelt es sich um ein radikuläres HWS-Syndrom.

Was kann der Patient tun?

- Kurze Bettruhe einhalten zur Entspannung der Halsmuskulatur.
- Entzündungshemmende Salbenverbände anbringen: Sauberes Baumwolltuch (Küchenhandtuch) anfeuchten und mit Salbe (wie z. B. Voltaren-Gel) bestreichen. Salbenträger vor Bestreichen mit der Salbe anfeuchten, da die Kompresse sonst durch die Körper-

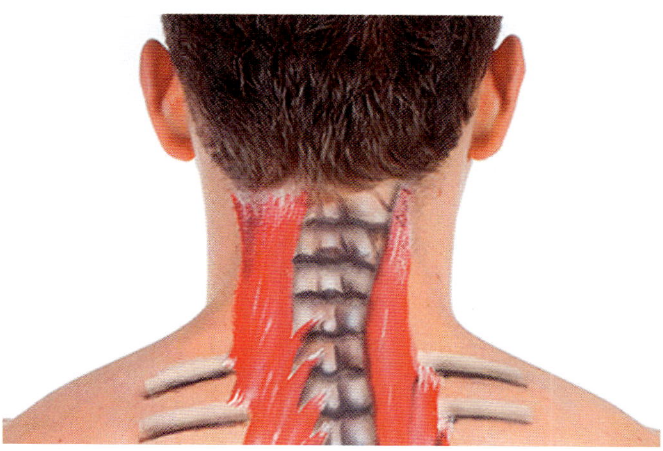

Abb. 4.1 Halswirbelsäule mit Wirbelkörpern und angedeuteten Muskelverläufen.

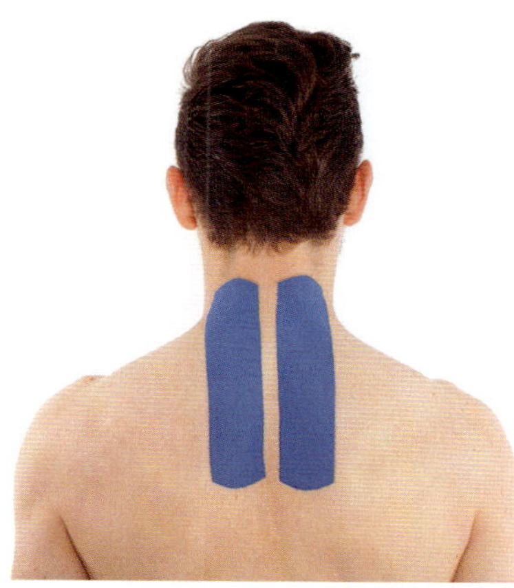

Abb. 4.2 Vollständige Tape-Anlage beim HWS-Syndrom.

wärme austrocknet und sich die Wirkung der Salbe nicht entfalten kann. Diese Salbenkompresse auf die schmerzhafte Region legen und mit einem Handtuch leicht umwickeln. Verband für etwa 12 Stunden dort belassen, am besten über Nacht anwenden.
- Nacken- und Halsregion selbst massieren.
- Physiotherapeutisch geleitete Haltungsschulung besuchen, sobald die Schmerzen zurückgegangen sind. Weiterführende physiotherapeutische Übung durchführen (s. unten).
- Tape-Verbände (➤ Abb. 4.2) können die oberflächlichen und tiefen segmentalen Muskelgruppen entspannen und folglich schmerzlindernd wirken.

Wann zum Arzt?

- Wenn die Schmerzen innerhalb von 2–3 Tagen unerträglich werden und/oder ausstrahlen.
- Wenn das Kopfdrehen nach 2–3 Tagen immer noch schwierig und fast unmöglich ist.
- Wenn die Schmerzen in die Arme ausstrahlen und der Arm in seiner Beweglichkeit eingeschränkt ist.

Was macht der Arzt?

Diagnostik

Um ernsthafte Beschwerden auszuschließen, erfolgt als diagnostische Maßnahme Röntgen oder MRT der HWS. Da eine Schwellung auch durch Infektionen oder andere Erkrankungen hervorgerufen werden kann, kann je nach ärztlichem Ermessen die Bestimmung von Entzündungsparametern sinnvoll sein.

Therapie

Es können folgende schulmedizinischen und alternativen Therapieverfahren zur Anwendung kommen.
- Zur akuten Schmerzbehandlung werden schmerzlindernd wirkende Medikamente, z. B. NSAR (nichtsteroidales Antirheumatikum), kortisonfreier Entzündungshemmer, verordnet. Hilfreich sind ebenfalls neuraltherapeutische Injektionen mit entsprechenden Medikamenten.
- Elektrotherapien, wie z. B. Ultraschalltherapie oder die Impuls-Galvanisation bewirken Schmerzfreiheit infolge der Durchblutungsverbesserung der schmerzhaften Region.
- Faszientherapie am oberen/unteren Rücken zur Linderung der Beschwerden: Durch spezielle Handgriffe, Druck und Zug an der Haut werden die großen Sehnenplatten mobilisiert. Dadurch wird das Gewebe geschmeidiger, und die dadurch verbesserte Beweglichkeit und Durchblutung lösen zudem Verspannungen.
- Manuelle Therapie: Nach Ausschluss einer neurologischen Symptomatik können durch die Mobilisation einzelner Wirbelsäulensegmente Dysfunktionen gelöst und eine korrekte Lage der kleinen Wirbelsäulengelenke wiederhergestellt werden.
- Haltungsschulung im Rahmen physiotherapeutischer Maßnahmen.
- Akupunktur, Phytotherapie können als Zusatztherapie zum Einsatz kommen.

Therapeutische Übungen (Physiotherapie)

Häufig wird der Kopf während der Arbeiten am Computer oder beim Fernsehschauen zu weit nach vorne geschoben. Dadurch werden Gelenke und Bandscheiben der Halswirbelsäule überlastet.

Ausgangsstellung Lehnen Sie sich mit dem Rücken an eine Türe und blicken Sie geradeaus, die Beine stehen etwa hüftbreit (➤ Abb. 4.3, die Türe ist durch die gestrichelte Linie angedeutet).

Durchführung

- Ziehen Sie das Kinn so weit nach unten, bis ein leichtes Doppelkinn entsteht und der Hinterkopf die Türe berührt (➤ Abb. 4.4). Führen Sie die Bewegung über den gesamten Bewegungsweg sehr langsam aus.
- Eine Übungseinheit besteht aus 5 Bewegungsabfolgen, die 3-mal hintereinander mit Pausen ausgeführt werden soll.
- Üben Sie bis zu 3-mal täglich.

BEACHTE

Diese Übung darf keine Schmerzen verursachen. Üben Sie zu Beginn nur mit kleinem Bewegungsradius und vergrößern Sie diesen nur langsam, höchstens jeden zweiten Tag.

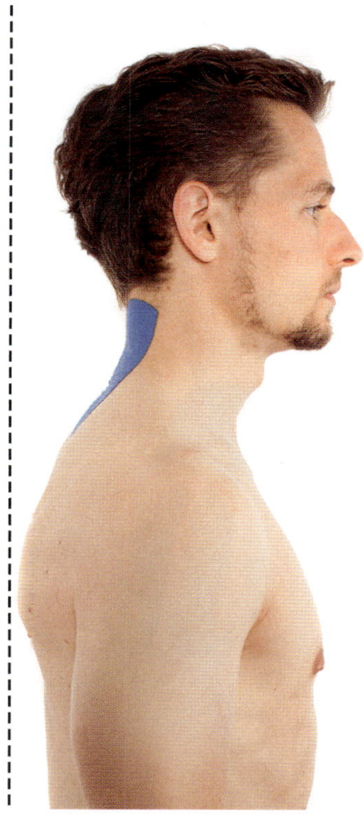

Abb. 4.3 Stehen Sie entspannt und blicken Sie geradeaus.

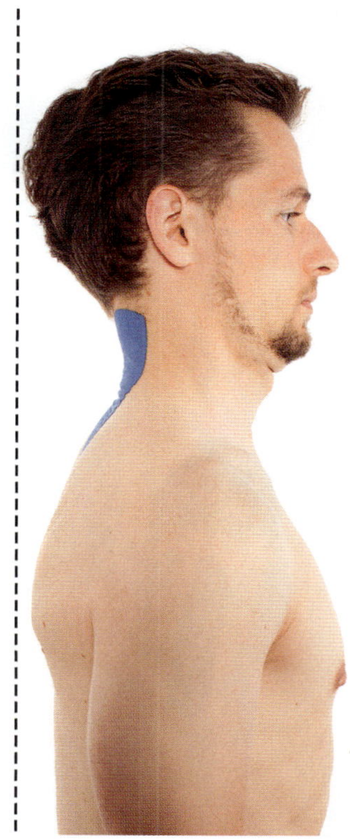

Abb. 4.4 Ziehen Sie das Kinn in Richtung des Brustbeins, als ob Sie ein Doppelkinn machen wollen.

Tape-Anlage bei Halswirbelsäulen-Syndrom

Die Tape-Anlage bewirkt eine Entspannung der Muskeln und Wirbelsegmente, wodurch die Beweglichkeit der Wirbelgelenke verbessert und der Druck auf die Bandscheiben reduziert werden. Dadurch kann ein angemessener Muskeltonus im Bereich der Halsmuskulatur hergestellt werden.
Die Tape-Anlage wird mit **einem Partner** angebracht.

Vorbereitung

- Zwei Tape-Streifen vorbereiten, die doppelt so groß sind wie der Patienten-Handteller.
- Ränder der beiden Tape-Streifen abrunden.

Taping

- Der Patient steht oder sitzt entspannt vor dem Partner und hat den Kopf leicht nach vorne gebeugt, wodurch die Rückenstrecker vor allem an der HWS etwas gedehnt werden (➤ Abb. 4.5).
- Basis des Tapes auf der Höhe der Haargrenze im Nacken und etwa 1 Querfinger neben den Dornfortsätzen anbringen (➤ Abb. 4.6).
- Danach die Tape-Streifen von oben nach unten, im Verlauf der Dornfortsätze, kleben (➤ Abb. 4.7).
- Anschließend Tape-Anlage durch vorsichtiges und zugleich festes Reiben aktivieren (➤ Abb. 4.8).

4

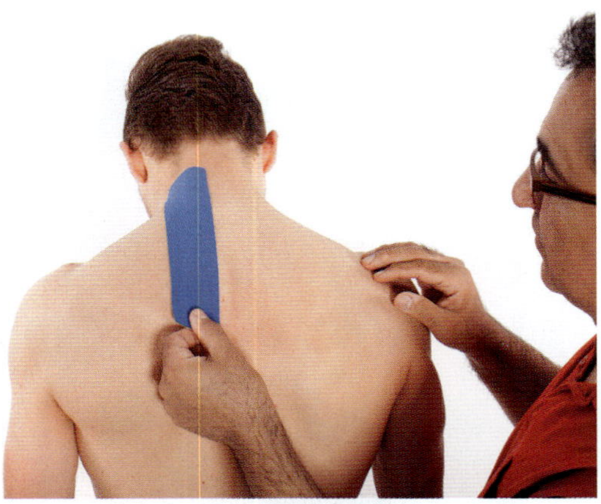

Abb. 4.5 Derjenige, der getapt wird, hat den Kopf leicht nach vorne geneigt, so dass die Basis des Tapes in Vordehnposition angebracht und geklebt werden kann.

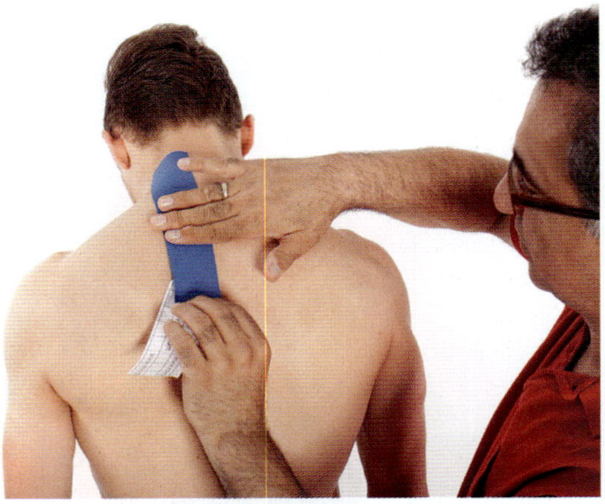

Abb. 4.6 Der erste Tape-Streifen wird ohne Spannung geklebt.

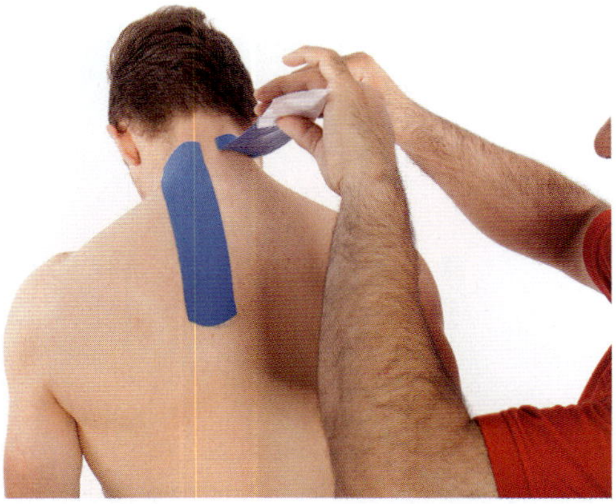

Abb. 4.7 Auch der zweite Streifen wird ohne Spannung angebracht.

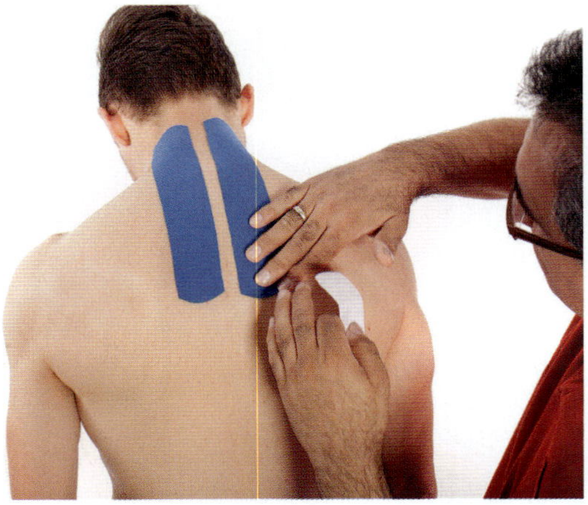

Abb. 4.8 Die Tape-Anlage wird aktiviert.

4.2 Brustwirbelsäulen-Syndrom

FALLBEISPIEL

Ein 27-jähriger Mann spielt seit mehreren Jahren Klavier. Da er eine Chance bekommen hat, in ein renommiertes Orchester aufgenommen zu werden, übt er täglich fast 10 Stunden – seine Art zu spielen ist im Übrigen als sehr temperament- und hingebungsvoll zu bezeichnen. Manchmal hat man das Gefühl, dass er minutenlag mit der Nase an den Klaviertasten weilt. Er beugt sich nach vorne, schließt die Augen und gibt sich ganz der Interpretation der Klaviermusik hin.

Eine Woche vor der Aufnahmeprüfung beginnt er zu husten und fühlt sich matt, trotzdem übt er weiter. Aufgrund heftiger BWS-Schmerzen und Luftnot besucht ihn sein Hausarzt. Nach gründlicher Untersuchung gibt dieser zu erkennen, dass er ihn seit seiner Kindheit kenne und auch bei einigen seiner Konzerte war. Und er führt weiter aus, dass es natürlich die Grippe sei, an der er leiden würde, allerdings würde auch die Fehlhaltung an der Brustwirbelsäule ihr Übriges dazu tun. Der Hausarzt, ein ausgebildeter Chirotherapeut, deblockiert die gesamte BWS und der Patient – einem Sekundenphänomen gleich – hat keinerlei Schmerzen und Luftnot mehr. Beeindruckt von diesem Ergebnis, verspricht der Patient Wirbelsäulenübungen zu machen.

Was ist ein Brustwirbelsäulen-Syndrom?

Als Brustwirbelsäulen-Syndrom (➤ Abb. 4.9) werden Schmerzen bezeichnet, die von der Brustwirbelsäule (BWS) ausgehen oder den Brustwirbelsäulen- und Brustkorbbereich betreffen. Schmerzen im BWS-Bereich entstehen oft durch chronische Fehlhaltung (z. B. ständiges Nachvorneneigen), Blockierung der (Rippen-)Wirbelgelenke oder Bänderschwäche. Seltener sind degenerative Veränderungen, Tumoren, entzündlich-rheumatische Erkrankungen, Bandscheibenvorfälle oder Osteoporose dafür verantwortlich.

Die Schmerzen werden in der Regel als dumpf und drückend beschrieben. Meistens ist die Muskulatur parallel neben der Wirbelsäule verhärtet und schmerzt bei Druck oder Bewegung. In vielen Fällen klagen die Patienten über atemabhängige Schmerzen, die bei körperlicher Belastung zunehmen. Der Atemzyklus wird von Schmerzen unterbrochen und verkürzt. Nicht selten befindet sich der Hauptschmerzpunkt auch weit von der BWS entfernt, z. B. am Rippenknorpel.

Was kann der Patient tun?

- Entzündungshemmende Salbenverbände am gesamten Rücken, vor allem an der Brustwirbelsäule, anbringen (➤ Kap. 4.1).
- Tape-Verbände (➤ Abb. 4.10) können die oberflächlichen und tiefen segmentalen Muskelgruppen entspannen und den Druck reduzieren und folglich schmerzlindernd wirken.

Wann zum Arzt?

- Wenn die Schmerzen an der BWS nach 2–3 Tagen immer noch unerträglich sind und/oder entlang der Rippen in den Brustkorb und in die Flanken ausstrahlen.
- Wenn die Ein- und Ausatmung nach wenigen Tagen immer noch schmerzhaft ist.

Was macht der Arzt?

Diagnostik

Um ernsthafte Beschwerden auszuschließen, erfolgt als diagnostische Maßnahme Röntgen oder MRT der BWS. Da eine Schwellung auch durch Infektionen oder andere Erkrankungen hervorgerufen werden kann, kann je nach ärztlichem Ermessen die Bestimmung von Entzündungsparametern sinnvoll sein.

Therapie

Es können folgende schulmedizinischen und alternativen Therapieverfahren zur Anwendung kommen.

- Zur akuten Schmerztherapie eignen sich die Infiltrationstherapie sowie die Einnahme von Schmerzmitteln (unter Magenschutz).
- Diverse Elektrotherapien, wie die Ultraschalltherapie oder die Impuls-Galvanisation, können den Verlauf der Symptome positiv beeinflussen.

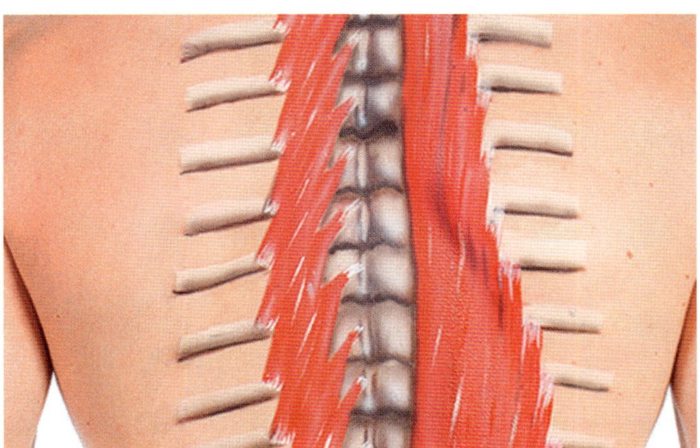

Abb. 4.9 Brustwirbelsäule mit Wirbelkörpern und angedeuteten Muskelverläufen.

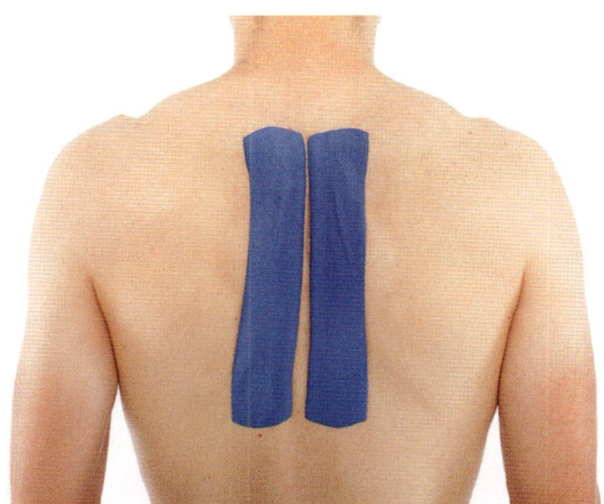

Abb. 4.10 Vollständige Tape-Anlage beim BWS-Syndrom.

- Die Faszientherapie der paravertebralen Faszienstränge der gesamten Wirbelsäule verbessert die Beweglichkeit der Brustwirbelsäule und macht das Bindegewebe geschmeidiger.
- Im Rahmen der Manuellen Therapie erfolgt nach Ausschluss einer nervalen Symptomatik die Mobilisation einzelner BWS-Segmente, die sich sehr positiv auswirkt.
- Stärkung der Rücken- und Bauchmuskulatur sowie Haltungsschulung. Durch die Stärkung der Stammmuskulatur stabilisiert sich auch die Wirbelsäule zunehmend, wodurch zudem eine generelle Entspannung und Schmerzfreiheit erzielt werden.
- Akupunktur, Phytotherapie als Zusatztherapie.

Therapeutische Übungen (Physiotherapie)

Der rhythmische Wechsel zwischen Beugung und Streckung der Brustwirbelsäule führt häufig zur spontanen Lockerung der Rippenwirbelgelenke, wodurch wiederum die Beweglichkeit der BWS-Segmente deutlich erweitert wird. Das aktive Bewegen der Muskulatur führt zudem zur Entkrampfung der Muskulatur.

Ausgangsstellung Setzen Sie sich auf einen Stuhl und ziehen Sie das Kinn in Richtung Brustbein, lassen Sie die Schultern nach vorne sinken und verschränken Sie die Arme vor dem Oberkörper (➤ Abb. 4.11).

Durchführung

- Bleiben Sie drei Atemzüge lang in dieser Position, bevor Sie beide Hände im Nacken verschränken und versuchen, die Ellenbogen zur Decke zu strecken (➤ Abb. 4.12).
- Richten Sie sich gleichzeitig auf, indem Sie das Brustbein nach vorne schieben.
- Halten Sie diese Position über 3 Atemzüge, bevor sie wieder von vorne beginnen.
- Üben Sie mehrmals am Tage etwa 1 Minute lang. Führen Sie diese Übung auch durch, wenn Sie zu lange sitzen.

BEACHTE

Führen Sie die Übung nur im kleinen Bewegungsausmaß durch.

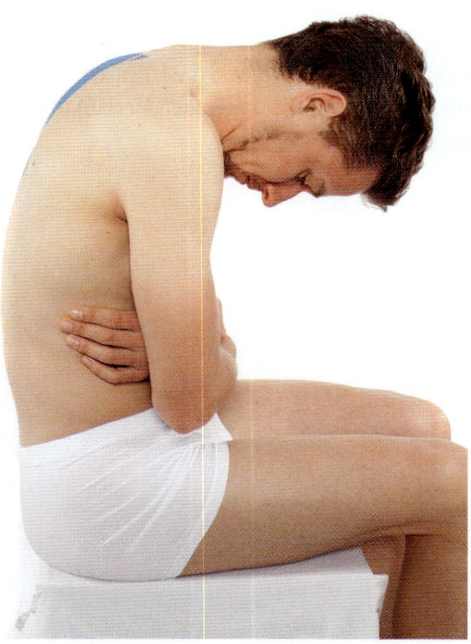

Abb. 4.11 Sie sitzen leicht zusammengekauert auf einem Stuhl, die Arme sind vor dem Oberkörper verschränkt, der Kopf ist leicht gebeugt.

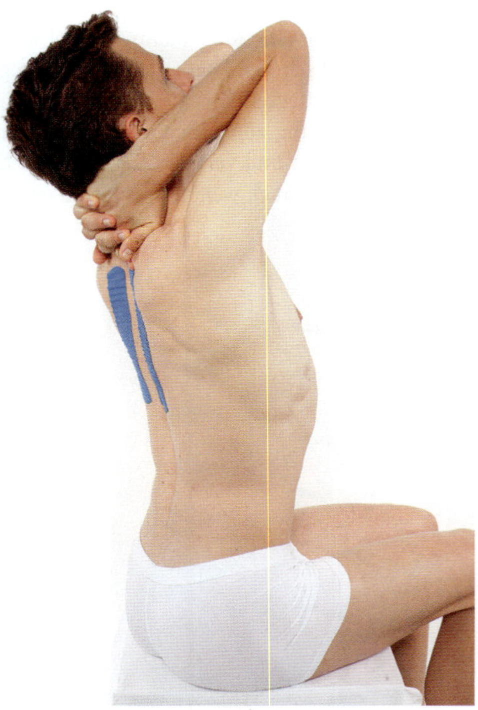

Abb. 4.12 Ellenbogen in Richtung Decke strecken und zugleich Brustbein nach vorne schieben.

Tape-Anlage bei Brustwirbelsäulen-Syndrom

Die Tape-Anlage bewirkt eine Entspannung der Muskeln und Wirbelsegmente, wodurch die Beweglichkeit der Wirbelgelenke verbessert und der Druck auf die Bandscheiben reduziert werden. Dadurch kann ein angemessener Muskeltonus im Bereich der Muskulatur der BWS hergestellt werden.
Die Tape-Anlage wird mit **einem Partner** angebracht.

Vorbereitung

- Bereiten Sie zwei Tape-Streifen vor, jeder Streifen ist etwa doppelt so groß wie Ihr Handteller.
- Runden Sie die Ränder ab.

Taping

- Der Patient steht oder sitzt entspannt, der Oberkörper ist leicht gebeugt (➤ Abb. 4.13).
- Basis der zwei Tape-Streifen in Höhe der Schulterblätter anbringen, die Tapes ohne Zug von oben nach unten, etwa ein Querfinger neben der Wirbelsäule, im Bereich der Dornfortsätze kleben und aktivieren (➤ Abb. 4.14, ➤ Abb. 4.15).
- Die Tape-Streifen werden ohne Spannung aufgebracht (➤ Abb. 4.16).

4

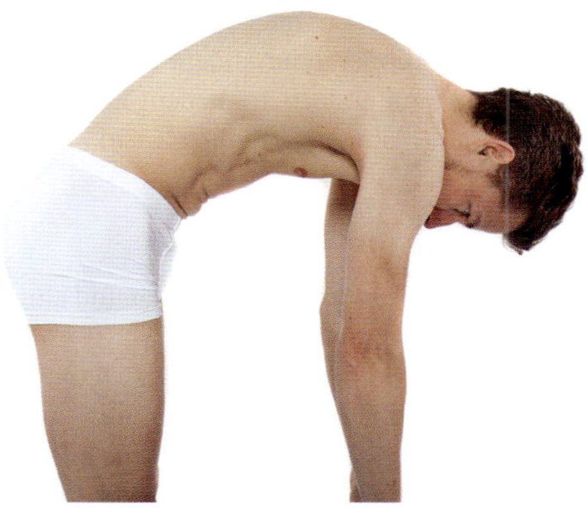

Abb. 4.13 Dehnen Sie Ihren Oberkörper, indem Sie ihn leicht nach vorne beugen.

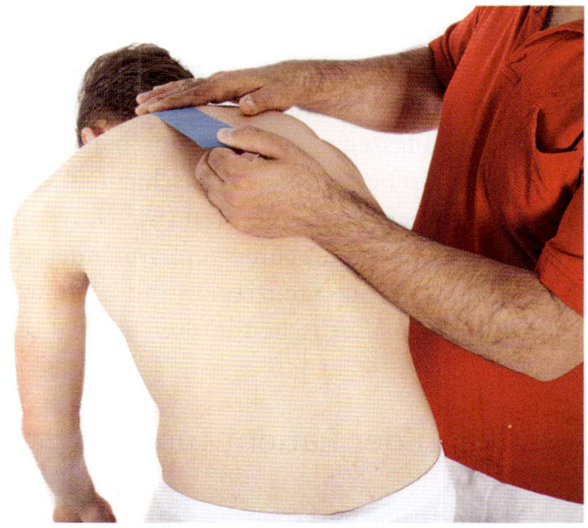

Abb. 4.14 In dieser Position wird die Basis des Tapes positioniert und angebracht.

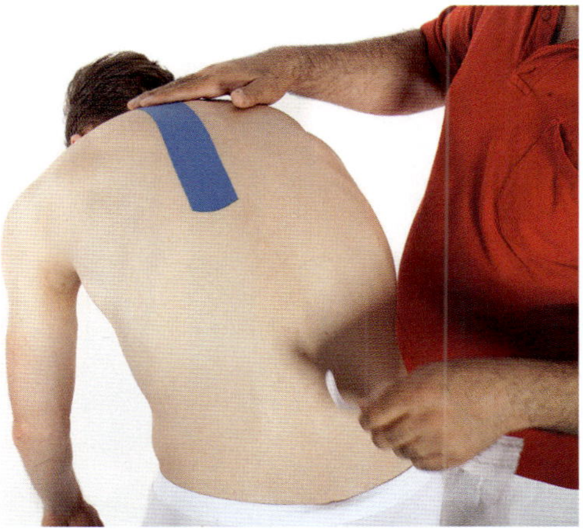

Abb. 4.15 Dieser erste Streifen wird aktiviert.

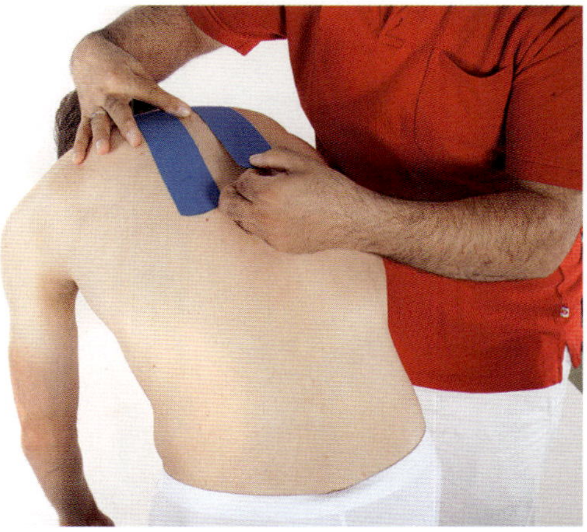

Abb. 4.16 Auch der zweite Streifen wird ohne Spannung angebracht.

4.3 Kreuzschmerzen: Lumboischialgie 10

FALLBEISPIEL

Ein 41-jähriger Mann, der im Außendienst tätig ist, klagt seit Jahren über zunehmende Schmerzen im Bereich der Lendenwirbelsäule, die mal stärker und mal schwächer sind. Der Patient findet keine Zeit, sich sportlich zu betätigen, außerdem sitzt er aufgrund seiner Tätigkeit sehr lang im Auto. An einem sonnigen Tag möchte der Patient die schon seit Langem liegen gebliebene Gartenarbeit beenden. Beim Hochheben der etwa 5 kg schweren Blumenkiste verspürt er einen massiven Stich im Rücken, zudem strahlen die Schmerzen auch ins linke Bein aus. Die Untersuchungen beim Orthopäden ergeben keinerlei neurologische Störungen und keinen Verdacht auf einen Bandscheibenvorfall. Im Arztbrief stand die Diagnose Lumboischialgie.

4

Was ist eine Lumboischialgie?

Der Begriff Lumboischialgie (Rückenschmerzen) bezeichnet sowohl umschriebene lokalisierte Schmerzen als auch Schmerzen entlang der unteren Wirbelsäule (➤ Abb. 4.17).

Die Ursachen des „Kreuzschmerzes" sind vielschichtig. Er kann vom Bewegungssegment, wie Bandscheiben, Bänder, Wirbelgelenke und den umliegenden Muskelschichten, aber auch von den umschlossenen nervalen Strukturen (wie Nervenwurzel) ausgehen. Er kann als „fortgeleitete Schmerzen" von inneren Organen und diversen Muskeln in die Kreuzregion projiziert werden oder fast ausschließlich durch seelische Faktoren bedingt sein.

Was kann der Patient tun?

- Kurze Bettruhe und sofortige „Stufenlagerung" einnehmen – der Patient liegt, Hüfte und Kniegelenk sind gebeugt, die Unterschenkel auf einem Sessel oder Bett so gelagert, dass das Becken den Boden nicht berührt. Durch diese Lagerung wird Druck zwischen Bandscheibe und Nervenwurzel bzw. Wirbelgelenken verringert.
- Entzündungshemmende Salbenverbände (➤ Kap. 4.1) werden häufig mit Erfolg angewendet.
- Tape-Verbände (➤ Abb. 4.18) können die oberflächlichen und tiefen segmentalen Muskelgruppen entspannen und den Druck reduzieren und folglich auch die Schmerzen.

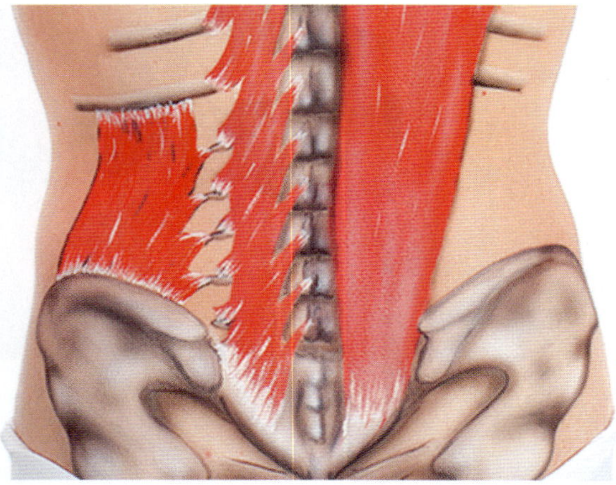

Abb. 4.17 Lendenwirbelsäule mit Wirbelkörpern und angedeuteten Muskelverläufen und Becken.

Wann zum Arzt?

- Wenn die Schmerzen innerhalb von 2–3 Tagen unerträglich werden und/oder ausstrahlen.
- Wenn eine Schwäche im Bein auftritt und das Gehen erschwert und unmöglich wird.

Was macht der Arzt?

Diagnostik

Um ernsthafte Beschwerden auszuschließen, erfolgt als diagnostische Maßnahme Röntgen oder MRT der LWS. Da eine Schwellung auch durch Infektionen oder andere Erkrankungen hervorgerufen werden kann, kann je nach ärztlichem Ermessen die Bestimmung von Entzündungsparametern sinnvoll sein.

Therapie

Es können folgende schulmedizinischen und alternativen Therapieverfahren zur Anwendung kommen.

- Zur akuten Schmerztherapie eignen sich die Infiltrationstherapie sowie die Einnahme von Schmerzmitteln (unter Magenschutz). Kurzfristige Lumbal-Orthesen (Korsett) können eine deutliche Erleichterung bringen.
- Diverse Elektrotherapien, wie die Ultraschalltherapie oder die Impuls-Galvanisation, können den Verlauf der Symptome positiv beeinflussen.
- Die Faszientherapie der paravertebralen Faszienstränge der gesamten Wirbelsäule verbessert die Beweglichkeit der Brustwirbelsäule und macht das Bindegewebe geschmeidiger.

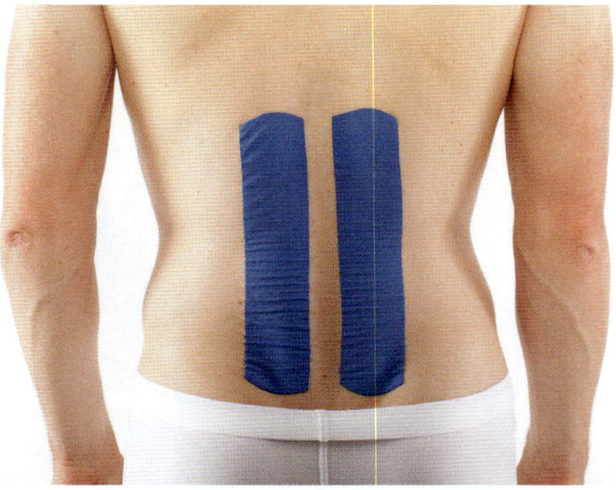

Abb. 4.18 Vollständige Tape-Anlage bei LWS-Syndrom.

- Im Rahmen der Manuellen Therapie erfolgt nach Ausschluss einer nervalen Symptomatik die Mobilisation einzelner LWS-Segmente, die sich sehr positiv auswirkt.
- Stärkung der Rücken- und Bauchmuskulatur sowie Haltungsschulung. Durch die Stärkung der Stammmuskulatur stabilisiert sich auch die Wirbelsäule zunehmend, wodurch zudem eine generelle Entspannung und Schmerzfreiheit erzielt werden.
- Akupunktur, Phytotherapie als Zusatztherapie.

Therapeutische Übungen (Physiotherapie)

Eine gute Belastbarkeit der Wirbelsäule wird erreicht, indem sowohl die Rumpfmuskulatur als auch die Beinmuskulatur gestärkt werden.

Ausgangsstellung Stellen Sie sich schulterbreit hin, blicken Sie geradeaus und stützen Sie ihre Hände seitlich in den Flanken ab (➤ Abb. 4.19).

Durchführung

- Versuchen Sie den Bauchnabel leicht einzuziehen, indem Sie diesen Richtung Wirbelsäule bewegen, ohne dabei die Luft anzuhalten.
- Neigen Sie gleichzeitig den Oberkörper nach vorne, indem Sie das Gesäß nach hinten schieben als ob Sie sich hinsetzen wollten. Ihr Blick ist dabei auf den Boden gerichtet (➤ Abb. 4.20).
- Eine Übungseinheit besteht aus 15 Wiederholungen mit kurzen Pausen. Führen Sie diese Übungseinheit 3-mal nacheinander aus und machen Sie diese Übung mindestens 1-mal täglich.
- Nehmen Sie sich jeweils 2 Sekunden Zeit für das Vorneigen des Oberkörpers und das Halten in der Hockstellung und 1 Sekunde für das neuerliche Aufrichten.

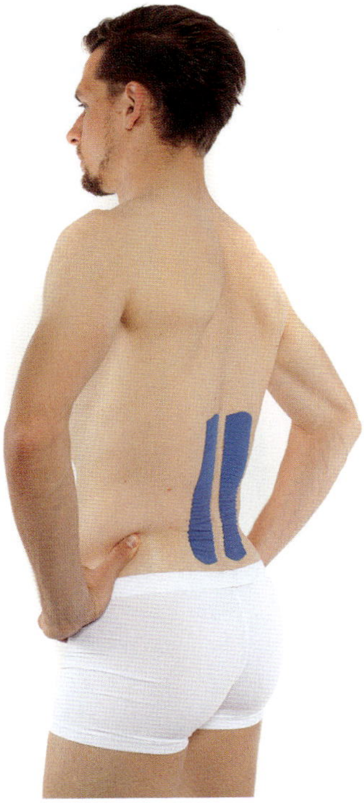

Abb. 4.19 Ausgangsstellung mit Händen in den Flanken.

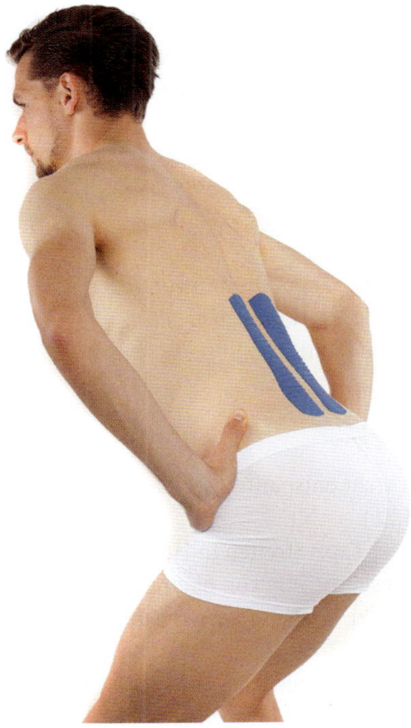

Abb. 4.20 Den Oberkörper nach vorne neigen, indem Sie das Gesäß nach hinten schieben, als ob sie sich hinsetzen wollten.

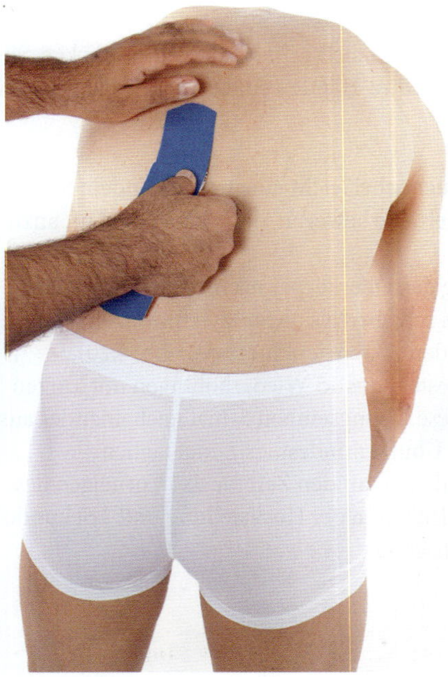

Abb. 4.21 Sie beugen Ihren Oberkörper nach vorne, so dass die Basis des Tapes positioniert und angebracht werden kann.

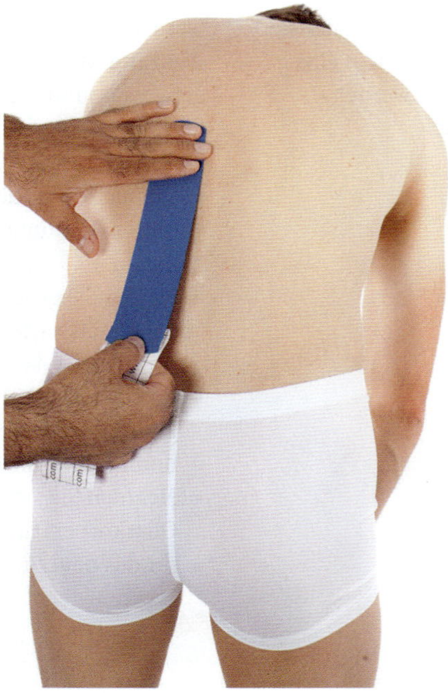

Abb. 4.22 Der erste Streifen des Tapes wird ohne Spannung geklebt.

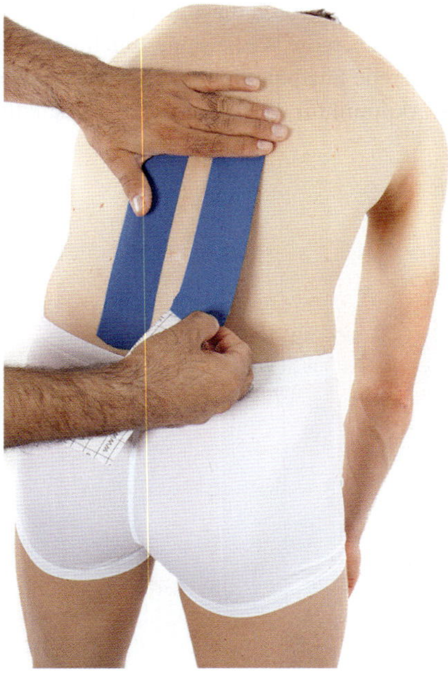

Abb. 4.23 Anbringen des zweiten Streifens.

Tape-Anlage bei Lumboischialgie

Die Tape-Anlage wirkt entspannend auf die Muskulatur der kleinen Wirbelsegmente. Dadurch werden die Wirbelgelenke in ihrer Beweglichkeit verbessert und der Druck auf die Bandscheiben reduziert.
Die Tape-Anlage wird mit **einem Partner** angebracht.

Vorbereitung

- Bereiten Sie zwei Tape-Streifen vor, jeder Streifen ist etwa doppelt so groß wie Ihr Handteller.
- Runden Sie die Ränder ab.

Taping

- Der Patient steht entspannt, der Oberkörper ist leicht gebeugt (➤ Abb. 4.21).
- Basis der zwei Tape-Streifen in Höhe der unteren BWS anbringen, die Tapes ohne Zug von oben nach unten, etwa einen Querfinger neben der Wirbelsäule, im Bereich der Dornfortsätze kleben (➤ Abb. 4.22, ➤ Abb. 4.23). Die Tape-Streifen werden ohne Spannung aufgebracht.
- Gesamte Tape-Anlage durch vorsichtiges und zugleich festes Reiben aktivieren. Im aufrechten Stand zeigen sich die Tape-Wellen (➤ Abb. 4.24).

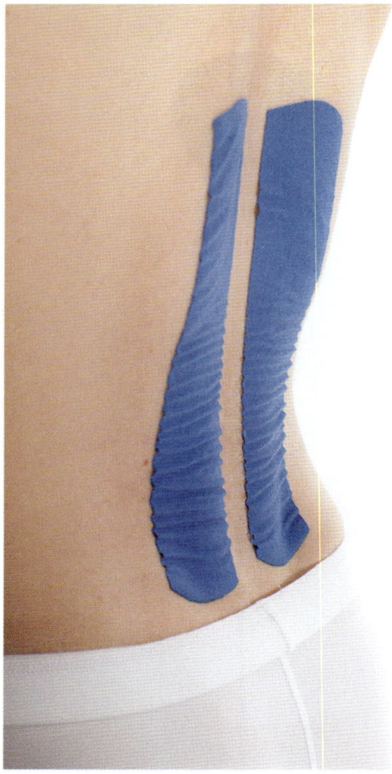

Abb. 4.24 Tape-Wellen, die durch Hautvordehnung und die Elastizität der Tapes entstehen.

4.4 Kreuzschmerzen: Quadratus-lumborum-Syndrom

FALLBEISPIEL

Eine 34-jährige Frau möchte mit ihrem Lebenspartner ein Haus bauen, beide wollen viele Arbeiten daran selbst durchführen. Eines Tages wurde der benötigte Sand an einem falschen Ort abgeladen, sodass die Patientin mit einer Schaufel den Sand aufladen und einige Meter weiter transportieren muss. Die gebeugte und immer wiederkehrende Rotation des Stammes nach links dauert mit kurzen Pausen fast den ganzen Tag an. Am Abend und in der Nacht kann sich die Patientin kaum bewegen und im Bett nicht umdrehen. Die Schmerzen strahlen in die Leiste, Hüftregion und in den Rücken aus und sind sehr unangenehm. Sogar das Niesen und Husten bereiten massive Schmerzen. Beim Stehen sagt der Partner, dass sie eindeutig schief stehen würde. Am unangenehmsten war es der Patientin, dass sie sich auf Händen und Füssen zur Toilette bewegen musste, da Gehen unmöglich war.

Der Besuch in einer orthopädischen Ambulanz zeigt keine eindeutige neurologische Störung im Sinn eines Bandscheibenvorfalls, eine andere Grunderkrankung (Nierenerkrankung) konnte ebenfalls ausgeschlossen werden. Die Diagnose lautete Quadratus-lumborum-Syndrom.

Was ist ein Quadratus-lumborum-Symptom?

Der Musculus quadratus lumborum (Quadratus lumborum) zählt zu den hinteren Muskeln der Bauchwand. Vom hinteren Rand des Darmbeinschaufels zieht er nach oben und setzt an der 12. Rippe und an den Rippenfortsätzen des Lendenwirbels an. Alle Fasern zusammen verleihen dem Muskel ein rechteckiges Aussehen, daher auch der Name „quadratus". Der Quadratus lumborum (➤ Abb. 4.25) trägt zur Stabilisierung und Bewegung der Wirbelsäule und des Beckens bei. Er kann auch die Hüfte hochziehen, die LWS seitlich beugen und die Rippen beim Ausatmen senken.

Die Überanstrengung des Quadratus lumborum zählt zu den häufigsten Ursachen für chronische Schmerzen im unteren Rückenbereich. Eine häufige Ursache ist das ständige Sitzen am Schreibtisch mit Rückenlehne, wodurch die Rückenmuskulatur (M. erector spinae) entlastet und langfristig geschwächt wird. Die schwachen Rückenmuskeln müssen nun durch den Quadratus lumborum kompensiert werden, was zunehmend zu schmerzhaften Verspannungen und Verhärtungen im unteren Rückenbereich führen kann. Weitere Ursachen einer Schädigung sind Verletzungen und jede Form der einseitige Verrichtung von Arbeiten, z. B. Hebetraumen und bei einseitigem Tragen (Mutter mit Kind).

Was kann der Patient tun?

- Rückenlage und Seitenlage wirken beschwerdelindernd.
- Entzündungshemmende Salbenverbände (➤ Kap. 4.1) sowie Wärmeapplikationen (Wärmeflasche, Kirschkernkissen) wird in vielen Fällen als angenehm empfunden.
- Tape-Verbände (➤ Abb. 4.26) können die Muskulatur entspannen und eine deutliche Reduktion der Beschwerden als Zusatztherapie mit sich bringen

4

Wann zum Arzt?

- Wenn die Schmerzen nach 2–3 Tagen unerträglich werden und/oder ausstrahlen.
- Wenn das Gehen nach wenigen Tagen schwierig und unmöglich ist.
- Wenn die Schiefhaltung des Körpers auch noch nach Tagen besteht.

Was macht der Arzt?

Diagnostik

Um ernsthaftere Beschwerden auszuschließen, erfolgt als diagnostische Maßnahme Röntgen oder MRT der LWS. Da eine Schwellung auch durch Infektionen oder andere Erkrankungen hervorgerufen werden kann, kann je nach ärztlichem Ermessen die Bestimmung von Entzündungsparametern sinnvoll sein.

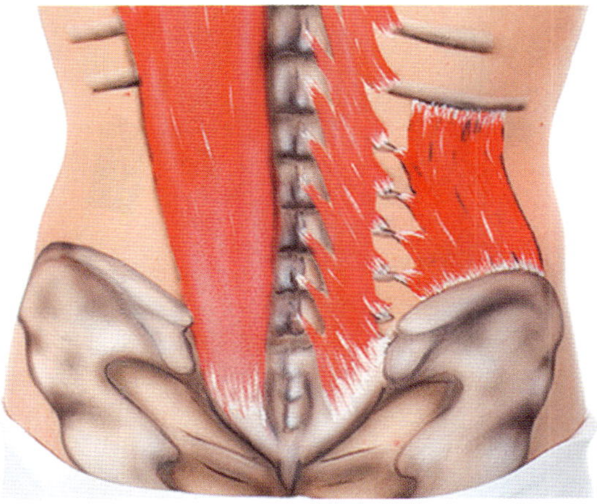

Abb. 4.25 Lendenwirbelsäule mit Wirbelkörpern, Becken und angedeuteten Muskelverläufen (M. quadratus lumborum auf der rechten Seite).

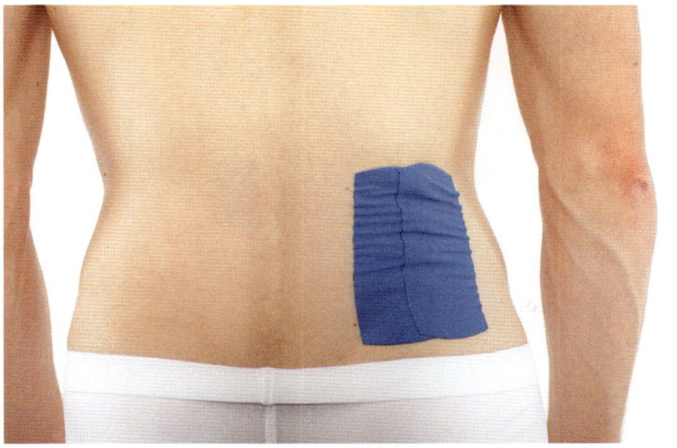

Abb. 4.26 Vollständige Tape-Anlage bei Schmerzen im unteren Rücken und Becken.

Therapie

Es können folgende schulmedizinischen und alternativen Therapieverfahren zur Anwendung kommen.

- Zur akuten Schmerztherapie eignen sich die Infiltrationstherapie sowie die Einnahme von Schmerzmitteln (unter Magenschutz). Kurzfristige Lumbal-Orthesen (Korsett) können eine deutliche Erleichterung bringen.
- Diverse Elektrotherapien, wie die Ultraschalltherapie oder die Impuls-Galvanisation, können den Verlauf der Symptome positiv beeinflussen.
- Die Faszientherapie der paravertebralen Faszienstränge der gesamten Wirbelsäule verbessert die Beweglichkeit der Brustwirbelsäule und macht das Bindegewebe geschmeidiger.
- Im Rahmen der Manuellen Therapie erfolgt nach Ausschluss einer nervalen Symptomatik die Mobilisation einzelner BWS-Segmente, die sich sehr positiv auswirkt.
- Stärkung der Rücken- und Bauchmuskulatur sowie Haltungsschulung. Durch die Stärkung der Stammmuskulatur stabilisiert sich auch die Wirbelsäule zunehmend, wodurch zudem eine generelle Entspannung und Schmerzfreiheit erzielt werden.
- Akupunktur, Phytotherapie als Zusatztherapie.

Therapeutische Übungen (Physiotherapie)

Durch aktives Bewegen zur Seite kann die betroffene Muskelgruppe sowohl verlängert als auch verkürzt und damit gekräftigt werden.

Ausgangsstellung Stellen Sie sich aufrecht und hüftbreit hin. Führen Sie eine Hand in den Nacken, die Finger liegen zwischen den Schulterblättern und zeigen nach unten. Mit der anderen Hand stützen Sie sich in der Taille ab (➤ Abb. 4.27).

Durchführung

- Lassen Sie die Hand an der Taille und neigen Sie den Oberkörper zur gleichen Seite (➤ Abb. 4.28).
- Führen Sie die Übungen auch zur Gegenseite aus.
- Wiederholen Sie die Übung zu jeder Seite 15-mal und absolvieren Sie 3 Übungssequenzen. Üben Sie bis zu 3-mal täglich.
- Der Bewegungsrhythmus beträgt 2 Sekunden für das Seitneigen des Oberkörpers und 2 Sekunden für das Neigen zur Gegenseite.

BEACHTE

Diese Übung darf keine Schmerzen auslösen, falls doch Beschwerden auftreten, verkleinern Sie den Bewegungsumfang.

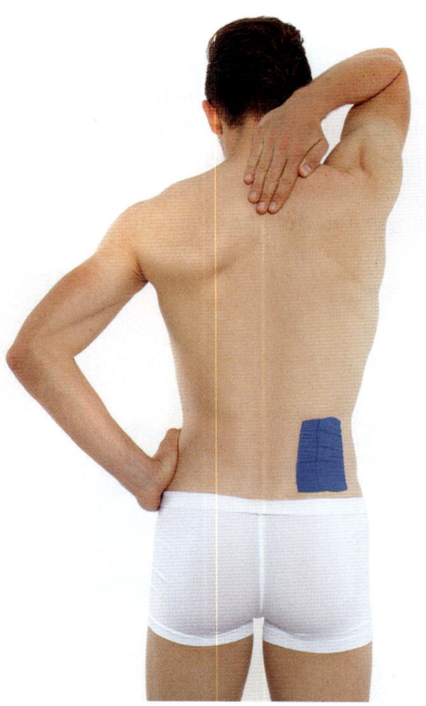

Abb. 4.27 Sie stehen hüftbreit und haben eine Hand im Nacken, die andere ist in der Taille.

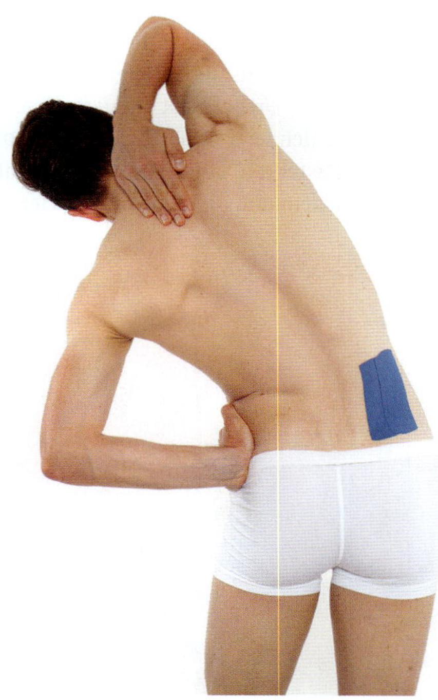

Abb. 4.28 Lassen sie nun die Hand an der Taille und neigen Sie gleichzeitig den Oberkörper zur gleichen Seite Anlage des Tapes.

Tape-Anlage bei Quadratus-lumborum-Syndrom

Um den Spannungszustand des Muskels zu senken, wird eine spezielle Tape-Anlage eingesetzt.
Die Tape-Anlage wird mit **einem Partner** angebracht.

Vorbereitung

- Die Tape-Länge beträgt eine Handtellerbreite.
- Die Ränder werden abgerundet.

Taping

- Der Patient steht entspannt. Der Oberkörper ist leicht nach vorne geneigt, die Schulter der zu behandelnden und schmerzhaften Seite wird nach vorne geschoben (➤ Abb. 4.29).
- Basis des Tapes am Muskelansatz (am hinteren Rippenbogen) anbringen und Tape entlang des Muskels zur Darmbeinschaufel unter Zug kleben (➤ Abb. 4.30, ➤ Abb. 4.31).
- Tape anschließend durch vorsichtiges Reiben der gesamten Oberfläche aktivieren (➤ Abb. 4.32).

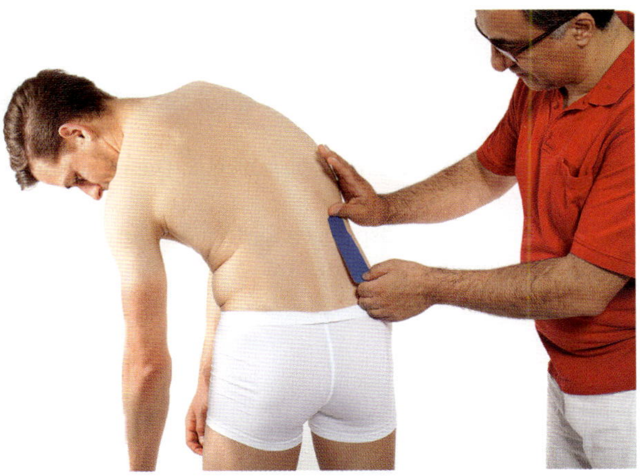

Abb. 4.29 In der Vordehnposition bei leicht gebeugtem Oberkörper und nach vorne geschobener Schulter Basis des Tapes anbringen.

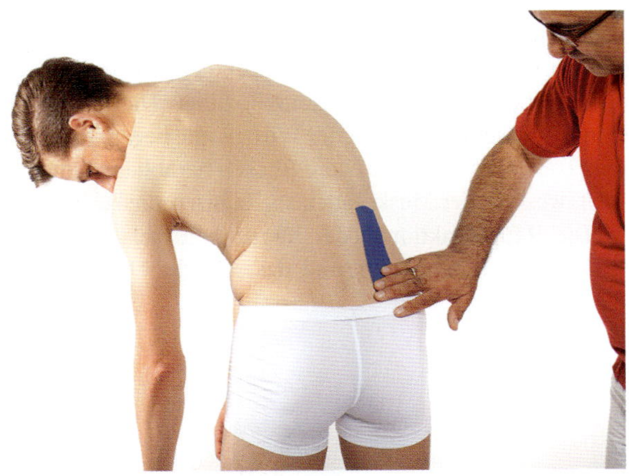

Abb. 4.30 Den ersten Tape-Streifen ohne Spannung von der letzten Rippe (oben) bis zur Darmbeinkante (unten) kleben.

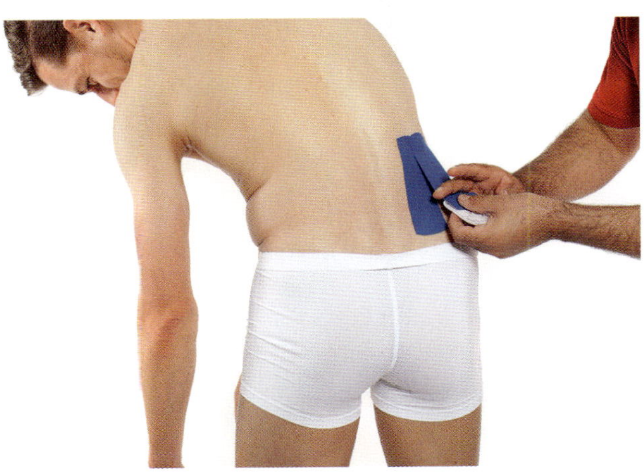

Abb. 4.31 Zweiten Streifen überlappend von oben nach unten anbringen.

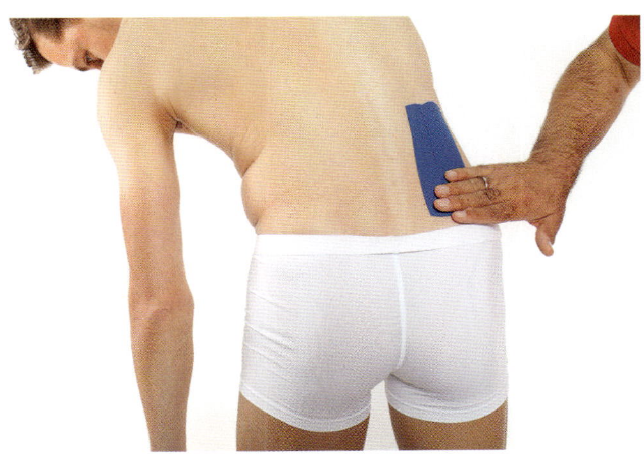

Abb. 4.32 Tape-Anlage aktivieren.

4.5 Verspannungen des Kapuzenmuskels (Myogelose des M. trapezius)

FALLBEISPIEL

Eine 22-jährige Frau klagt seit einigen Monaten über Schmerzen im Bereich der Nackenregion. In Ihrer Firma werden im Moment alle Mitarbeiter umgeschult auf ein neues EDV-System, daher muss sie täglich mehrere Stunden am Computer verbringen und an entsprechenden Fortbildungen teilnehmen. Die Nervosität und die Anspannung den ganzen Tag über sowie die starre Sitzhaltung vor dem Computer verstärken die Nackenschmerzen zusehends. Hinzu kommt, dass sie noch auf die alt bewährte Art und nicht mit dem Head-Set telefonieren muss, dieses soll erst später installiert werden. Im Moment ist also das Telefon zwischen Schulter und Hals einklemmt, während sie die Bestellung in ihre Formulare am PC eingibt. Wegen ihrer Schmerzen besucht die Patientin eine befreundete Physiotherapeutin, diese stellt die Diagnose Verspannung der Kapuzenmuskulatur.

4

Was ist eine Myogelose des Kapuzenmuskels?

Der Trapezmuskel (Musculus trapezius ➢ Abb. 4.33, ➢ Abb. 4.34) ist ein relativ großer Rückenmuskel, der sich im Bereich des Nackens und des oberen Rückens befindet. Die beiden dreieckigen Einzelmuskeln, die neben der Wirbelsäule liegen, bilden zusammen ein Trapez, das einer auf dem Rücken herabhängenden Kapuze ähnelt, weshalb der Muskel auch als Kapuzenmuskel bezeichnet wird.

Die Hauptfunktionen des Kapuzenmuskels sind die Stabilisierung des Schulterblattes und das seitliche Hochheben des Oberarms. Zudem ist er für die Drehung des Kopfes und der Halswirbelsäule zur Gegenseite verantwortlich, ebenso dafür, dass die Schulter nach abwärts und nach hinten bewegt werden kann.

Die häufigsten Ursachen einer Verspannung sind:

- Sturz oder Schleudertrauma, wobei der Kopf gegen den Widerstand der stabilisierenden Muskulatur gezerrt wird.
- Vieltelefonieren, Sitzen ohne Armlehne oder mit zu hohen Armlehnen, Handarbeiten verrichten, ohne dass die Ellenbogen abgestützt werden können, zu hohe Arbeitsflächen, die dazu zwingen, dass der Arm über längere Zeit hochgehalten werden muss und dadurch eine massive Verspannung bewirken.
- Länger bestehende Angst oder anderer emotionaler Stress bewirkt meist ein Hochziehen der Schulter.
- Extreme einseitige Rotation der Kopfhaltung, z. B. während Gesprächssituationen, PC-Arbeit, Schlaf.

Verspannungen bewirken Schmerzen im Schultergürtelbereich, zudem sind die Seitneigung und Rotation eingeschränkt und es können sich Hinterkopfschmerzen entwickeln, die immer wieder auftreten.

Was kann der Patient tun?

- Im Bereich der Brustwirbelsäule einen Tennisball unterlegen und hin- und herrollen.
- Die Hände in die Hosentasche schieben. Diese Haltung entlastet den Trapezmuskel.
- Schwimmen und Seilspringen fördern die Durchblutung des Muskels, Jogging jedoch nicht.

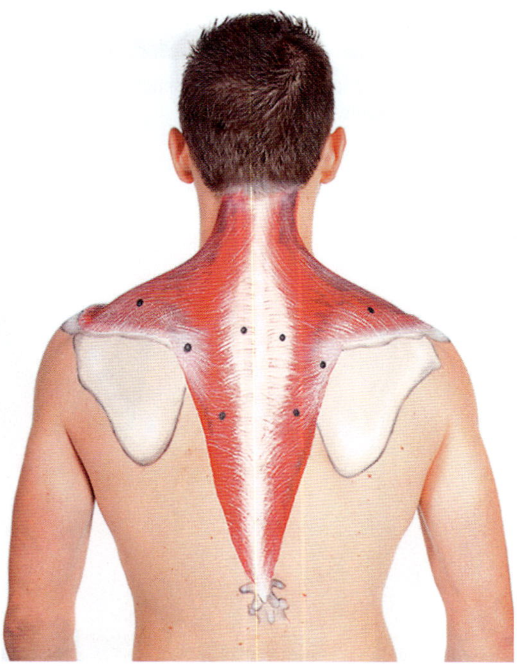

Abb. 4.33 Der Trapezmuskel (M. trapzius) mit der Wirbelsäule, den Schulterblättern und den besonders schmerzhaften Triggerpunkten (schwarz).

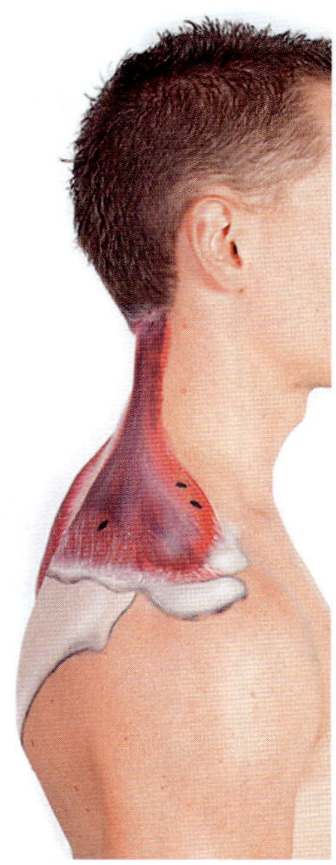

Abb. 4.34 In der seitlichen Ansicht des Trapezmuskels sind die Triggerpunkte, die Nackenschmerzen verursachen, besonders gut sichtbar.

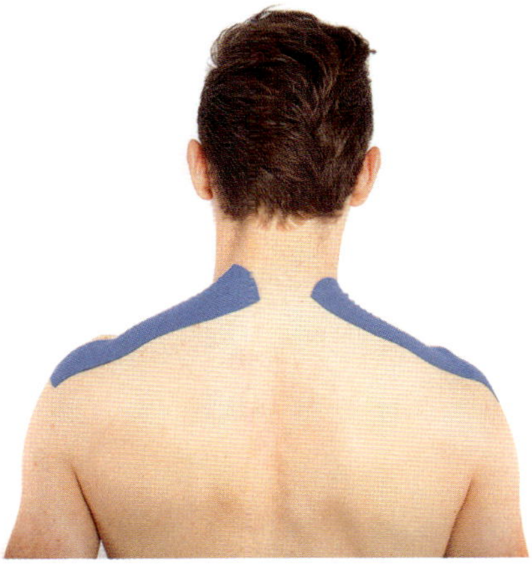

Abb. 4.35 Vollständige Tape-Anlage bei Verspannungen des Trapezmuskels.

- Vorsichtige Dehnung: Schulterbreiter Stand, Kopf zur Seite legen und mit der Hand in Endposition halten. Die andere Hand des locker herunterhängenden Arms langsam in Richtung Boden drücken, um die Dehnung zu verstärken.
  Meiden auslösender Faktoren, wie z. B. Stress und Angst, zu schmale Büstenhalter-Träger und Träger von Schultertaschen – je schmaler die Trägerbreite ist, um mehr schneidet sie im Nackenmuskel ein und verursacht lokale Durchblutungsstörungen und folglich auch Schmerzen und Verkrampfungen.
- Entzündungshemmende Salbenverbände (➤ Kap. 4.1) im Bereich des Trapezmuskels anbringen.
- Haltungsschulung besuchen.
- Tape-Verbände (➤ Abb. 4.35) können die Muskulatur entspannen und damit auch schmerzlindernd wirken.

Wann zum Arzt?

- Wenn die Schmerzen innerhalb von 2–3 Tagen unerträglich werden.
- Wenn massive Schlafstörungen innerhalb von 2–3 Tagen eintreten.
- Wenn die Schmerzen innerhalb von 2–3 Tagen den Alltag beeinträchtigen.

Was macht der Arzt?

Diagnostik

Um ernsthafte Beschwerden auszuschließen, erfolgt Röntgen oder MRT.

Therapie

Es können folgende schulmedizinischen und alternativen Therapieverfahren zur Anwendung kommen.

- Massage und nicht Dehnung ist in der Akutphase sinnvoll. Wärme wird bei längerdauernde Beschwerden erfolgreich eingesetzt.
- Medikamentöse Therapie – Schmerzmittel oder Aspirin unter Magenschutz.
- Elektrotherapie zur Lösung der schmerzhaften Zonen im Muskel.
- Entspannungsverfahren, wie die Progressiven Muskelrelaxation nach Jacobson oder Autogenes Training, sichern den Therapieerfolg nachhaltig.
- Spezielle alternative Therapien wie Akupunktur, Phytotherapie als Zusatztherapie.

BEACHTE

Die wichtigste Therapie ist eine Korrektur der Körperhaltung, die kurz- und langfristig eine Schmerzreduktion mit sich bringt. Ergonomische Richtlinien schlagen folgende Sitzhaltungen vor.

- Damit die Arme im Ellenbogen- und die Beine im Kniebereich im rechten Winkel zum Körper sind, müssen Sitz- und Tischhöhe angepasst werden, sodass die Arme locker am Tisch aufliegen und die Füße richtig am Boden stehen.
- Sessel und Tisch sollten also verstellbar sein, damit sich Schultergürtel und Nackenregion sowie Beinmuskulatur und Wirbelsäule entlasten können.
- Die Gesamtfläche des Sitzes soll ausgenützt sein und ⅔ des Oberschenkels stützen.
- Das Becken soll eher über 90 Grad geneigt sein (leicht abfallende Sitzfläche). Dies führt zu aufrechtem Sitzen und vermeidet den Rundrücken. Die Rückenlehne soll den Rücken mit einer Wölbung im unteren und mittleren Rückenbereich unterstützen.

Therapeutische Übungen (Physiotherapie)

Durch aktives Bewegen zur Seite kann die betroffene Muskelgruppe verlängert und elastischer werden. Dabei werden die für den Muskeln zuständigen Nerven entlastet und die Gegenspieler aktiviert.

Ausgangsstellung Setzen Sie sich aufrecht auf einen Stuhl/Hocker. Schauen Sie gerade aus und lassen Sie die Arme locker neben dem Oberköper hängen.

Durchführung

- Beginnen Sie auf einer Seite die Handfläche zum Boden zu schieben, die Schulter nach hinten zu bewegen und die Finger leicht zu spreizen, gleichzeitig neigen Sie den Kopf langsam zur Gegenseite und versuchen dabei das Ohr in Richtung Schulter zu bewegen (➤ Abb. 4.36).
- Wiederholen Sie die Übung auf der anderen Seite (➤ Abb. 4.37).
- Üben Sie zu jeder Seite jeweils 30 Sekunden, wiederholen Sie die Übungen 3-mal und führen Sie die Übung bis zu 3-mal täglich aus.
- Achten Sie darauf, dass Sie die Bewegungen langsam und kontrolliert absolvieren.

BEACHTE

Diese Übung darf keine Schmerzen verursachen, falls doch Beschwerden auftreten, sollten Sie den Bewegungsumfang verkleinern.

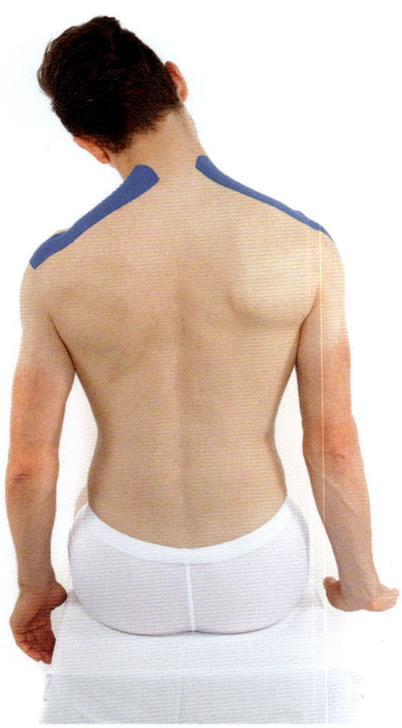

Abb. 4.36 Sie versuchen den Muskelverlauf zu dehnen, indem Sie den Kopf zur Gegenseite bewegen und die Handfläche in Richtung Boden schieben.

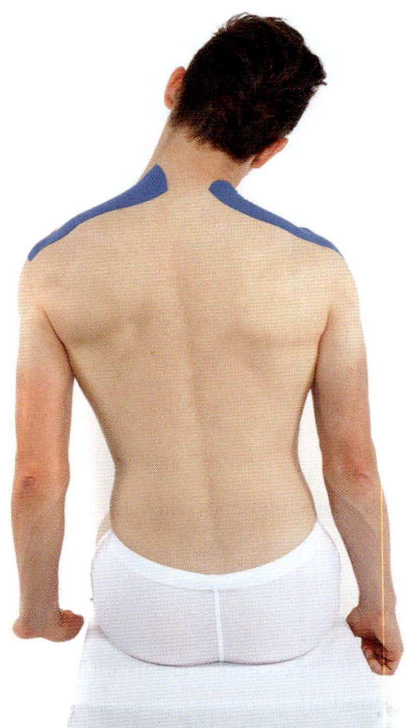

Abb. 4.37 Machen Sie die Übung auch zur anderen Seite.

Tape-Anlage bei Verspannungen des Kapuzenmuskels

Zur Senkung des Spannungszustands des Muskels wird das Tape am Ansatz des Muskels angebracht und entlang des Muskels geklebt. Dabei sitzt der Patient aufrecht und der Muskel wird gedehnt. Die Tape-Anlage wird mit **einem Partner** angebracht.

Vorbereitung

- Die Länge der Tapes entspricht der Entfernung vom Schulterdach (➤ Abb. 4.38) bis zur Haargrenze des Nackens. Tape-Länge ausmessen und zuschneiden.
- Ränder abrunden.

Taping

- Der Patient sitzt entspannt aufrecht.
- Der Kopf ist zur Gegenseite geneigt und zum Partner gedreht.
- Basis des Tapes vom Papier lösen und am Schulterdach positionieren.
- Tape im Muskelverlauf anbringen (➤ Abb. 4.39). Das Ende an der Haargrenze ohne Zug kleben. Das Tape darf nicht über die Mittellinie (Wirbelsäule) geklebt werden.
- Zweiten Streifen an der anderen Schulter anbringen (➤ Abb. 4.40).
- Tape durch vorsichtiges Reiben der gesamten Oberfläche aktivieren (➤ Abb. 4.41).

4

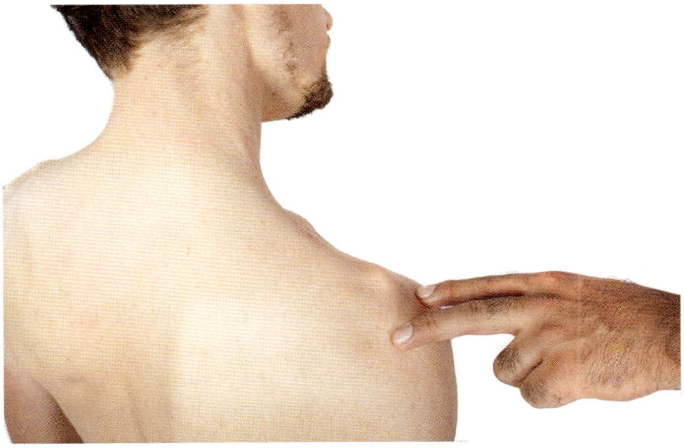

Abb. 4.38 Das Schulterdach wird lokalisiert, die Basis des Tape-Streifens soll die angezeigte Stelle überdecken.

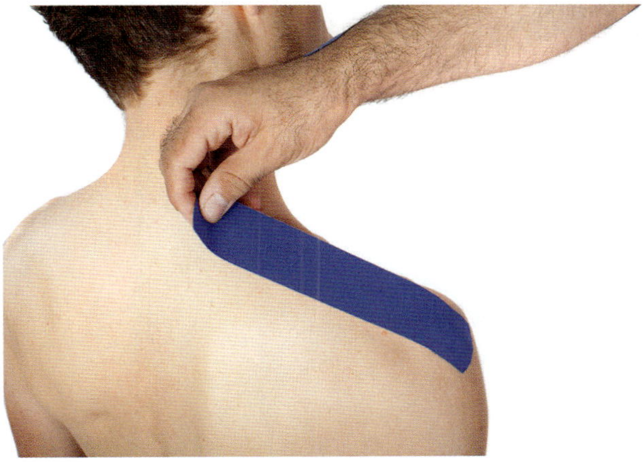

Abb. 4.39 Vordehnposition: Basis wird positioniert und geklebt.

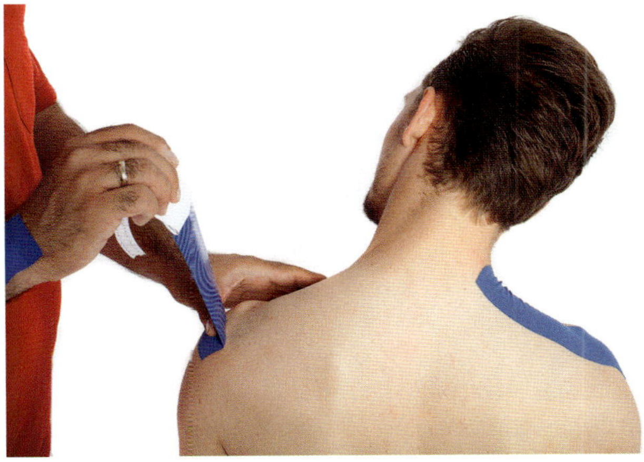

Abb. 4.40 Zweiten Streifen an der anderen Schulter ohne Spannung kleben.

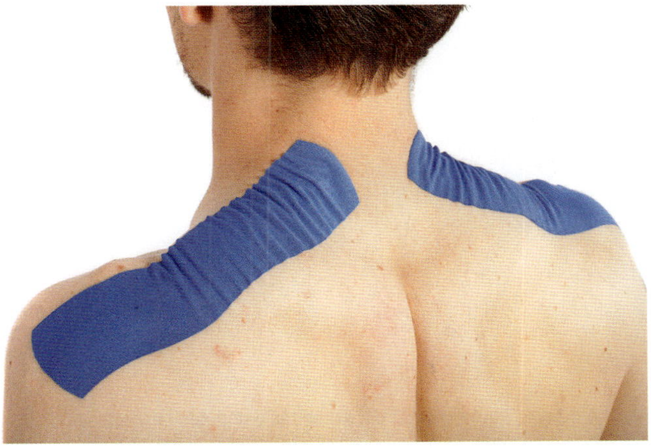

Abb. 4.41 Tape-Wellen über dem Trapez-Muskel.

4.6 Verspannungen des Rautenmuskels (Myogelose des M. rhomboidei)

FALLBEISPIEL

Ein 15-jähriger Schüler hat seit Längerem Schmerzen im Bereich der Schulterblätter. Sobald er die Schultergürtelmuskulatur anspannt, hört er sehr deutlich, wie das Schulterblatt schnappt und knirscht. Da sich der Schüler ständig im Bereich von Schulter und Nacken massiert, hat ihn die aufmerksame Lehrerin zum Schularzt geschickt. Dort wird nach einer gründlichen Untersuchung eine Myogelose der Mm. rhomboidei diagnostiziert und eine Überweisung zu einem niedergelassenen Orthopäden ausgestellt.

4

Was ist eine Verspannung des Rautenmuskels?

Der Rautenmuskel (➤ Abb. 4.42) befindet sich unter dem Kapuzenmuskel und ist somit nicht sichtbar. Dennoch hat auch er eine stabilisierende Funktion, indem er den Schultergürtel fixiert und die Schultern nach hinten und nach oben zieht. Bei Verletzungen des Muskels kann der innere Rand des Schulterblatts nicht mehr am Brustkorb gehalten werden und hebt sich ab. Überkopfarbeiten wie Streichen von Zimmerdecken können massive Verspannungen Schmerzen am Rücken hervorrufen.

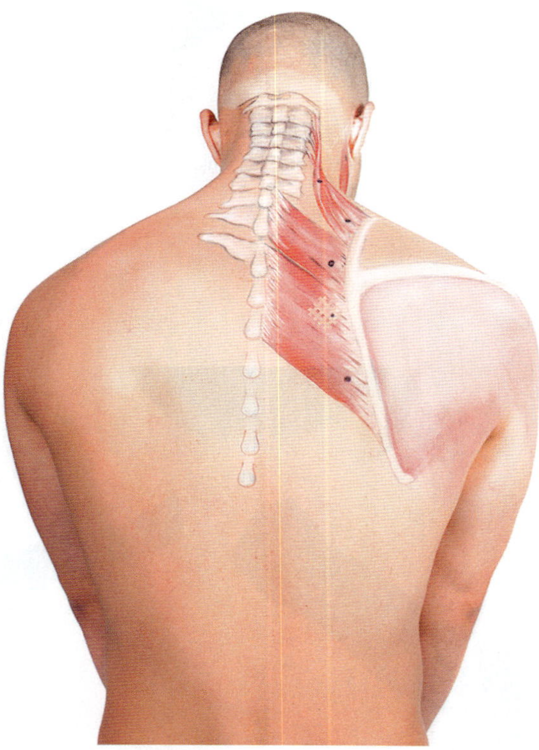

Abb. 4.42 Der Rautenmuskel mit Wirbelsäule und den besonders schmerzhaften Triggerpunkten (schwarz).

Was kann der Patient tun?

- Entzündungshemmende Salbenverbände anbringen (➤ Kap. 4.1).
- Mit dem Rücken auf den Fußboden legen, im schmerzhaften Bereich einen Tennisball unterlegen und hin und herrollen.
- Tape-Verbände (➤ Abb. 4.43) können die Muskulatur entspannen und somit schmerzlindernd wirken.

Wann zum Arzt?

- Wenn die Schmerzen innerhalb von 2-3 Tagen unerträglich werden.
- Wenn massive Schlafstörungen innerhalb von 2–3 Tagen auftreten.
- Massive Bewegungseinschränkung innerhalb von 2–3 Tagen der Arme und HWS.

Was macht der Arzt?

Diagnostik

Um ernsthafte Beschwerden auszuschließen, erfolgt Röntgen oder MRT.

Therapie

Es können folgende schulmedizinischen und alternativen Therapieverfahren zur Anwendung kommen.
- Haltungsschulung, wenn Schmerzfreiheit besteht.
- Dehnung und Kräftigung der Muskelgruppe durch Ausdauersportarten, hilfreich sind auch Pilates und Yoga, die generell eine Haltungsverbesserung zum Ziel haben.
- Neuraltherapie, Akupunktur, Phytotherapie und eine medikamentöse Schmerztherapie können bei Nichtbesserung der Beschwerden zum Einsatz kommen.

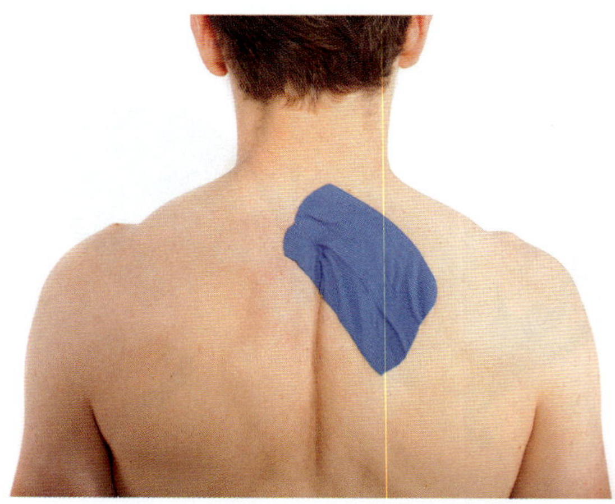

Abb. 4.43 Vollständige Tape-Anlage bei Verspannung des Rautenmuskels.

Therapeutische Übungen (Physiotherapie)

Durch aktives Bewegen der betroffenen Muskulatur sowie durch die Massage mithilfe eines Tennisballs kann der schmerzhafte Muskelhartspann gelockert und wieder besser durchblutet werden.

Ausgangsstellung

- Stellen Sie sich aufrecht vor eine Wand und platzieren Sie einen Tennisball zwischen Wirbelsäule und Schulterblatt auf dem schmerzhaften Punkt. Lehnen Sie den Oberkörper an die Wand und klemmen Sie den Ball zwischen der Wand und Ihnen ein (➤ Abb. 4.44).
- Schauen Sie gerade aus, die Arme hängen locker neben dem Oberköper.

Durchführung

- Beginnen Sie auf der Seite, auf der der Tennisball liegt, den Arm gestreckt nach vorne oben zu heben, bis der Tennisball direkt auf dem Schmerzpunkt liegt. Wiederholen Sie diese Bewegung, bis der Schmerzpunkt weniger empfindlich geworden ist (➤ Abb. 4.45).
- Die Übungssequenz dauert etwa 1 Minute, führen Sie die Übung mit Pausen 3-mal aus und üben Sie bis zu 3-mal täglich.
- Absolvieren Sie die Übung nur jeden zweiten Tag.

BEACHTE

- Diese Übung darf keine Schmerzen verursachen, die nach der Übung weiter bestehen.
- Sie können die Übung auch in folgender Variante durchführen: Üben Sie nur Druck auf den Ball aus, ohne den Arm zu bewegen.

4

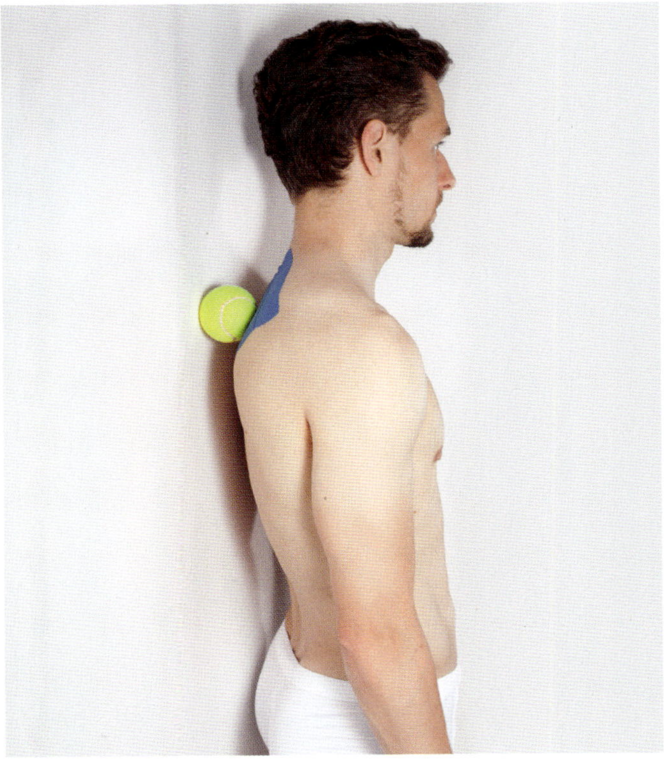

Abb. 4.44 Der Tennisball liegt auf dem schmerzhaften Punkt zwischen Wirbelsäule und Schulterblatt.

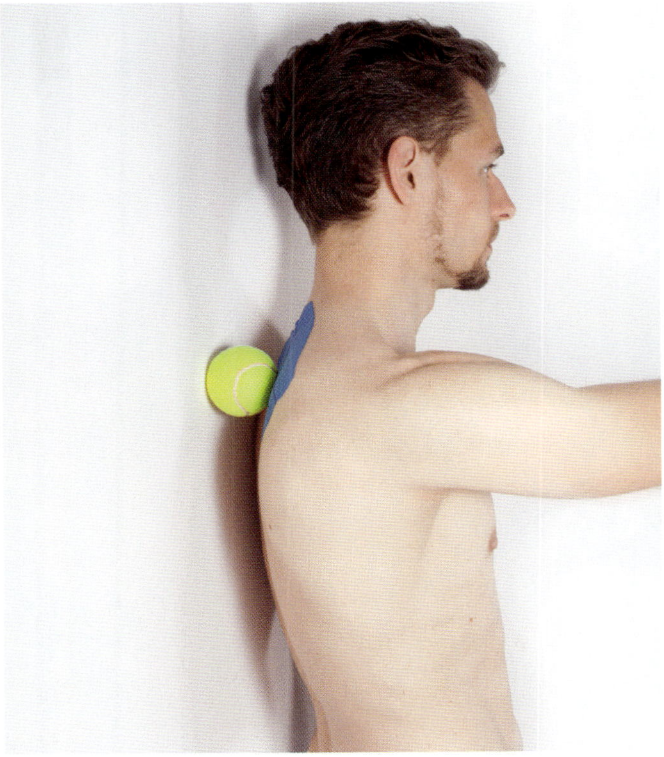

Abb. 4.45 Heben Sie den gestreckten Arm nach vorne oben, bis Sie wieder den schmerzhaften Punkt berühren. Die Übung so lange durchführen, bis der Punkt weniger schmerzhaft ist.

Tape-Anlage bei Myogelose des M. rhomboidei

Zur Senkung des Spannungszustands des Muskels wird das Tape am Ansatz des Muskels angebracht und entlang des Muskels geklebt. Der Patient sitzt aufrecht und der Muskel wird gedehnt.
Die Tape-Anlage wird mit **einem Partner** angebracht.

Vorbereitung

- Tape in der Länge Ihres Handtellers ausmessen und zuschneiden.
- Ränder der Tapes abrunden.

Taping

- Der Patient sitzt entspannt aufrecht (➤ Abb. 4.46). Er umfasst sich mit beiden Händen, die Hände werden vorne überkreuzt, nach hinten geführt und liegen an den Seiten des Brustkorbs an. Zusätzlich wird der Oberkörper nach vorne gebeugt (➤ Abb. 4.47).
- Basis des Tapes vom Papier lösen und am inneren Ende der Schultergräte positionieren, kleben und aktivieren (➤ Abb. 4.47, ➤ Abb. 4.48). Tape im Muskelverlauf anbringen, es verläuft nach schräg oben.
- Das Tape darf nicht über die Dornfortsatzreihe der Brustwirbelsäule hinausgehen.
- Überlappend einen zweiten Streifen anbringen (➤ Abb. 4.49).

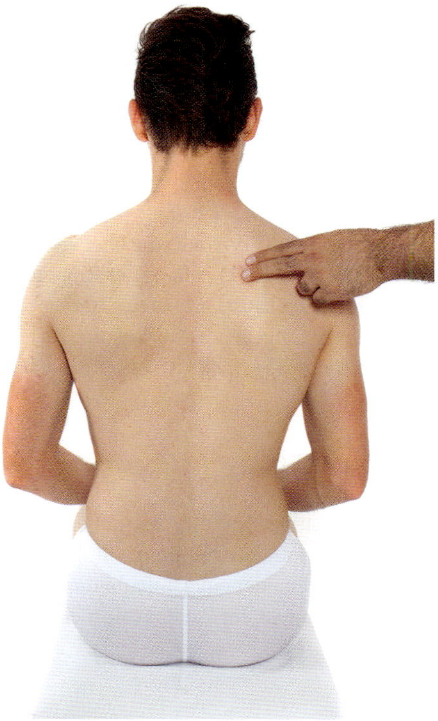

Abb. 4.46 Der zu tapende Muskel wird lokalisiert.

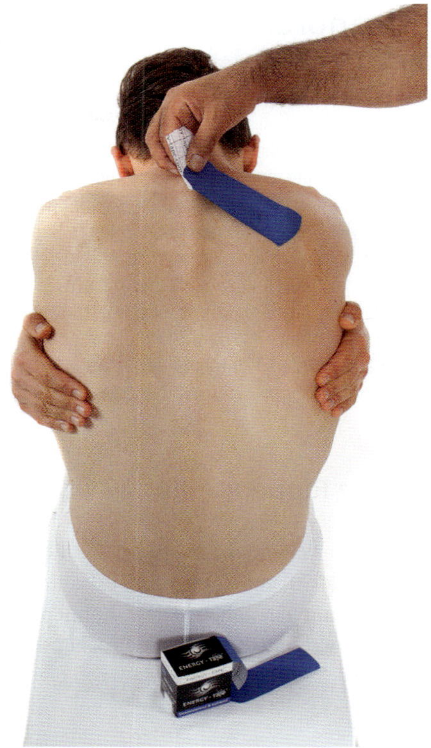

Abb. 4.47 Basis des Tapes am inneren Ende der Schultergräte anbringen.

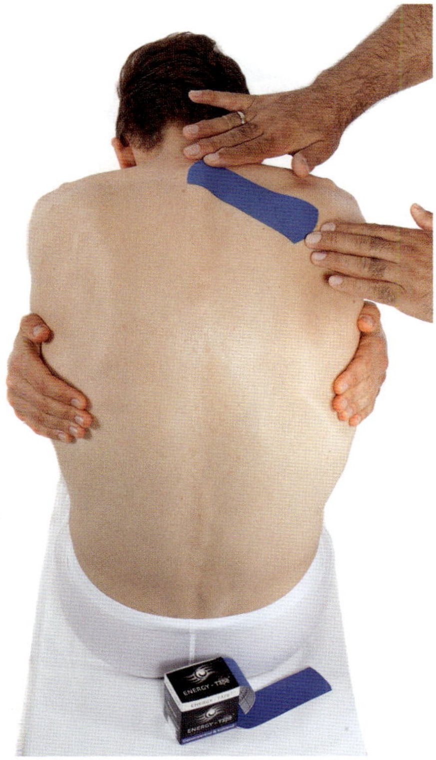

Abb. 4.48 Tape-Anlage durch vorsichtiges Reiben der gesamten Oberfläche aktivieren.

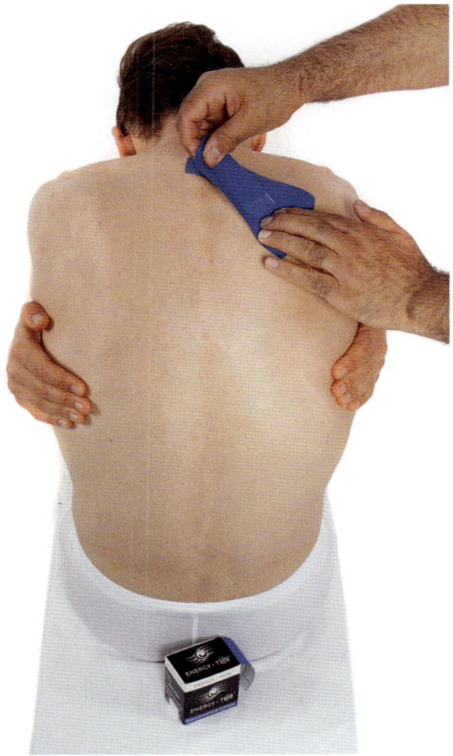

Abb. 4.49 Um die gesamte Muskelgruppe zu erfassen, wird überlappend ein zweiter Streifen geklebt.

4.7 Rippenprellung und Rippenbruch (Rippenfraktur) 11

FALLBEISPIEL

Ein 25-jähriger Mann klagt über massive Schmerzen im Bereich seines Brustkorbs. Die Schmerzen verlaufen von hinten nach vorne entlang der Rippen. Der Unfallhergang war sehr unglücklich. Bei einem Ballduell stürzte der Gegner, der Patient fiel über sein eigenes Bein und prallte mit seinem Brustkorb auf das gestreckt liegende Knie des Gegners. Unmittelbar danach bekam der Patient keine Luft und konnte sich nicht bewegen. Der Mannschaftsarzt organisierte sofort einen Rettungswagen ins nahe gelegene Unfall-Krankenhaus mit dem Verdacht auf einen Serienrippenbruch. Im Krankenhaus wurden Röntgenbilder angefertigt und dem Patienten versichert, dass die Rippen nicht gebrochen, sondern nur geprellt seien.

Was ist eine Rippenprellung?

Durch direkte Gewalteinwirkung wird die Beinhaut (Periost) der Rippe (➤ Abb. 4.50) massiv gereizt, es können sogar Blutungen unter der Beinhaut entstehen. Diese können wiederum massive Schmerzen hervorrufen, die mehrere Wochen andauern können.

Was kann der Patient tun?

- Unbedingt auf sportliche Aktivitäten einige Wochen verzichten.
- Direkt nach dem Trauma ist es sinnvoll, den Bereich zu kühlen, um Schmerzen zu lindern und der Schwellung entgegen zu wirken.
- Entzündungshemmende Salbenverbände (➤ Kap. 4.1) im Schmerzareal anbringen.
- Dachziegelartige Tape-Verbände, die über eine Fläche von ca. 15 cm Breite (➤ Abb. 4.51) entlang der Rippen angebracht werden, stabilisieren den Brustkorbbereich und entspannen die Atemtätigkeit sowie die umgebende Muskulatur. Da die Tape-Verbände elastisch sind, kann sich der Brustkorb normal bewegen.

Wann zum Arzt?

- Wenn massive Schmerzen mit Atemnot eintreten, muss der Patient sofort einen Arzt konsultieren.
- Wenn ein Knirschen oder eine Stufenbildung im Verlauf der Rippen zu spüren ist, muss der Patient sofort einen Arzt konsultieren.

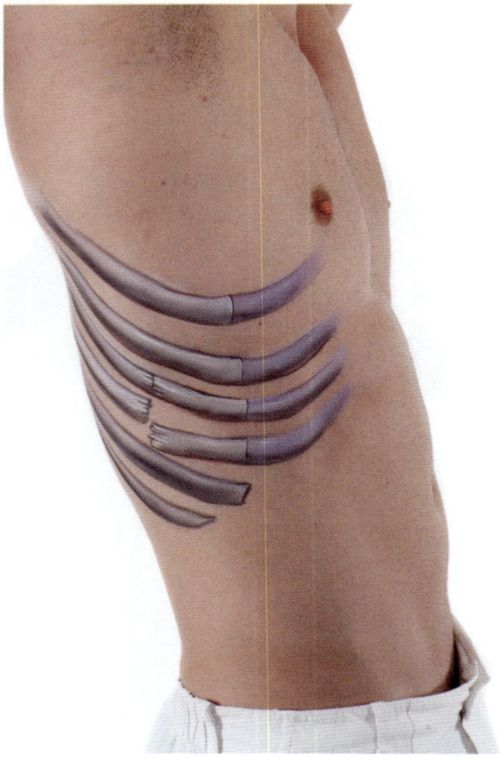

Abb. 4.50 Verlauf der Rippen (Ansicht von der Seite).

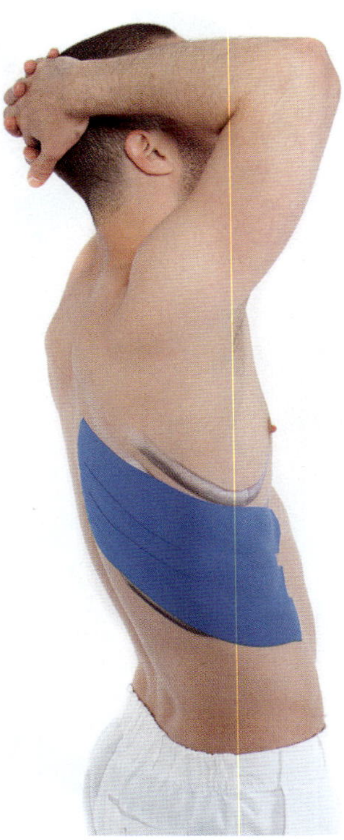

Abb. 4.51 Vollständige Tape-Anlage bei Rippenprellung.

Was macht der Arzt?

Diagnostik

Um ernsthafte Beschwerden auszuschließen, erfolgt als diagnostische Maßnahme Röntgen oder MRT.

Therapie

Es können folgende schulmedizinischen und alternativen Therapieverfahren zur Anwendung kommen.

- Schmerztherapie (Infusion oder oral) erfolgt unter Magenschutz.
- Manuelle Therapie zur Dehnung der Gelenkkapseln der kleinen Rippengelenke, um eine mögliche Bewegungseinschränkung zu verhindern.
- Wärmeanwendungen, Unterwassertherapie und Massagen wirken schmerzlindernd und durchblutungsfördernd.
- Eine Atemtherapie ist meist nur bei sehr schweren Verläufen angezeigt, um einer Lungenentzündung vorzubeugen.

Therapeutische Übungen (Physiotherapie)

Durch eine Rippenprellung ist häufig das (tiefe) Einatmen schmerzhaft. Dadurch nimmt der Betroffene rasch eine Schonhaltung ein, die mit einer zu flachen Atmung einhergeht. Es kann zu einer ungünstigen Belüftung der Lunge kommen, die wiederum die Heilung verzögern kann.

Ausgangsstellung a) Setzen Sie sich, ohne sich anzulehnen, auf einen Stuhl und legen Sie eine Hand direkt auf das schmerzhafte Gebiet.

b) Ist diese Position schmerzhaft, heben Sie nur vorsichtig die Arme nach oben (➤ Abb. 4.52).

Durchführung

- a) Versuchen Sie die Stelle unter Ihrer Hand bei jedem Atemzug genau wahrzunehmen. Stellen Sie sich vor, Sie atmen zur Hand, die den schmerzenden Rippen aufliegt.
  b) Atmen Sie bei erhobenen Armen und stellen Sie sich vor, Sie würden viel Luft in das schmerzhafte Gebiet strömen lassen (➤ Abb. 4.53).
- Diese Übung kann mehrfach am Tag 1 Minute lang durchgeführt werden.

BEACHTE
- Es ist prinzipiell möglich, diese Übung auch im Liegen durchzuführen.
- Legen Sie die Hand immer sanft auf die schmerzhafte Stelle.

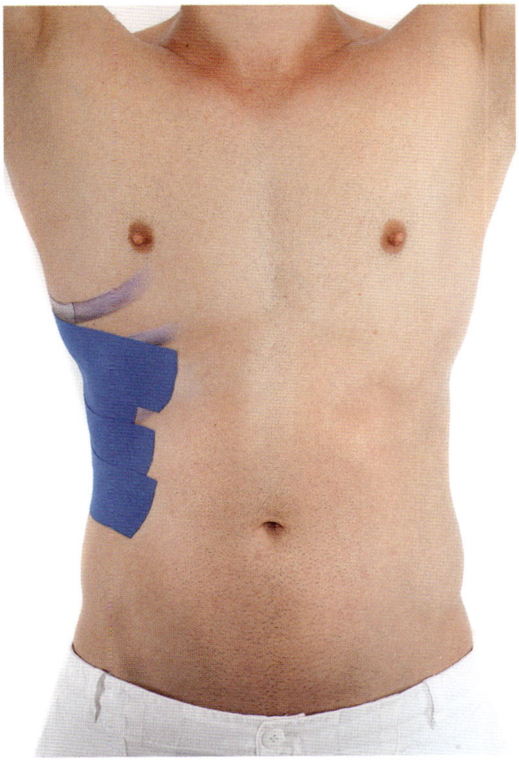

Abb. 4.52 Bei aufrechtem Sitz auf dem Stuhl die Arme vorsichtig heben (Ansicht von vorne).

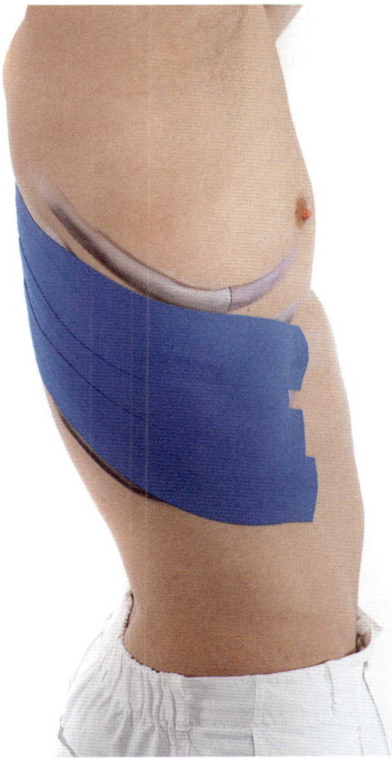

Abb. 4.53 Atmen mit nach oben gehobenen Armen (Ansicht von der Seite).

4

Tape-Anlage bei Rippenprellung

Die entlang der Rippen angelegten Tapes bieten sowohl Entspannung als auch Stabilität und gewährleisten, dass sich der Brustkorb normal bewegen kann.
Die Tape-Anlage wird mit **einem Partner** angebracht.

Vorbereitung

- Der Patient steht entspannt zur Seite gebeugt, der Arm ist im Nacken verschränkt.
- Tape-Streifen in der Länge von der Wirbelsäule bis zur vorderen Axillarlinie messen und abschneiden, davon etwa fünf Streifen vorbereiten.
- Ränder der Tape-Streifen abrunden.

Taping

- Schmerzhafte Stelle im Bereich der Rippen markieren.
- In Vordehnposition gehen, indem sich die der Oberkörper zur gesunden Seite neigt (➤ Abb. 4.54).
- Einen Tape-Streifen von den Dornfortsätzen beginnend entlang der Rippen bis zur vorderen Mittellinie unter Zug über die schmerzhafte Stelle kleben (➤ Abb. 4.55). Das Ende des Tapes ohne Spannung am Brustkorb am Ende der Rippen anbringen (➤ Abb. 4.56).
- Die restlichen Tape-Streifen überlappend – zwei Streifen oberhalb des ersten und zwei Streifen unterhalb des ersten Streifens unter Zug kleben (➤ Abb. 4.57).
- Ende und die Basis der Tapes werden im Bereich von jeweils 5 cm ohne Zug angebracht.
- Anschließend wird die Tape-Anlage durch vorsichtiges Reiben der gesamten Oberfläche aktiviert.

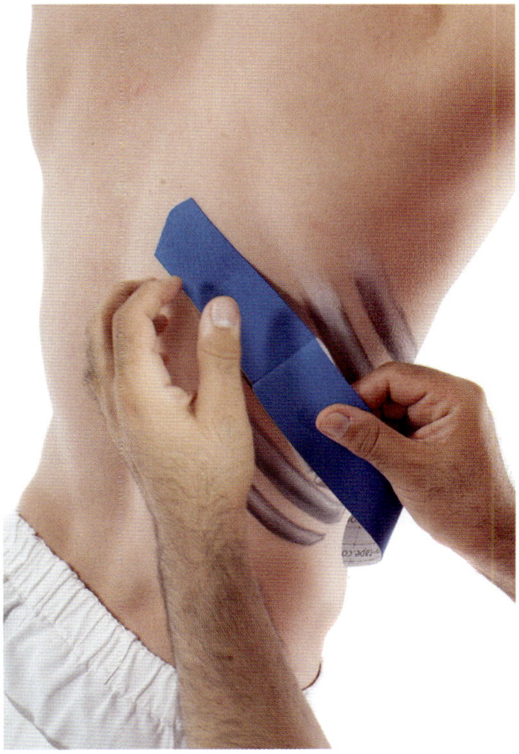

Abb. 4.54 Vordehn-Position: Oberkörper zur gesunden Seite neigen, Basis des Tapes am Rücken bzw. an den Dornfortsätzen der Wirbelsäule anbringen und kleben.

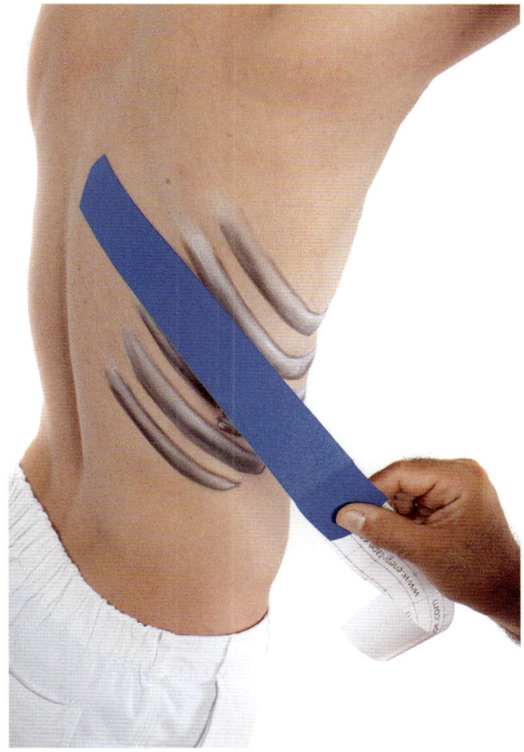

Abb. 4.55 Tape entlang des Rippenverlaufs in leichter Dehnung kleben.

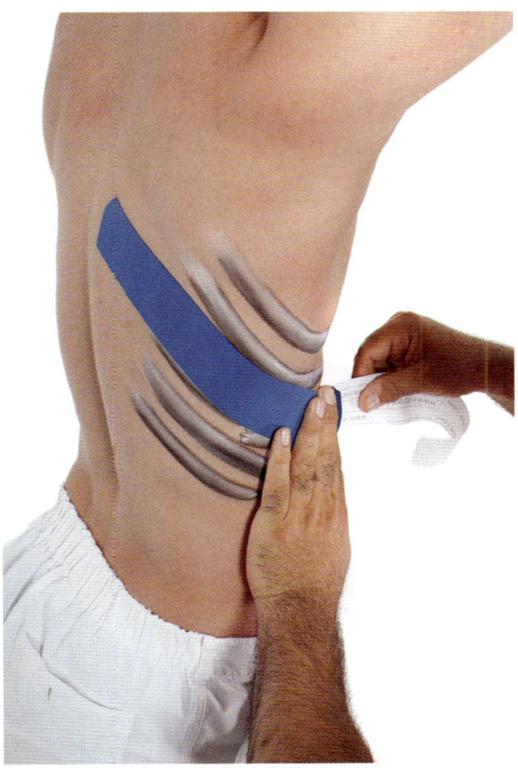

Abb. 4.56 Tape-Ende ohne Spannung an der Haut anbringen.

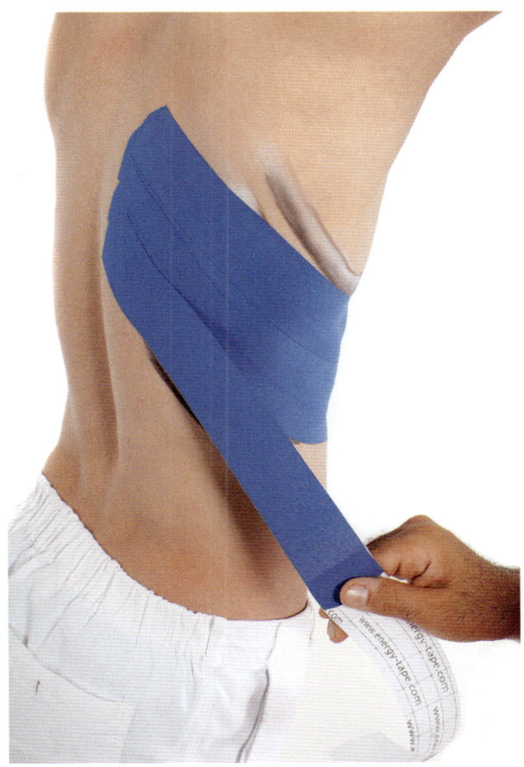

Abb. 4.57 Der dritte Streifen wird überlappend angebracht.

KAPITEL

5 Beschwerden an Hüfte und Oberschenkel

5.1 Schmerzen an der Lendenwirbelsäule und am Kreuzdarmbein-Gelenk (Iliosakralgelenk-Syndrom [ISG-Syndrom])

FALLBEISPIEL

Eine 21-jährige Kunstturnerin klagt über zunehmende Schmerzen im Bereich der Lendenwirbelsäule, auf Höhe der Beckenschaufeln. Die Schmerzen seien tief-stechend, würden mehr oder weniger immer bestehen, aber vor allem im Tagesverlauf schlimmer werden. Morgens ist die Patientin völlig beschwerdefre . Massive Schmerzen hat die Turnerin vor allem beim Einbeinstand, ferner beim Treppaufwärtsgehen sowie während langen Sitzens und Gehens. Der Trainer der Patientin meint, dass möglicherweise ein Iliosakralgelenk-Syndrom vorliegen würde.

Was ist ein Iliosakralgelenk-Syndrom?

Das Iliosakralgelenk (auch ISG, Sakroiliakalgelenk oder Kreuzbein-Darmbein-Gelenk) befindet sich im unteren Teil des Rückens, am unteren Ende der Lendenwirbelsäule. Die Gelenkpartner des ISG (Iliosakralgelenk ➤ Abb. 5.1) sind die Beckenschaufeln (Os ilium) und das Kreuzbein (Sakrum). Dort, wo das Kreuzbein (Sakrum) an die Beckenschaufeln angrenzt, befindet sich das Iliosakralgelenk (ISG), das über das Kreuzbein die Verbindung zwischen der Wirbelsäule und dem Becken herstellt. Es wird durch Bänder und Muskeln stabilisiert und kann nicht willkürlich bewegt werden. Es ist massiven Kräften ausgesetzt und kann bei Überlastung gereizt werden.

Ursächlich für eine ISG-Blockade (Blockierung des Iliosakralgelenks) ist in den meisten Fällen das Heben von zu schweren Gegenständen, das falsche Anheben oder auch ein Tritt ins Leere, beispielsweise beim Verfehlen einer Treppenstufe oder beim Stolpern auf unebenem Untergrund. Bestimmte Wirbelsäulenerkrankungen können zudem die Entstehung einer ISG-Blockade begünstigen. Außerdem können Operationen am Bewegungsapparat, z. B. am Knie- oder Hüftgelenk, zu einem Ungleichgewicht im Bereich des Iliosakralgelenks und somit zu einer ISG-Blockade führen.

Eine ISG-Blockade macht sich meist durch ziehende Schmerzen im Bereich des ISG bemerkbar. Diese Schmerzen nehmen zu, so-

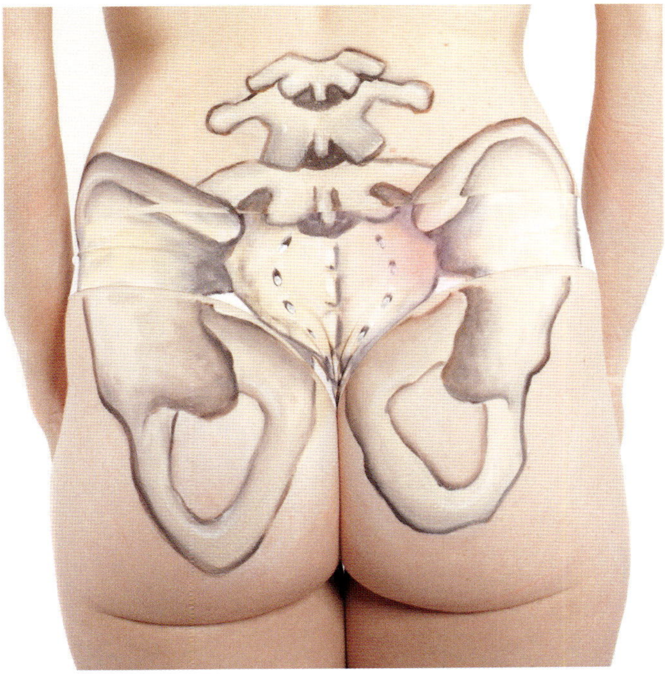

Abb. 5.1 Kreuzbein (Os ilium) mit Lendenwirbelsäule und den beiden Darmbeinen (Os sacrum).

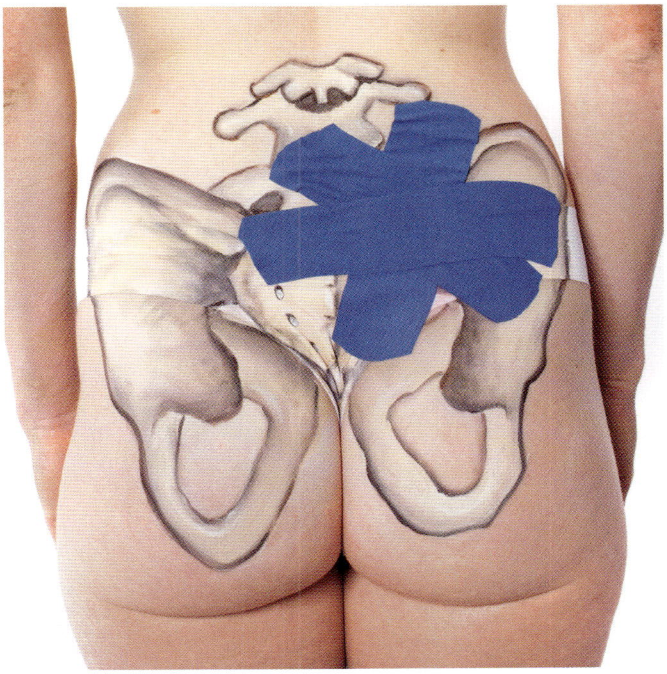

Abb. 5.2 Vollständige Tape-Anlage beim Iliosakral-Syndrom.

bald man sich nach vorne beugt oder das Bein in der Hüfte nach außen dreht, wie z. B. im Schneidersitz. Dazu können Bewegungseinschränkungen kommen, die vor allem die Beugung des Oberkörpers und das Anziehen der Beine betreffen. Wenn zusätzlich eine Instabilität des ISG besteht, lässt sich dort direkt nach dem Aufstehen aus dem Sitz ein leichtes Knacken wahrnehmen, das sich jedoch meist nach einigen Schritten wieder gibt.

Was kann der Patient tun?

- Vorübergehend wirkt eine Gelenkfixierung durch einen ISG-Gurt (Sanitätsgeschäft) schmerzlindernd. Nachhaltig wirken eine sanfte Mobilisation durch Pendeln des Beins am Bettrand.
- Entzündungshemmende Salbenverbände (➢ Kap. 4.1) am ISG anbringen und Wärmetherapie (Wärmepflaster) durchführen.
- Tape-Verbände (➢ Abb. 5.2) können als Zusatztherapie gute Dienste leisten, da sie die Durchblutung verbessern, die Verklebungen mindern und somit die Beschwerden lindern.

Wann zum Arzt?

- Wenn die Beschwerden nicht mehr ausschließlich im ISG lokalisiert sind, sondern nach oben und unten ausstrahlen und sich innerhalb von 2–3 Tagen nicht deutlich bessern.
- Wenn möglicherweise eine rheumatische Erkrankungen als Grunderkrankung zugrunde liegt (Morbus Bechterew).

Was macht der Arzt?

Diagnostik

Um ernsthafte Beschwerden auszuschließen, erfolgt als diagnostische Maßnahme Röntgen oder MRT der LWS. Da eine Schwellung auch durch Infektionen oder andere Erkrankungen hervorgerufen werden kann, kann je nach ärztlichem Ermessen die Bestimmung von Entzündungsparametern sinnvoll sein.

Therapie

Es können folgende schulmedizinischen und alternativen Therapieverfahren zur Anwendung kommen.
- Die Mobilisation des Gelenks im Rahmen der Manuelle Therapie fördert die Beweglichkeit im Gelenk und wirkt dadurch beschwerdelindernd.
- Lokale Weichteilmassagen am Kreuzbein und dessen Umgebung zur Muskellockerung.
- Lokale Impuls-Galvanisation am Gelenk wirkt durchblutungsfördern und erwärmend.
- Neuraltherapie, Akupunktur, Phytotherapie, orale Schmerztherapie (unter Magenschutz) als Zusatztherapien.

Therapeutische Übungen (Physiotherapie)

Kontrollierte Bewegungen im Wechsel zwischen Standbein und Spielbein verbessern die Beweglichkeit des Kreuzbeins und wirken dadurch schmerzlindernd.

Ausgangsstellung Stellen Sie sich aufrecht hin, gegebenenfalls neben eine Wand, an der Sie sich abstützen können.

Durchführung

- Ziehen Sie das Knie Ihres Spielbeins in Richtung Decke, das Bein ist in der Hüfte um etwa 100 Grad angewinkelt (➤ Abb. 5.3).
- Sichern Sie diese Endposition mit der Hand und halten Sie diese für etwa 3 Sekunden, danach die Hand von Knie lösen und das Bein langsam nach hinten in die Streckung führen (➤ Abb. 5.4.)
- Absolvieren Sie diese Übung mehrmals täglich, etwa 1 Minute ohne Pause.

BEACHTE

Achten Sie dabei darauf, dass das Bein, auf dem Sie stehen, leicht gebeugt bleibt.

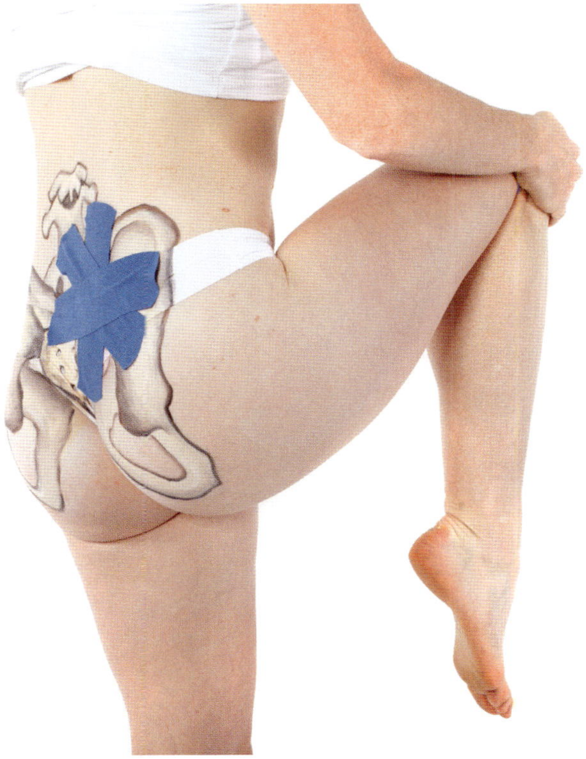

Abb. 5.3 Ziehen Sie das Knie an Ihren Körper bzw. in Richtung Decke.

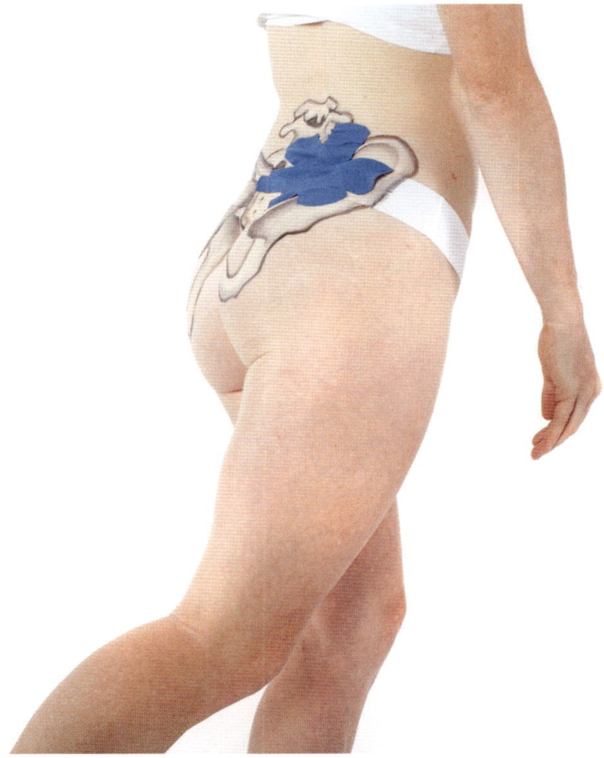

Abb. 5.4 Führen Sie das Bein langsam nach hinten in eine leichte Streckung.

Tape-Anlage bei Iliosakralgelenk-Syndrom

Das elastische Tape übt einen Zug auf die hinteren Kapsel des ISG aus, sodass das Gelenk schonend in Richtung Hautoberfläche gezogen wird. Durch diese leichte Traktion werden Verklebungen gelöst und das Gewebe und die Gelenkskapsel durchmassiert, wodurch wiederum die Durchblutung verbessert und Entzündungsmediatoren schneller abtransportiert werden.
Die Tape-Anlage wird mit **einem Partner** angebracht.

Vorbereitung

- Der Patient steht entspannt, der Oberkörper ist leicht nach vorne gebeugt.
- Benötigt werden vier Tape-Streifen, jeder Streifen ist etwa 15 cm lang.
- Die Ränder werden abgerundet.

Taping

- Den ersten Tape-Streifen als Ligament-Tape am ISG positionieren und anbringen. Den Tape-Streifen anschließend durch vorsichtiges Reiben der gesamten Oberfläche aktivieren (➢ Abb. 5.5, ➢ Abb. 5.6).
- Den zweiten und dritten Streifen – in 45 Grad zum ersten Streifen anbringen: Mittelpunkt der Tape-Anlage ist das ISG (➢ Abb. 5.7, ➢ Abb. 5.8).

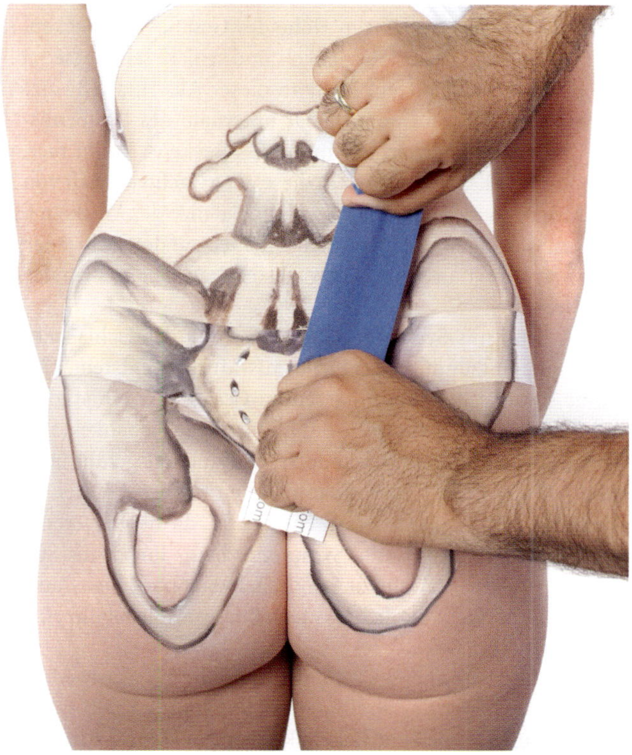

Abb. 5.5 Basis des ersten Tape-Streifens als Ligament-Tape am ISG anbringen.

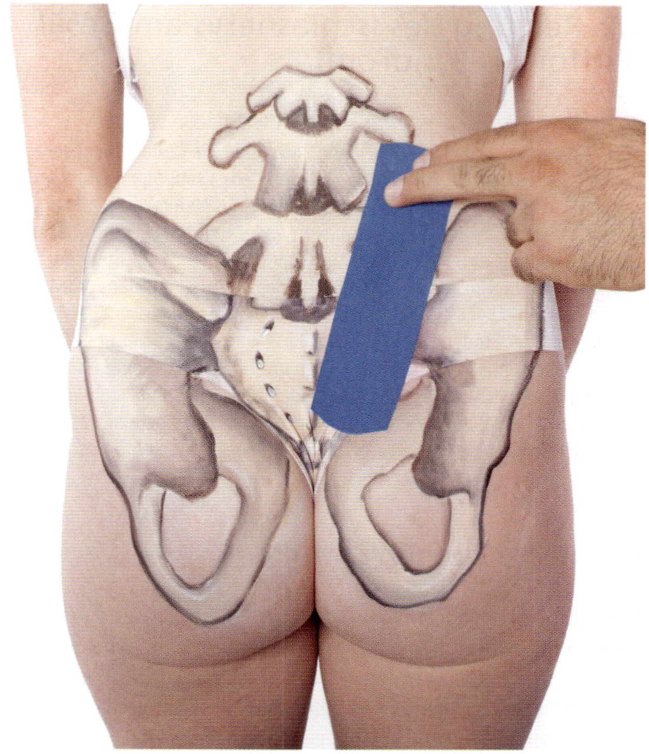

Abb. 5.6 Aktivierung der Tape-Anlage, indem das Tape an der Oberfläche gerieben wird.

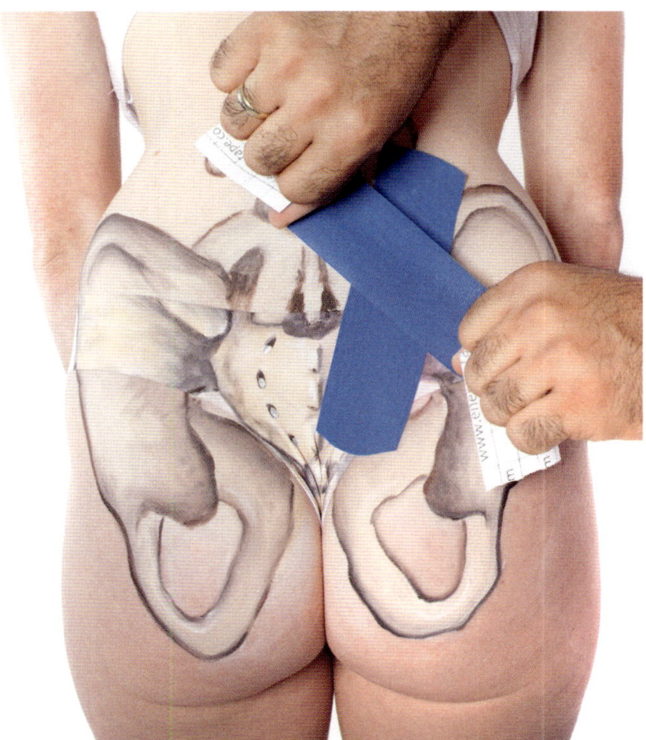

Abb. 5.7 Der zweite Tape-Streifen bildet den Kreuzungspunkt direkt über dem Schmerzpunkt – in diesem Fall das ISG.

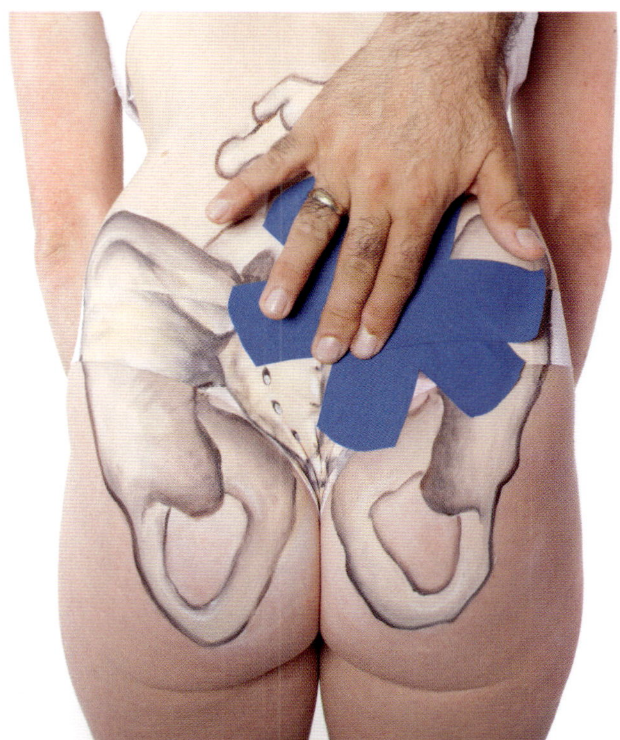

Abb. 5.8 Auch der dritte Streifen bildet ungefähr einen 45-Grad-Winkel zu den anderen beiden Tape-Streifen.

5.2 Reizung des Ischiasnervs am Gesäß (Piriformis-Syndrom)

FALLBEISPIEL

Ein 25-jähriger Student, der die letzten Monate viele Prüfungen absolvieren musste und deshalb die meiste Zeit vor dem Computer verbracht hat, möchte an einem Wochenende im Betrieb seines Vaters, er ist Weinbauer, mithelfen. Obwohl seine Familie davon abgeraten hat, beginnt der junge Mann, kaum als er angekommen war, mit der Arbeit. Er läuft stundenlang im Weinberg herum und erledigt alle möglichen Arbeiten. Danach bittet ihn sein Vater, ein kleines Weinfass, das auf den größeren Fässern im Weinkeller lag, auf den Boden zu stellen. Das Fass war sehr schwer und der junge Mann hatte ziemlich schnell Schmerzen im Gesäß und in der Leiste und im Rücken, die von Minute zu Minute zunahmen. Die Schmerzen verschlimmerten sich zusehends, sodass der am selben Tag noch zu seinem Arzt ging, der eine Ischiasreizung wegen Piriformis-Überlastung diagnostizierte.

Was ist ein Piriformis-Syndrom?

Das Piriformis-Syndrom, das bevorzugt bei Läufern und Triathleten vorkommt, geht einher mit starken Schmerzen im Rücken, Gesäß und in den Beinen. Betroffen ist der Musculus piriformis (➤ Abb. 5.9), ein flacher, birnenförmig geformter Skelettmuskel, der zur tiefen Gruppe der Hüftmuskulatur gehört. Er entspringt an der Innenfläche des Kreuzbein, setzt am Trochanter major (Rollhügel) an und ist für die Außenrotation und Abduktion des Hüftgelenks zuständig.

Der Ischiasnerv verlässt in Höhe des Gesäßes das Becken, läuft auf die Rückseite des Oberschenkels und schickt seine Äste schließlich bis in die Fußspitzen. Eben an dieser Austrittsstelle zieht der Nerv gemeinsam und unmittelbar unterhalb des Piriformis-Muskels durch eine knöcherne Öffnung des Beckens. Ist im menschlichen Körper alles im Lot, macht diese enge Nachbarschaft von Nerv und Muskel keine Probleme. Gerät die Balance der Muskeln jedoch aus dem Gleichgewicht, wirkt sich das auch auf den Ischiasnerv aus, und zwar direkt an seiner Schwachstelle, an der Austrittstelle aus dem Becken.

Das Piriformis-Syndrom ist eine Reizung des Ischiasnervs, die durch eine Entzündung des Piriformis-Muskels entsteht. Die Symptome sind stechende Schmerzen im Gesäß oder ein starker Nervenschmerz, der bis zur Mitte des hinteren Oberschenkels ausstrahlen kann. Gelegentlich treten auch ein Taubheitsgefühl und Kribbeln auf, die bis in die Wade und Zehen reichen können. Zudem können sich Rückenschmerzen entwickeln, die bei längerem Sitzen schlimmer werden. Da die Symptome beim Piriformis-Syndrom ähnlich sind wie bei einem Bandscheibenvorfall, muss auf jeden Fall eine gründliche ärztliche Untersuchung erfolgen, um einen solchen auszuschließen.

Die nicht ausreichende Verlängerungsfähigkeit (entweder durch Verspannung oder Verkürzung) des Muskels ist die Grundlage, auf der sich Beschwerden entwickeln können. Es kommt zur Kompression und Reizung. Diese Entwicklung wird durch folgende Faktoren begünstigt:

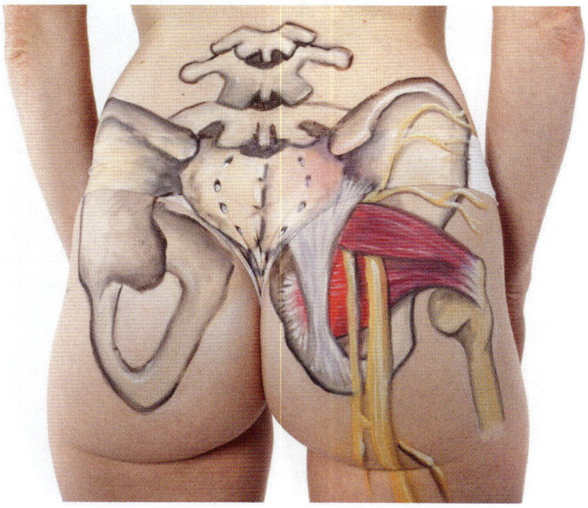

Abb. 5.9 Kreuzbein, Darmbeine sowie Muskelverlauf des M. piriformis und Austrittstelle des Ischiasnervs.

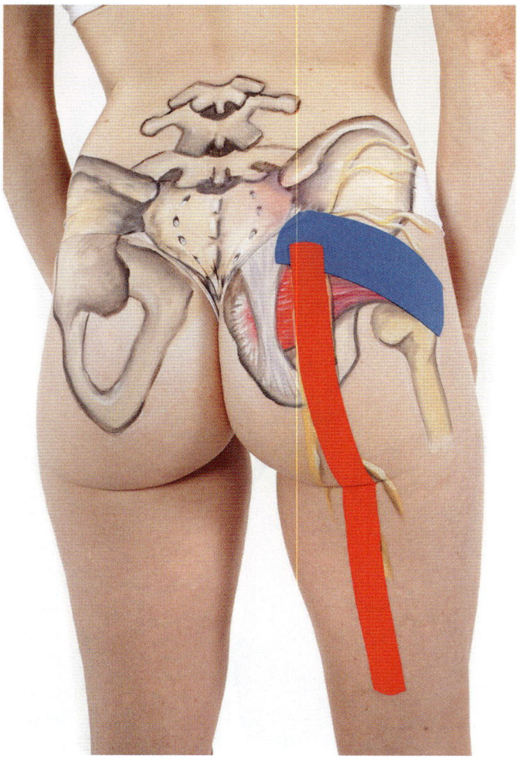

Abb. 5.10 Vollständige Tape-Anlage.

- Wenn das Hüftgelenk in eine maximale kräftige Innenrotation geht, wenn z. B. ein schwerer Gegenstand zwischen den Kniegelenken zu Boden gelassen wird.
- Eine massive Außenrotation wie beim schnellen Laufen kann eine Muskelverspannung hervorrufen.
- Langandauernde Muskelanspannung z. B. des rechten Beins beim Autofahren.
- Fehlstellung der Füße, wie z. B. Knickfüße, zu hohes Fußgewölbe, bewirken eine Innenrotation und Verkürzung des Oberschenkels.
- Ein direktes Traumata, wie z. B. ein Sturz auf das Gesäß, kann eine Verspannung der Muskulatur hervorrufen.

Was kann der Patient tun?

- Dehnungsübungen zur Entspannung des Piriformis-Muskels regelmäßig ausführen.
- Schmerzlindernde Salben auftragen (➤ Kap. 4.1) und je nach Verträglichkeit Wärme zuführen.
- Eine Tape-Anlage (➤ Abb. 5.10) kann durch Entspannung der Muskulatur eine Spannungsreduktion des Muskels bewirken und somit schmerzlindernd wirken.

Wann zum Arzt?

- Wenn die Schmerzen innerhalb von 2–3 Tagen unerträglich werden und in das Gesäß und den Oberschenkel ausstrahlen.
- Wenn Schwäche in den Beinen auftritt und das Gehen erschwert und unmöglich wird.

Was macht der Arzt?

Diagnostik

Um ernsthafte Beschwerden auszuschließen, erfolgt als diagnostische Maßnahme Röntgen oder MRT des Beckens. Da eine Schwellung auch durch Infektionen oder andere Erkrankungen hervorgerufen werden kann, ist je nach ärztlichem Ermessen die Bestimmung von Entzündungsparametern sinnvoll.

Therapie

Es können folgende schulmedizinischen und alternativen Therapieverfahren zur Anwendung kommen.

- Klassische Massagen und Querfriktionen des Piriformis-Muskels wirken entspannend und lösen den starken Tonus des Muskels.
- Manuelle Therapie zur Lösung der Dysfunktion des Beckens und Entspannung der Muskelansätze und Muskulatur.
- Ultraschalltherapie wegen der Tiefenwirkung und Entspannung.

Therapeutische Übungen (Physiotherapie)

Häufig ist der M. piriformis aufgrund von einseitiger Belastung in seiner Funktionsfähigkeit beeinträchtigt. Das Dehnen des Muskels bewirkt eine schnelle Spannungsreduktion. Dadurch werden zudem die Durchblutung verbessert sowie die verkrampfte Muskulatur und der Druck auf den Nerv gelöst.

Ausgangsstellung Setzen Sie sich auf einen Stuhl und führen Sie den Fuß des schmerzenden Beins zum Knie des anderen Beins und lassen Sie das Bein dort ruhen (➤ Abb. 5.11).

Durchführung

- Versuchen Sie diese Beinstellung beizubehalten, während Sie den Oberkörper leicht nach vorne beugen und sich abstützen, indem Sie den Unterarm und Ellenbogen auf dem Unterschenkel ablegen (➤ Abb. 5.12).
- Halten Sie diese Position mindestens 30 Sekunden lang und wiederholen Sie die Übung bis zu 4-mal oder so lange, bis kein Dehnungsgefühl mehr auftritt.

BEACHTE
Die Übung darf keine Schmerzen bereiten, sie darf allerdings ein deutliches Dehnungsgefühl im Gesäß hervorrufen.

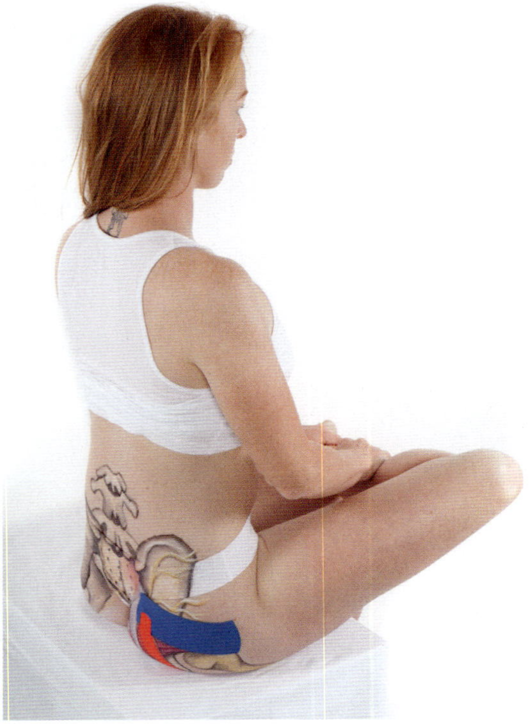

Abb. 5.11 Führen Sie den Fuß des Beins zum Knie des anderen Beins und lassen Sie das Bein dort ruhen.

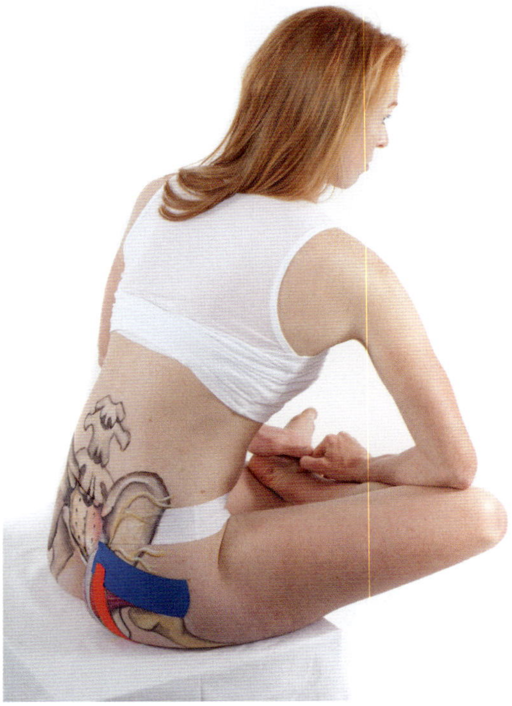

Abb. 5.12 Gehen Sie weiter in die Dehnung, indem Sie Unterarm und Ellenbogen auf dem Unterschenkel ablegen.

Tape-Anlage beim Piriformis-Syndrom

Um die beschriebene Engstelle durchgängiger zu machen und den Spannungszustand des Muskels zu reduzieren, eignet sich die nachfolgende Tape-Anlage. Das Tape wird am Ansatz des Muskels angebracht und entlang des Muskels geklebt.
Die Tape-Anlage wird mit **einem Partner** angebracht.

Vorbereitung

- Sie stehen aufrecht. Das betroffene Bein befindet sich in maximaler Innenrotation, d. h., der Fuß zeigt nach innen (➤ Abb. 5.13).
- Entfernung vom Trochanter (Knochenvorsprung am Oberschenkelknochen – großer Rollhügel) bis zur Kreuzbeinmitte messen und Tape in dieser Länge zuschneiden.
- Ränder des Tapes abrunden.

Taping

- Basis des Tapes vom Trägerpapier lösen und am großen Rollhügel anbringen.
- Mit der anderen Hand das Tape vom Papier lösen und entlang des Muskels kleben (➤ Abb. 5.14).
- Tape-Anlage durch vorsichtiges Reiben der gesamten Oberfläche aktivieren (➤ Abb. 5.15).
- Nach der Tapeanlage auf dem M. piriformis wird entlang des Ischiasnerven, d.h. etwa in der Mitte der Oberschenkelrückseite, das Tape von unten nach oben positioniert, geklebt und aktiviert (➤ Abb. 5.16).

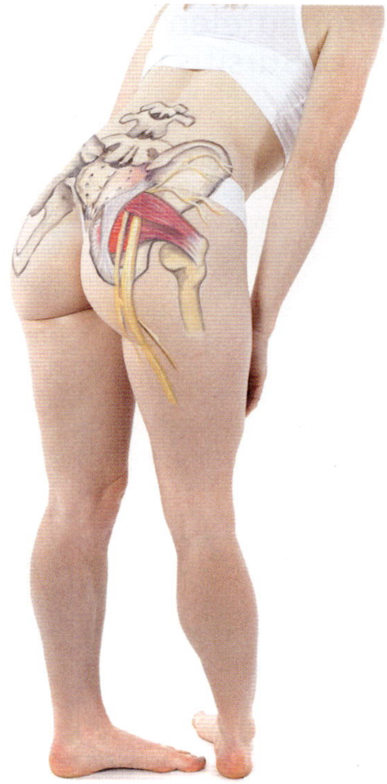

Abb. 5.13 Den Muskel in Vordehnung bringen, indem das Bein nach innen rotiert wird.

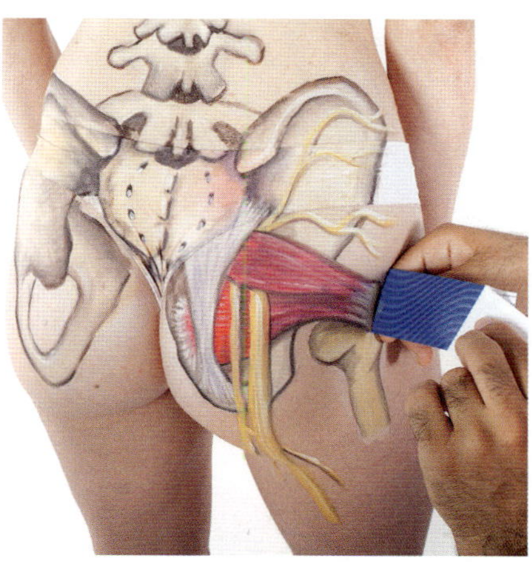

Abb. 5.14 Basis des Tapes wird positioniert und spannungsfrei geklebt.

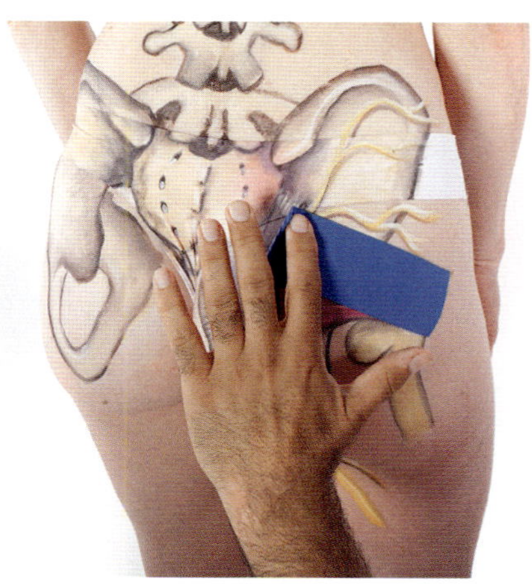

Abb. 5.15 Aktivierung der Tape-Anlage.

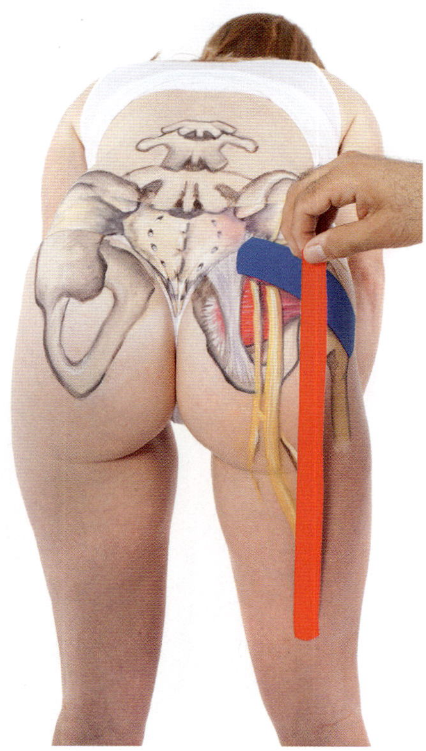

Abb. 5.16 Nerven-Tape über dem Ischiasnerv.

5.3 Schleimbeutelentzündung im Hüftgelenk (Bursitis trochanterica) 12

FALLBEISPIEL

Eine 35-jährige Frau möchte sich für den Halbmarathon vorbereiten. Aufgrund ihrer familiären Situation muss sie einige Trainingseinheiten ausfallen lassen. Da die Zeit drängt, versucht sie nun das Training zu intensivieren, indem sie täglich mehr trainiert. Doch sie verspürt Tag für Tag mehr Schmerzen im rechten Trochanter, sicherlich wegen des intensiven Trainings sowie aufgrund der abschüssigen Laufstrecke und ihrer ausgeprägten Knickfüße – die Einlagen sind leider noch nicht fertig gestellt. Ein befreundeter Sportarzt und Laufkollege diagnostiziert eine Bursitis trochanterica – eine Schleimbeutelentzündung im Hüftgelenk – und hilft der Laufkollegin, die Trainingseinheit zu optimieren, so dass sie – eine adäquate Therapie mit eingeschlossen – ihr Rennen dennoch erfolgreich absolvieren kann.

Was ist eine Bursitis trochanterica?

Als Bursa trochanterica bezeichnet man Schleimbeutel, die sich zwischen dem oberen Knochenvorsprung des Oberschenkelknochens (Trochanter major) und den hier ansetzenden Muskeln und Sehnen (➤ Abb. 5.17) befinden.

Ursachen für die Entwicklung einer solchen Schleimbeutelentzündung sind:

- Lokale Gewalteinwirkung wie Sturz, Schlag oder Aufprall am Trochanter, wie z. B. beim Fußballspielen mit Einblutung in den Schleimbeutel, der sich entzündlich verändern kann. Die Abheilung geht mit Narbenbildung, Entzündungen und Verklebungen einher.
- Chronische Verspannung des Beckenmuskels (Musculus tensor fasciae latae), dessen Sehne über den Trochanter verläuft, z. B. durch Beinlängendifferenz und Fußfehlstellungen, durch hohe Belastungen bei Langstreckenlauf oder Radfahren, können ein Sehnenreiben verursachen und eine Reizung des Schleimbeutels bewirken.

Symptome einer Schleimbeutelentzündung sind:

- Schmerzen an der Außenseite des Oberschenkels im Bereich des tastbaren Knochenvorsprungs, besonders beim Gehen.
- Schmerzen im Oberschenkelverlauf, vor allem nachts, möglicherweise entwickelt sich auch schmerzbedingtes Schonhinken.
- Druckschmerz und gelegentliches Schnappen in diesem Bereich.

Was kann der Patient tun?

- Bevorzugt auf dem Rücken oder Bauch schlafen, bei Seitenlage nicht auf die schmerzhafte Seite liegen.
- Bei Sportlern Trainingseinheiten für die untere Extremität und zur Lockerung des Hüftgelenks nur langsam aufbauen, Überlastung reduzieren, indem z. B. beim Laufen gerade Flächen ausgewählt werden.
- Entzündliche Region kühlen (Coolpacks auflegen).
- Das Tapen (➤ Abb. 5.18) kann das Gewebe anheben und ein Lösen der verklebten und vernarbten Schichten unterstützen („Stern-Taping“).

Wann zum Arzt?

- Wenn sich die Schmerzen trotz Therapie und Tape nach 2–3 Tagen nicht bessern.

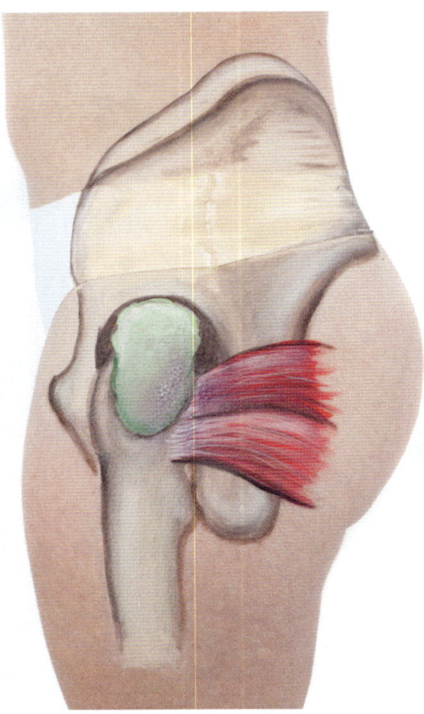

Abb. 5.17 Hüfte, Oberschenkelknochen, Schleimbeutel und Hüftgelenksrotatoren.

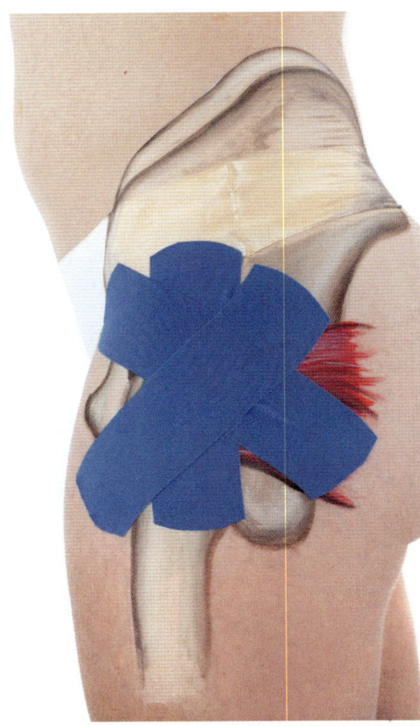

Abb. 5.18 Vollständige Tape-Anlage bei einer Bursitis der Hüfte.

- Wenn sich Schwellung und Belastungsschmerzen beim Gehen und Laufen innerhalb von 2–3 Tagen verstärken.
- Wenn sich die massive Druckschmerzhaftigkeit nach wenigen Tagen nicht bessert.

Was macht der Arzt?

Diagnostik

Um ernsthafte Beschwerden auszuschließen, erfolgt als diagnostische Maßnahme Röntgen oder MRT des Beckens. Da eine Schwellung auch durch Infektionen oder andere Erkrankungen hervorgerufen werden kann, kann je nach ärztlichem Ermessen die Bestimmung von Entzündungsparametern sinnvoll sein.

Therapie

Es können folgende schulmedizinischen und alternativen Therapieverfahren zur Anwendung kommen.

- Gegen die Verkürzung des Muskels und die Verspannung der Hüftgürtelmuskulatur helfen sanfte Massagen, zudem wird dadurch der Schleimbeutel weniger gereizt.
- Die Faszientherapie hilft, Verklebungen zu lösen und die Durchblutung zu verbessern, wodurch sich die Gleitfähigkeit des Gewebes erhöht, die Funktionsfähigkeit der Muskulatur verbessert und die Schmerzen gelindert werden.
- Zur Behandlung chronischer Verklebungen sind auch die Ultraschall-Therapie und Schröpfen geeignet.
- Neuraltherapie, Akupunktur, orale Schmerztherapie (unter Magenschutz) können zum Einsatz kommen.
- Die operative Entfernung des erkrankten Schleimbeutels (Bursektomie) wird bei therapieresistenten Fällen als letzte Option in Betracht gezogen.

Therapeutische Übungen (Physiotherapie)

Häufig sind die Sehnenansätze aufgrund einseitiger Belastung in ihrer Kraft und Beweglichkeit beeinträchtigt. Durch das aktive Bewegen kommt es rasch zu einer Längenänderung des Muskels und zur Schmerzstillung.

Ausgangsstellung Stellen Sie sich dicht vor eine Wand und stützen Sie sich mit beiden Händen leicht an der Mauer ab (> Abb. 5.19).

Durchführung

- Versuchen Sie zunächst das Knie der schmerzhaften Seite bis etwa 90 Grad seitlich an die Wand zu heben. Führen Sie danach die Übung mit dem anderen Knie aus (> Abb. 5.20).
- Halten Sie die Endstellung mindestens 15 Sekunden, wiederholen Sie diese Sequenz bis zu 10-mal.
- Führen Sie die Übung etwa 2-mal täglich und etwa 3-mal pro Woche aus.

BEACHTE
Das Bein, auf dem Sie stehen, sollte leicht gebeugt bleiben und nicht nach innen kippen.

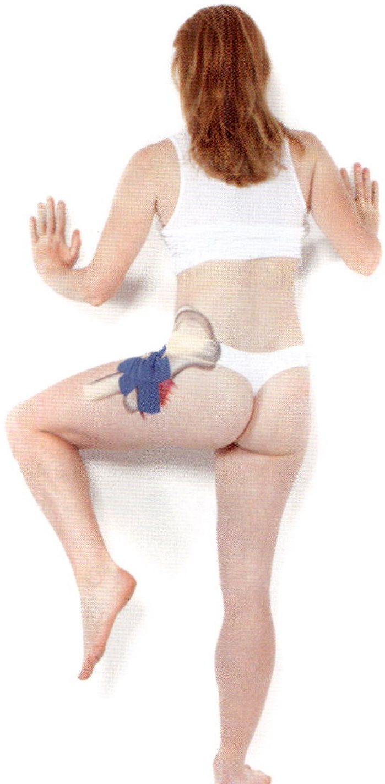

Abb. 5.19 Sie blicken auf die Wand und stützen sich leicht an der Wand ab.

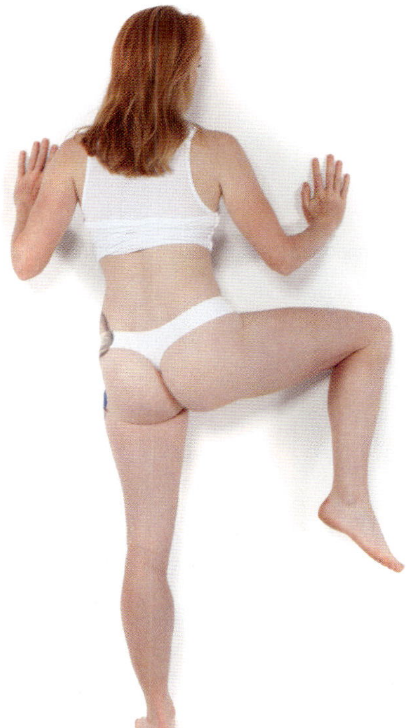

Abb. 5.20 Führen Sie das Knie bis etwa 90 Grad seitlich an die Wand.

5

Tape-Anlage bei Schleimbeutelentzündung am Hüftgelenk

Das Tape übt durch seine Elastizität einen Zug auf die Haut aus, ebenso auf das darunterliegende Gewebe und auf die Faszien, sodass es schonend in Richtung Hautoberfläche gezogen wird. Durch diese leichte Traktion werden Verklebungen gelöst und das Gewebe durchmassiert, wodurch wiederum die Durchblutung verbessert und Entzündungsmediatoren abtransportiert werden.
Es wird **keine weitere Person** benötigt, die beim Tapen hilft.

Vorbereitung

- Sie stehen entspannt (➤ Abb. 5.21).
- Benötigt werden vier Tape-Streifen, jeder Streifen ist etwa 15 cm lang.
- Die Ränder werden abgerundet.

Taping

- Basis des Tapes an einem Ende vom Trägerpapier lösen und am unteren Teil des großen Rollhügels (Trochanter) ohne Zug anbringen (➤ Abb. 5.22).
- Mit der anderen Hand das Tape vom Papier lösen und über dem Trochanter mit deutlichem Zug kleben.
- Das Ende des Tape-Streifens ohne Zug anbringen.
- Die nächsten beiden Streifen auf dem Trochanter – jeweils in etwa 45 Grad zu dem jeweils anderen Streifen (➤ Abb. 5.23, ➤ Abb. 5.24) – positionieren und kleben.
- Anschließend Tape-Anlage durch vorsichtiges Reiben der gesamten Oberfläche aktivieren.

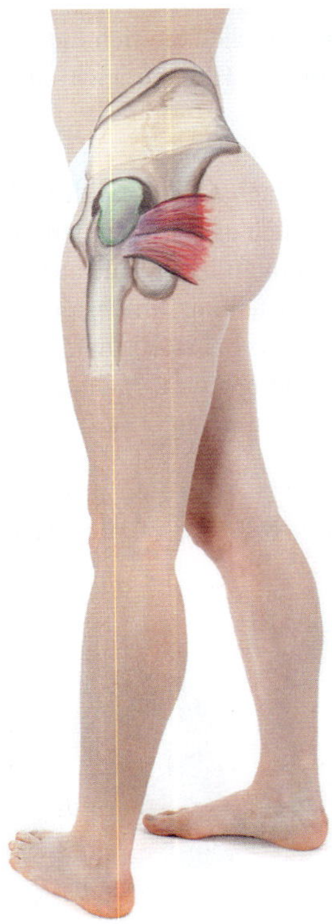

Abb. 5.21 Vordehnposition – Patient steht entspannt.

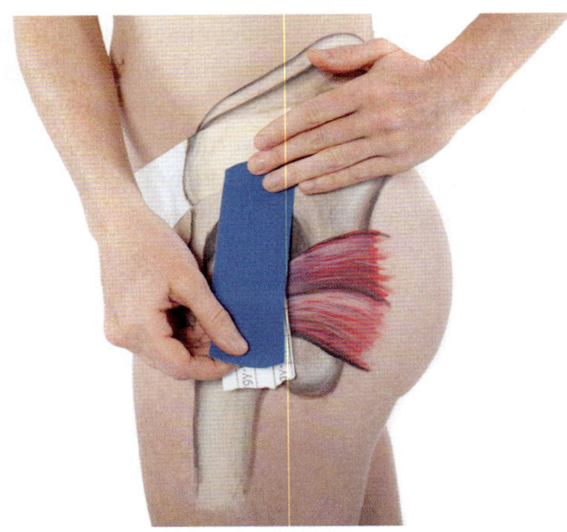

Abb. 5.22 Ersten Streifen in Ligament-Technik anbringen und aktivieren.

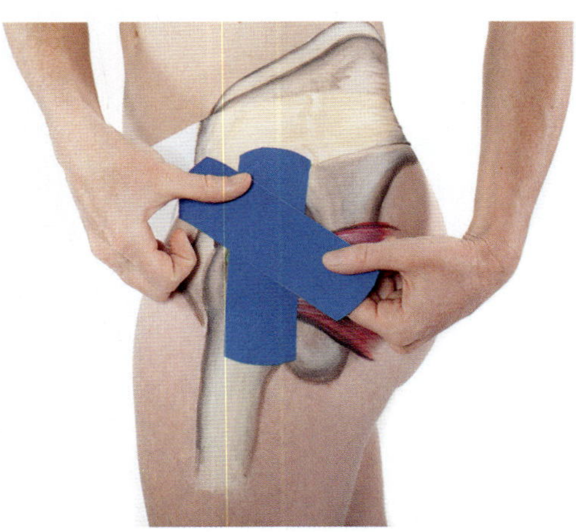

Abb. 5.23 Zweiten Streifen in etwa 45 Grad zum ersten Streifen anbringen.

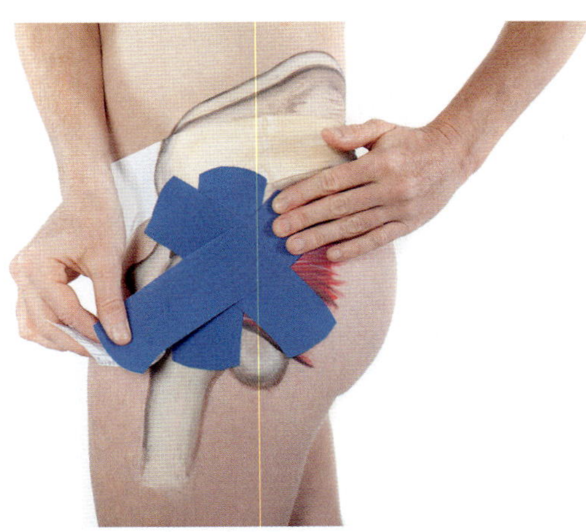

Abb. 5.24 Dritten Streifen in etwa 45 Grad zum zweiten Streifen anbringen.

5.4 Schmerzen an der Innenseite der Oberschenkel (Myogelose der Adduktoren [Musculi adductores brevis et longi])

FALLBEISPIEL

Eine 40-jährige Frau freut sich sehr auf ihren ersten Urlaub in einem arabischen Land. Kaum dort angekommen, beginnen schon die ersten Führungen und Events. Am zweiten Tag ist Reiten angesagt, worauf sich die Patientin sehr freut, da sie sich mit Pferden gut auskennt. Ihr wird ein sehr temperamentvoller Araber-Hengst zugeteilt. Gegen den Rat der Reiseleitung möchte die Patientin unbedingt ausreiten. Der Ausritt dauert 3 Stunden. Danach soll es, als weiteres Highlight, Essen in einem Beduinen-Zelt geben, was heißt, dass die Patientin währenddessen im Schneidersitz sitzen muss. Am Abend klagt die Patientin über massive Schmerzen in den Oberschenkeln, die rechts stärker sind. Ihr Ehemann, ein ausgebildeter Masseur, erkennt die Problematik sofort und diagnostiziert eine Myogelose der Adduktorengruppe.

Was ist eine Myogelose der Adduktoren des Oberschenkels?

Eine Muskelverhärtung oder Myogelose der Adduktoren (➤ Abb. 5.25) kommt meistens durch eine plötzliche Überbelastung zustande. Beispielsweise beim Ausrutschen auf Glatteis und dem Versuch das Gleichgewicht zu halten. Auch anstrengendes Reiten, Schifahren oder ungewohntes langes Fahrradfahren können Schmerzen und Zerrungen hervorrufen. Die Adduktoren können ebenfalls gereizt werden durch das Verharren in einer fixierten Position, wie z. B. dem langen Sitzen im Schneidersitz.
Symptome sind:

- Schmerzen in der Leiste und Oberschenkelinnenseite in Ruhe.
- Die Schmerzen werden verstärkt bei Heben von schweren Lasten oder durch schnelle Drehbewegungen im Hüftgelenk wie z. B. beim Fußball- oder Tennisspiel.

Was kann der Patient tun?

- Nachts ein Kissen zwischen die Oberschenkel legen, damit die Adduktoren nicht über lange Zeit in einer verkürzten Position verharren.
- Nicht mit übereinandergeschlagenen Beinen sitzen (Bein der schmerzhaften Seite nicht über das andere Bein führen).
- Dehnübungen und Selbstmassage der schmerzhaften Zonen durchführen.
- Entzündungshemmende Salbenverbände (➤ Kap. 4.1) über den Adduktoren anbringen.
- Wärmepackungen an Adduktorengruppe legen, damit der Muskel sich entspannt.
- Durch die Tape-Anlage (➤ Abb. 5.26) wird die Muskelgruppe entspannt und die Durchblutung verbessert.

Wann zum Arzt?

- Wenn sich die Schmerzen trotz Therapie und Tape nach 2–3 Tagen nicht bessern.
- Wenn sich Schwellung und Belastungsschmerzen beim Gehen und Laufen immer noch verstärken.
- Wenn die Druckschmerzhaftigkeit nach wenigen Tagen immer noch besteht.

Was macht der Arzt?

Diagnostik

Um ernsthaftere Beschwerden auszuschließen, erfolgt als diagnostische Maßnahme Röntgen oder MRT des Beckens. Da eine Schwellung auch durch Infektionen oder andere Erkrankungen hervorgerufen werden kann, kann die Bestimmung von Entzündungsparametern sinnvoll sein.

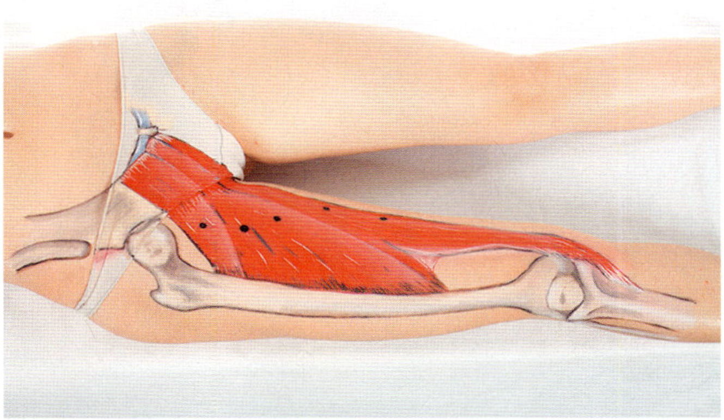

Abb. 5.25 Oberschenkelknochen und Verlauf der vorderen Oberschenkelmuskulatur.

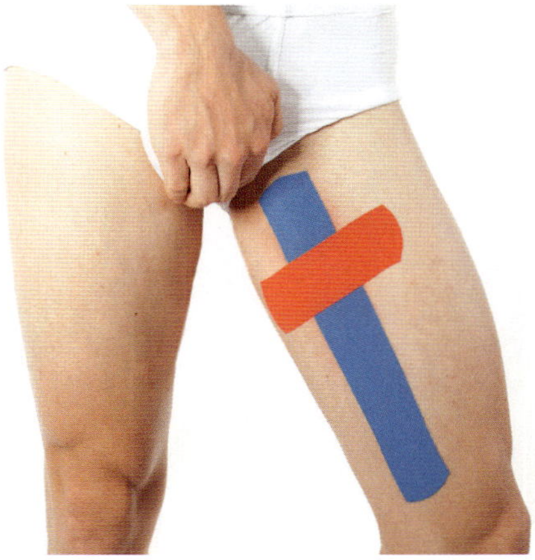

Abb. 5.26 Vollständige Tape-Anlage bei Verspannung der vorderen Oberschenkelmuskulatur.

Therapie

Es können folgende schulmedizinischen und alternativen Therapieverfahren zur Anwendung kommen.

- Massage und Dehnung des Muskels durch den Therapeuten vornehmen lassen.
- Elektrotherapie mittels Ultraschall und leichte Massage entlang des gesamten Muskels zur Entspannung.
- Klassische Akupunktur hat sich bewährt.

Therapeutische Übungen (Physiotherapie)

Häufig sind die Sehnenansätze aufgrund einseitiger Belastung in ihrer Kraft und Beweglichkeit beeinträchtigt. Durch das aktive Bewegen kommt es rasch zu einer Längenänderung des Muskels und zur Schmerzstillung.

Ausgangsstellung Stellen Sie sich breitbeinig hin, legen Sie die Hände auf das Becken und beugen Sie den Oberkörper leicht nach vorne (➤ Abb. 5.27).

Durchführung

- Halten Sie diese Position und verlagern Sie das Körpergewicht einmal nach links und einmal nach rechts (➤ Abb. 5.28).
- Dabei blicken Sie zum Boden und strecken jeweils das nicht gewichtstragende Knie aus.
- Halten Sie die Endstellung mindestens 15 Sekunden und wiederholen Sie die Übungssequenz bis zu 10-mal.
- Führen Sie die Übung 2-mal täglich und etwa 3-mal pro Woche aus.

BEACHTE

Das Bein, auf dem Sie stehen, sollte leicht gebeugt bleiben, das Knie aber nicht nach innen kippen.

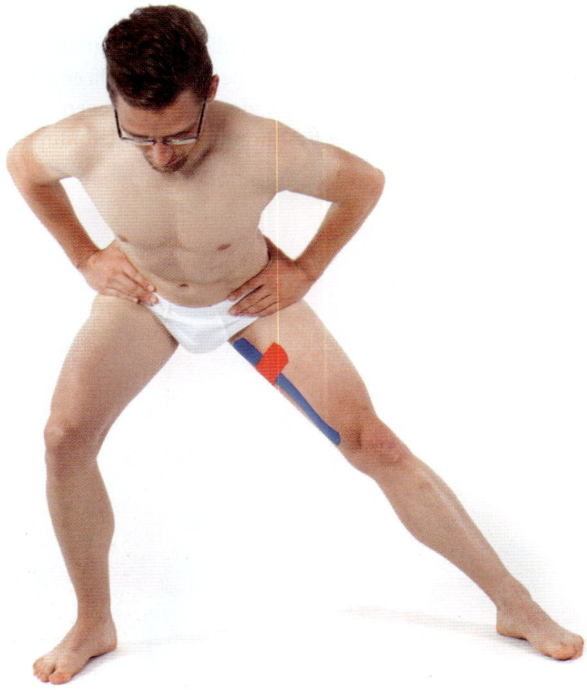

Abb. 5.27 Im breitbeinigen Stand, Hände auf das Becken legen und Oberkörper leicht nach vorne beugen.

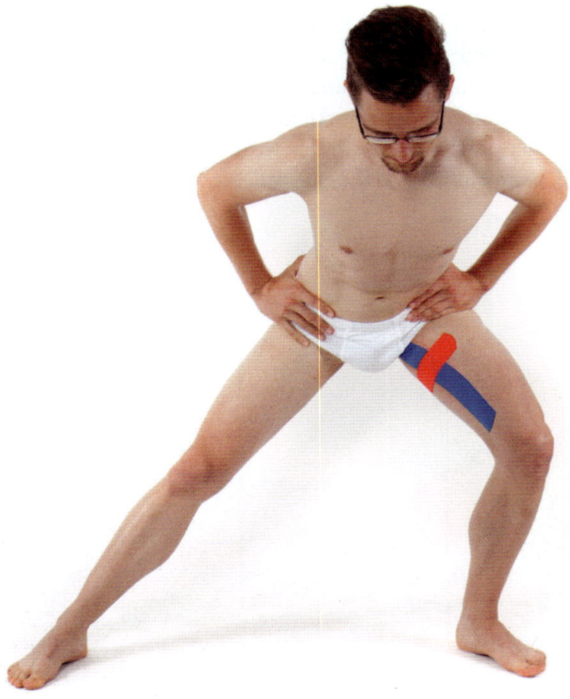

Abb. 5.28 Körpergewicht wechselweise nach links und rechts verlagern.

Tape-Anlage bei Myogelose der Adduktoren

Um den Spannungszustands des Muskels zu minimieren, wird das Tape am Muskelansatz angebracht und entlang des Muskels geklebt.
Es wird **keine weitere Person** benötigt, die beim Tapen hilft.

Vorbereitung

- Sie sitzen entspannt und aufrecht.
- Das betroffene Bein wird zur Seite ausgestreckt, das andere Bein ist ebenfalls in einer leichten Grätschposition.
- Tape von der Knieinnenseite nach oben bis etwa 5 Querfinger vor der Leiste messen und in dieser Länge abschneiden.
- Ränder des Tapes abrunden.

Taping

- Basis des Tapes an einem Ende vom Trägerpapier lösen und an der Innenseite des Knies anbringen (➤ Abb. 5.29).
- Mit der anderen Hand das Tape vom Papier lösen und im Muskelverlauf kleben (➤ Abb. 5.30).
- Anschließend Tape-Anlage durch vorsichtiges Reiben der gesamten Oberfläche aktivieren.
- Quer-Tape mit einer Ligament-Technik am oberen Muskelbauch anbringen und quer zur Tape-Anlage kleben (➤ Abb. 5.31, ➤ Abb. 5.32).

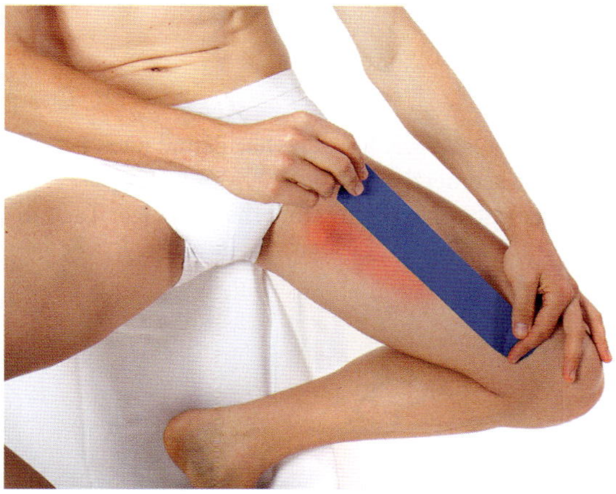

Abb. 5.29 Basis des Tapes an der Innenseite des Knies positionieren und anbringen.

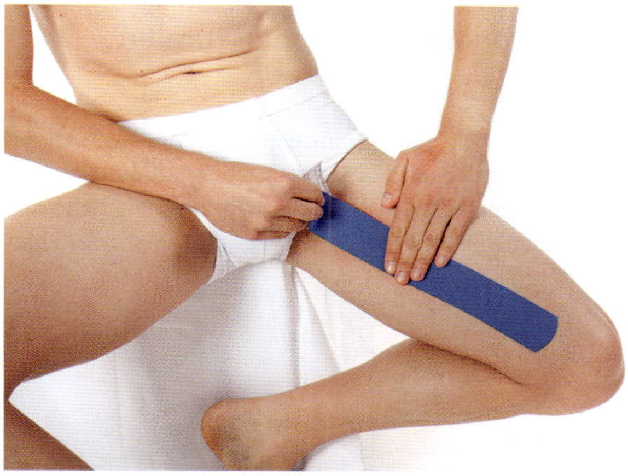

Abb. 5.30 Tape wird im Muskelverlauf ohne Spannung geklebt.

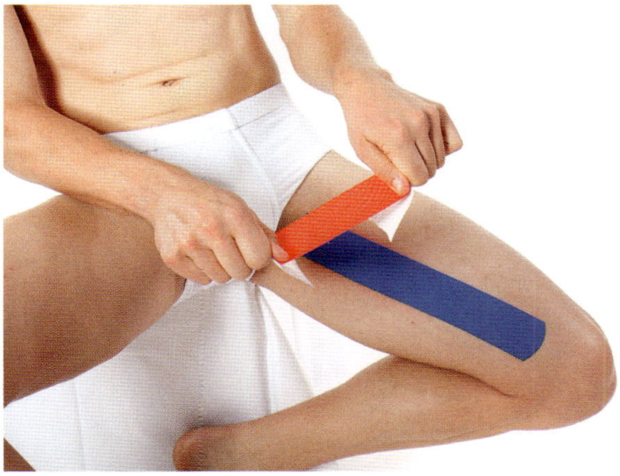

Abb. 5.31 Quer-Tape über dem oberen Muskelbauch anbringen.

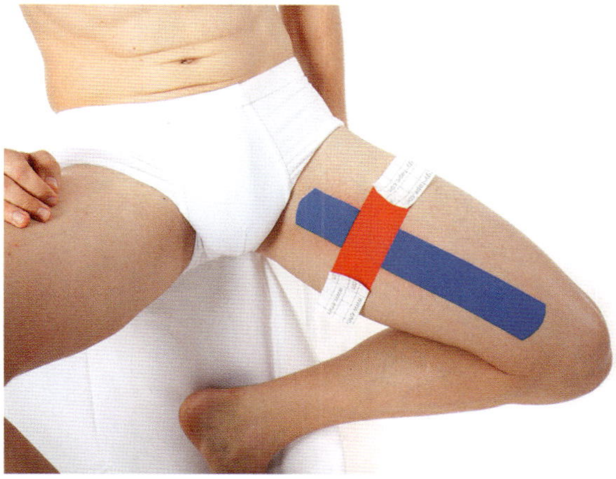

Abb. 5.32 Quer-Tape über dem oberen Muskelbauch kleben, die Tape-Enden sind spannungsfrei.

5.5 Verspannung an der Rückseite der Oberschenkel (Myogelose der ischiokruralen Muskelgruppe)

FALLBEISPIEL

Ein 11-jähriges Mädchen besucht mit ihren Eltern einen befreundeten Lokalbesitzer, der sein Lokal vor der Eröffnung seinen besten Freunden zeigen wollte. Alle nehmen an einem Tisch Platz, nur das Mädchen möchte an der Bar auf einem hohen Hocker sitzen. Ihre Füße erreichen kaum die Fußstütze. Sie unterhält sich mit dem Barkeeper und die Zeit vergeht. Sie verspürt allmählich ein Schweregefühl in den Beinen und einen aufsteigenden Schmerz am Oberschenkel. Sie wird immer unruhiger, steigt vom Hocker herunter und kann für einige Minuten nicht gehen, außerdem tut der Oberschenkel weh und er ist etwas pelzig. Ein befreundeter Arzt, der anwesend ist, äußert die Verdachtsdiagnose einer Thrombose oder nervalen Läsion, sodass das Mädchen sofort zum Arzt gebracht wird. Nach einer gründlichen Befragung stellte der Arzt die Diagnose „Myogelose der Hamstrings durch Kompression". Die Symptome besserten sich schnell und die Patientin sitzt bei der offiziellen Eröffnung des Lokals an einem normalen Tisch.

Was ist ein Myogelose der ischiokruralen Muskulatur?

Die ischiokrurale Muskelgruppe (Hamstrings ➤ Abb. 5.33), die an der Rückseite der Oberschenkel liegt, neigt sehr stark dazu, sich zu verkürzen und zu verspannen. Wird die Oberschenkelrückseite, z. B. aufgrund einer hohen Sitzfläche bei Erwachsenen oder eines Hochsitzes bei Kindern ständig komprimiert, da die Muskulatur ständiger Spannung ausgesetzt ist, können Schmerzen, Verspannungen, manchmal sogar ein pelziges Gefühl im Muskelverlauf auftreten.

Symptome sind stechende Schmerzen entlang des Muskels (Gesäß, Rückseite des Oberschenkels, des Knies), diese können sogar Schlafstörungen hervorrufen.

Was kann der Patient tun?

- Beim Sitzen einen Fußschemel benutzen, um den Druck auf die Rückseite der Oberschenkel deutlich zu minimieren.
- Dehnübungen und Selbstmassage der schmerzhaften Zonen in Muskelregionen durchführen.
- Entzündungshemmende Salbenverbände (➤ Kap. 4.1) auf der Rückseite des Oberschenkels anbringen.
- Der Tape-Verband (➤ Abb. 5.34) dient der Entspannung der Muskulatur.

Wann zum Arzt?

- Wenn sich die Muskulatur weiterhin verhärtet und nach 2–3 Tagen immer noch schmerzhaft ist.
- Wenn die Bewegungseinschränkung innerhalb weniger Tage zunimmt.

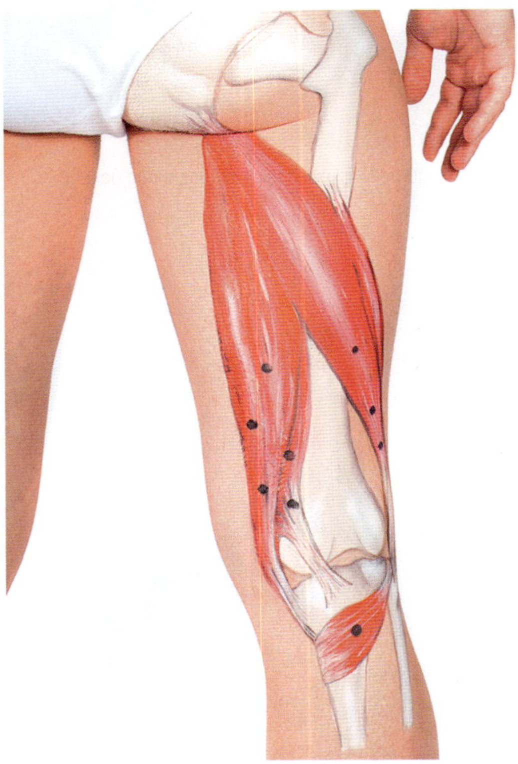

Abb. 5.33 Hüfte, Oberschenkelknochen und Verlauf der ischiokruralen Muskelgruppe.

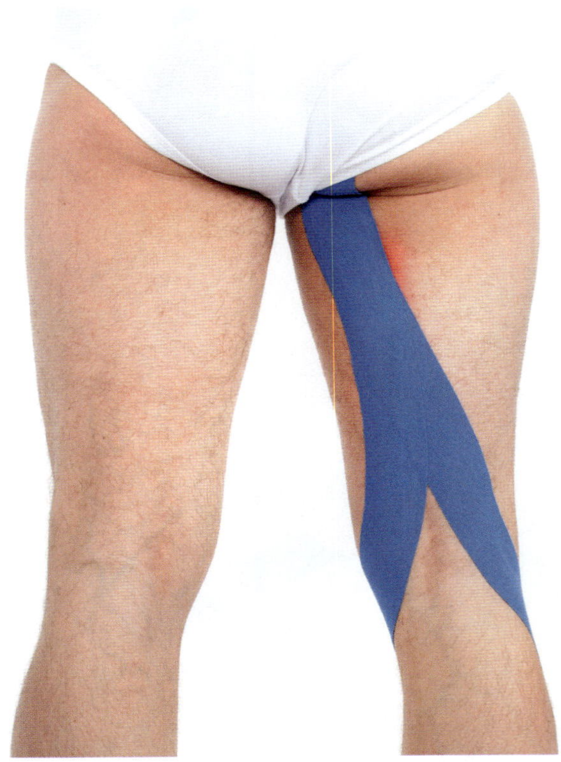

Abb. 5.34 Vollständige Tape-Anlage bei Verspannung der Oberschenkelmuskulatur an der Rückseite.

- Wenn sich die Schmerzen innerhalb weniger Stunden auf benachbarte Regionen ausweiten.
- Wenn sich im Muskelverlauf Blutergüsse zeigen.

Was macht der Arzt?

Diagnostik

Um ernsthafte Beschwerden auszuschließen, erfolgt als diagnostische Maßnahme Röntgen oder MRT. Auch eine Ultraschalldiagnostik der Gefäße ist notwendig, um eine mögliche Thrombenbildung auszuschließen. Da eine Schwellung auch durch Infektionen oder andere Erkrankungen hervorgerufen werden kann, kann je nach ärztlichem Ermessen die Bestimmung von Entzündungsparametern sinnvoll sein.

Therapie

Es können folgende schulmedizinischen und alternativen Therapieverfahren zur Anwendung kommen.

- Massage und Muskeldehnung durch den Therapeuten vornehmen lassen.
- Medikamentöse Therapie zur Schmerzlinderung mit NSAR unter Magenschutz.
- Intensive Elektrotherapie mittels Ultraschall und leichter Massagen entlang des gesamten Muskels und eventuell Stoßwellentherapie.
- Klassische Akupunktur hat sich auch als effektive Therapie bewährt.

Therapeutische Übungen (Physiotherapie)

Häufig sind die Sehnenansätze aufgrund einseitiger Belastung in ihrer Kraft und Beweglichkeit beeinträchtigt. Durch das aktive Bewegen kommt es rasch zu einer Längenänderung des Muskels und zur Schmerzstillung.

Ausgangsstellung Legen Sie sich auf den Boden und legen Sie Ihre Füße so auf einem Stuhl ab, dass die Fersen an der Stuhlkante aufliegen. Zwischen Ober-und Unterschenkel sollte ein rechter Winkel bestehen (➤ Abb. 5.35).

Durchführung

- Heben Sie das Gesäß etwa 20 cm in die Höhe, ohne den Winkel der Knie groß zu verändern (➤ Abb. 5.36).
- Bleiben Sie für etwa 1 Minute in dieser Position und wiederholen Sie die Übungsabfolge 3-mal.
- Führen Sie die Übung 1-mal täglich und etwa 3-mal pro Woche aus.

BEACHTE
Während der Übung dürfen keine Rückenschmerzen auftreten. Achten Sie darauf, nicht ins Hohlkreuz zu fallen.

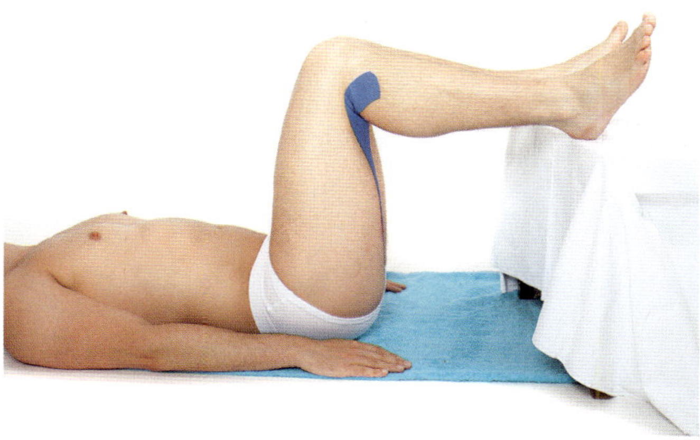

Abb. 5.35 Ihre Füße sind auf dem Stuhl abgelegt, Ober- und Unterschenkel bilden einen rechten Winkel.

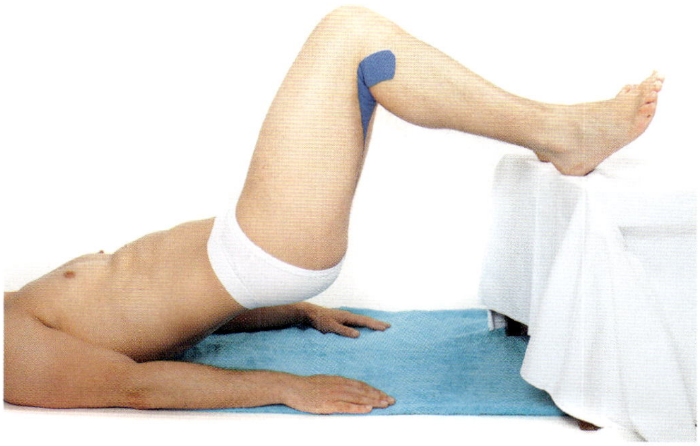

Abb. 5.36 Heben Sie das Gesäß um etwa 20 Grad nach oben.

Tape-Anlage bei Verspannung oder Zerrung des hinteren Oberschenkelmuskels

Zur Senkung des Spannungszustands des Muskels wird das Tape am Ansatz des Muskels angebracht und entlang des Muskels geklebt.

Die Tape-Anlage wird mit **einem Partner** angebracht. (Mit viel Erfahrung kann das Tape auch selbst angebracht werden.)

Vorbereitung

- Sie stehen entspannt und leicht nach vorne gebeugt. Das betroffene Bein wird nach hinten geführt, so dass es das andere Bein überkreuzt.
- Tape vom Innenrand des Knies bis ca. 2 Querfinger über dem mittleren Anteil des Gesäßes (Sitzbeinhöcker) messen und abschneiden.
- Tape-Ränder abrunden.

Taping

- Tape-Basis an einem Ende vom Trägerpapier lösen und am Innenrand des Knies anbringen (➤ Abb. 5.37).
- Mit der anderen Hand das Tape vom Papier lösen und im Verlauf des hinteren Oberschenkelmuskels kleben (➤ Abb. 5.38).
- Nun zweiten Streifen vom Papier lösen und am äußeren Knie, in der Höhe des Wadenbeinköpfchens, anbringen und entlang des Oberschenkelmuskels kleben (➤ Abb. 5.39).
- Tape-Anlage durch vorsichtiges Reiben der gesamten Oberfläche aktivieren (➤ Abb. 5.40).

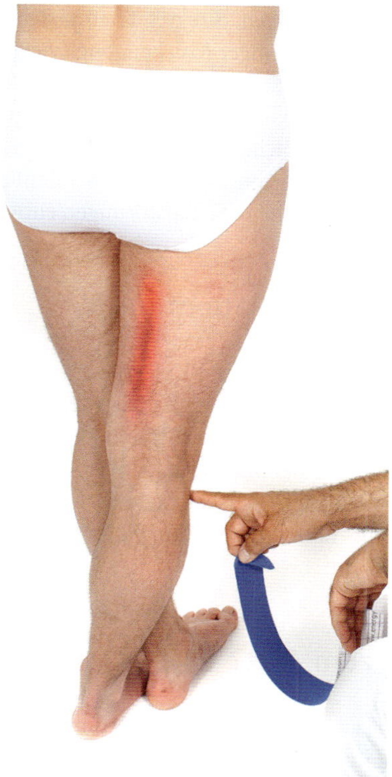

Abb. 5.37 Position der Basis des äußeren Tape-Streifens.

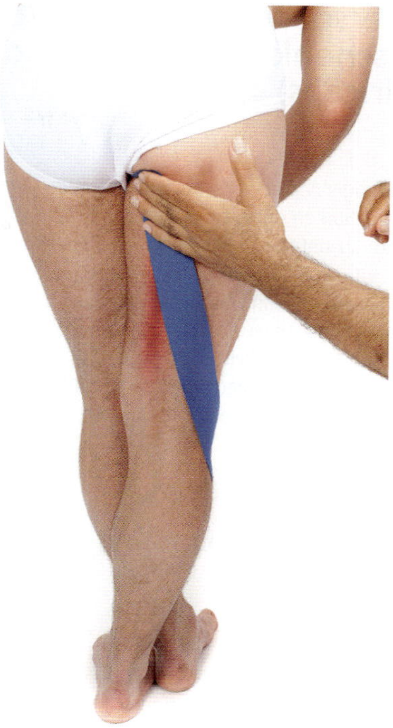

Abb. 5.38 Äußeren Streifen positionieren und kleben.

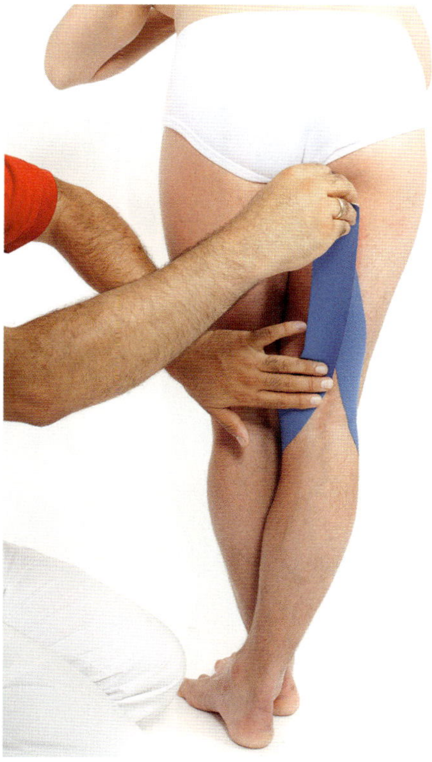

Abb. 5.39 Inneren Streifen positionieren und kleben.

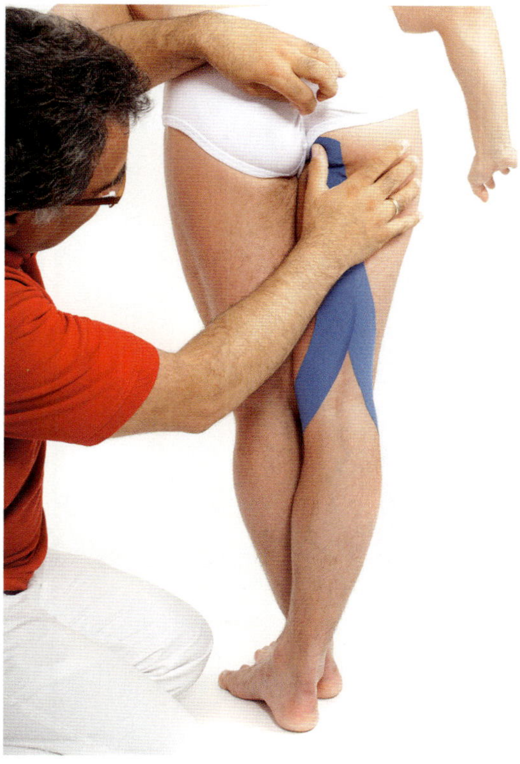

Abb. 5.40 Aktivierung der Tape-Anlage.

5.6 Verspannung an der Vorderseite der Oberschenkel (Myogelose des Musculus quadriceps)

FALLBEISPIEL

Ein 41-jähriger Mann wird von seinem Bruder eingeladen, um bei der Ernte von Bio-Gurken dabei zu sein und ihn tatkräftig während der zweitägigen Ernte zu unterstützen. Da sich die Gurken nur in der Hocke ernten lassen, kann sich der Mann nur in dieser Stellung von Staude zu Staude weiter bewegen. Beim Aufstehen spürt er leichte Schmerzen im Oberschenkelbereich. Als er dann die Ernte zur Sammelstelle bringen möchte, tritt er aus Unachtsamkeit in ein Loch, das etwa 30 cm tief war. Daraufhin verstärken sich die Schmerzen blitzartig und werden so stark, dass er kaum gehen kann. Eine anwesende Krankenschwester riet ihm, die Erntearbeiten sofort zu beenden.

Was ist eine Verspannung des M. quadrizeps femoris?

Der Quadrizeps des Oberschenkels (➤ Abb. 5.41) ist der stärkste Streckmuskel. Durch akute starke Anspannung können massive Zerrungen und Verspannungen entstehen. Dies kann passieren, wenn man versehentlich in ein Loch tritt oder vom Bürgersteig abrutscht. Auch chronische Überlastungen wie tiefe Kniebeugen können Beschwerden hervorrufen. Ebenso länger einwirkender Druck am Oberschenkel, sei es durch ein Kleinkind, das lange auf dem Schoß sitzt oder durch einen Laptop, der länger auf den Oberschenkeln platziert ist. Die Muskulatur wird ebenfalls überlastet durch Laufen, Fahrradfahren, direktes Trauma, fehlende Dehnung wegen mangelnder endgradiger Kniebeugung (viel Sitzen, Knie-Operationen), durch wiederholte intramuskuläre Injektionen (Insulin).

Bestehen Verspannungen, kann das Treppabwärtsgehen Knieschmerzen verursachen oder gar nicht ausgeführt werden. Außerdem können sich Knieschmerzen, Instabilitätsgefühle im Kniebereich, schmerzbedingte Schlafstörungen entwickeln.

Was kann der Patient tun?

- Endgradige Beugung im Kniegelenk vermeiden.
- Dehnübungen und Selbstmassage der schmerzhaften Zonen in den Muskelregionen durchführen.
- Entzündungshemmende Salbenverbände (➤ Kap. 4.1) auf der Vorderseite der Oberschenkel anbringen.
- Ein Tape-Verband (➤ Abb. 5.42) bewirkt Entspannung der Muskulatur.

Wann zum Arzt?

- Wenn sich die Muskulatur weiterhin verhärtet und nach 2–3 Tagen immer noch schmerzhaft ist.
- Wenn die Bewegungseinschränkung innerhalb weniger Tage zunimmt.
- Wenn sich die Schmerzen innerhalb weniger Stunden auf benachbarte Regionen ausweiten.

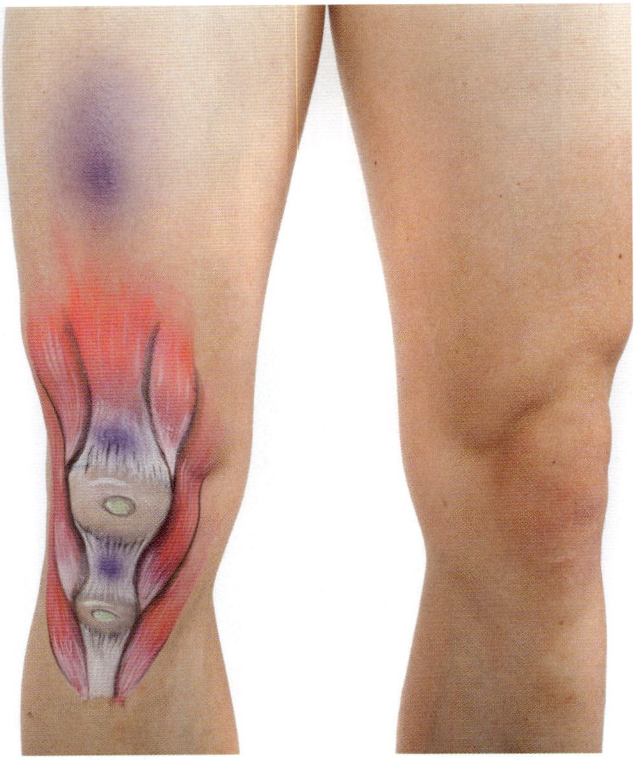

Abb. 5.41 Myogelose im Bereich des M. quadriceps (Ansicht von vorne).

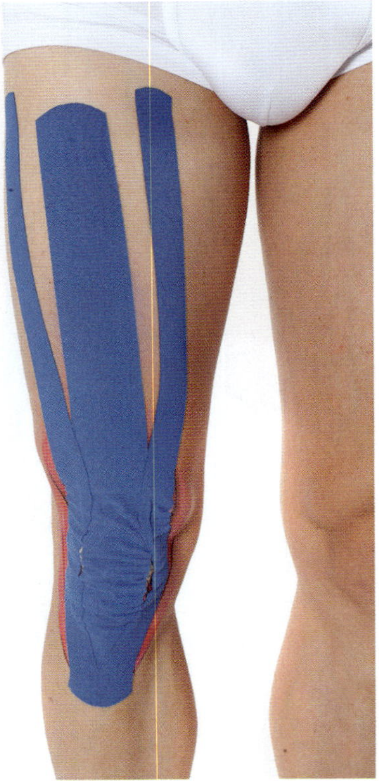

Abb. 5.42 Vollständige Tape-Anlage bei einer Myogelose des M. quadriceps.

Was macht der Arzt?

Diagnostik

Um ernsthaftere Beschwerden auszuschließen, erfolgt als diagnostische Maßnahmen Röntgen oder MRT. Da eine Schwellung auch durch Infektionen oder andere Erkrankungen hervorgerufen werden kann, kann die Bestimmung von Entzündungsparametern sinnvoll sein.

Therapie

Es können folgende schulmedizinischen und alternativen Therapieverfahren zur Anwendung kommen.

- Massage und Muskeldehnung durch den Therapeuten vornehmen lassen.
- Medikamentöse Therapie zur Schmerzlinderung mit NSAR unter Magenschutz
- Intensive Elektrotherapie mittels Ultraschall und leichte Massage entlang des gesamten Muskels und evtl. Stoßwellentherapie.
- Klassische Akupunktur hat sich auch als effektive Therapie bewährt.

Therapeutische Übungen (Physiotherapie)

Häufig sind die Sehnenansätze aufgrund von einseitiger Belastung in ihrer Kraft und Beweglichkeit beeinträchtigt. Durch das aktive Bewegen kommt es rasch zu einer Längenänderung des Muskels und zur Schmerzlinderung.

Ausgangsstellung

- Sie stehen in Schrittstellung seitlich zu einer Wand und stützen sich mit einer Hand an der Wand ab (➤ Abb. 5.43).
- Legen Sie das betroffene Bein auf einen Stuhl oder Hocker.

Durchführung

- Lassen Sie das Knie in Richtung Boden absinken, indem Sie eine leicht Kniebeuge machen, bis Sie ein Ziehen auf der Vorderseite des Oberschenkels von der Leiste bis zur Kniescheibe spüren (➤ Abb. 5.44).
- Bleiben Sie für etwa 1 Minute in dieser Position und wiederholen Sie die Übungsabfolge 3-mal.
- Führen Sie die Übung 1-mal täglich und etwa 3-mal pro Woche aus.

BEACHTE

Das Bein, auf dem Sie stehen, darf nicht nach innen kippen.

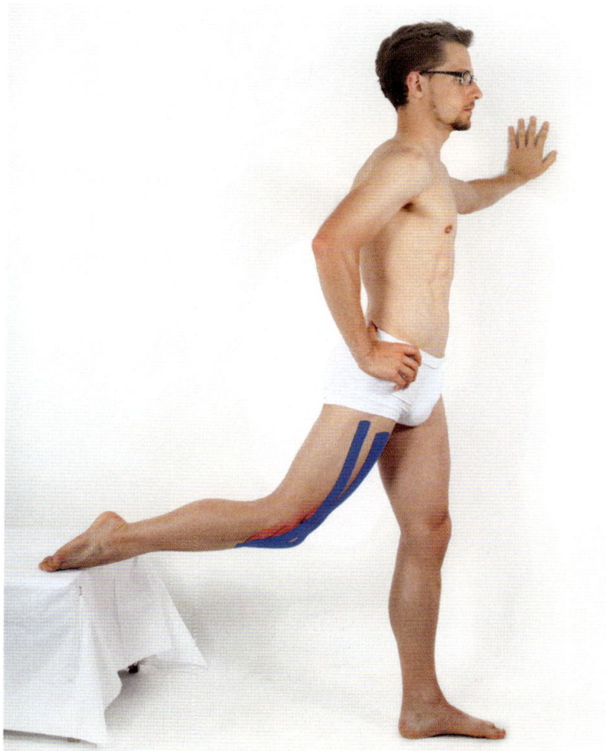

Abb. 5.43 Stellen Sie sich seitlich zur Wand und stützen Sie sich an dieser ab.

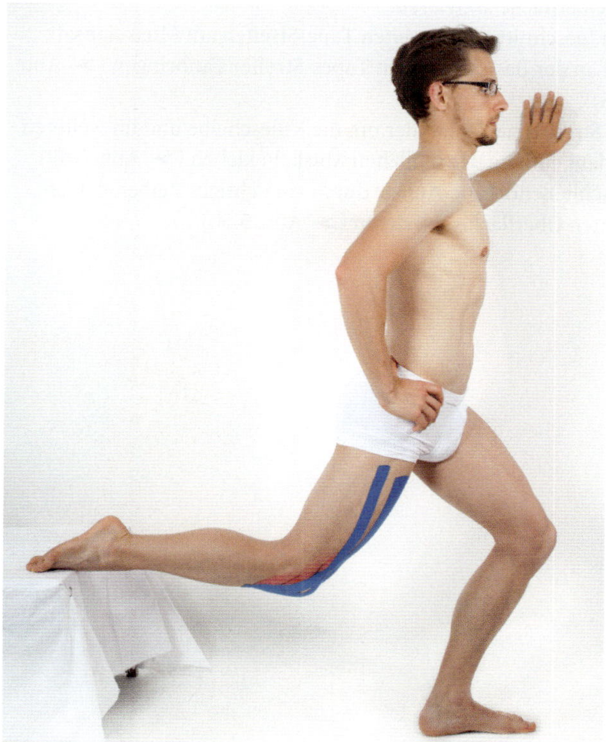

Abb. 5.44 Knie absinken lassen, indem Sie eine leichte Kniebeuge machen.

Tape-Anlage bei Verspannung oder Zerrung des M. quadriceps

Um den Spannungszustand in dem Muskel zu minimieren, wird das Tape am Muskelansatz positioniert (knöcherne Erhöhung unterhalb der Kniescheibe) und entlang des Muskels geklebt! Dabei sitzt der Patient und beugt das Kniegelenk so weit wie möglich.
Es wird **keine weitere Person** benötigt, die beim Tapen hilft.

Vorbereitung

- Sie sitzen entspannt bei maximal gebeugtem Knie (➤ Abb. 5.45).
- Tape vom Muskelansatz bis zum oberen Drittel des Oberschenkels messen und abschneiden. Benötigt werden zwei Streifen.
- Einen Streifen an den Enden abrunden.
- Den anderen Streifen in zwei Hälften schneiden, die Basis bleibt mit einer Größe von 3 Fingerbreit jedoch ausgespart.

Taping

- Den Tape-Streifen mit den abgerundeten Ecken (ungeschnittener Streifen) an einem Ende vom Trägerpapier lösen und über die knöcherne Erhebung unter der Kniescheibe kleben (➤ Abb. 5.46). Das Tape kann allerdings auch als Y-Tape in Anwendung kommen.
- Mit der anderen Hand das Tape vom Papier lösen und im Verlauf des vorderen Oberschenkelmuskels kleben (➤ Abb. 5.47).
- Anschließend dieses Tape durch vorsichtiges Reiben der gesamten Oberfläche aktivieren.
- Den (geschnittenen) zweiten Tape-Streifen am Muskelansatz und an der Basis des ersten Tapes-Streifens anbringen (➤ Abb. 5.48).
- Die Streifen nacheinander um die Kniescheibe und im weiteren Verlauf entlang der seitlichen Muskeln kleben (➤ Abb. 5.49).
- Anschließend Tape-Anlage durch vorsichtiges Reiben der gesamten Oberfläche aktivieren (➤ Abb. 5.50).

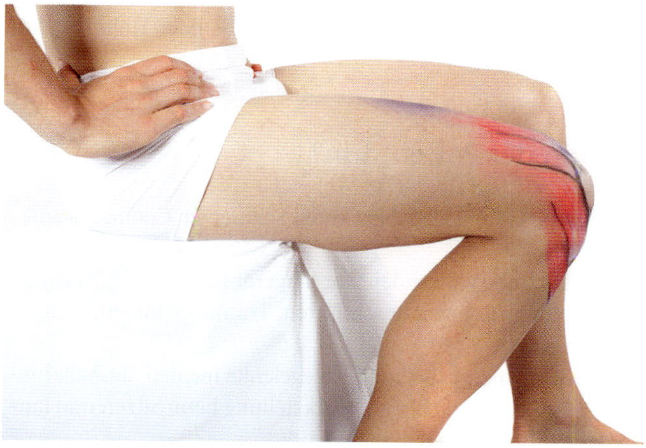

Abb. 5.45 Dehnen Sie die betroffen Region, indem Sie im Sitzen das Knie in eine maximale Beugung bringen.

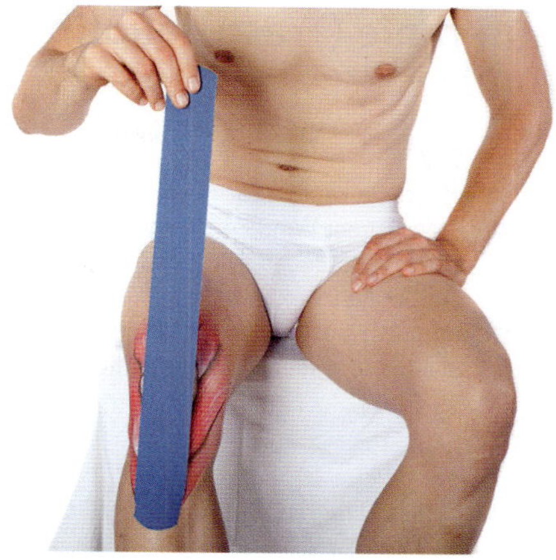

Abb. 5.46 Tape-Basis über der knöchernen Erhebung des Schienbeines positionieren (Ansatz des M. quadriceps).

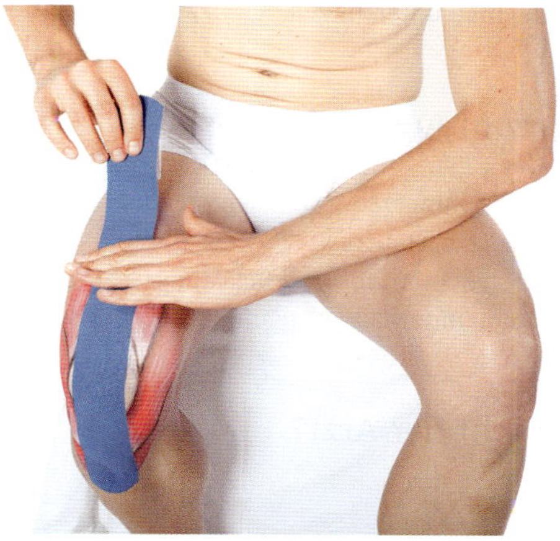

Abb. 5.47 Kleben Sie diesen Streifen (Mittelstreifen) im Verlauf des vorderen Oberschenkelmuskels.

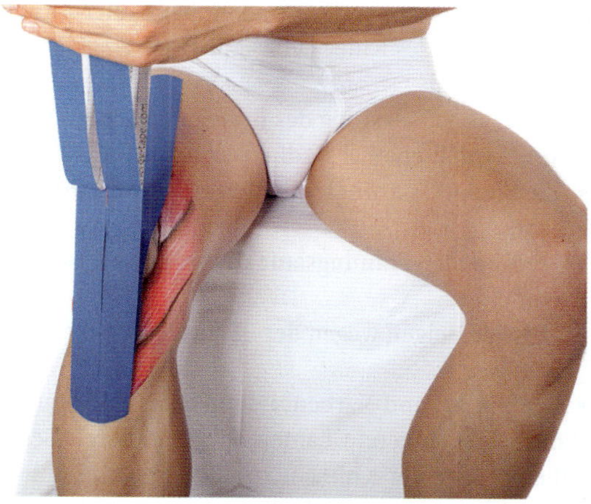

Abb. 5.48 Den mittig geschnittenen zweiten Tape-Streifen am Muskelansatz anbringen.

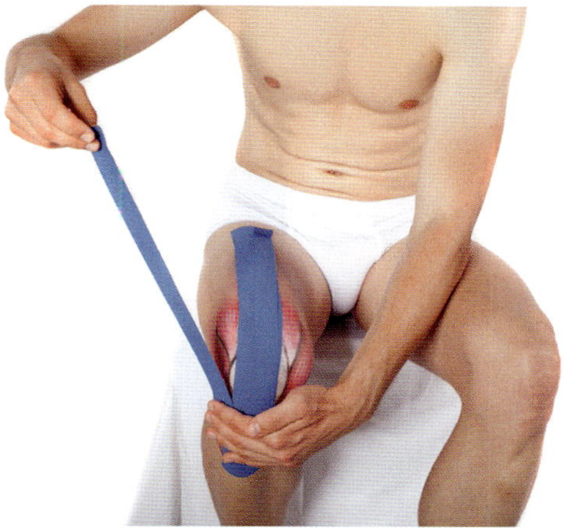

Abb. 5.49 Diesen Streifen im Verlauf des Muskels kleben.

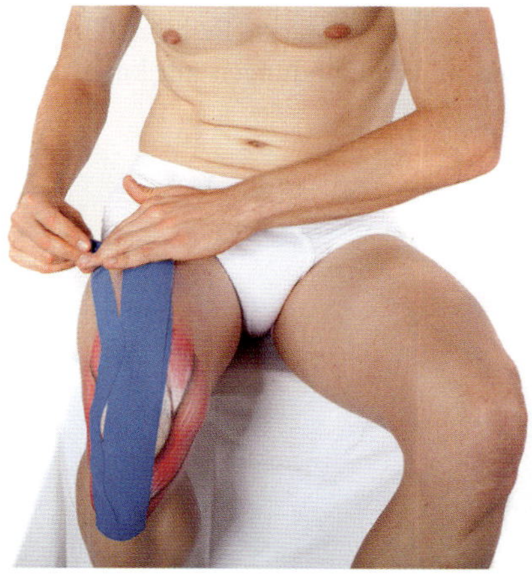

Abb. 5.50 Aktivierung der Tape-Anlage durch vorsichtiges Reiben der gesamten Oberfläche.

5.7 Läuferknie (Tractus-iliotibialis-Syndrom)

FALLBEISPIEL

Ein 55-jähriger erfahrener Läufer möchte an einem Marathon teilnehmen. Während des Laufens ist der Wind unerträglich und bläst ständig von der Seite – und dies über viele Stunden. Nach und nach treten im äußeren Knie Schmerzen auf und der Patient kann nur mit Mühe das Rennen beenden. Da er sich die Schmerzen nicht erklären kann, geht er zu einem Sportarzt, der ihm mitteilt, dass er an einem sogenannten Läuferknie leidet.

Was ist ein Tractus-iliotibialis-Syndrom?

Der Tractus iliotibialis (➤ Abb. 5.51) ist eine Sehnenplatte, die an der Außenseite des Oberschenkels die Muskulatur stützt und vom Darmbeinkamm nach unten zieht und am Schienbeinkopf verankert ist. Das auch als Tractus-Syndrom bekannte Läuferknie ist ein weitverbreitetes Schmerzsyndrom, das durch Überbeanspruchung des Bewegungsapparats vor allem bei Läufern in der Höhe des äußeren Anteils des Kniegelenks auftritt.

Ursachen sind:

- Dauerhafte Belastung des Bewegungsapparats, wie sie bei Langstreckenläufen oder Radfahren vorkommt.
- Zu häufige Trainingseinheiten auf Straßen, die nach außen abschüssig sind.
- Zu schneller Trainingsaufbau und zu viele schnelle Trainingseinheiten.
- O-Beine neigen wegen der Faszienzüge eher zu Schmerzen im Kniegelenk.
- Schmerzen und Narbenbildung bei Hüft-Totalendoprothese.

Wenn nach längerem Laufen oder Radfahren Beschwerden an der äußeren Seite der Kniescheibe auftreten, ist dafür oft eine Entzündung des Tractus iliotibialis verantwortlich. Diese Sehnenplatte verläuft von der äußeren Hüfte über Oberschenkel und Knie bis zur Außenseite des Schienbeinkopfs. Beim Beugen und Strecken des Beins gleitet sie über die Gelenkrolle an der Außenseite des Kniegelenks. An dieser Stelle kommt es zu Reibungen, wenn die Sehnenplatte durch ein muskuläres Ungleichgewicht unter erhöhter Spannung steht. Die verstärkte Reibung führt langfristig zu Reizerscheinungen und Entzündungen am knienahen Teil der Sehnenplatte. O-Beine und Fußdeformitäten wie Spreizfüße oder Hohlfüße fördern die Erkrankung.

Was kann der Patient tun?

- Trainingspause einlegen, bei akuten Schmerzen Coolpacks auflegen.
- Gute Laufschuhe verwenden, vor längerer Belastung aufwärmen und Dehnungsübungen durchführen, Trainingseinheiten langsam aufbauen.
- Starkes Beugen der Hüft- und Kniegelenke meiden, deshalb Embryo-Position beim Schlafen, Hockstellung beim Sitzen und langes Bergaufgehen meiden.
- Schlafen eher in Rücken- oder Bauchlage, bei Seitenlage nicht auf der schmerzhaften Seite liegen.
- Beim Laufen eher gerade Flächen wählen.
- Das Tapen (➤ Abb. 5.52) kann den Muskel und die Faszienzüge entspannen und das Lösen der verklebten und evtl. vernarbten Schichten unterstützen.

Wann zum Arzt?

- Wenn die Schmerzen trotz Therapie und Tape nach 2–3 Tagen immer noch bestehen.
- Wenn sich Schwellung und Belastungsschmerzen beim Gehen und Laufen innerhalb weniger Tage verstärken.

Was macht der Arzt?

Diagnostik

Um ernsthafte Beschwerden auszuschließen, erfolgt als diagnostische Maßnahme Röntgen oder MRT. Da eine Schwellung auch durch Infektionen oder andere Erkrankungen hervorgerufen werden kann, kann je nach ärztlichem Ermessen die Bestimmung von Entzündungsparametern sinnvoll sein.

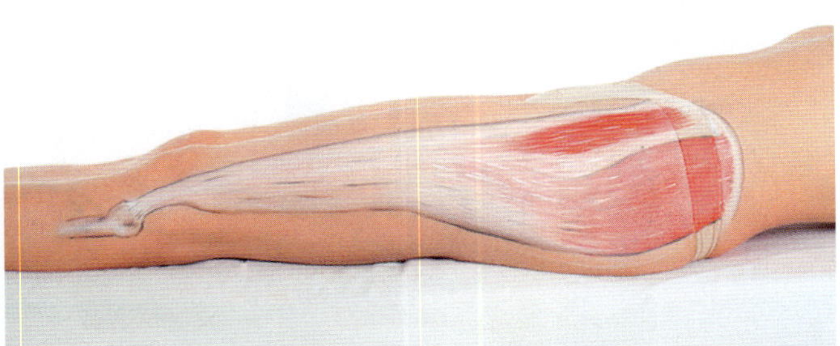

Abb. 5.51 Anatomische Darstellung des Tractus iliotibialis.

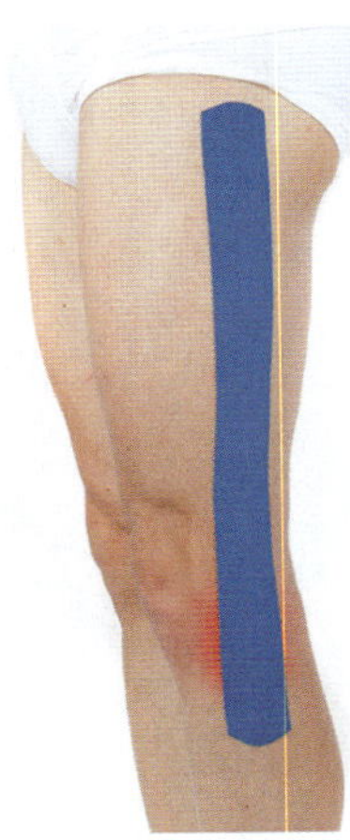

Abb. 5.52 Vollständige Tape-Anlage beim Läuferknie.

Therapie

Es können folgende schulmedizinischen und alternativen Therapieverfahren zur Anwendung kommen.

- Faszientherapie und manuelle Therapie am gespannten Tractus am seitlichen Oberschenkel, um das Bindegewebe geschmeidiger zu machen und die Beweglichkeit der benachbarten Gelenke zu optimieren.
- Bei O-Beinen sind angepasste Einlagen sehr hilfreich.
- Neuraltherapie, Akupunktur, chinesische Phytotherapie, orale Schmerztherapie unter Magenschutz.

Therapeutische Übungen (Physiotherapie)

Häufig sind die Sehnenansätze aufgrund von einseitiger Belastung in ihrer Kraft und Beweglichkeit beeinträchtigt. Durch das aktive Bewegen kommt es rasch zu einer Längenänderung des Muskels und zur Schmerzlinderung.

Ausgangsstellung Stellen Sie sich schulterbreit hin und legen Sie die Hände auf das Becken. Gehen Sie leicht in die Knie und neigen Sie den Oberkörper nach vorne (➤ Abb. 5.53).

Durchführung

- Halten Sie diese Position und verlagern Sie das Körpergewicht leicht nach vorne, damit sich die Fersen vom Boden abheben. Keine Kniebeuge machen, sondern nur die Ferse abheben (➤ Abb. 5.54).
- Bleiben Sie für etwa 1 Minute in dieser Position und wiederholen Sie die Übungsabfolge 3-mal.
- Führen Sie die Übung 1-mal täglich und etwa 3-mal pro Woche aus.

BEACHTE

Der Abstand zwischen beiden Knien sollte immer gleich bleiben.

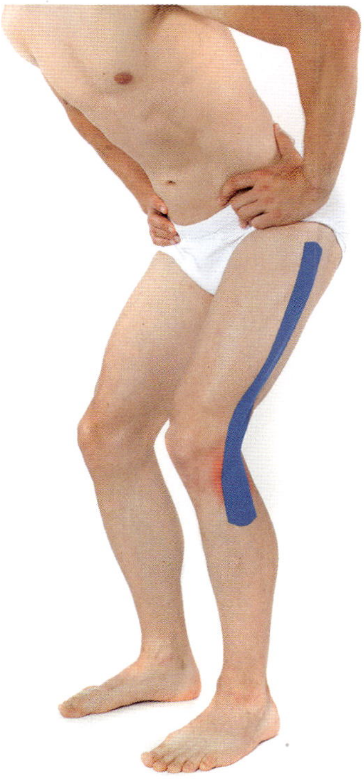

Abb. 5.53 Bei schulterbreitem Stand und auf dem Beckenkamm liegenden Händen leicht in die Knie gehen und Oberkörper nach vorne beugen.

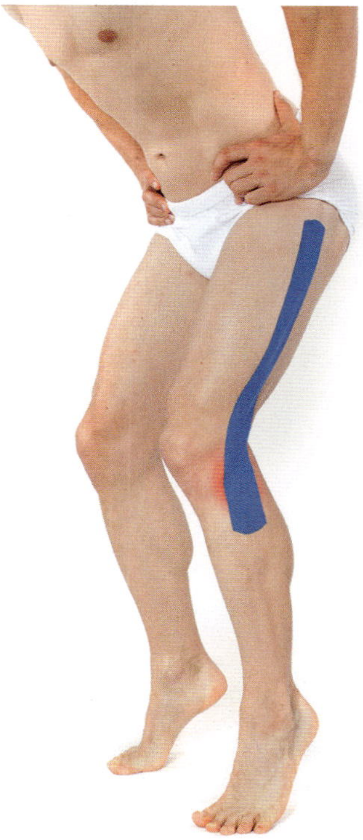

Abb. 5.54 Körpergewicht nach vorne verlagern, bis sich die Fersen vom Boden abheben.

Tape-Anlage beim Läuferknie

Zur Senkung des Spannungszustands des Muskels wird das Tape am Ansatz des Muskels angebracht und im Muskelverlauf entlang der Faszienzüge geklebt! Dabei steht der Patient aufrecht und das zu therapierende Bein ist nach hinten gestreckt.
Es wird **keine weitere Person** benötigt, die beim Tapen hilft.

Vorbereitung

- Sie stehen entspannt aufrecht. Das betroffene Bein wird so weit wie möglich nach hinten gestreckt (➤ Abb. 5.55).
- Tape am Außenrand des Knies anlegen und nach oben bis etwa 2 Querfinger vor dem Trochanter messen und abschneiden.
- Ränder des Tapes abrunden.

Taping

- Basis des Tapes an einem Ende vom Trägerpapier lösen und am Außenrand des Knies anbringen (➤ Abb. 5.56).
- Mit der anderen Hand das Tape vom Papier lösen und am äußeren Oberschenkel im Verlauf des Muskels kleben (➤ Abb. 5.57).
- Tape-Anlage durch vorsichtiges Reiben der gesamten Oberfläche aktivieren (➤ Abb. 5.58).

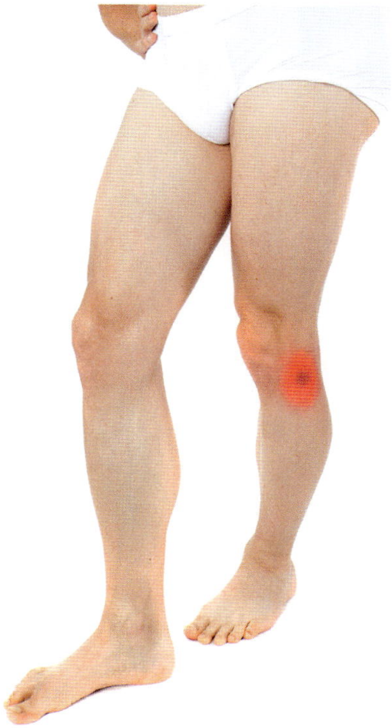

Abb. 5.55 Vordehnposition beim Läuferknie; dabei wird das zu therapierende Bein direkt hinter das andere Bein gestellt.

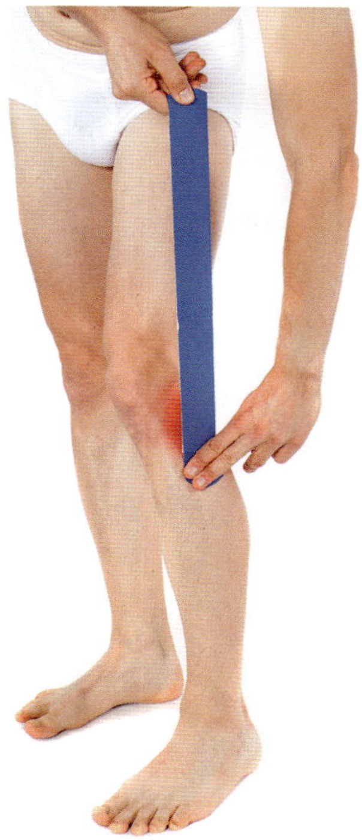

Abb. 5.56 Basis des Tapes positionieren.

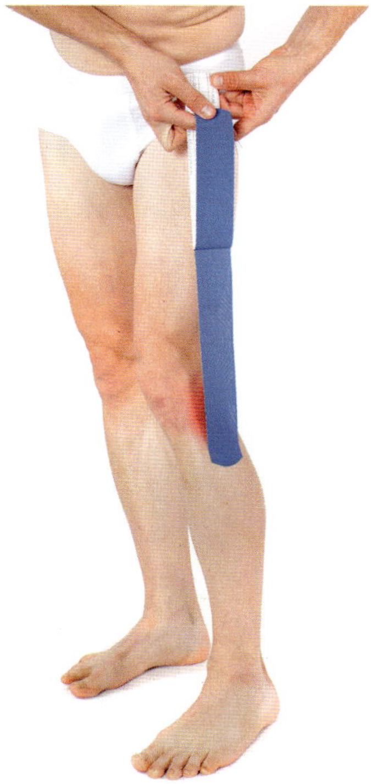

Abb. 5.57 Tape ohne Spannung kleben.

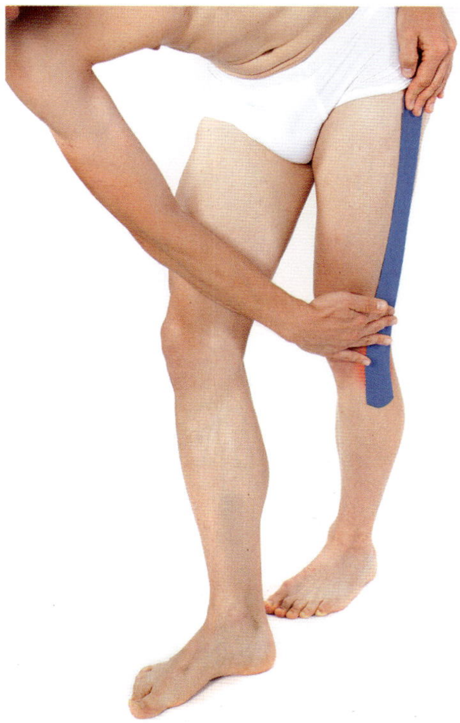

Abb. 5.58 Aktivierung der Tape-Anlage.

KAPITEL

6 Beschwerden an Knie und Unterschenkel

6.1 Seitenbandzerrung des Knies

FALLBEISPIEL

Ein 18-jähriger Mann hat beim Handballspiel das Kniegelenk verdreht und konnte das Spiel nicht fortsetzen. Der Mannschaftsarzt überprüft das Knie nach Instabilitätszeichen und Verletzungen und stellt fest, dass sich der Spieler eine Kniegelenkszerrung zugezogen hat. Er verordnet eine dreiwöchige Spielpause.

Was ist ein Seitenbandzerrung des Kniegelenks?

Bei einer Zerrung des Seitenbands am Knie (➤ Abb. 6.1, ➤ Abb. 6.2) sind die Bänder, die sich am Kniegelenk befinden, über ihre natürliche Fähigkeit hinaus gedehnt. Die äußere Gewalteinwirkung bringt die Gelenkflächen kurz aus ihrer normalen Position, ohne dass diese dabei vollständig ausgerenkt wird. Hierbei kommt es zur Zerrung der Bänder, die das Gelenk umgeben. Die Seitenbandzerrung im Knie ist die leichteste Form einer Bandverletzung.

Es liegen folgende Symptome vor:

- Geringe Schwellungen.
- Bluterguss (selten), da es bei einer reinen Zerrung zu keiner Gewebsschädigung mit Gefäßrissen kommt.
- Schmerzen bei Bewegung.
- Das Knie ist zwar stabil und belastbar, da die Kontinuität des Bandes nicht unterbrochen ist, Gehen und Stehen sind also möglich, allerdings schmerzhaft.

Was kann der Patient tun?

Das **PECH-Schema** ist das gängigste Therapiemodell im Akut-Stadium.

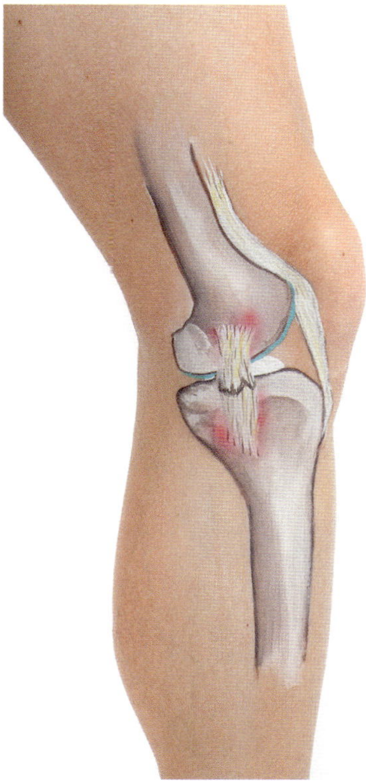

Abb. 6.1 Innenseite des Ober- und Unterschenkelknochens und Kniegelenk.

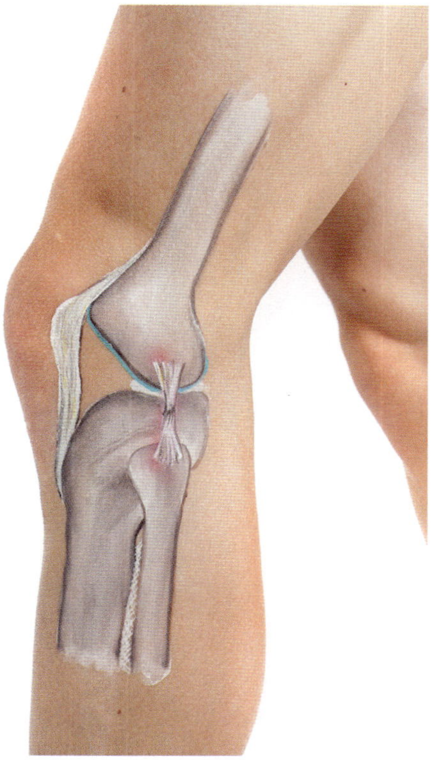

Abb. 6.2 Außenseite des Ober- und Unterschenkelknochens und Kniegelenk.

- **P wie Pause** und Ruhigstellung durch Schienung oder Taping für mindestens 1–2 Wochen, je nach Verletzungsgrad (Arzt oder ein Therapeut).
- **E wie Eis** und Kühlung durch sog. „Cool-Packs". Es besteht auch die Möglichkeit, wenn die Haut nicht verletzt ist, kühlende Salbenverbände (➤ Kap. 4.1) anzulegen. Kühlende Maßnahmen sollten mindestens 20–30 Minuten durchgeführt werden.
- **C wie Kompression** – auch hier können Tapes (➤ Abb. 6.3, ➤ Abb. 6.4) oder elastische Bandagen zum Einsatz kommen. Die Kompression schränkt die Beweglichkeit des Kniegelenks ein und entlastet die Region durch Reizreduktion, sie wirkt zudem abschwellend und schmerzlindernd.
- **H wie Hochlagerung,** um Schwellungen entgegenzuwirken.

BEACHTE

- Die Coolpacks dürfen nicht direkt auf der (unverletzten) Haut aufliegen. Es sollte sich immer eine Schicht (Tuch) zwischen Haut und Kühlmedium befinden.
- Verwenden Sie keine zu engen Bandagen und keine zirkulären Tapes. Die Durchblutung kann dadurch gestört sein. Achten Sie auf die richtige Anlagetechnik.

BEACHTE

Je geringer die Schwellung ist, umso schneller vollzieht sich die Heilung.

6

Wann zum Arzt?

- Wenn die Schmerzen nach 2–3 Tagen immer noch bestehen.
- Wenn die Schwellung nach wenigen Tagen noch andauert.

Was macht der Arzt?

Diagnostik

Um ernsthafte Beschwerden auszuschließen, erfolgt als diagnostische Maßnahmen Röntgen oder MRT des Kniegelenks. Da eine Schwellung auch durch Infektionen oder andere Erkrankungen hervorgerufen werden kann, kann je nach ärztlichem Ermessen die Bestimmung von Entzündungsparametern sinnvoll sein.

Therapie

Es können folgende schulmedizinischen und alternativen Therapieverfahren zur Anwendung kommen.

- Neuraltherapie, Akupunktur, chinesische Phytotherapie, Schmerzmitteleinnahme unter Magenschutz und konsequente Ruhigstellung mittels Orthesen.
- Operative Sanierung der verletzten Bänder, wenn eine deutliche Instabilität des Kniegelenks vorliegt.

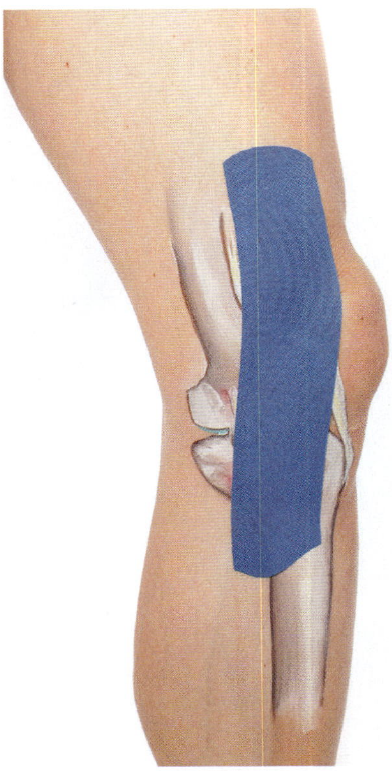

Abb. 6.3 Vollständige Tape-Anlage bei einer Seitenbandzerrung an der Innenseite des Kniegelenks.

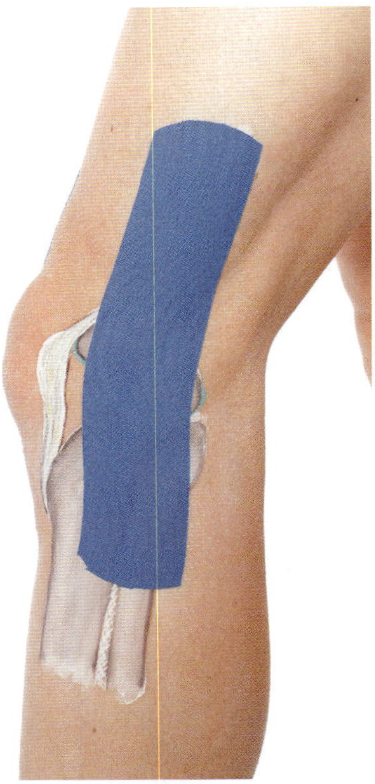

Abb. 6.4 Vollständige Tape-Anlage bei einer Seitenbandzerrung an der Außenseite des Kniegelenks.

Therapeutische Übungen (Physiotherapie)

Da Bänderzerrungen mit einer veränderten Muskelaktivierung einhergehen und das gesunde Kniegelenk über Gebühr belastet wird, sollte mit Übungen für das Gleichgewicht und den sicheren Stand begonnen werden, sobald das Gelenk schmerzfrei belastet werden kann.

Ausgangsstellung Stellen Sie sich aufrecht vor einen Stuhl, legen Sie die Hände in die Flanken. Versuchen Sie auf einem Bein zu stehen (➢ Abb. 6.5).

Durchführung

- Bewegen Sie das Spielbein (nicht das Standbein) nach vorne oben in Richtung Stuhlkante, ohne den Fuß darauf abzustützen.
- Sobald Sie die Bewegung ausgeführt haben, führen Sie das Spielbein wieder in Richtung Boden, um danach, ohne abzusetzen, das Bein wieder in Richtung Stuhlkante zu bewegen (➢ Abb. 6.6).
- Falls Sie unsicher sind, stützen Sie sich an der Wand ab oder stellen Sie das Bein zwischendurch auf dem Stuhl oder am Boden ab.
- Bleiben Sie für etwa 30 Sekunden in dieser Position und wiederholen Sie die Übungsabfolge 3-mal.
- Führen Sie die Übung 2-mal täglich aus.

BEACHTE

- Achten Sie darauf, dass das Bein, auf dem sie stehen, nicht nach innen knickt.
- Die Übungen sollten vor einem weiteren Bewegungsprogramm oder Krafttraining durchgeführt werden.

6

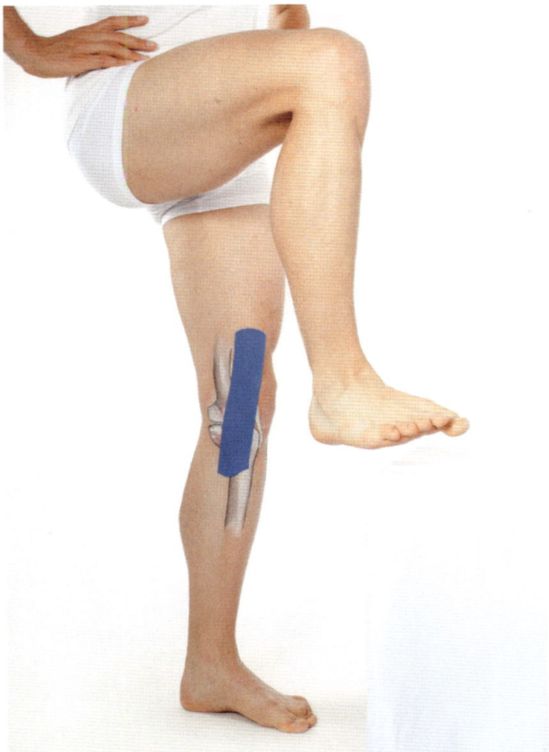

Abb. 6.5 Einbein-Stand, ohne dass der Fuß auf der Stuhlkante abgestützt wird.

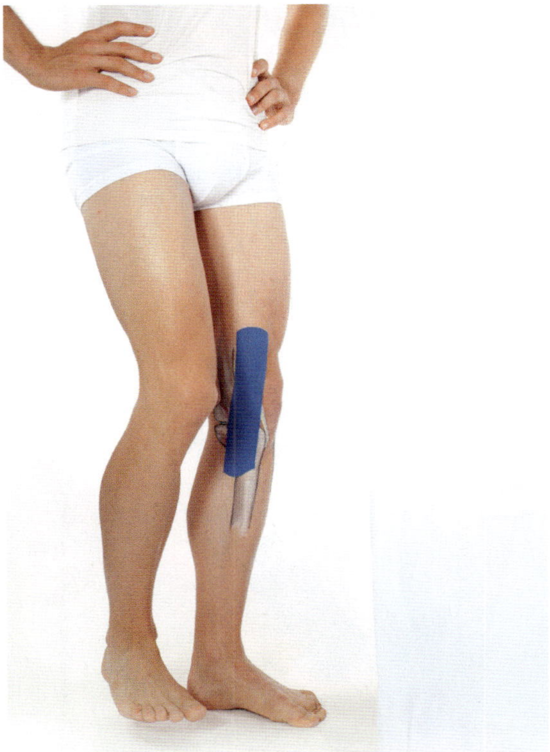

Abb. 6.6 Führen Sie das Bein wieder langsam in Richtung Boden.

Tape-Anlage bei Seitenbandzerrung des Knies

Um das Kniegelenk zu stabilisieren, wird das Kniegelenk in zwei Ebenen getapt. Zuerst im Verlauf der Seitenbänder und danach quer über den vorderen Anteil des Kniegelenks – und nicht über das gesamte Knie (von vorne nach hinten) –, um die Tape-Enden besser fixieren zu können. Durch die elastische Eigenschaft des Tapes wird das Knie im Gelenk und mittels Fasziensignalen auch reflektorisch muskulär stabilisiert.
Es wird **keine weitere Person** benötigt, die beim Tapen hilft.

Vorbereitung

- Sie sitzen entspannt, das Knie ist gebeugt, der Fuß hat Kontakt zum Boden.
- Die Tape-Streifen für die Seitenbänder sind so lang wie Ihre Handteller.
- Bereiten Sie in dieser Länge zwei Streifen mit abgerundeten Rändern vor.

Taping

- Lösen Sie die beiden Tape-Streifen an einem Ende vom Trägerpapier (Basis des Tapes) und kleben Sie diese über die seitlichen Regionen des Kniegelenks außen und innen unter Zug. Das Knie bleibt abgewinkelt (➤ Abb. 6.7, ➤ Abb. 6.8).
- Anschließend Tape-Anlage durch vorsichtiges Reiben der gesamten Oberfläche aktivieren (➤ Abb. 6.9, ➤ Abb. 6.10).
- Basis und Ende des Tape-Streifens bleiben, wie alle anderen Tape-Anlagen, ohne Zug und Spannung.

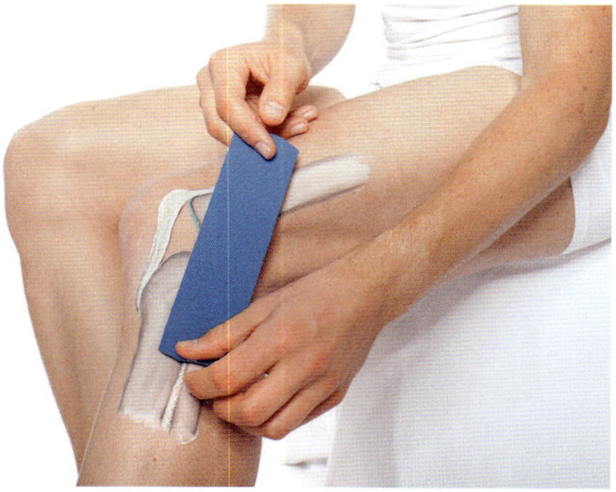

Abb. 6.7 Basis des Tapes am seitlichen Kniegelenk bei angewinkeltem Knie positionieren und spannungsfrei kleben (Ansicht von der Seite).

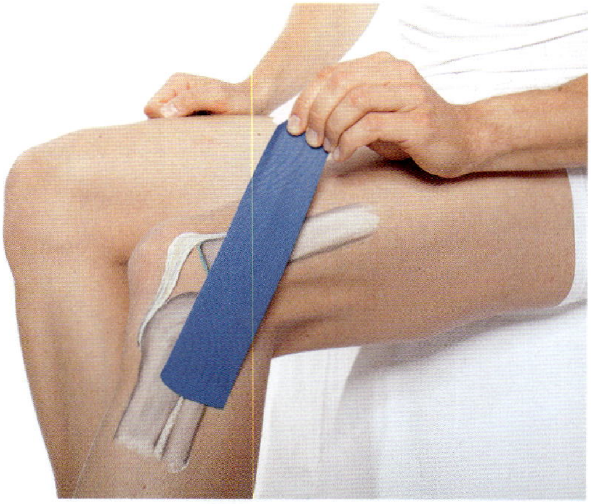

Abb. 6.8 Kleben der seitlichen Streifen an der Außenseite des Knies unter Zug.

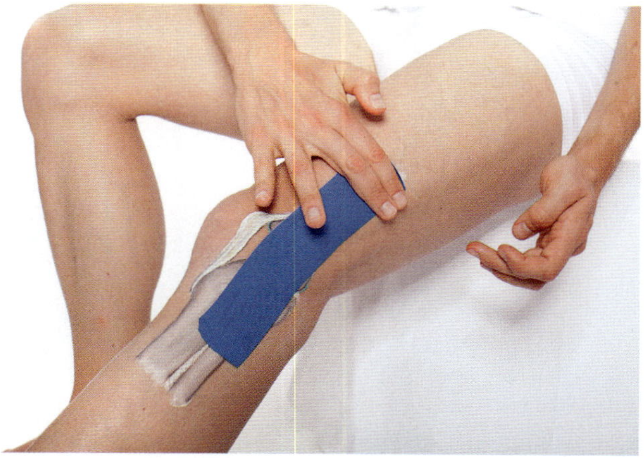

Abb. 6.9 Aktivierung der Tape-Anlage. Die Tape-Enden sind ohne Spannung angebracht.

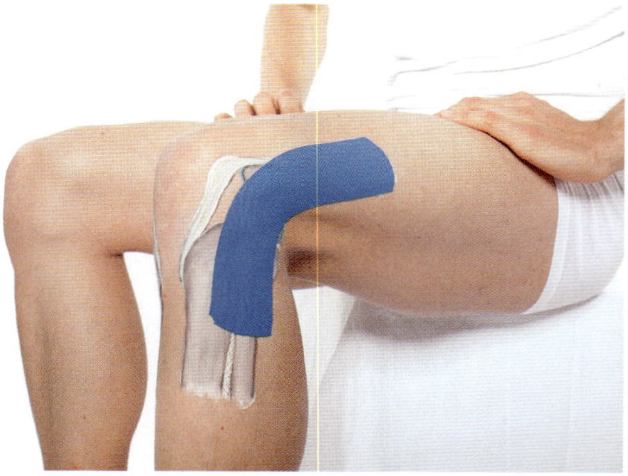

Abb. 6.10 Vollständige Tape-Anlage mit gebeugtem Kniegelenk (Ansicht von der Seite).

6.2 Meniskusverletzung (Meniskusläsion)

FALLBEISPIEL

Eine 55-jährige Frau ist begeisterte Schifahrerin und freut sich auf ein Schi-Wochenende. Das Schigebiet ist wunderschön, weniger gut sind die Wetterverhältnisse: Es gibt wenig Schnee, sodass die Schneekanonen auf Hochtouren laufen. Während der Abfahrt beschließt die Patientin durch ein bewaldetes Gebiet zu fahren, in dem die Schneedecke nicht ganz geschlossen ist, sondern kleine Felsen und Gesteinsbrocken aus dem Boden herausragen. Durch eine kleine Unachtsamkeit überfährt die Patientin einen herausragenden Stein und verdreht sich durch den Sturz das Bein. Beim Versuch dieses zu strecken, werden die Schmerzen noch schlimmer – an Aufstehen ist gar nicht zu denken. Der Schnee tut allerdings gut, solange sie liegend das Knie darin einbetten kann. Das Rettungsteam bringt die Patientin in das nächste Unfall-Krankenhaus. Die ärztliche Untersuchung und die MRT zeigen, dass eine Innenmeniskusläsion des linken Kniegelenks vorliegt, an der die Patientin am nächste Tag erfolgreich operiert wird.

Was ist eine Meniskusläsion?

Die beiden Menisken (➤ Abb. 6.11, ➤ Abb. 6.12) sind halbmondförmige elastische Gebilde aus Knorpel, die innen und außen zwischen dem Oberschenkel- und dem Unterschenkelknochen innerhalb des Kniegelenks liegen. Auffallend ist, dass der Innenmeniskus fast über die gesamte Länge mit der Gelenkkapsel verbunden, deshalb wesentlich unbeweglicher ist als der Außenmeniskus und infolgedessen häufiger verletzt ist. Die Menisken sind als Puffer, Lastverteiler und Stoßdämpfer an der Führung des Gelenks beteiligt. Zudem stabilisieren sie zusammen mit den Kreuzbändern das Kniegelenk. Ist dieser Schutz nicht gegeben, wird der Knorpel vorzeitig zerstört und Abnützung des Kniegelenks schreitet schneller voran.

Eine Meniskusverletzung wird durch folgende Faktoren verursacht:

- Alterungsbedingte Verschleißerscheinung gepaart mit übermäßiger Belastung: Spezielle Berufe (z. B. kniende Berufe wie Fliesenleger, Gärtner) und Sportarten (z. B. Fußball) begünstigen die Entwicklung einer Meniskusverletzung.
- Durch indirekte Gewalteinwirkung, wie z. B. bei plötzlicher Überstreckung oder Beugung des Gelenks, können Anteile des Meniskus eingeklemmt werden, der dann bei weiterer Krafteinwirkung, z. B. in Form einer Drehung des Unterschenkels, reißen kann.
- Selten sind Meniskusverletzungen Folge direkter Gewalteinwirkungen, wie z. B. bei Knochenbrüchen mit Kniegelenksbeteiligung oder Folge genetisch bedingter Meniskusformen, die verletzlicher sind als normale Menisken.

Bei einer Meniskusverletzung treten folgende Symptome auf:

- Schmerzen an der Innen-, seltener an der Außenseite des Kniegelenks, besonders nach einem Sturz oder nach Verdrehen des Knies, die Schmerzen können zur Kniekehle und ins Schienbein ziehen.
- Manchmal Streck- oder Beugehemmung (Blockierung), „als ob etwas klemmt".
- Schwellung des Knies, die oft nur gering ausgeprägt ist.
- Gehen und Stehen ist oft noch möglich, jedoch besteht ein Gefühl der Instabilität.
- Blitzartig einschießende Schmerzen innen oder außen am Knie.

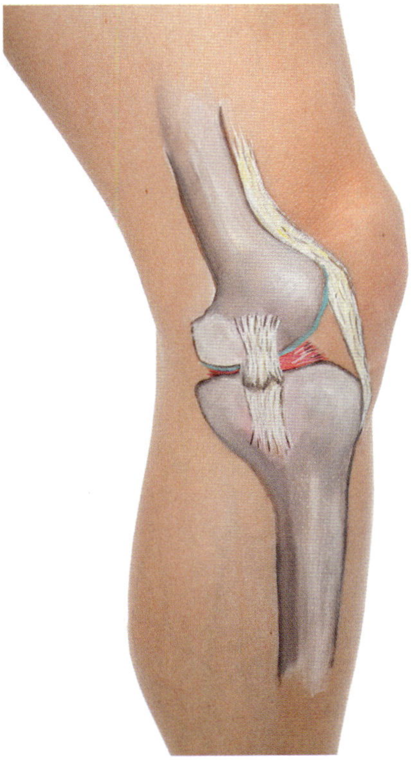

Abb. 6.11 Ober- und Unterschenkelknochen und Innenmeniskus (rot).

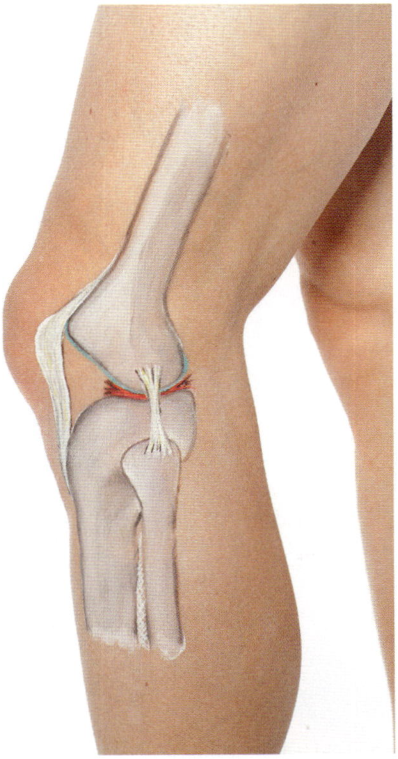

Abb. 6.12 Ober- und Unterschenkelknochen und Außenmeniskus (rot).

Was kann der Patient tun?

Das **PECH-Schema** ist das gängigste Therapiemodell im Akut-Stadium.

- **P wie Pause** und Ruhigstellung durch Schienung oder Taping für mindestens 1–2 Wochen, je nach Verletzungsgrad (Arzt oder ein Therapeut).
- **E wie Eis** und Kühlung durch sog. Cool-Packs. Es besteht auch die Möglichkeit, wenn die Haut nicht verletzt ist, kühlende Salbenverbände anzulegen. Kühlende Maßnahmen sollten mindestens 20–30 Minuten durchgeführt werden.
- **C wie Kompression** – auch hier können Tapes (hier: ein Rotations-Tape ➢ Abb. 6.13, ➢ Abb. 6.14) oder elastische Bandagen zum Einsatz kommen. Die Kompression schränkt die Beweglichkeit ein und entlastet die Region durch Reizreduktion, sie wirkt zudem abschwellend, schmerzlindernd und mobilisierend auf das Gelenk ein.
- **H wie Hochlagerung,** um Schwellungen entgegenzuwirken.

BEACHTE

- Die Coolpacks dürfen nicht direkt auf der (unverletzten) Haut aufliegen. Es sollte sich immer eine Schicht (Tuch) zwischen Haut und Kühlmedium befinden.
- Verwenden Sie keine zu engen Bandagen und keine zirkulären Tapes. Die Durchblutung kann dadurch gestört sein. Achten Sie auf die richtige Anlagetechnik.

6

Wann zum Arzt?

- Wenn nach 2–3 Tagen immer noch Schmerzen bestehen und die Schwellung nicht zurückgegangen ist.
- Wenn sich die Schmerzen bei Kniebewegung verstärken.
- Wenn die Einklemmung des Kniegelenks für weitere 24 Stunden bestehen bleibt.

Was macht der Arzt?

Diagnostik

Um ernsthafte Beschwerden auszuschließen, erfolgt als diagnostische Maßnahmen Röntgen oder MRT des Kniegelenks. Da eine Schwellung auch durch Infektionen oder andere Erkrankungen hervorgerufen werden kann, kann je nach ärztlichem Ermessen die Bestimmung von Entzündungsparametern sinnvoll sein.

Therapie

Es können folgende schulmedizinischen und alternativen Therapieverfahren zur Anwendung kommen.

- Kniegelenksorthesen können die Stabilisation des Kniegelenks garantieren.

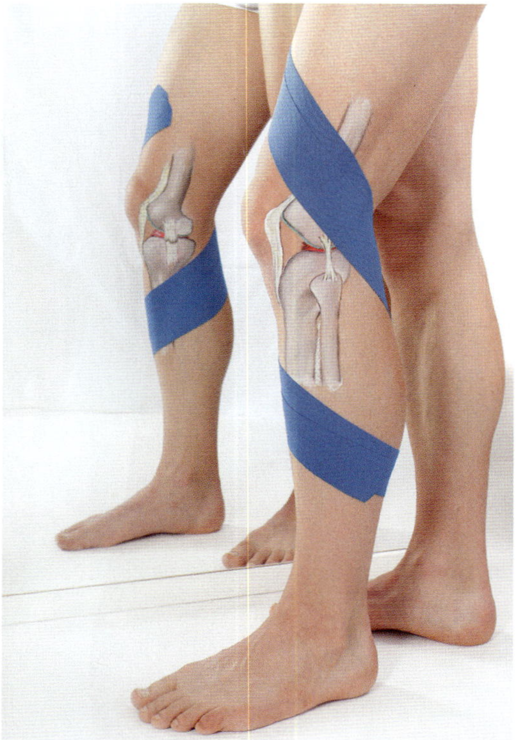

Abb. 6.13 Vollständige Tape-Anlage bei Meniskusverletzung (Innenmeniskus) (Stand vor einem Spiegel).

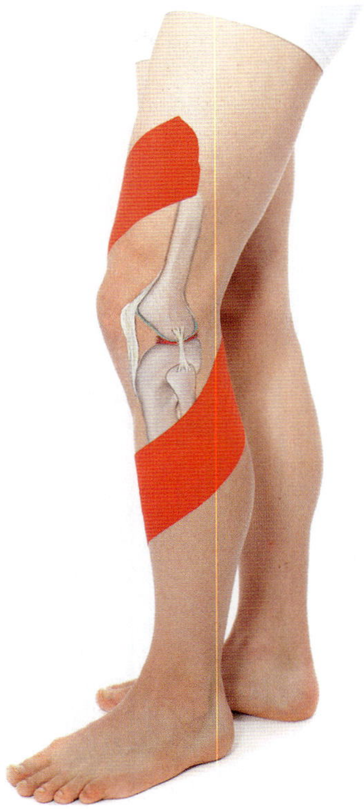

Abb. 6.14 Vollständige Tape-Anlage bei Meniskusverletzung (Außenmeniskus).

- Der Muskelaufbau des Oberschenkels (Quadrizeps und Hamstrings) durch gezielte Übungen verhindert, dass sich in der Krankheitsphase Muskelschwäche entwickelt und verkürzt die Rehabilitationsdauer. Zudem ist das Achsentraining für die Ökonomisierung der Gelenkmechanik von Vorteil. Das Achsentraining ist eine spezielle Form der Ganganalyse und -therapie zur Verbesserung der Kniebeweglichkeit.
- Neuraltherapie, Akupunktur, orale Schmerztherapien unter Magenschutz, um die Schmerzen zu lindern.
- Bei einer Meniskusoperation wird zunächst eine Arthroskopie durchgeführt. Sie gibt Aufschluss über den tatsächlichen Schaden der Menisken, da selbst die MRT-Bilder nicht unbedingt aussagekräftig sind.

Therapeutische Übungen (Physiotherapie)

Normalerweise bewegt sich das Knie (Drehschaniergelenk) bei Beuge- und Streckbewegungen leicht in einer Innen und Außendrehung mit. Diese kleine Bewegung ist bei einer Verletzung häufig eingeschränkt und führt dadurch zu einer weiteren mechanischen Belastung der Menisken.

Durch aktives kontrolliertes Bewegen können die gleichzeitig ablaufenden Drehbewegungen wieder eingeübt werden, wobei gleichzeitig die kontrollierenden Muskelgruppen aktiviert werden.

Ausgangsstellung Setzen Sie sich auf einen Stuhl, die Füße sind leicht geöffnet und befinden sich in einem 30-Grad-Winkel zum Oberkörper. Das Knie ist entsprechend abgewinkelt und ist etwa 90 Grad gebeugt (➤ Abb. 6.15).

Durchführung

- Fixieren Sie das Knie mit beiden Händen von den Seiten.
- Bewegen Sie Ihren Fuß wie einen Scheibenwischer nach innen und außen, ohne dass Ihr Knie zur Seite ausweicht (➤ Abb. 6.16).
- Absolvieren Sie die Übung 2-mal täglich und 3-mal pro Woche.

BEACHTE

Der Bewegungsradius sollte klein gewählt werden. Achten Sie darauf, dass die Übung keine Schmerzen verursacht.

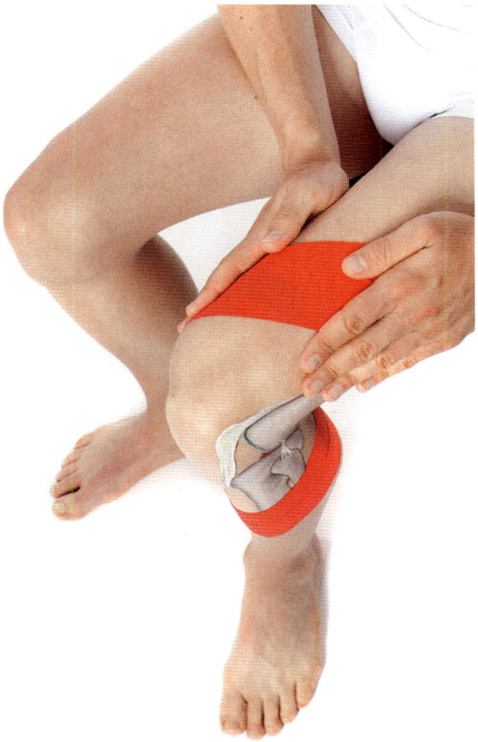

Abb. 6.15 Sie sitzen auf einen Stuhl mit gebeugtem Knie und stabilisieren das Knie von beiden Seiten.

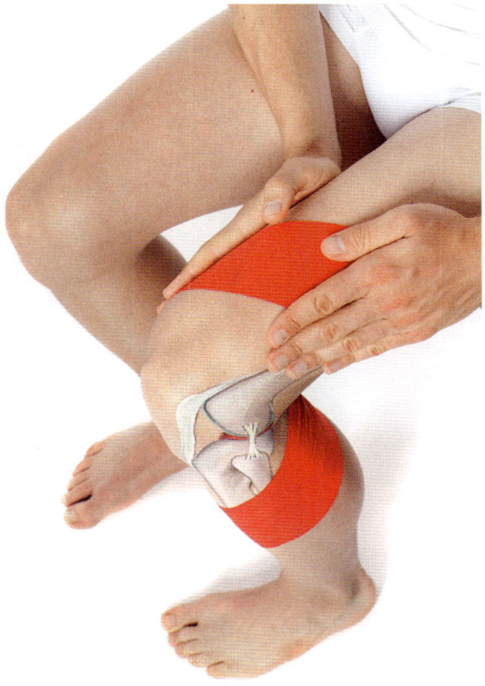

Abb. 6.16 Der Fuß macht eine scheibenwischerähnliche Bewegung nach innen und außen.

Tape-Anlage bei Meniskusverletzung

Ein Tape bewirkt durch eine Außen- oder Innenrotation des Kniegelenks dessen Entspannung – bei einer Außenrotation werden die äußeren Knieanteile auseinander gedrängt und entspannt, bei einer Innenrotation die inneren Knieanteile. Zudem werden die Gelenkflächen auseinandergeklappt, sodass der Meniskus die Möglichkeit hat, sich von den klemmenden Kniegelenksanteilen zu lösen.
Es wird **keine weitere Person** benötigt, die beim Tapen hilft.

Vorbereitung

- Sie stehen entspannt mit gestrecktem Knie und nach innen rotiertem Bein.
- Tape entsprechend in der Länge von der Mitte des Oberschenkels bis zur Mitte des Unterschenkels ausmessen und zuschneiden.
- Taperänder rund zuschneiden.

Taping

- Basis des Tapes innen am Unterschenkel positionieren und in der Länge von etwa 4 cm anbringen (➤ Abb. 6.17).
- Papier des Tapes lösen und unter Zug das Tape in einem Rotationsverlauf über die obere Kniekehle führen (➤ Abb. 6.18).
- Das Ende (ca. 4 cm) ohne Spannung an der oberen Unterschenkelaußenseite kleben. Dadurch wird der Unterschenkel nach innen rotiert und der Gelenkspalt nach außen aufgeklappt (➤ Abb. 6.19).

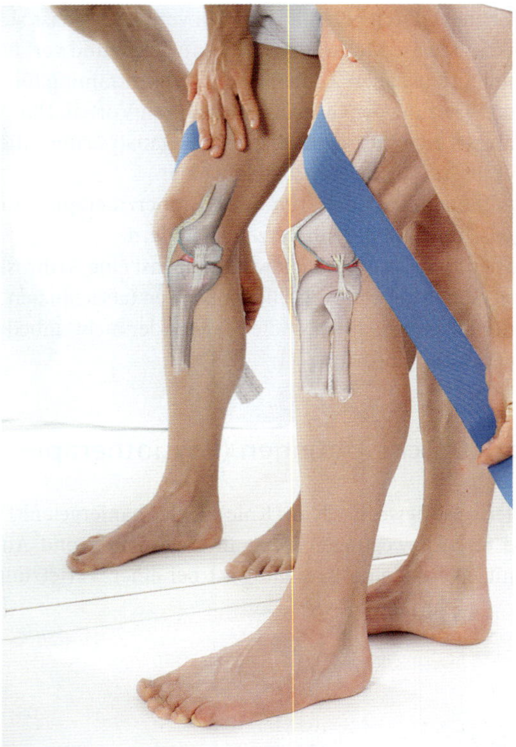

Abb. 6.17 Positionieren Sie die Basis des Rotations-Tape an der Innenseite des Oberschenkels.

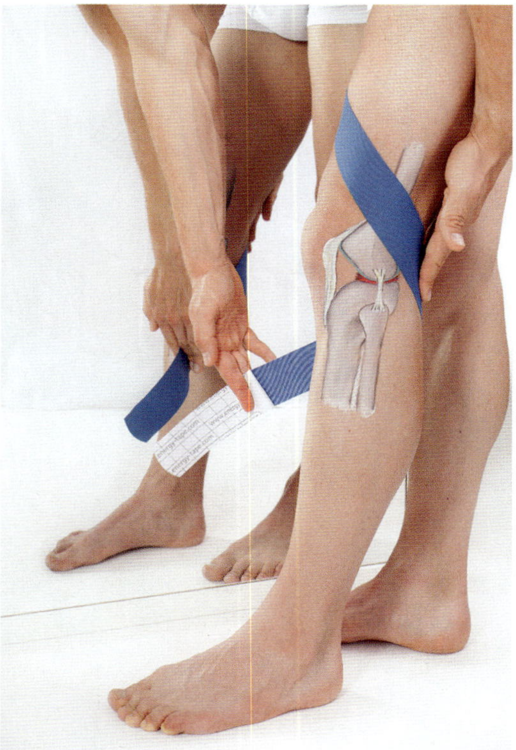

Abb. 6.18 Das Tape verläuft von dort zur Kniekehle und wieder nach vorne, um unter der Kniescheibe zu enden.

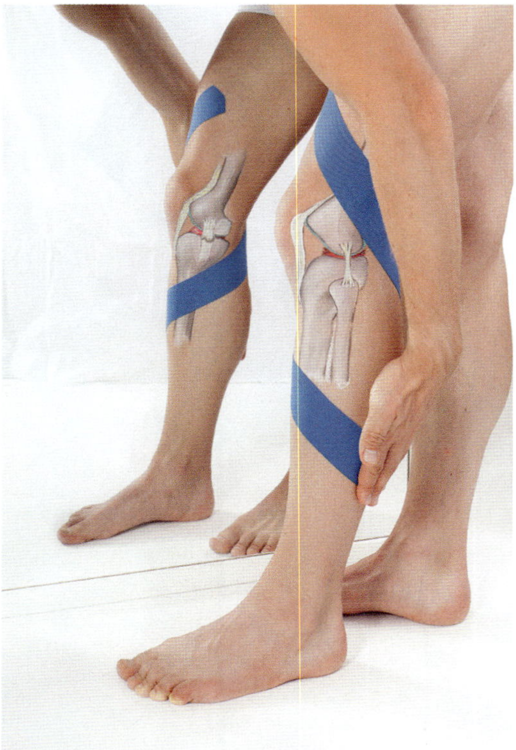

Abb. 6.19 Aktivierung der Tape-Anlage, indem über die Streifen vorsichtig mit der Handfläche gerieben wird.

6.3 Arthrose des Kniegelenks (Gonarthrose) 13

FALLBEISPIEL

Ein 78-jähriger Mann freut sich auf den bevorstehenden Besuch seiner Enkelkinder. Er möchte mit ihnen spielen und auch viel Zeit mit ihnen im Garten verbringen. Am Tag des Besuchs tut sich der Mann schwer damit, aus dem Bett zu kommen. Sein Knie ist sehr schmerzhaft, es ist leicht geschwollen und überwärmt. Das Gehen ist in den ersten 30 Minuten eine Qual, wird dann aber immer besser. Trotzdem nimmt er Schmerzmittel ein. Als die Kinder zu Besuch sind, meint der 4-jährige Enkel, dass im Knie ihres Opas lustige Heinzelmännchen wohnen würden, da das Knie so viele Geräusche macht. Und beim Anfassen des Gelenks hätten die Heinzelmännchen ihr Haus auch eingeheizt. Damit die Heinzelmännchen vom Knie nicht zerdrückt werden, hat der Großvater eine Idee: Er nimmt einen Stock und kann viel leichter im Garten spazieren gehen.

Als die Kinder Ihren Opa fragen, was sein Knie denn habe, bekommen sie die Antwort, es würde sich laut seinem Hausarzt um eine Kniearthrose handeln, und er solle sich nun regelmäßig bewegen, denn „wer rastet, der rostet".

Was ist eine Kniegelenksarthrose?

Bei einer Kniegelenksarthrose handelt es sich um einen Verschleiß des Kniegelenkknorpels mit sekundären Veränderungen der kniegelenkbildenden Knochen (➤ Abb. 6.20, ➤ Abb. 6.21). Die Arthrose entwickelt sich im Rahmen der normalen Alterung, durch chronische Über- und Fehlbelastungen, z. B. infolge von O-Beinen, X-Beinen, durch Kreuzbandinstabilitäten, fehlenden Meniskus oder nach Unfällen. Betroffen sind meist ältere Menschen, gelegentlich auch jüngere Sportler nach Knieverletzungen.

Die Kniegelenksarthrose beginnt mit Schäden an der Knorpelschicht, die sämtliche Gelenkflächen überzieht. Später greifen die Zerstörungsprozesse auf die Knochenschicht unterhalb des Knorpels über. Im normalen Alterungsprozess entstehen die Schädigungen auch ohne besondere Belastung in Beruf oder Sport. Ein wesentlicher Risikofaktor für die Kniegelenksarthrose ist das Übergewicht. Bewegungsmangel verschärft das Problem zusätzlich, da der Gelenkknorpel im Ruhezustand schlechter mit Nährstoffen versorgt wird als in Bewegung. Manche Erkrankungen des Kniegelenks begünstigen ebenfalls das Auftreten einer Arthrose (sekundäre Arthrose), da sie den Gelenkknorpel an manchen Stellen übermäßig belasten. Zu diesen Risikofaktoren zählen angeborene oder erworbene Fehlstellungen, chronische Schäden des Bandapparats, besonders des vorderen Kreuzbands, Schädigungen des Knorpels durch Verletzungen und Meniskuserkrankungen.

Bei einer Kniegelenksarthrose treten folgende Symptome auf:

- Schmerzen im Kniegelenk, besonders morgens nach dem Aufstehen (Anlaufschmerz).
- Gangunsicherheit auf unebenem Boden.
- Schwellungen des Kniegelenks, besonders nach Belastungen.
- Zunehmende Schmerzen bei Belastung wie Treppensteigen, besonders treppab.
- Verkürzung der Gehstrecke und Einschränkung der Beweglichkeit als Spätsymptom.

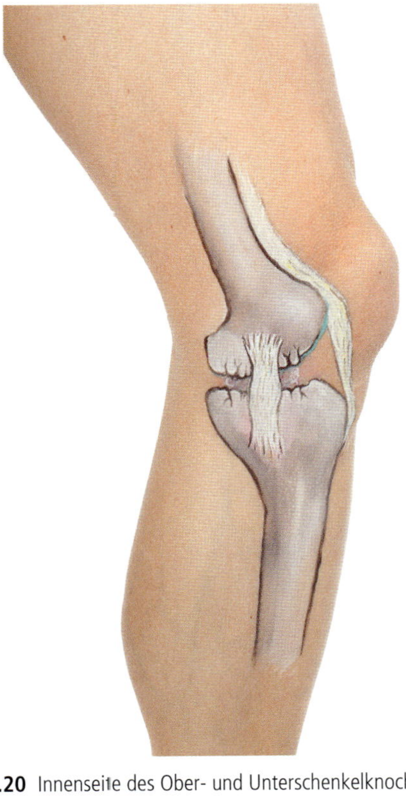

Abb. 6.20 Innenseite des Ober- und Unterschenkelknochens und Kniegelenk.

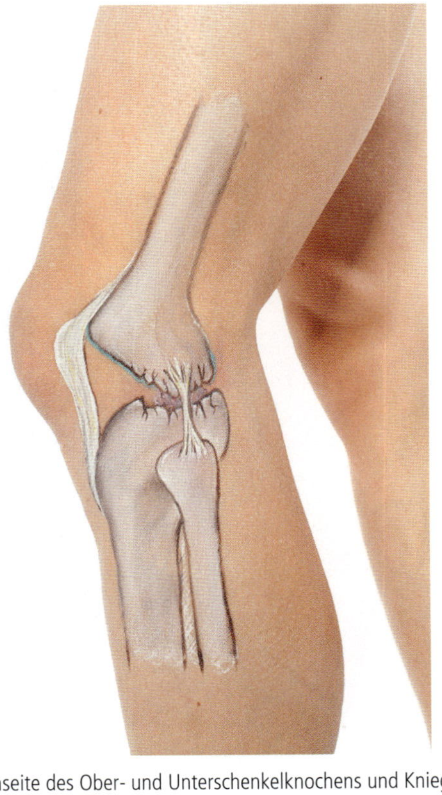

Abb. 6.21 Außenseite des Ober- und Unterschenkelknochens und Kniegelenk.

Was kann der Patient tun?

- Meiden von hohem Druck bei diversen Sportaktivitäten (Springen), Verdrehen des Kniegelenks bei Stop-und-Go-Sportarten (Fußball, Tennis).
- Sportarten wie Aquajogging, Nordic Walking, Radfahren, Rudern, Skilanglaufen sind positiv zu bewerten.
- Elastische Tape-Verbände (➤ Abb. 6.22) können reflektorisch die Stabilität und Muskelkraft positiv beeinflussen

Wann zum Arzt?

- Wenn die Schmerzen nach 2–3 Tagen unerträglich werden.
- Wenn das Kniegelenk massiv anschwillt, gerötet ist und dieser Zustand über 3 Tage anhält.
- Wenn das Knie nach wenigen Tagen kaum noch belastet werden kann.

Was macht der Arzt?

Diagnostik

Um ernsthafte Beschwerden auszuschließen, erfolgt als diagnostische Maßnahmen Röntgen oder MRT des Kniegelenkes. Da eine Schwellung auch durch Infektionen oder andere Erkrankungen hervorgerufen werden kann, kann je nach ärztlichem Ermessen die Bestimmung von Entzündungsparametern sinnvoll sein.

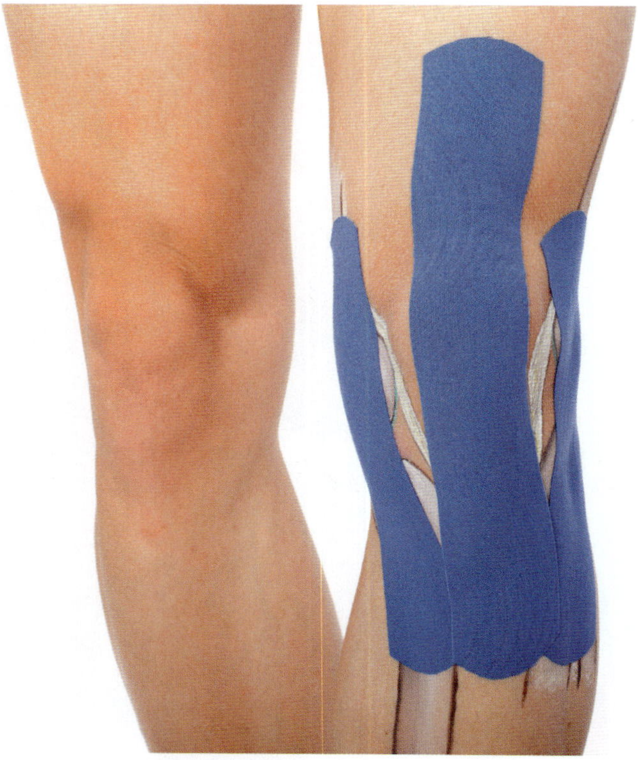

Abb. 6.22 Vollständige Tape-Anlage von vorne.

Therapie

Es können folgende schulmedizinischen und alternativen Therapieverfahren zur Anwendung kommen.

- Stabilisierung des Fußgewölbe durch Einlagen und Fußgymnastik (spiraldynamische Übungen), Schuhbehelfe zur Dämpfung der Stöße beim Gehen, Krücken oder Rollator zur Verminderung der Kniebelastung.
- Mobilisation der Kniegelenke durch physiotherapeutische Übungen zur Entlastung des Gelenks und zur Kapseldehnung.
- Neuraltherapie, Akupunktur, medikamentöse Schmerztherapie, um die Beschwerden zu lindern.
- Operative Therapie, z. B. Kniegelenksersatz als letzte Therapieoption.

Therapeutische Übungen (Physiotherapie)

Durch das wiederholte Anspannen des wichtigsten Kniegelenksmuskels kann einer unzureichenden Aktivierung der Muskeln infolge der krankheitsbedingten Bewegungseinschränkung vorgebeugt werden. Diese Maßnahmen stimulieren zudem die Produktion von Gelenkschmiere und somit die Ernährung des Knorpels.

Ausgangsstellung Legen Sie sich auf den Rücken, Ihr schmerzhaftes Knie ruht auf einer Handtuchrolle (➤ Abb. 6.23).

Durchführung

- Versuchen Sie die Kniekehle auf das Handtuch zu pressen und die Ferse vom Boden abzuheben, bis ihr Knie ganz durchgestreckt ist (➤ Abb. 6.24).
- Achten Sie darauf, dass sich Ihr vorderer Oberschenkelmuskel anspannt und dicker und fester wird.
- Eine Übungseinheit umfasst 3-mal 15 Übungssequenzen, absolvieren Sie die Übung 2-mal täglich.

BEACHTE

Die Kniekehle sollte immer in die Handtuchrolle gepresst bleiben, während Sie die Ferse abheben.

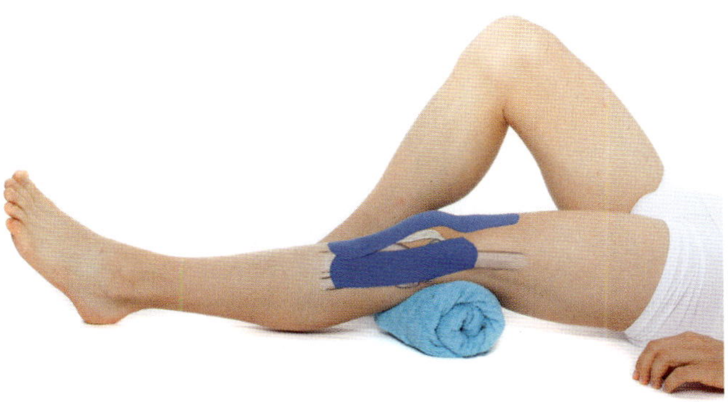

Abb. 6.23 Sie liegen auf dem Rücken mit einer Handtuchrolle unter Ihrem Kniegelenk.

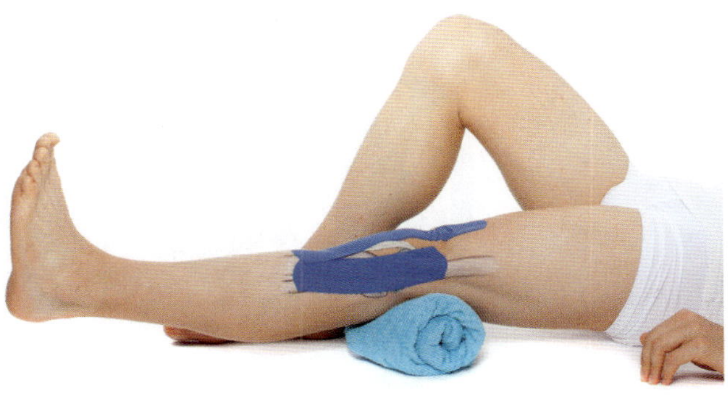

Abb. 6.24 Das Kniegelenk soll in eine Streckung gebracht werden, indem Sie bei angehobener Ferse die Kniekehle auf das Handtuch pressen.

Tape-Anlage bei Kniearthrose

Elastische Tape-Streifen, die im Verlauf der Seitenbänder und im Bereich des mittleren Muskels des Quadrizeps angebracht sind, stabilisieren das Kniegelenk. Diese Stabilisierung wird über Fasziensysteme moduliert – ein Effekt, der auch beim Tragen von Aktivbandagen bekannt ist.
Es wird **keine weitere Person** benötigt, die beim Tapen hilft.

Vorbereitung

- Sie sitzen entspannt, das Knie ist gebeugt und der Fuß hat Kontakt zum Boden.
- Die Tape-Streifen für die Seitenbänder sind so lang wie Ihre Handteller. Bereiten Sie davon zwei Streifen mit abgerundeten Rändern vor.
- Schneiden Sie zusätzlich ein etwa doppelt so langes Tape für den mittleren Zügel (➤ Abb. 6.22) zu und runden Sie auch hier die Enden ab.

Taping

- Lösen Sie die beiden Streifen für die Seitenbänder an einem Ende vom Trägerpapier (Basis des Tapes) und kleben Sie diese über die seitlichen Regionen (außen- und innenseitig) des Kniegelenks unter Zug. Das Knie bleibt abgewinkelt! Basis und Ende der Tape-Streifen bleiben ohne Zug und Spannung (➤ Abb. 6.25).
- Anschließend Tape-Anlage durch vorsichtiges Reiben der gesamten Oberfläche aktivieren.
- Nun Kniegelenk stärker beugen und die Basis des mittleren Zügels am Ansatz des Quadrizeps – knöcherner Vorsprung am Schienbein, ca. 5 cm unterhalb der Kniescheibenspitze – ohne Spannung anbringen (➤ Abb. 6.26).
- Mittelteil des Tapes mit Spannung kleben, etwa 4 cm vor Ende des Tapes dieses wieder ohne Spannung kleben und anschließend durch vorsichtiges Reiben der gesamten Oberfläche aktivieren.

6

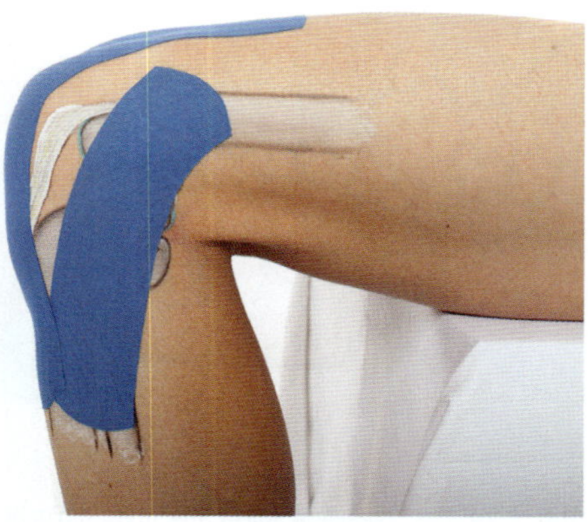

Abb. 6.25 Vollständige Tape-Anlage bei gebeugtem Knie (seitliche Ansicht).

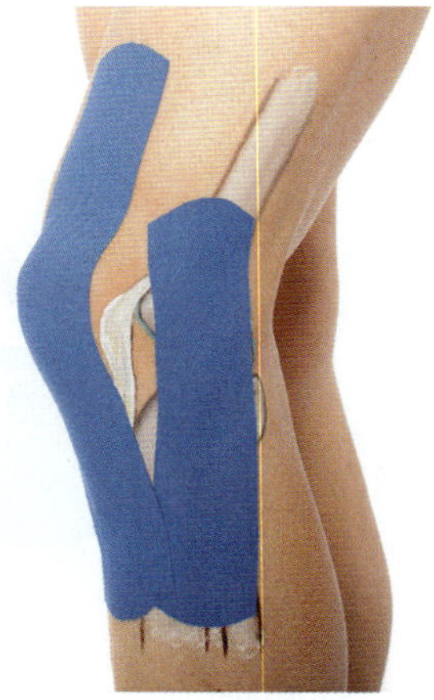

Abb. 6.26 Vollständige Tape-Anlage bei gestrecktem Knie (seitliche Ansicht).

6.4 Schleimbeutelentzündung am Schienbeinkopf (Pes-anserinus-Syndrom)

FALLBEISPIEL

Ein 16-jähriges Mädchen möchte gerne einkaufen gehen und bittet Ihren Vater, sie zu begleiten, um sie zu beraten und natürlich auch, um die Hose zu bezahlen. Nach zwei Stunden findet sie endlich das lang ersehnte Kleidungsstück – eine Markenjeans vom Feinsten. Der Vater war bei der Anprobe nicht dabei, aber zuhause wurde die äußerst eng anliegende Hose stolz präsentiert, und die Mutter hat Bedenken, ob das die richtige Hose für ihre Tochter sei. Diese trägt die Hose nächsten Tage voller Stolz und klagt eines Abends über heftigste Knieschmerzen, die die Eltern dazu veranlassen, den Hausarzt aufzusuchen. Als die Patientin die Hose auszog, ist ein roter, leicht in das Gewebe eingeprägter Steifen an beiden Seiten des Ober- und Unterschenkels sowie am Knie zu sehen. Der Streifen am inneren Knie war leicht gerötet und schmerzhaft. Der Hausarzt meinte, dass die Hosennaht eine massive Reibung erzeugt habe und diagnostiziert das Pes-anserinus-Syndrom.

Was ist ein Pes-anserinus-Syndrom?

Der Pes anserinus (lat.: Gänsefuß) ist eine komplexe Sehnenstruktur auf der Innenseite des Unterschenkels knapp unterhalb des Kniegelenks, an der drei Muskeln in Form eines „Gänsefußes“ (➤ Abb. 6.27) ansetzen. Unter dieser Sehnenplatte liegt auch ein Schleimbeutel, der sich bei Überlastung entzünden kann.

Ursachen für eine Entzündung sind Überlastungen durch immer wiederkehrende Reibephänomene, z. B. durch längeres Gehen auf instabilen oder schrägen Unterlagen, wie z. B. nach Schneewanderungen. Ebenso kann ein direkter Schlag, ein muskuläres Ungleichgewicht infolge einseitigen Trainings im Fitnesscenter oder beim Sport (z. B. beim Radfahren mit Klickpedalen, Joggen) sowie eine Beckeninstabilität zu diesem Beschwerdebild führen. Bestehen Schwellungen, handelt es sich eher um eine Schleimbeutelentzündung als um eine Tendinitis.

Was kann der Patient tun?

- Das **PECH-Schema** ist das gängigste Therapiemodell im Akut-Stadium.
  - **P wie Pause** und Ruhigstellung durch Schienung oder Taping für mindestens 1–2 Wochen, je nach Verletzungsgrad (Arzt oder ein Therapeut).
  - **E wie Eis** und Kühlung durch sog. „Cool-Packs“. Es besteht auch die Möglichkeit, wenn die Haut nicht verletzt ist, kühlende Salbenverbände anzulegen. Kühlende Maßnahmen sollten mindestens 20–30 Minuten durchgeführt werden.
  - **C wie Kompression** – auch hier können Tapes (➤ Abb. 6.28) oder elastische Bandagen zum Einsatz kommen. Das Tapen kann die verklebten Schichten voneinander lösen („Stern-Taping“).
  - **H wie Hochlagerung,** um Schwellungen entgegenzuwirken.
- Der Patient sollte die Überlastung reduzieren, indem er z. B. bevorzugt auf ebenen Flächen geht und ansteigende meidet.
- Die Trainingseinheiten zur Entspannung der Muskulatur der unteren Extremität sollten langsam aufgebaut werden.

6

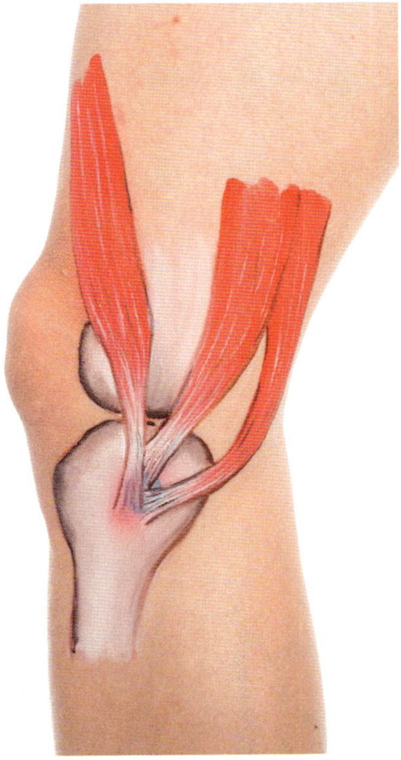

Abb. 6.27 Schienbeinkopf mit den drei ansetzenden Muskeln.

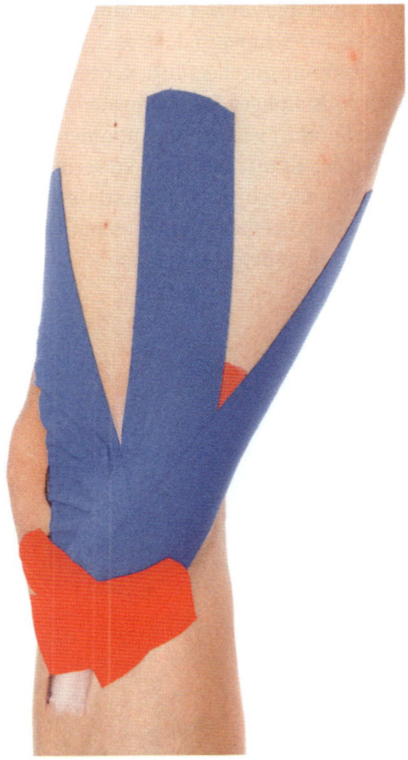

Abb. 6.28 Vollständige Tape-Anlage beim Pes-anserinus-Syndrom.

Wann zum Arzt?

- Wenn sich die Schmerzen trotz Therapie und Tape nach für 2–3 Tagen nicht bessern.
- Wenn sich Schwellung und Belastungsschmerzen beim Gehen und Laufen innerhalb von 2–3 Tagen verstärken.
- Wenn sich die massive Druckschmerzhaftigkeit innerhalb von wenigen Tagen nicht bessert.

Was macht der Arzt?

Diagnostik

Um ernsthafte Beschwerden auszuschließen, erfolgen als diagnostische Maßnahmen Röntgen oder MRT des Kniegelenks und des Unterschenkels. Da eine Schwellung auch durch Infektionen oder andere Erkrankungen hervorgerufen werden kann, kann je nach ärztlichem Ermessen die Bestimmung von Entzündungsparametern sinnvoll sein.

Therapie

Es können folgende schulmedizinischen und alternativen Therapieverfahren zur Anwendung kommen.

- Entzündungshemmende Medikation unter Magenschutz.
- Mobilisation der Gewebeschichten der Pes-anserinus-Region durch Faszientechniken.
- Lokale Kortisoninjektionen und Ultraschallbehandlungen zur Unterdrückung der Entzündungssymptomatik.
- Stoßwellentherapie zur Verbesserung der Durchblutung.
- Nach deutlicher Schmerzreduktion sollte ein vorsichtiges Muskelaufbautraining durchgeführt werden.
- Erst nach vollständiger Ausheilung des Krankheitsbildes darf die ausgeübte Sportart wiederaufgenommen werden, um eine Chronifizierung des Krankheitsbildes zu vermeiden.
- Eine Bursektomie (chirurgische Entfernung des erkrankten Schleimbeutels) bei therapieresistenten Fällen wird als letzte Therapieoption in Betracht gezogen.

Therapeutische Übungen (Physiotherapie)

Häufig liegt die Ursache von Reizungen des Schleimbeutels in einer falschen bzw. ungünstigen Belastung des Kniegelenks, wodurch das Knie unter Belastung im Gehen oder Laufen nach innen wegknickt. Das Einüben kontrollierter Bewegungen in verschiedenen Ausgangstellungen hilft, dieses unkontrollierte Nach-innen-Knicken zu reduzieren.

Ausgangsstellung Stellen Sie sich in Schrittstellung hin, dabei sollte, im Sinne eines Ausfallschrittes, ein Fuß um mindestens 2 Fußlängen vor dem anderen stehen. Die Hände liegen seitlich auf dem Beckenrand.

Durchführung

- Verlagern Sie das Körpergewicht auf das vordere Bein und lösen Sie die Ferse des hinteren Beins (➤ Abb. 6.29).
- Gehen Sie in die Ausgangsposition zurück, indem Sie das Knie des hinteren Beins in Richtung Boden absinken lassen (➤ Abb. 6.30).
- Falls Sie die Bewegung nicht ausreichend kontrolliert durchführen können, halten Sie sich an der Wand fest oder vergrößern Sie den Abstand zwischen den Füßen oder stellen Sie die Füße breiter auseinander.
- Eine Übungseinheit umfasst 3-mal 15 Übungssequenzen, absolvieren Sie die Übung 2-mal täglich.

BEACHTE

- Die Knie dürfen nicht nach innen abweichen.
- Achten Sie darauf, dass Sie die Übungen zu Beginn einer Trainingseinheit durchführen und nicht im ermüdeten Zustand ausführen, um Fehlbelastungen zu vermeiden.

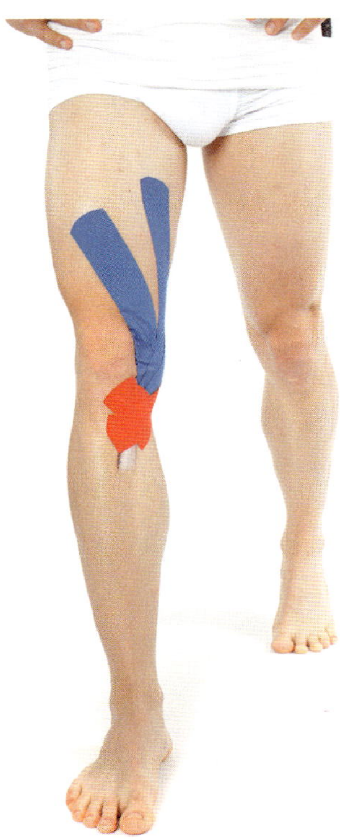

Abb. 6.29 In Schrittstellung das Körpergewicht auf das vordere Bein verlagern und Ferse des hinteren Beins lösen.

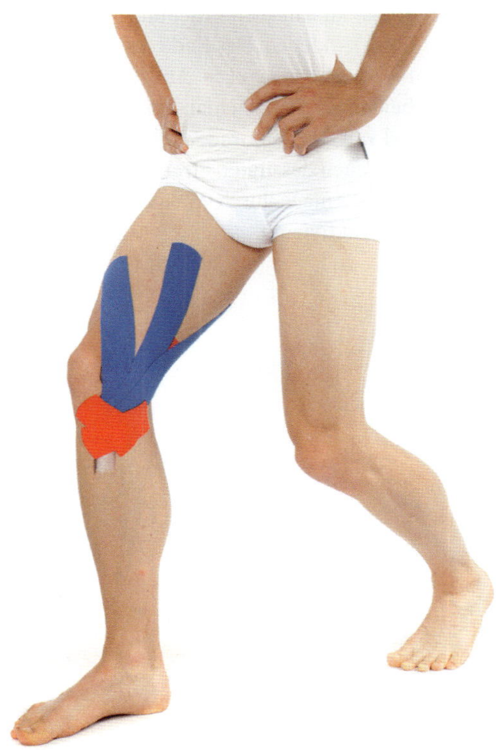

Abb. 6.30 Wieder in die Ausgangsposition zurückgehen, indem Sie das Knie des hinteren Beins absinken lassen.

Tape-Anlage beim Pes-anserinus-Syndrom

Durch die elastische Eigenschaft des Tapes wird das Gewebe schonend in Richtung Hautoberfläche gezogen, wodurch bei jeglicher Bewegung Verklebungen gelöst und zudem das Gewebe durchmassiert wird. Dadurch wird auch die Durchblutung verbessert und positiv auf das entzündliche Geschehen eingewirkt.
Es wird **keine weitere Person** benötigt, die beim Tapen hilft.

Vorbereitung

- Sie sitzen entspannt aufrecht.
- Vor Anbringen der Tape-Anlage wird ein Cross-Tape geklebt an der Sehnenstruktur des Pes anserinus, d.h. an der Innenseite des Unterschenkels knapp unterhalb des Kniegelenks. Es dient zur Entspannung der muskulären Ansätze am Pes anserinus.
- Anschließend wird das Tape in Form eines Sterns angebracht.
- Drei Tape-Streifen, die jeweils etwa 5 cm lang sind, zuschneiden.
- Die Ränder der Tape-Streifen abrunden.

Taping

- Basis des Tapes an einem Ende vom Trägerpapier lösen und am unteren Teil des Pes anserinus (innere Fläche des Kniegelenks) ohne Zug anbringen (➤ Abb. 6.31, ➤ Abb. 6.32).
- Mit der anderen Hand das Tape vom Papier lösen und unter deutlichem Zug über dem Pes anserinus – etwa 2 Querfinger innen von der großen knöchernen Erhebung am Schienbeinkopf (Tuberositas tibiae) – kleben. Das Ende des Tape-Streifens (ca. 2 cm lang) ohne Zug anbringen (➤ Abb. 6.33).
- Die nächsten beiden Streifen ebenfalls am Pes anserinus, jeweils in einem Winkel von etwa 45 Grad, anbringen. Die Klebetechniken entsprechen denen des ersten Streifens (➤ Abb. 6.34).
- Anschließend Tape-Anlage durch vorsichtiges Reiben der gesamten Oberfläche aktivieren.

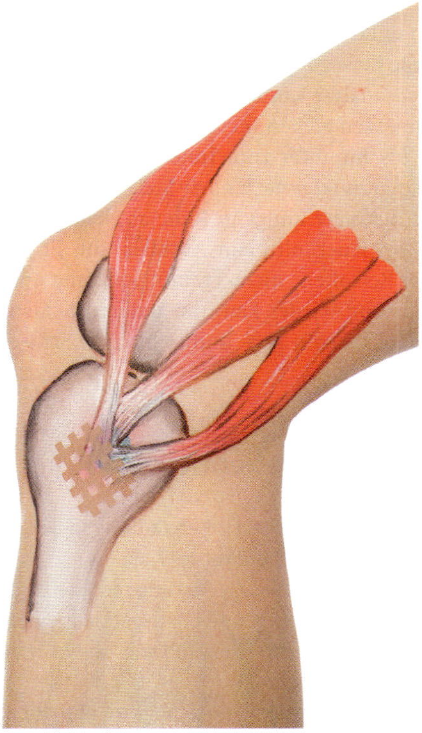

Abb. 6.31 Cross-Tape über dem gereiztem Schleimbeutel.

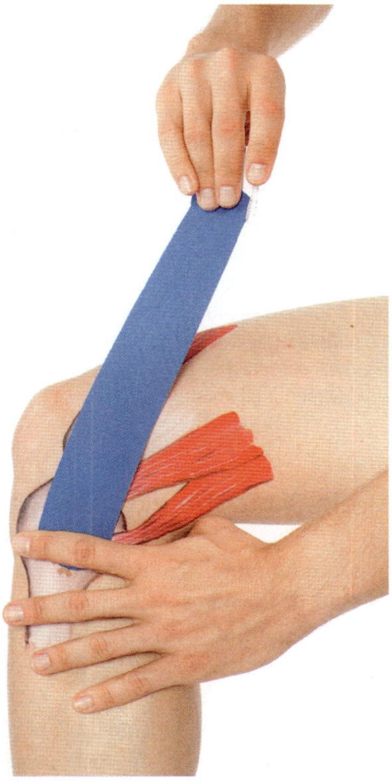

Abb. 6.32 Verlauf des ersten Tape-Streifens.

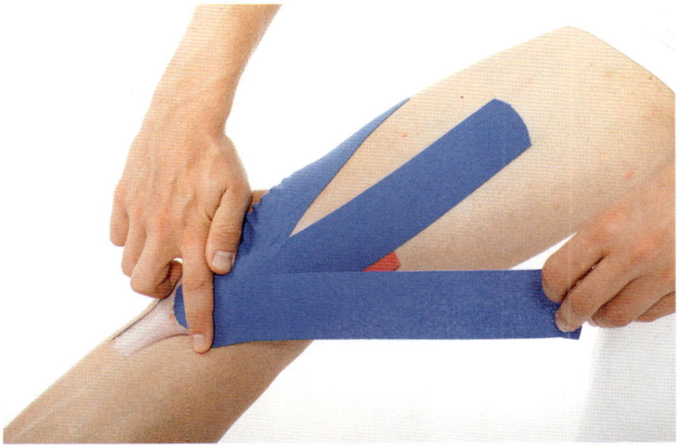

Abb. 6.33 Verlauf des dritten Tape-Streifens.

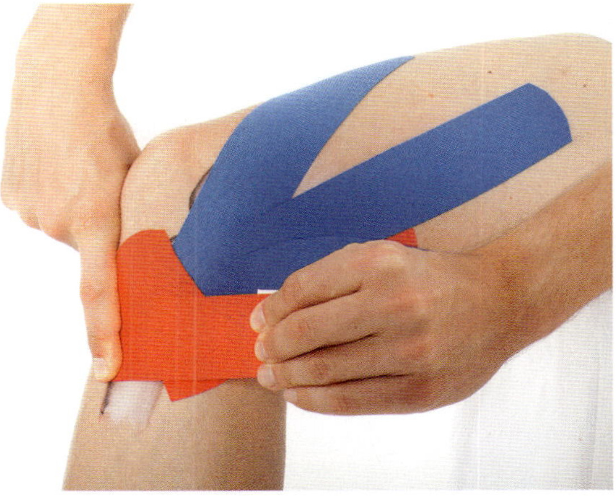

Abb. 6.34 Schmerz-Tape-Anlage über dem gereiztem Schleimbeutel.

6.5 Schienbeinschmerzen (Shin Splint)

FALLBEISPIEL

Ein 47-jähriger Mann möchte mit seiner Partnerin in die Berge fahren und wandern. Nach einer einstündigen Autofahrt sind sie endlich am Ziel. Vom Schwierigkeitsgrad haben sie sich nicht zu viel vorgenommen: Weder das Bergaufgehen noch der Abstieg machen Probleme. Dem Mann macht es sogar richtig Spaß, sich nach unten von einem Felsvorsprung zum nächsten zu bewegen, auf manchen Streckenabschnitten kann er sogar laufen. Die Partnerin, eine ausgebildete Fitnesstrainerin, ist diese Art des Gehens gewohnt und konnte deshalb gut mithalten. Zuhause angekommen treten bei dem 47-Jährigen allerdings Schmerzen am Unterschenkel auf, die immer schlimmer werden. Der Hausarzt diagnostiziert aufgrund der Vorgeschichte ein Schienbeinkantensyndrom.

Was ist ein Schienbeinkantensyndrom?

Schmerzen und Empfindlichkeit entlang des Schienbeins (➤ Abb. 6.35) während des Laufens deuten auf ein Schienbeinkantensyndrom (Shin Splints) hin. Ursache ist eine Überlastung der Unterschenkelmuskulatur, die wiederum durch verschiedene Faktoren bedingt sein kann:

- Überbeanspruchung der Muskulatur bei Sportarten mit häufigem Richtungswechsel.
- Entzündung oder Überreizung der Beinhaut an der Schienbeinkante.
- Falsches Auftreten und „hartes“ Schuhwerk: Durch hartes Auftreten mit der Ferse schnellt der Vorfuß nach unten. Diese schnelle Bewegung bringt starke Belastung mit sich. Durch eine Auftrittsanalyse kann das Problem diagnostiziert werden.

Die Schmerzen ziehen meistens an der inneren Schienbeinkante entlang bis hinunter zum Innenknöchel. Gehäuft treten sie bei Laufanfängern oder nach einer Steigerung des Trainingspensums auf. Der Schmerz klingt in Ruhe ab, jedoch tritt er bei erneuter Belastung wiederholt beim Abrollen auf. Er wird oft chronisch, wenn der Betroffene nicht Trainingsumfang und -belastung reduziert. Hin und wieder kann im unteren Schienbein eine Druckempfindlichkeit mit tast- und sichtbaren Schwellungen beobachtet werden.

Was kann der Patient tun?

- In erster Linie besteht die Behandlung in der akuten Phase in Form des PECH-Schemas (➤ Kap. 6.4)
- Der Patient sollte die Überlastung reduzieren und bevorzugt auf ebenen Flächen gehen und ansteigende meiden. Bei Schmerzen Lauftraining unterbrechen und so früh wie möglich in den Schongang schalten.
- Trainingseinheiten im Sport langsam aufbauen.
- Das Tapen (➤ Abb. 6.36) kann das Gewebe anheben und verklebte und evtl. vernarbte Schichten voneinander lösen („Stern-Taping“)

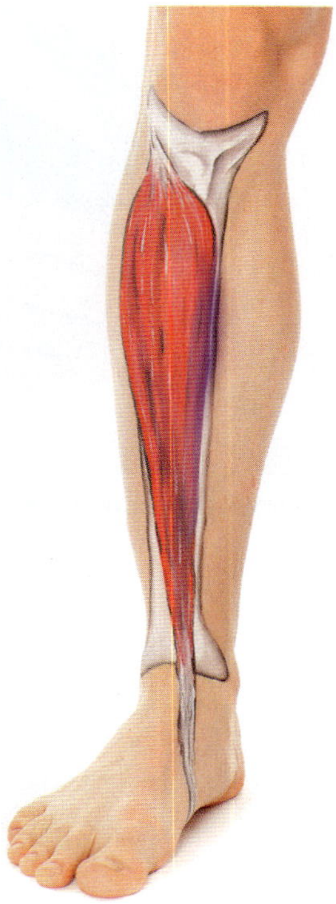

Abb. 6.35 Schienbein und Unterschenkelmuskel.

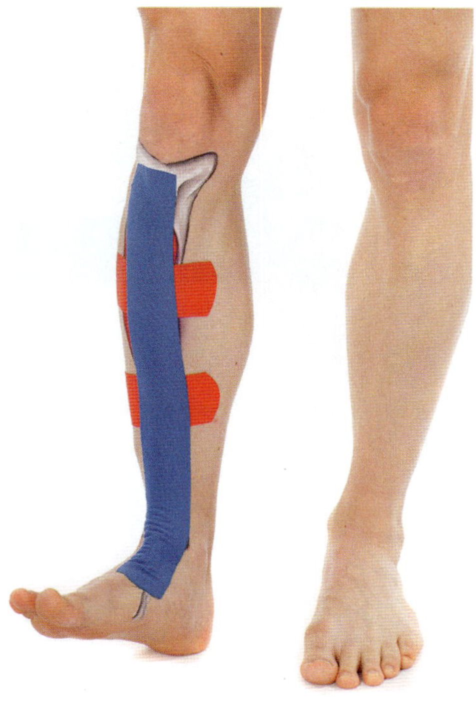

Abb. 6.36 Vollständige Tape-Anlage beim Schienbeinkantensyndrom.

- Vor dem Training aufwärmen.
- Wärme- und Kälteanwendung im Wechsel können Schmerzlinderung bewirken.
- Die körperliche Fitness kann durch Fahrradfahren und Schwimmen beibehalten werden. Beim Fahrradfahren bevorzugt mit der Ferse und nicht mit dem Vorfuß treten, um dessen stärkere Beugung zu meiden, die wiederum zu einer Kompression des M. tibialis anterior führt und dadurch schmerzverstärkend wirkt.
- Mit dem Laufen sollte erst dann wieder begonnen werden, wenn unter Belastung keine Schmerzen mehr auftreten und keine Druckempfindlichkeit des Schienbeins mehr besteht.

Wann zum Arzt?

- Wenn sich die Schmerzen trotz Therapie und Tape innerhalb von 2–3 Tagen nicht bessern.
- Wenn sich Schwellung und Belastungsschmerzen beim Gehen und Laufen innerhalb weniger Tage verschlimmern.
- Wenn sich die massive Druckschmerzhaftigkeit innerhalb von 2–3 Tagen nicht bessert.

Was macht der Arzt?

Diagnostik

Um ernsthafte Beschwerden auszuschließen, erfolgt als diagnostische Maßnahme Röntgen oder MRT des Unterschenkels. Da eine Schwellung auch durch Infektionen oder andere Erkrankungen hervorgerufen werden kann, kann je nach ärztlichem Ermessen die Bestimmung von Entzündungsparametern sinnvoll sein.

Therapie

Es können folgende schulmedizinischen und alternativen Therapieverfahren zur Anwendung kommen.

- Entzündungshemmende Medikation unter Magenschutz.
- Mobilisation der Gewebeschichten der M.-tibialis-anterior-Region durch Faszientechniken.
- Lokale Kortisoninjektionen und Ultraschallbehandlungen zur Unterdrückung der Entzündungssymptomatik.
- Stoßwellentherapie zur Verbesserung der Durchblutung.
- Vorsichtiges Muskelaufbautraining.

BEACHTE
Erst nach vollständiger Ausheilung des Krankheitsbildes sollte die ausgeübte Sportart wiederaufgenommen werden, um eine Chronifizierung des Krankheitsbildes zu vermeiden.

Therapeutische Übungen (Physiotherapie)

Die Sehnenansätze sind oft aufgrund von Schwäche und/oder einseitiger Belastung in ihrer Elastizität und Bewegungskontrolle beeinträchtigt. Kleinste Verletzungen können die Folge sein. Übungen, die den Muskel wiederholt verkürzen oder verlängern, tragen zur Entspannung der Sehnenansätze und der sie umgebenden Muskeln bei. Zudem wird die Durchblutung in dieser Region verbessert.

Ausgangsstellung Knien Sie sich hin und stellen Sie die Zehen auf, indem Sie den Fuß etwas anziehen (➤ Abb. 6.37).

Durchführung

- Strecken Sie den Fuß und begeben Sie sich langsam in den Fersensitz (➤ Abb. 6.38).
- Bleiben Sie etwa 30 Sekunden in dieser Endstellung und gehen Sie wieder zurück in die Ausgangsposition.
- Eine Übungseinheit umfasst 3 Übungssequenzen, absolvieren Sie die Übung 2-mal täglich.

BEACHTE
Wenn das vordere Knie Schmerzen verursacht, sollten Sie ein Kissen unter Ihr Knie legen. Die Übung wirkt auch dann, wenn man nicht das ganze Gewicht auf die Fersen absinken lässt.

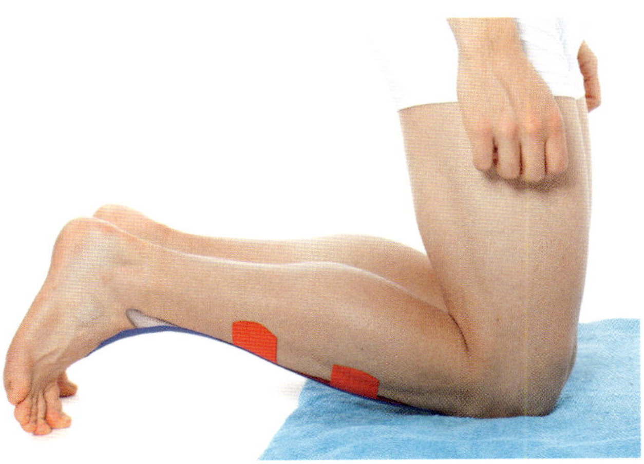

Abb. 6.37 Sie knien auf dem Boden (weiche Unterlage), die Zehen sind aufgestellt.

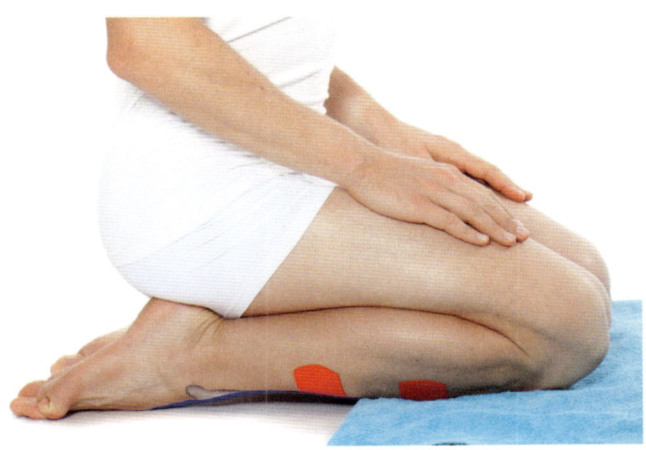

Abb. 6.38 Gehen Sie nach etwa 30 Sekunden langsam in den Fersensitz.

6

Tape-Anlage bei Schienbeinschmerzen

Die Tape-Anlage ist eine zusätzliche Hilfe, die Entzündung der Beinhaut (Periost) zu reduzieren und den vorderen Schienbeinmuskel zu entspannen. Der erste im Verlauf der Unterschenkels angebrachte Tape-Streifen entspannt den Muskel. Die danach angebrachten Quer-Tapes bewirken beim Gehen eine leichte Massage und lösen entzündlich bedingte Verklebungen.
Es wird **keine weitere Person** benötigt, die beim Tapen hilft.

Vorbereitung

- Sie sitzen aufrecht am Stuhl oder am Boden.
- Messen Sie die Entfernung von der Vorderseite des Knöchels bis etwa 10 cm unter dem Kniegelenk und schneiden Sie ein Tape in dieser Länge zu.
- Schneiden Sie außerdem zwei Tape-Streifen zu, die jeweils die Länge Ihres Handtellers haben.
- Runden Sie die Ränder dieser drei Tape-Streifen ab.

Taping

- Die schmerzhafte Stelle im Bereich der Schienbeinkante und der umgebenden Muskulatur identifizieren und markieren.
- Die beiden kleineren Tape-Streifen (rot) anbringen: Die Basis jeweils an der Außenseite des Unterschenkel positionieren (➢ Abb. 6.39). Das Ende des Tapes ohne Zug an der inneren Schienbeinkante kleben (➢ Abb. 6.40) und durch vorsichtiges Reiben der gesamten Oberfläche aktivieren.
- Fuß im Sprunggelenk bodenwärts strecken und die Basis des langen Tapes (blau) an der Vorderfläche des Sprunggelenks anbringen und durch vorsichtiges Reiben der gesamten Oberfläche aktivieren (➢ Abb. 6.41).
- Tape entlang des Muskels (äußere Region der Schienbeinkante) über die querverlaufenden roten Tapes ohne Zug kleben. Auch die Enden des Tapes sind ohne Zug anzubringen (➢ Abb. 6.42).
- Das Tape über die gesamte Länge aktivieren.

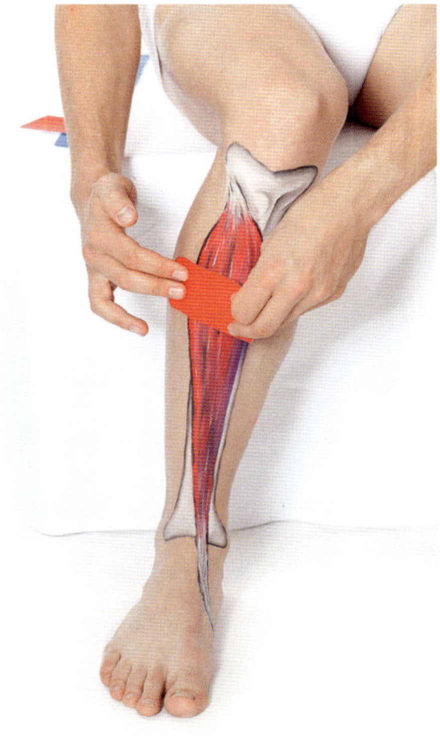

Abb. 6.39 Positionieren Sie die Basis der Tape-Anlage am äußeren Muskelrand ohne Spannung.

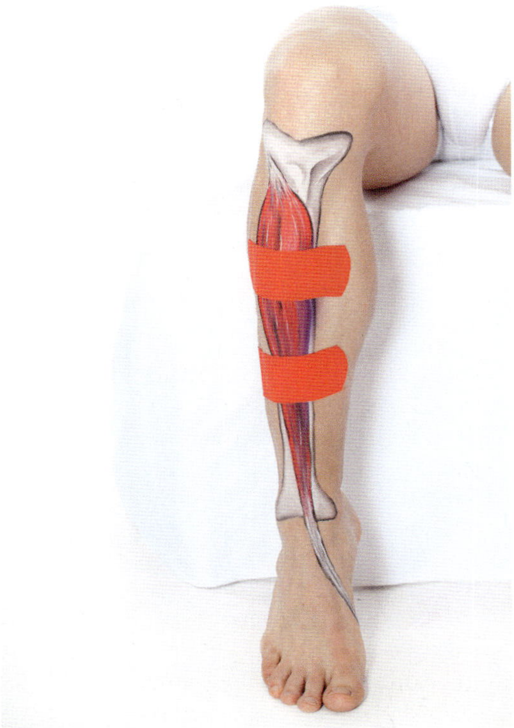

Abb. 6.40 Bringen Sie zwei Quer-Tapes in einem Abstand von 10 cm am Unterschenkel an.

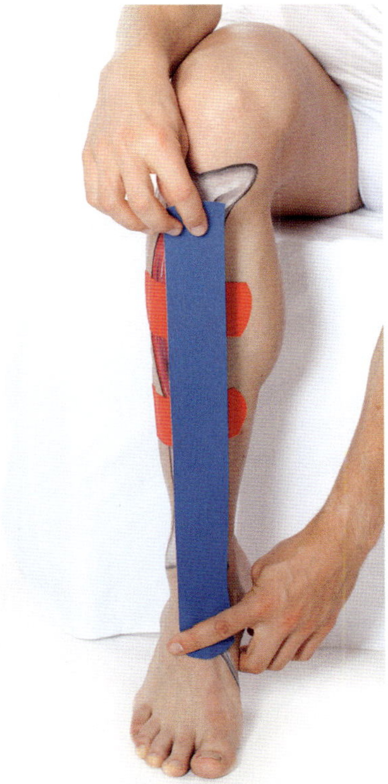

Abb. 6.41 Basis des Muskeltapes ohne Spannung positionieren und kleben.

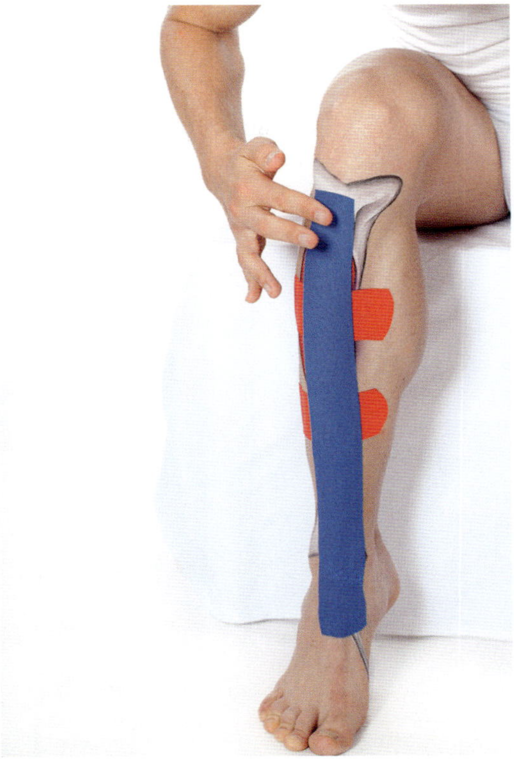

Abb. 6.42 Aktivierung der Tape-Anlage.

KAPITEL

7 Beschwerden an Sprunggelenk und Fuß

7.1 Verstauchung des Sprunggelenks 14

FALLBEISPIEL

Ein 25-jähriger Mann möchte gerne am Wochenende Tennisspielen und sich für ein Turnier vorbereiten und zwar auf den besten Sandplätzen, die er je gesehen hat. Doch, wie es der Zufall will, sind alle Sandplätze belegt und er muss in der Halle spielen. Er weiß, dass die Reibung des Bodens in der Halle sehr viel stärker ist als auf dem Sandboden und dass das Spiel viel schneller sein wird. Nach einem heftigen Ballduell am Netz bleibt der Spieler mit dem Schuh am Belag kleben, verdreht sich und kommt zu Fall. Er hat starke Schmerzen und kann das Bein überhaupt nicht belasten. Der Mannschaftsarzt ist sofort zur Stelle und untersucht den Knöchel genau, zur weiteren Untersuchung muss der Spieler zum Orthopäden, der die Stabilität überprüft und Röntgenbilder anfertigt und eine einfache Distorsion des Sprunggelenks diagnostiziert.

Was ist eine Verstauchung des Sprunggelenks?

Die Sprunggelenksverstauchung (Sprunggelenksdistorsion ➤ Abb. 7.1) ist eine der häufigsten Sportverletzungen. Zusätzlich zur Verstauchung des oberen (Schienbein-Sprungbein) und unteren Sprunggelenks (Sprungbein-Fersenbein) werden die Bänder am Außenknöchel (evtl. auch Innenknöchel) gedehnt oder sie reißen. Von den drei Bändern am Außenknöchel reißen nur das vordere und mittlere Band – in ⅔ der Fälle das vordere und in ⅓ der Fälle das vordere und mittlere Band.

Es treten folgende Symptome auf:

- Schmerzen, Schwellung, Blutergussbildung im Bereich des Knöchels mit dem typischen Senkungshämatom – das Blut sinkt zwischen den Zellen ab und lagert sich an der tiefsten Stelle an.
- Instabilitätszeichen in Form von häufigem Verdrehen des Sprunggelenks bei chronischen Bandverletzungen.

Was kann der Patient tun?

- Das **PECH-Schema** ist das gängigste Therapiemodell im Akut-Stadium:
  - **P wie Pause** und Ruhigstellung durch Schienung oder Taping für mindestens 1–2 Wochen, je nach Verletzungsgrad (Arzt oder ein Therapeut).
  - **E wie Eis** und Kühlung durch sog. „Cool-Packs". Es besteht auch die Möglichkeit, wenn die Haut nicht verletzt ist, kühlende Salbenverbände anzulegen. Kühlende Maßnahmen sollten mindestens 20–30 Minuten durchgeführt werden.
  - **C wie Kompression** – auch hier können Tapes zum Einsatz kommen. Die Kompression schränkt die Beweglichkeit ein und entlastet die Region durch Reizreduktion, sie wirkt zudem abschwellend, schmerzlindernd und mobilisierend auf das Gelenk ein.
  - **H wie Hochlagerung,** um Schwellungen entgegenzuwirken.
- Spezielle Tape-Anlagen stabilisieren das Gelenk und garantieren den Bewegungsumfang (➤ Abb. 7.2). Ab der sechsten Woche – je nach Schwellung auch früher – kann zusätzlich das sogenannte Korrekturtape angewendet werden.

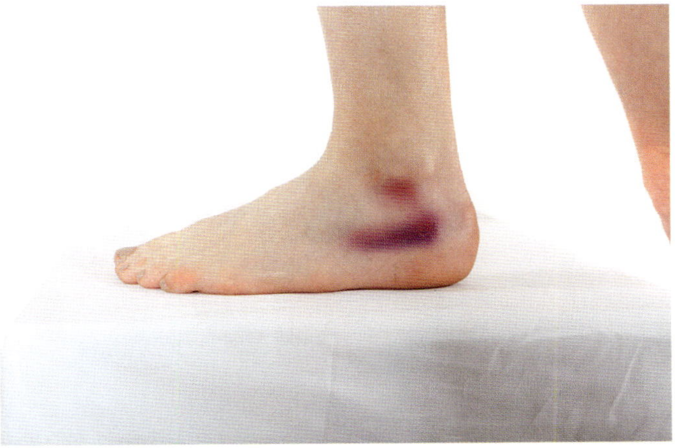

Abb. 7.1 Gelenkschwellung und Bluterguss bei Verstauchung des Sprunggelenks.

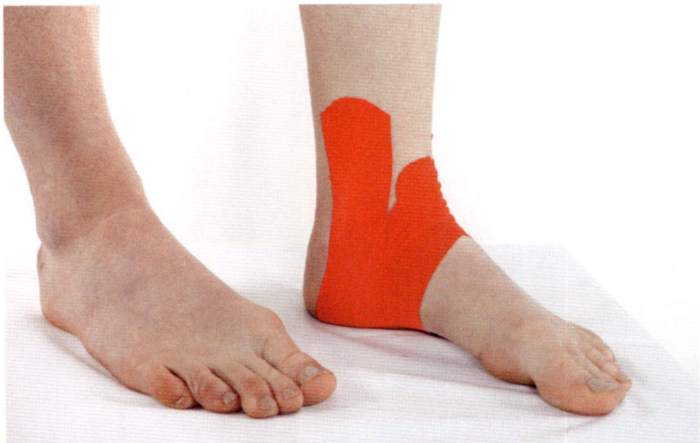

Abb. 7.2 Vollständige Tape-Anlage bei Verstauchung des Sprunggelenks.

Wann zum Arzt?

- Wenn aufgrund der Gewalteinwirkung eine massive Reizung der Gelenkskapsel und eine entsprechend große Ergussbildung vorliegt.
- Wenn kleine Bänder des Gelenks gerissen sind und eine Instabilität im Gelenk besteht.

Was macht der Arzt?

Diagnostik

Um ernsthafte Beschwerden auszuschließen, erfolgt als diagnostische Maßnahme Röntgen oder MRT des Sprunggelenks. Da eine Schwellung auch durch Infektionen oder andere Erkrankungen hervorgerufen werden kann, kann je nach ärztlichem Ermessen die Bestimmung von Entzündungsparametern sinnvoll sein.

Therapie

Es können folgende schulmedizinischen und alternativen Therapieverfahren zur Anwendung kommen.

- Medikamentöse Schmerztherapie und evtl. Schienung des Sprunggelenks mit Orthesen.
- Nach deutlicher Schmerzreduktion hilft gezieltes Training, die sprunggelenksstabilisierende Muskulatur zu kräftigen.
- Injektionstherapien, Akupunktur, chinesische Phytotherapie, orale Schmerztherapien und konsequente Ruhigstellung kommen bei Nichtbesserung zum Einsatz.

Therapeutische Übungen (Physiotherapie)

Verstauchungen im Sprunggelenk gehen meist mit einer Einschränkungen der Belastbarkeit und Beweglichkeit im Gelenk einher. Wiederholte Übungen, die das Gelenk in die eingeschränkte Richtung im schmerzfreien Bereich belasten, stellen die Belastbarkeit und Beweglichkeit wieder her.

Ausgangsstellung Stellen Sie sich aufrecht in Schrittstellung hin und legen Sie unter den Vorfuß eine Handtuchrolle, sodass Ihre Ferse noch auf dem Boden steht (➤ Abb. 7.3).

Durchführung

- Das Körpergewicht wird auf den vorderen Fuß verlagert, indem Sie die Ferse des schmerzfreien (hinteren) Fußes vom Boden lösen (➤ Abb. 7.4).
- Bleiben Sie für etwa 10 Sekunden in dieser Position und wiederholen Sie die Übungsabfolge 3-mal.
- Führen Sie die Übung 2-mal täglich und 3-mal pro Woche aus.

BEACHTE

Übung in den ersten Tagen langsam ausführen, nach einigen Tagen kann das Tempo gesteigert werden.

7

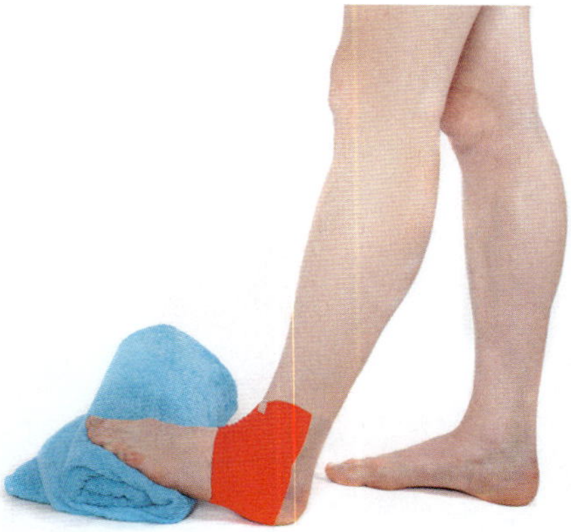

Abb. 7.3 Schrittstellung, der betroffene Fuß steht auf einer Handtuchrolle.

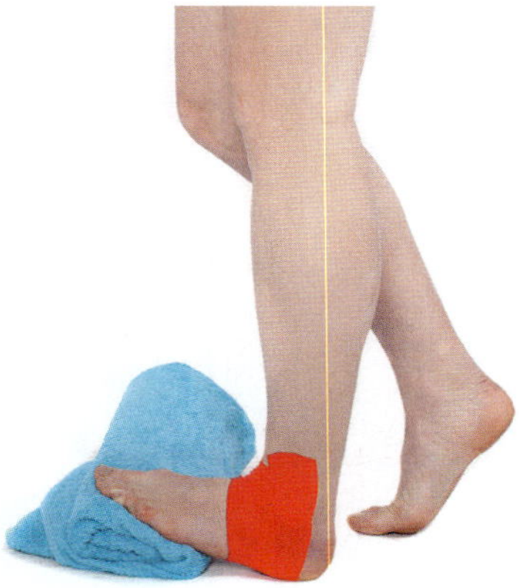

Abb. 7.4 Das Körpergewicht wird auf den vorderen Fuß verlagert, indem Sie die Ferse des schmerzfreien (hinteren) Fußes vom Boden lösen.

Tape-Anlage bei Sprunggelenksverstauchung

Um den Fuß vor weiteren Verletzungen zu schützen, empfiehlt es sich, mithilfe einer Tape-Anlage, die Beweglichkeit gezielt einzuschränken und den Bewegungsumfang zu erhalten. Dies bewirkt eine deutliche Stabilität im Gelenk und ein sicheres Gefühl für den Alltag. Es wird **keine weitere Person** benötigt, die beim Tapen hilft.

Vorbereitung

- Der Patient sitzt oder steht entspannt, das Sprunggelenk befindet sich in Neutralposition, d. h. weder in Spitz- noch Knickstellung.
- Messen Sie die Länge Ihres Handtellers und schneiden Sie zwei Tapes zu, die jeweils doppelt so lang sind.
- Ränder der beiden Tapes abrunden.

Taping

Bei einer Sprunggelenksdistorsion erfolgt die Schienung des Gelenks durch das Anlegen eines Achter- und eines U-Tapes.

- Den ersten der beiden Streifen, der U-förmig um das Sprunggelenk angebracht werden soll, auf Mitte legen und die Mitte markieren. An der Markierung das Papier auseinander reißen, indem Sie das Trägerpapier am Rand ein- und in der gesamten Breite durchreißen.
- Basis dieses Tapes (U-Tape) an der Ferse vor dem inneren und äußeren Knöchelvorsprung positionieren. Die Tape-Enden unter Zug über die Knöchel kleben, die letzten 3 cm allerdings ohne Zug anbringen (➤ Abb. 7.5, ➤ Abb. 7.6).
- Die Basis des zweiten Tape-Streifens – das Achter-Tape hat die Form der Zahl acht – ähnlich wie das U-Tape an der Ferse anbringen. Allerdings verläuft das Tape überkreuz, d. h., die Tape-Enden werden diagonal über dem Rist positioniert und geklebt (➤ Abb. 7.7).
- Das Ende des Tapes ist wiederum streng spannungs- und zugfrei (ca. 3 cm).
- Anschließend Tape-Anlage durch vorsichtiges Reiben der gesamten Oberfläche aktivieren (➤ Abb. 7.8).

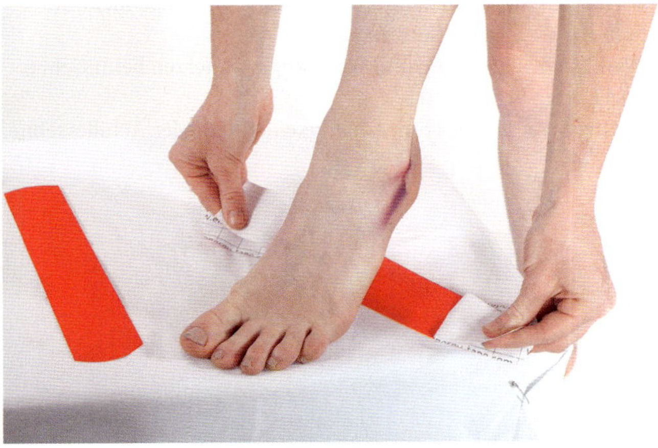

Abb. 7.5 Die Tape-Mitte des U-Tapes befindet sich an der Fußsohle und am vorderen Fersenrand.

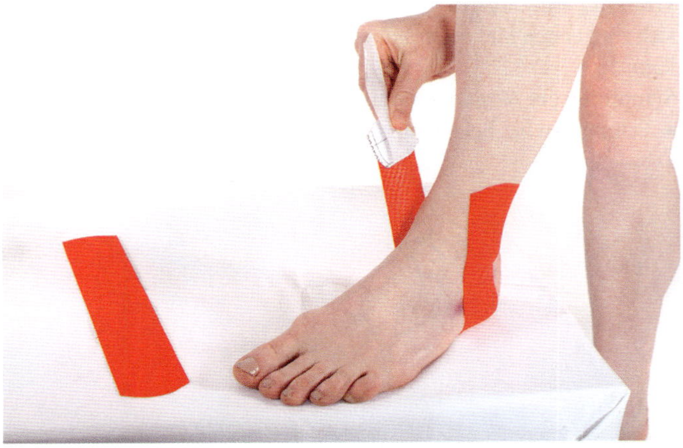

Abb. 7.6 U-Tape-Anlage nun über der Knöchelregion und entlang des Unterschenkels anbringen und kleben.

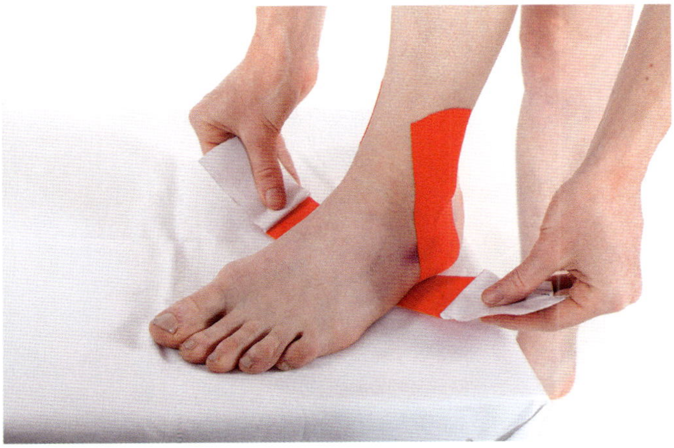

Abb. 7.7 Achter-Tape-Anlage – Tape an der Ferse positionieren und diagonal über dem Rist anbringen und kleben.

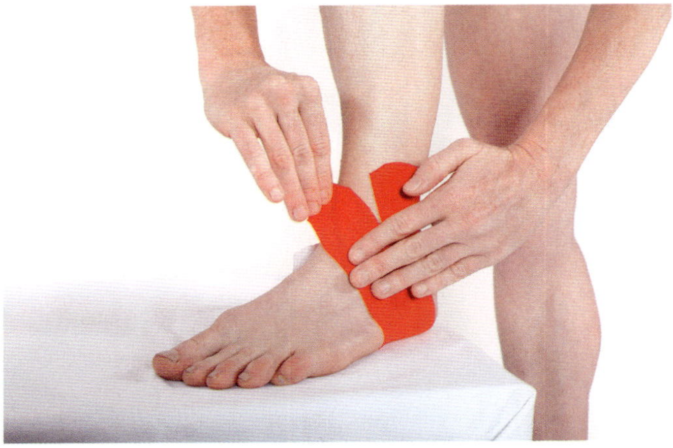

Abb. 7.8 Tape-Streifen durch vorsichtiges Reiben der gesamten Oberfläche aktivieren.

7.2 Schmerzen an der Achillessehne (Achillodynie) 15

FALLBEISPIEL

Eine 45-jährige Frau hat seit mehreren Monaten immer wiederkehrende Schmerzen im Bereich beider Achillessehnen. Außerdem verspürt sie dort eine morgendliche Steifigkeit. Die Frau übt einen sitzenden Beruf aus und treibt regelmäßig Sport (Tennis und Laufen). Im Rahmen ihrer Therapien und ärztlichen Untersuchungen wurde eine Achillodynie diagnostiziert.

Was ist eine Achillodynie?

Bei einer Achillodynie handelt es sich um Schmerzen im Bereich der Achillessehne (➤ Abb. 7.9). Die Achillodynie tritt oft nach ungewohnten sportlichen Belastungen auf, insbesondere nach „Stop-and-Go-Sportarten", wie Tennis, und Fußball. Weitere Ursachen sind Verschleißerscheinungen im Sehnengewebe oder Entzündungen des Sehnengleitgewebes, der darunterliegenden Schleimbeutel und/oder des Sehnenansatzes am Fersenbein. Bei bestimmten rheumatischen Erkrankungen, z. B. Morbus Bechterew kann eine Achillodynie als Frühsymptom auftreten Die Bechterew-Erkrankung manifestiert sich zum ersten Mal in der Pubertät und die Ursache ist derzeit unbekannt!

Symptome der Achillodynie sind:

- Schmerzen bei Belastung (Laufen, Treppensteigen).
- Verschlechterung der Beschwerden durch Barfußlaufen, Verbesserung durch Tragen von Schuhen mit Absatz.
- Oft druckschmerzhafte Verdickung und Rötung über der Achillessehne.

Was kann der Patient tun?

- Das **PECH-Schema** (➤ Kap. 7.1) ist das gängigste Therapiemodell im Akut-Stadium.
- Entzündungshemmenden Salbenverbände (➤ Kap. 4.1) mit kühlenden Ölen, z. B. Voltaren-Gel, die am Sehnenansatz angebracht werden, wirken schmerzlindernd.
- Tapes (➤ Abb. 7.10), von der Ferse beginnend bis zum Wadenmuskel, reduzieren die Zugkräfte an der Achillessehne, indem die auf die Muskulatur und Sehnen der Unterschenkelmuskulatur einwirkenden Kräfte reduziert werden.

Wann zum Arzt?

- Wenn sich die Schmerzen trotz Therapie und Tape nicht innerhalb von 2–3 Tagen bessern.
- Wenn sich Schwellung und Belastungsschmerzen beim Gehen und Laufen verstärken.
- Bei massiver Druckschmerzhaftigkeit entlang der Achillessehne.

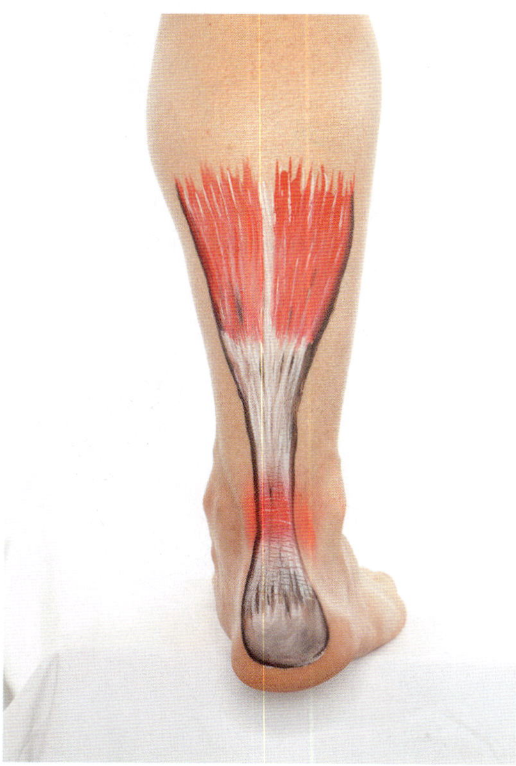

Abb. 7.9 Die Achillessehne verbindet das Fersenbein mit dem Unterschenkelmuskel.

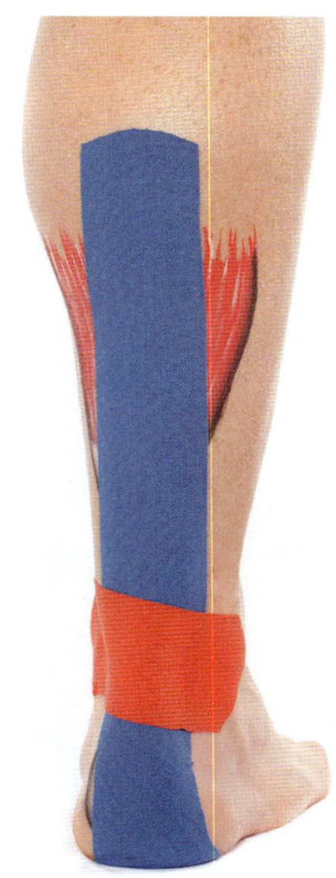

Abb. 7.10 Vollständige Tape-Anlage bei Schmerzen an der Achillessehne.

Was macht der Arzt?

Diagnostik

Um ernsthafte Beschwerden auszuschließen, erfolgt als diagnostische Maßnahme Röntgen oder MRT der Achillessehne. Da eine Schwellung auch durch Infektionen oder andere Erkrankungen hervorgerufen werden kann, kann je nach ärztlichem Ermessen die Bestimmung von Entzündungsparametern sinnvoll sein.

Therapie

Es können folgende schulmedizinischen und alternativen Therapieverfahren zur Anwendung kommen.

- Mobilisation der Gewebeschichten der Wadenmuskulatur durch Faszientechniken.
- Die Wadenmuskulatur und die Achillessehne sollten durch Selbstmassage oder Behandlung entspannt werden.
- Zur Belastungsreduktion sollten zunächst einfache Fersenkissen im Laufschuh eingelegt werden. Die Laufintensität sollte auf die Hälfte reduziert und Sprint-Phasen in der Schmerzphase gemieden werden. Einlagen können die Fußfehlstellung passiv korrigieren und dadurch die Belastungskräfte am Fersenbein reduzieren.
- Zur Behandlung der Entzündungssymptomatik können lokale Kortisoninjektionen und Ultraschallbehandlungen hilfreich sein.
- Stoßwellentherapie, diverse Elektrotherapien wie Iontophorese, Impuls-Galvanisation und/oder Ultraschall haben sich als Maßnahmen bewährt. Anschließend sollte ein vorsichtiges Muskelaufbautraining durchgeführt werden.
- Erst nach vollständiger Ausheilung der Beschwerden sollte die ausgeübte Sportart wieder aufgenommen werden, um eine Chronifizierung des Krankheitsbildes zu vermeiden.

Therapeutische Übungen (Physiotherapie)

Die Achillessehne ist häufig aufgrund von Schwäche und/oder einseitiger Belastung in ihrer Elastizität und Kraft beeinträchtigt. Dabei kommt es noch rascher zu einer Verletzung bzw. zu kleinsten Einrissen. Die physiotherapeutischen Übungen verhelfen zu einer besseren Beweglichkeit und einer Gewebeerneuerung.

Ausgangsstellung Stellen Sie sich aufrecht hin und legen Sie eine Handtuchrolle unter Ihre Füße, Ihre Fersen sollten allerdings noch auf dem Boden stehen (➤ Abb. 7.11).

Durchführung

- Heben Sie beide Fersen nach oben an (➤ Abb. 7.12) und gehen Sie ganz langsam – doppelt so langsam wie beim Anheben der Ferse – wieder in die Ausgangsposition zurück.
- Üben Sie etwa 1 Minute lang.
- Führen Sie die Übung 3-mal täglich und 3-mal pro Woche aus.

BEACHTE
Führen Sie die Übung in den ersten Tagen langsam aus, nach einigen Tagen kann das Tempo gesteigert werden.

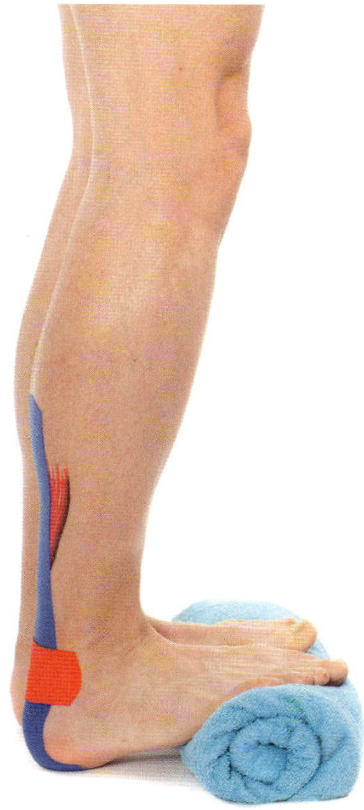

Abb. 7.11 Ihre Füße stehen auf einer Handtuchrolle, die Fersen haben Kontakt zum Boden.

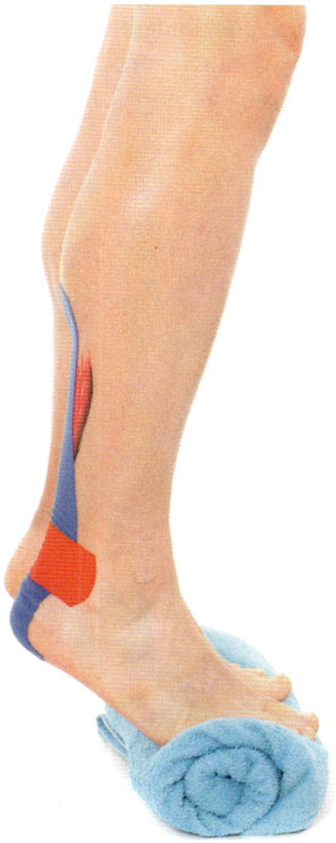

Abb. 7.12 Fersen langsam nach oben anheben und sehr langsam wieder auf den Boden sinken lassen.

Tape-Anlage bei Schmerzen an der Achillessehne

Zur Entlastung des Sehnenansatzes wird das Tape von der Ferse bis zum Wadenmuskel geklebt. Durch den Zug an Muskulatur und Sehne in Richtung Fersenbein werden die Zugkräfte an der Achillessehne verringert.
Es wird **keine weitere Person** benötigt, die beim Tapen hilft.

Vorbereitung

- Einen Tape-Streifen unter der Ferse positionieren, diesen bis zur Kniekehle rollen und abschneiden.
- Ränder des Tapes abrunden.
- Danach Tape entlang der Wadenmuskulatur mittig in Längsrichtung positionieren und kleben.

Taping

- Der Patient steht und stellt den zu therapierenden Fuß auf einen Sessel oder auf den Boden.
- Basis des Tapes an der Ferse positionieren – der Fußrücken wird in Richtung des Schienbeins geführt – das Tape nun durch vorsichtiges Reiben der gesamten Oberfläche aktivieren (➤ Abb. 7.13).
- Mit sehr leichtem Zug das Tape entlang der Achillessehne anbringen (➤ Abb. 7.14) und über die Wadenmuskulatur bis zum Unterrand der Kniekehle kleben.
- Nun Quer-Tape im rechten Winkel zum ersten Tape auf der Höhe der Achillesferse positionieren und kleben (➤ Abb. 7.15).
- Danach Tape-Anlage durch vorsichtiges Reiben der gesamten Oberfläche aktivieren (➤ Abb. 7.16).

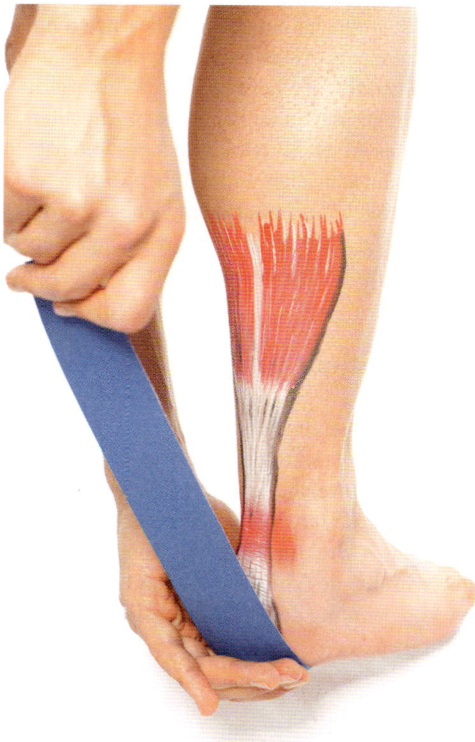

Abb. 7.13 Basis an der Ferse bodenwärts positionieren und kleben.

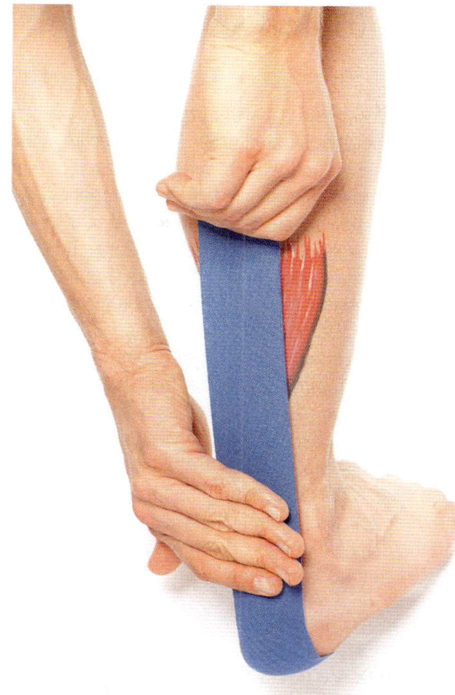

Abb. 7.14 Tape entlang der Achillessehne und der Wade ohne Spannung kleben.

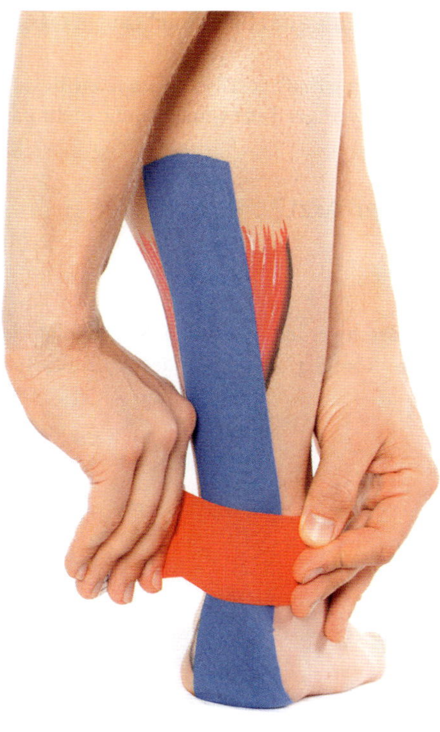

Abb. 7.15 Quer-Tape mit geringem Zug an der unteren Achillessehne anbringen.

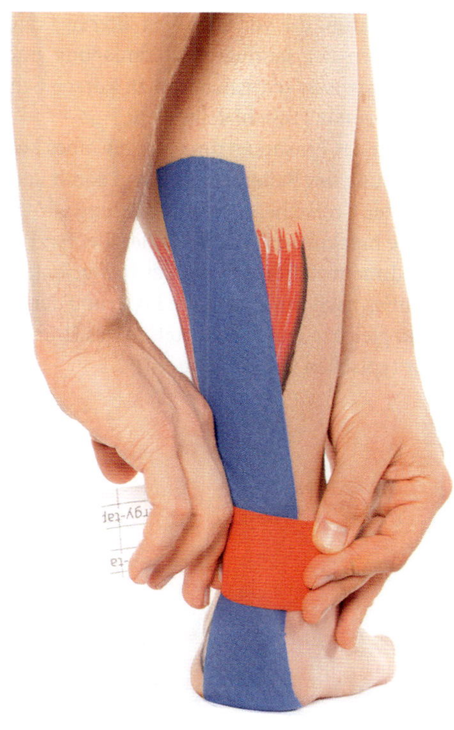

Abb. 7.16 Aktivierung der Tape-Anlage.

7.3 Ballenzeh (Hallux valgus) 16

FALLBEISPIEL

Eine 33-jährige Mode-Designerin hat sich mit ihrer Mutter (54 Jahre) und Großmutter (77 Jahre) verabredet – die drei Damen wollen schwimmen gehen, sich Massagen geben und es sich gut gehen lassen. Während sie nebeneinander in den Liegestühlen sitzen, fällt der Designerin auf, dass die Zehen ihrer Großmutter inzwischen ganz gerade sind, wo sie sich doch daran erinnert, dass ihre Großmutter immer schiefe Zehen gehabt hat. Sie fragt, was geschehen sei und daraufhin berichtet ihre Großmutter, dass sie unerträgliche Schmerzen gehabt habe und die Schuhe nicht mehr gepasst hätten. Deshalb habe sie sich letztes Jahr operieren lassen und sei sehr zufrieden. Der Jüngsten im Bunde fällt auch auf, dass die schiefen Zehen ihrer Mutter halbwegs gerade sind. Ihre Mutter berichtet, dass sie seit Langem täglich konsequent Übungen mache und es deshalb geschafft habe, ohne Operation die Zehen zu begradigen. Die Designerin schaut nun ihre Zehen an und bemerkt, dass sie auch zur Ausbildung eines Hallux valgus neigt – zum einen wegen der erblichen Komponente und zum anderen, weil sie während ihrer Zeit als Model hochhackige Schuhe getragen hat. Sie beginnt sofort mit den Fußübungen, die ihre Mutter ihr empfohlen hat, da sie sich nicht operieren lassen möchte.

Was ist ein Hallux valgus?

Beim Hallux valgus (lat.: schiefe Großzehe), auch Ballenzeh genannt, handelt es sich um die häufigsten Zehendeformität – es liegt eine seitliche Abweichung der Großzehe im Grundgelenk (➤ Abb. 7.17) vor. Der Hallux valgus ist die häufigste Begleitdeformität beim Spreizfuß und Knickfuß, die vor allem bei älteren Frauen auftritt. Ursachen sind neben der familiären Veranlagung und falschem Schuhwerk (Tragen von zu schmalen und zu kurzen Schuhen), wie bereits erwähnt, folgende Fußfehlstellungen:

- Spreizfuß: Durch das Einsinken des Quergewölbes kommt es zu einer Verbreiterung des Ballenbereichs und somit auch zu einer Schiefstellung der Großzehe. Die Schiefstellung wird hervorgerufen durch die muskuläre Dysbalance der kleinen Fußmuskeln.
- Knickfuß und Innenrotationstellung des Hüftgelenks: Durch das Kippen des Fußes nach innen und die Fixierung der Großzehe am Boden und gleichzeitige Innenrotation des Hüftgelenks kommt es zur typischen Fehlstellung.

Ein Ballenzeh macht zunächst nur geringe Beschwerden. Die Fehlstellung belastet jedoch das Gelenk und verursacht häufig eine Arthrose mit nachfolgender Versteifung, den Hallux rigidus. Außerdem kommt es längerfristig oft zu knöchernen Anbauten (Exophyten) am Köpfchen des ersten Mittelfußknochens und begleitend zur Bildung von Hornhautschwielen und häufig entzündeten Schleimbeuteln. Da das Abrollen des Fußes beim Gehen über das Großzehengrundgelenk erfolgt, sind diese Umbauvorgänge stets schmerzhaft und mit einer Einschränkung der Gehstrecke verbunden.

Was kann der Patient tun?

- Meiden von zu schmalen und zu kurzen Schuhen.
- Spreizfußtherapie zur Stärkung des Fußgewölbes und Verminderung der Hallux-Abweichung durch Fußgymnastik und Barfußgehen auf eher griffigen Boden (Teppich, Wiese, Klettern).
- Das Hallux-valgus-Korrektur-Tape (➤ Abb. 7.18) ist ein Versuch, die fortschreitende Schiefstellung der Großzehe aufzuhalten und zur Entspannung des Gelenks tagsüber und vor allem nachts beizutragen.

Wann zum Arzt?

- Wenn die Schmerzen innerhalb von 2–3 Tagen unerträglich werden.
- Wenn die Beschwerden das Gehen und Laufen massiv beeinträchtigen.
- Wenn das Tapen innerhalb von 2–3 Tagen keine Besserung bringt.
- Wenn innerhalb weniger Tage keine Schuhe mehr passen.

Was macht der Arzt?

Diagnostik

Um ernsthafte Beschwerden auszuschließen, erfolgt als diagnostische Maßnahme Röntgen oder MRT des Vorfußes (stehend). Da

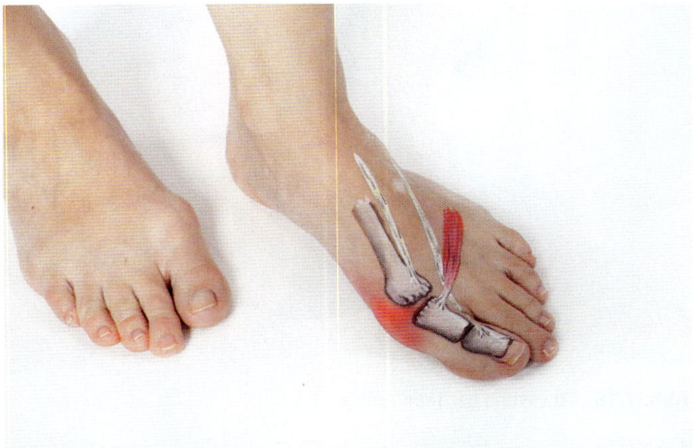

Abb. 7.17 Großzehengrundgelenk mit zugehörigen Muskelabschnitten.

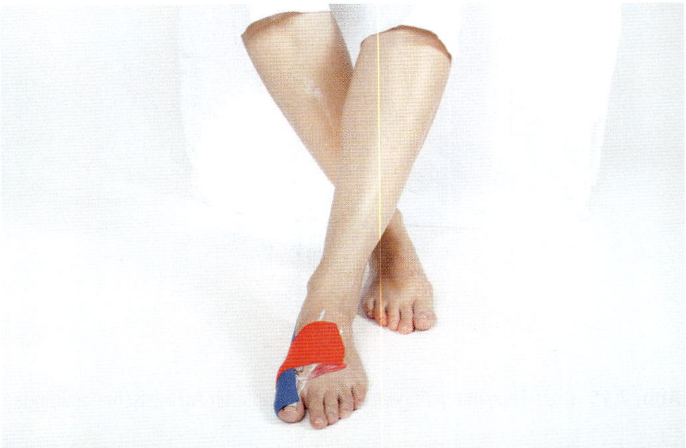

Abb. 7.18 Vollständige Tape-Anlage bei einem Ballenzeh.

eine Schwellung auch durch Infektionen oder andere Erkrankungen hervorgerufen werden kann, kann je nach ärztlichem Ermessen die Bestimmung von Entzündungsparametern sinnvoll sein.

Therapie

Es können folgende schulmedizinischen und alternativen Therapieverfahren zur Anwendung kommen.

- Hallux-valgus-Nachtlagerungsschiene, um das Fortschreiten der Schiefstellung zu verhindern.
- Neuraltherapie, Akupunktur, Phytotherapie, medikamentöse (orale) Schmerztherapie.
- Wenn die Beschwerden weiter bestehen, erfolgt eine operative Therapie. Bei jüngeren Patienten ohne degenerative Veränderungen wird die Schiefstellung korrigiert. Bei älteren Patienten (mit/ohne degenerative Veränderungen) wird der geschädigte Gelenkanteil am Grundglied der Großzehe entfernt.

Therapeutische Übungen (Physiotherapie)

Ein Ballenzeh entwickelt sich unter anderem aufgrund einer Schwäche der kleinen Fußmuskeln, die normalerweise das Gelenk in seiner Stellung stabilisieren. Durch wiederholtes Aktivieren dieser Muskeln vor allem im Alltag können diese wieder reaktiviert werden.

Ausgangsstellung Setzen Sie sich auf einen Stuhl, die Füße sind überkreuz, der zu trainierende Fuß lagert oben und liegt am seitlichen Fußrand auf (➤ Abb. 7.19).

Durchführung

- Bewegen Sie den Großzehenballen in Richtung Boden, achten Sie darauf, dass Ihr Knie nicht mitgeht und nicht nach innen wandert (➤ Abb. 7.20).
- Machen Sie die Übung so oft wie möglich und bei jeder Gelegenheit, z. B. auch im Büro. Sie sollten etwa 3–5 Minuten üben.

BEACHTE

Nach einigen Wochen sollte der Großzeh wieder fest und gerade am Boden aufliegen.

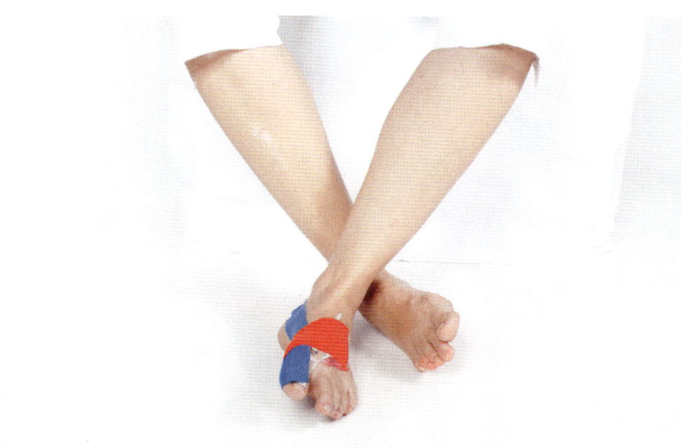

Abb. 7.19 Sie sitzen mit überkreuzten Füßen auf dem Stuhl.

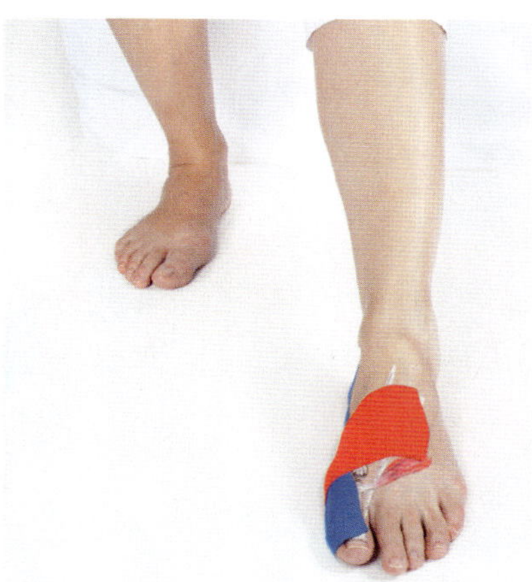

Abb. 7.20 Bewegen Sie den Großzehenballen in Richtung Boden, das Knie darf sich nicht mitbewegen.

Tape-Anlage bei Ballenzeh

Das Korrektur-Tape entlastet das Großzehengrundgelenk und wirkt dadurch auch schmerzlindernd. Das Tape eignet sich als gute Zusatztherapie zu den oben beschriebenen Therapieformen.
Es wird **keine weitere Person** benötigt, die beim Tapen hilft.

Vorbereitung

- Der Patient sitzt entspannt.
- Ein Tape in der Größe Ihres Handtellers zuschneiden. Diesen Tape-Streifen vollständig mittig schneiden: Es gibt nun zwei Tape-Streifen von 2,5 cm Breite.
- Die Ränder des Tapes abrunden.

Taping

- Zwischen die Großzehe und die zweite Zehe ein etwa 1 cm großes Schaumstoffstück, ein gefaltetes Taschentuch oder eine Tape-Innenrolle geben, damit die Großzehe in der korrigierten Haltung ist.
- Tape-Basis am Fußinnenrand im Bereich der Großzehe anbringen und kleben (➢ Abb. 7.21).
- Tape-Streifen in Richtung Fersenbein ziehen und kleben. Sowohl das Tape-Ende als auch die Basis des Tapes werden ohne Spannung angebracht (➢ Abb. 7.22).
- Anschließend wird am Großzehengrundgelenk plantar der zweite Tape-Streifen positioniert und geklebt. Nun das Tape unter Zug im Verlauf des Rists anbringen und kleben (➢ Abb. 7.23).
- Aktivierung der Tape-Anlage durch vorsichtiges Reiben der gesamten Oberfläche (➢ Abb. 7.24).

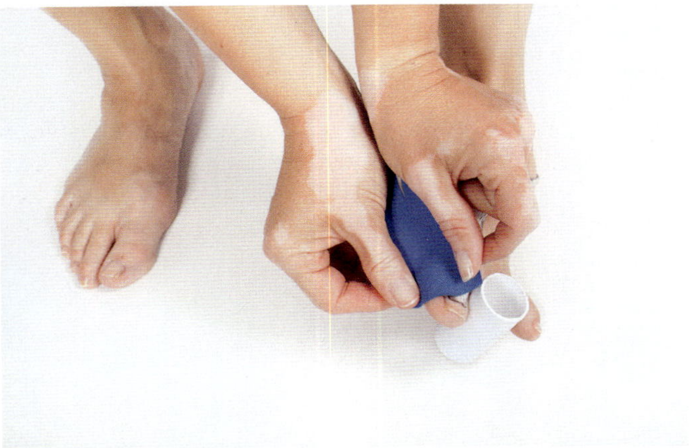

Abb. 7.21 Tape-Basis am Fußinnenrand im Bereich der Großzehe anbringen.

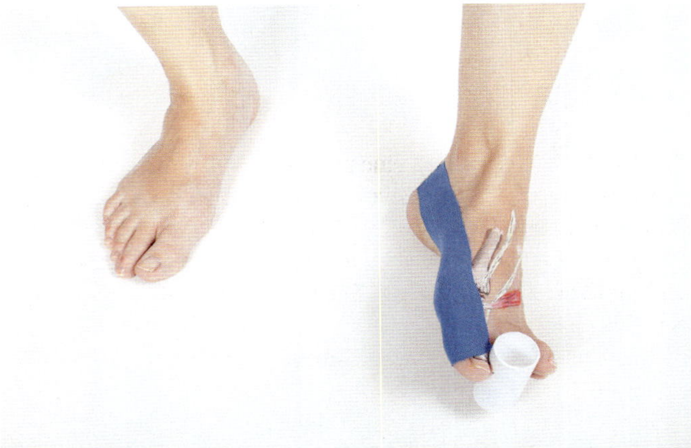

Abb. 7.22 Streifen unter Zug in Richtung Fersenbein positionieren, das Tape-Ende bleibt ohne Spannung.

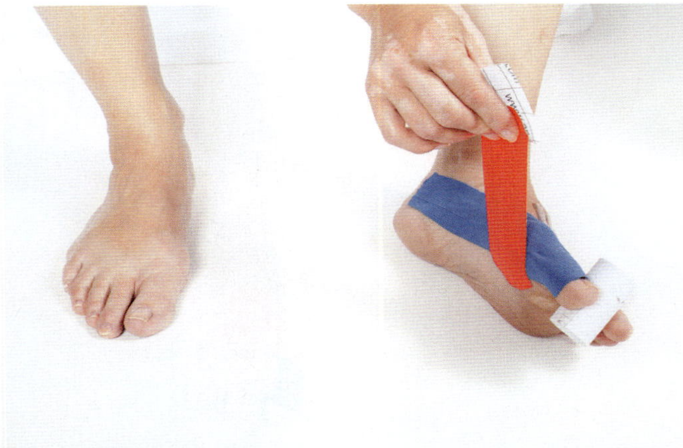

Abb. 7.23 Den Tape-Streifen am Großzehengrundgelenk an der Fußsohle anbringen, unter Zug in Richtung Fußrücken positionieren und kleben.

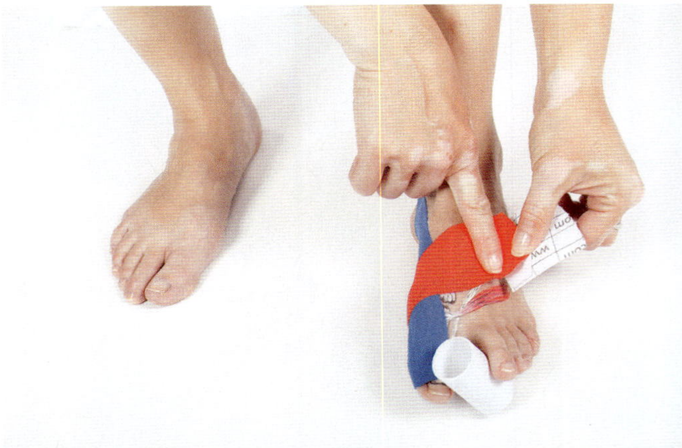

Abb. 7.24 Korrektur-Tape durch vorsichtiges Reiben der gesamten Oberfläche aktivieren, Tape-Ende ohne Zug anbringen.

7.4 Hammerzehe

FALLBEISPIEL

Eine 32-jährige Flugbegleiterin trifft sich in einem Lokal mit ihrer Kollegin. Sie sprechen über alles Mögliche und auch darüber, dass die Patientin keine Langstreckenflüge mehr fliegen möchte. Auf die Frage warum nicht, klagt sie über zunehmende Fußschmerzen, die sicherlich auch durch die hochhackigen Schuhe begünstigt werden, die sie tragen müsse. Früher habe sie damit keinerlei Problem gehabt, aber inzwischen werden die Schmerzen immer unangenehmer. Die Freundin der Patientin beschreibt dieselben Probleme und verweist auf einen befreundeten Orthopäden. Dieser erklärt der Patientin, dass sich wegen ihres Spreizfußes das Fußquergewölbe abgesenkt und die Lage der Zehen verändert habe. Diese weichen auseinander und gelangen in eine Fehlstellung, bei der sich die Zugrichtung der Fußmuskeln und Sehnen ändert. Die veränderten Zugverhältnisse und hinzutretenden Muskelverkrampfungen bewirken die hammer- oder krallenähnliche Verkrümmung der Zehen. Das Tragen hochhackiger Schuhe verstärke diese Entwicklung. Der Orthopäde riet ihr, Schuhe mit geringer Absatzhöhe zu tragen, die auch im Beruf toleriert werden, und für ein Fußbett zu sorgen, welches das Fußgewölbe entspannt. Daraufhin hat die Patientin die Schuhe gewechselt und auf Kurzflüge umgestellt.

Was ist eine Hammerzehe?

Bei der Hammerzehe liegt eine schmerzhafte Fehlstellung der Zehen II bis V (➤ Abb. 7.25) zum Fußrücken vor. Die Form einer Hammerzehe ergibt sich durch die permanente krallenartige Beugung einer Zehe. Sie ist meist die Folge ungeeigneten Schuhwerks und somit mechanisch bedingt. Die Hammerzehe ist selten angeboren. Eine erworbene Hammerzehe kann bei Hohlfuß, Spreizfuß, rheumatische Erkrankungen, Hallux valgus (➤ Kap. 7.3) oder bei zu engem Schuhwerk auftreten.

Symptome sind Schmerzen und Hautverdickungen an der Oberseite der Zehen, zudem stehen die kleinen Zehengelenke nach oben heraus.

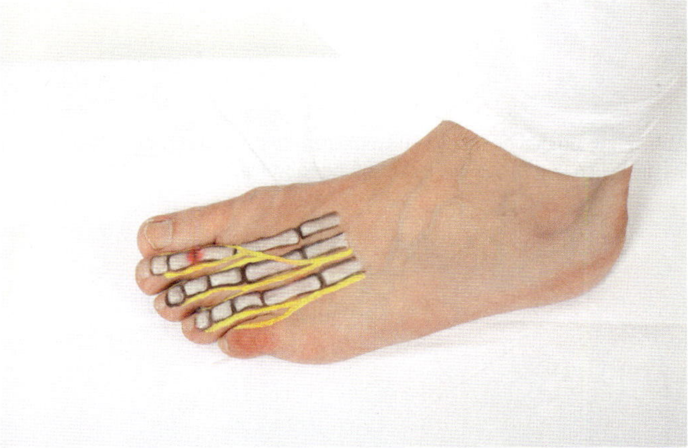

Abb. 7.25 Die bei einer Hammerzehe betroffenen Zehen und Gelenkstrukturen.

Was sollte der Patient tun?

- Barfußgehen.
- Schuhwerk mit ausreichend Zehenfreiheit wählen.
- Tape-Verband (➤ Abb. 7.26) als Korrekturhilfe zur Streckung des gebeugten Zehengelenks anlegen.

Wann zum Arzt?

- Wenn die Schmerzen innerhalb von 2–3 Tagen unerträglich werden.
- Wenn das Gehen und Laufen massiv beeinträchtigt sind.
- Wenn die Hammerzehe sich innerhalb von 2–3 Tagen entzündlich verändert (Rötung, Schmerz).
- Wenn das Tapen innerhalb weniger Tage keine Besserung bringt.

Was macht der Arzt?

Diagnostik

Um ernsthafte Beschwerden auszuschließen, erfolgt als diagnostische Maßnahme Röntgen des Vorfußes. Da eine Schwellung auch durch Infektionen oder andere Erkrankungen hervorgerufen werden kann, kann je nach ärztlichem Ermessen die Bestimmung von Entzündungsparametern sinnvoll sein.

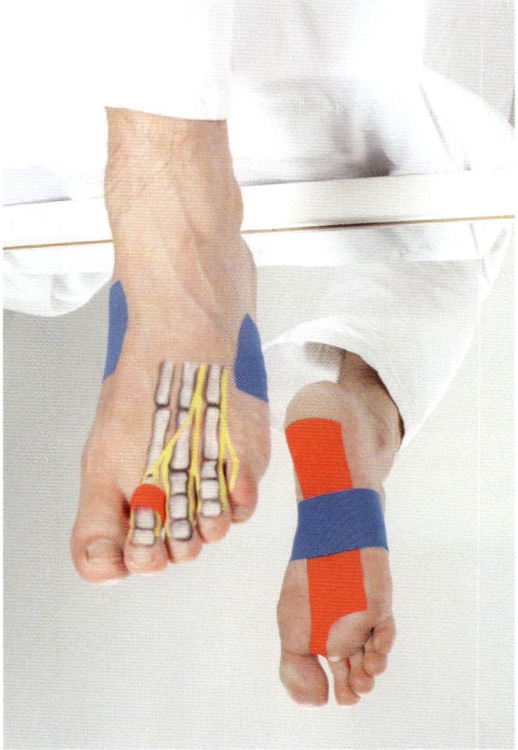

Abb. 7.26 Vollständige Tape-Anlage bei einer Hammerzehe.

Therapie

Es können folgende schulmedizinischen und alternativen Therapieverfahren zur Anwendung kommen.

- Medikamentöse Schmerztherapie für etwa eine Woche durchführen.
- Auf Fußpflege achten und Schutzverbände zwecks Infektionsschutz an der Druckstelle anbringen.
- Einlagen mit Abstützung hinter den Mittelfußköpfchen, Schienen und Verbände zur Stellungskorrektur des Fußes und der Hammerzehe.
- Sollten die Beschwerden weiter bestehen, erfolgt eine operative Therapie der Zehe.

Therapeutische Übungen (Physiotherapie)

Einer Zehendeformation liegt meist eine Schwäche der kleinen Fußmuskeln zugrunde, die normalerweise die Zehengrundgelenkstellung stabilisieren. Wenn eine Hammerzehe über mehrere Monate besteht, werden die Gelenke und die umgebende Muskulatur immer steifer. Aktives und passives Bewegen hilft, die richtigen Muskeln zu aktivieren sowie die Weichteile und Gelenke beweglicher zu machen.

Ausgangsstellung Setzen Sie sich auf einen Stuhl und legen Sie den zu trainierenden Fuß auf dem Knie des anderen Beines ab. Der Vorfuß wird entlang des sog. zweiten Strahles (d.h. in Verlängerung der zweiten Zehe) fixiert (➤ Abb. 7.27).

Durchführung

- Umgreifen Sie den Fuß mit einer Hand in der Fußmitte von der Ober- und Unterseite, um diesen zu fixieren. Mit der zweiten Hand fassen Sie die betroffenen Zehen und ziehen diese in Richtung Fußsohle (➤ Abb. 7.28).
- Versuchen Sie die Übung so oft als möglich bei jeder Gelegenheit auszuführen und üben Sie etwa 1–3 Minuten.

BEACHTE

Das Bewegungsausmaß sollte klein gewählt werden. Achten Sie darauf, dass die Übung keine Schmerzen verursacht.

7

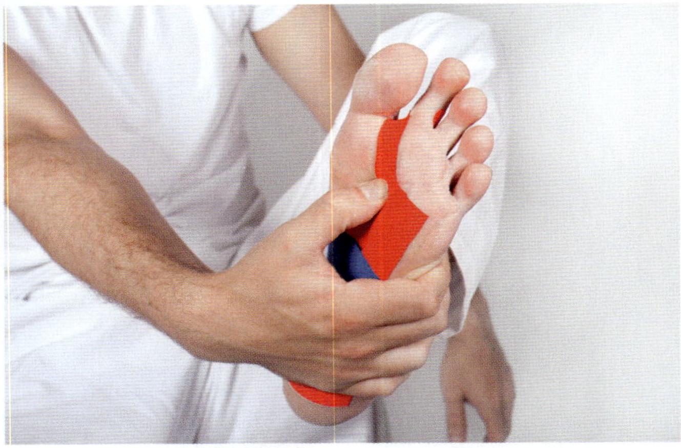

Abb. 7.27 Sie sitzen auf einem Stuhl, der betroffene Fuß ruht auf dem Knie des anderen Beins.

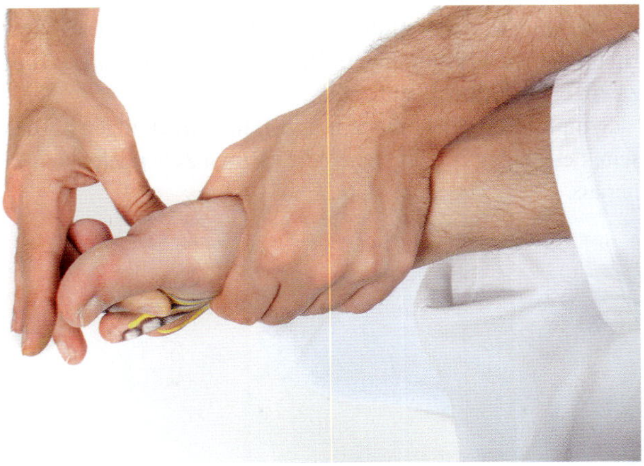

Abb. 7.28 Umgreifen Sie den Fuß mit einer Hand, mit der zweiten Hand fassen Sie die Zehen und ziehen diese in Richtung Fußsohle.

Tape-Anlage bei Hammerzehe

Die Tape-Anlage ist als Korrektur-Tape anzusehen. Der Tape-Zügel umfasst das Gelenk am oberen Ende und bringt es bodenwärts unter Zug. Dadurch kann Versteifungen entgegengewirkt werden.
Es wird **keine weitere Person** benötigt, die beim Tapen hilft.

Vorbereitung

- Der Patient sitzt entspannt.
- Ein Tape in der Größe Ihres Handtellers zuschneiden.
- Etwa 5 cm vor dem Tape-Ende soll ein 1 cm breiter Streifen zurecht geschnitten werden.
- Die Ränder des Tape-Streifens werden abgerundet.

Taping

- Schmalen Streifen am Zehenrücken platzieren, unter Zug die Zehe bodenwärts ziehen (➤ Abb. 7.29).
- Tape-Streifen entlang der Zehe und des Längsgewölbes unter leichtem Zug anbringen und kleben (➤ Abb. 7.30).
- Ein Quer-Tape stabilisiert das längsverlaufende Tape am Längsgewölbe (➤ Abb. 7.31).

BEACHTE
Keine zirkuläre Tape-Anlage an der Zehe anbringen, da die Gefahr eines Blutstaus besteht.

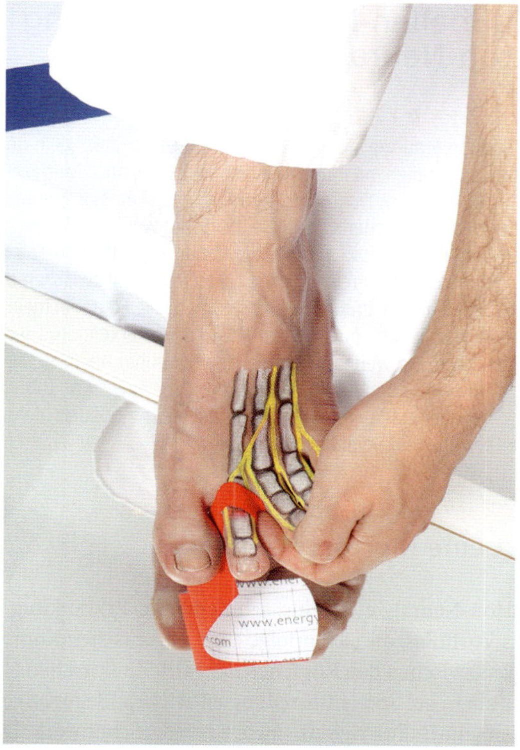

Abb. 7.29 Schmalen Streifen des Tapes oberhalb der Hammerzehe in Form eines „U" anbringen und kleben.

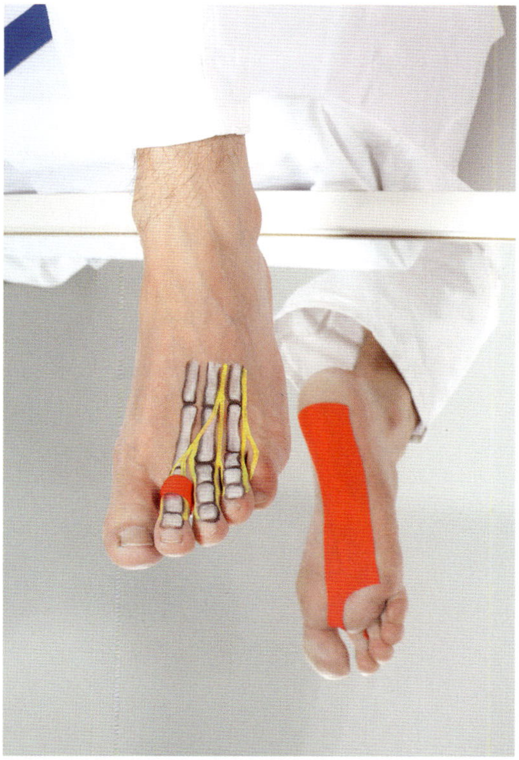

Abb. 7.30 Tape danach über die Fußsohle zur Ferse führen und kleben.

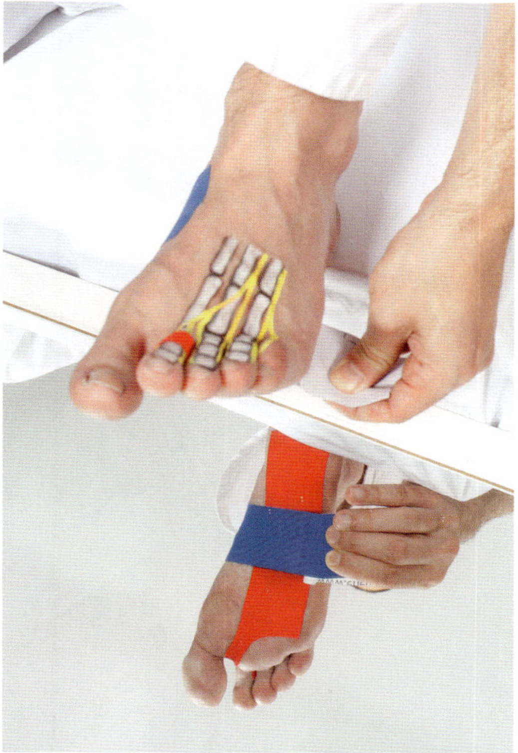

Abb. 7.31 Quer-Tape mit Zug in der Fußmitte (Hohlfuß-Bereich) anbringen, die Tape-Enden bleiben ohne Spannung.

7.5 Fußballen-Nerveneinklemmung (Morton-Neuralgie)

FALLBEISPIEL

Eine 49-jährige Frau möchte gerne etwas Gutes für Ihre Seele und ihren Körper tun. Zusammen mit ihrer Freundin möchte sie nach Mariazell „wallfahrten". Sie gehen täglich eine Strecke von 25 km. Die Freundin, eine erfahrene Wahlfahrtsgeherin, trägt festes Schuhwerk mit Spezialfußbett, das ihren Senkfuß ausgleicht. Doch die Patientin merkt von Tag zu Tag, dass die Schmerzen im Bereich des Vorfußes, vor allem zwischen den Mittelfußknochen II und III, immer mehr zunehmen. Die Freundin meint in den Symptomen eine beginnende Morton-Neuralgie zu erkennen. Da die Patientin gottseidank ein weiteres Paar Schuhe dabei hat, kann sie ihre Wanderung halbwegs schmerzfrei fortsetzen. Am nächsten Tag, als die Schmerzen wieder stärker wurden, ging sie zum Orthopäden, der tatsächlich eine Morton-Neuralgie diagnostizierte.

Was ist eine Morton-Neuralgie?

Die Morton-Neuralgie ist eine schmerzhafte Erkrankung im Bereich des Vorfußes, die sich infolge einer chronischen Kompression der Nerven zwischen den Köpfchen der Mittelfußknochen (➤ Abb. 7.32) vor allem bei Spreizfußstellung entwickelt. Begünstigend wirken zudem ein Hallux rigidus sowie zu enges Schuhwerk. Die Morton-Neuralgie tritt meist zwischen den Mittelfußknochen III und IV im dritten Zehenzwischenraum auf und geht damit einher, dass sich die Interdigitalnerven (insbesondere des 3. oder 4.) in Höhe der Mittelfußköpfchen bindegewebig verdicken.

Symptome sind dauerhaft brennende Schmerzen und Sensibilitätsstörungen zwischen der Zehe III und IV, aber zum Teil auch im gesamten Vorfußbereich (gehäuft nachts und bei Belastung).

Was kann der Patient tun?

- Vorfuß im Alltag und im Beruf entlasten, z. B. durch Barfußgehen und Fußgymnastik.
- Entzündungshemmende Salbenverbände (➤ Kap. 4.1) anlegen.
- Fußballen massieren, um den muskulären Druck zu minimieren.
- Fersengang bevorzugen und Ballengang einschränken.
- Entspannung des Vorfußes mittels spezielle Tape-Anlage (➤ Abb. 7.33).

Wann zum Arzt?

- Wenn die Schmerzen innerhalb von 2–3 Tagen unerträglich werden.
- Wenn die Belastung am Ballen das Gehen und Laufen massiv beeinträchtigt.
- Wenn das Tapen keine Besserung bringt.

7

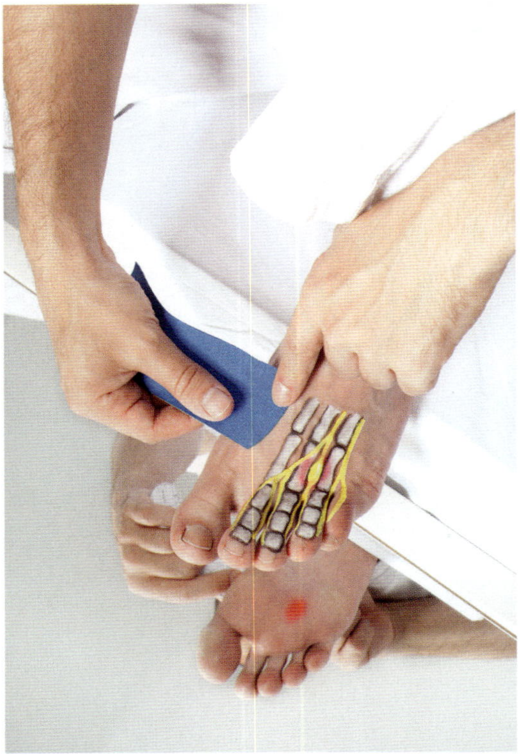

Abb. 7.32 Mittelfußknochen II–IV, hier mit bereits beginnendem Tape.

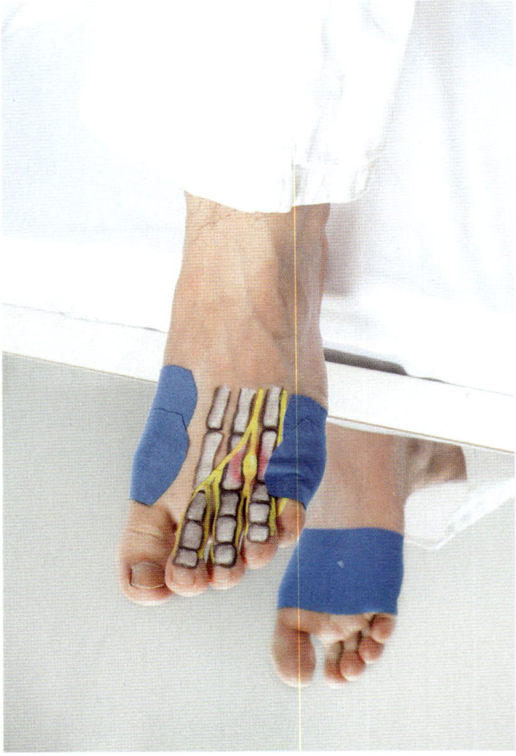

Abb. 7.33 Vollständige Tape-Anlage bei Morton-Neuralgie.

Was macht der Arzt?

Diagnostik

Um ernsthafte Beschwerden auszuschließen, erfolgt als diagnostische Maßnahme Röntgen oder MRT des Vorfußes. Dabei kann das sogenannte Pseudoneurom identifiziert werden. Da eine Schwellung auch durch Infektionen oder andere Erkrankungen hervorgerufen werden kann, kann je nach ärztlichem Ermessen die Bestimmung von Entzündungsparametern sinnvoll sein.

Therapie

Es können folgende schulmedizinischen und alternativen Therapieverfahren zur Anwendung kommen.

- Schmerz- und entzündungshemmende Therapie – NSAR unter Magenschutz, ebenso Infiltrationstherapie im Neurinomgebiet mit entzündungshemmenden und lokalanästhetischen Substanzen.
- Orthesen (Einlagen), um den Intermetatarsalraum zu entlasten.
- Akupunktur und Phytotherapie haben sich bewährt.
- Bestehen die Beschwerden für längere Zeit, ist eine operative Entfernung des Neuroms notwendig.

Therapeutische Übungen (Physiotherapie)

Die bestehende Kompression von Nerv und Gewebe kann durch Übungen minimiert werden, indem der Nerv gegenüber den Kontaktflächen mit Muskeln, Sehnen und Knochen durchbewegt wird.

Ausgangsstellung Legen Sie sich auf den Rücken, umfassen Sie mit beiden Händen Ihren Oberschenkel oberhalb der Kniekehle und ziehen Sie das Bein in Richtung Oberkörper – soweit es geht. Fuß und Zehen sind gestreckt. Das andere Bein sollte aufgestellt sein (➤ Abb. 7.34).

Durchführung

- Bewegen Sie Fuß und Zehen in Richtung Fußrücken, danach gehen Sie mit den Zehen wieder in die Ausgangsstellung/Streckstellung zurück (➤ Abb. 7.35).
- Wiederholen sie diese Pumpbewegungen 10-mal.
- Üben Sie höchstens 2-mal täglich und führen Sie die Übung nur jeden zweiten Tags aus.

BEACHTE

- Achten Sie darauf, dass während des Übens eine leichte Spannung im Bein besteht, ohne dass Sie dabei Schmerzen haben.
- Wenn nach der Übung Beschwerden auftreten, sollten Sie jene nicht mehr durchführen.

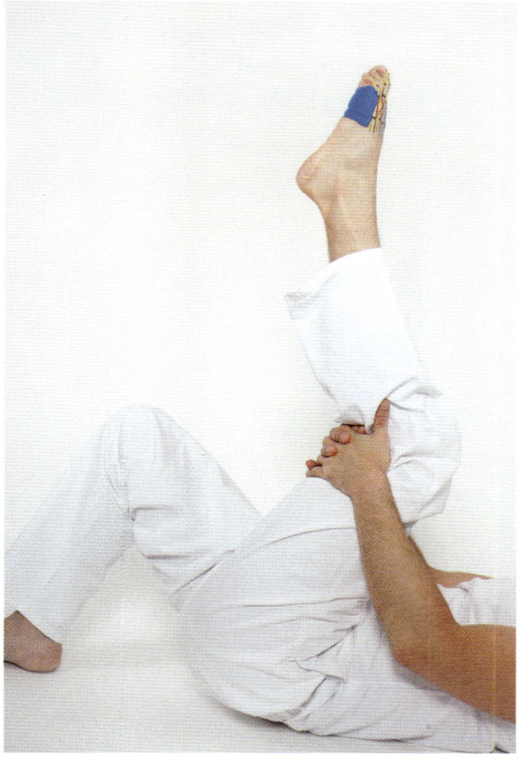

Abb. 7.34 Umfassen Sie mit beiden Händen Ihren Oberschenkel oberhalb der Kniekehle und ziehen Sie das Bein in Richtung Oberkörper.

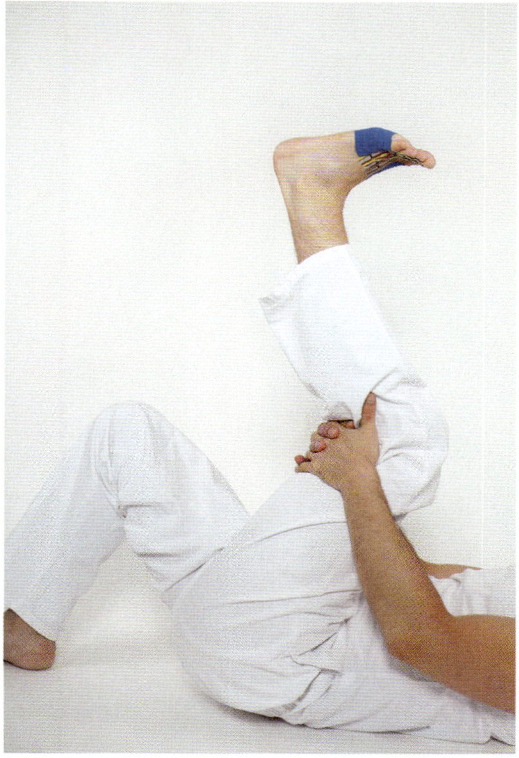

Abb. 7.35 Das Knie leicht stecken, Fuß und Zehen in Richtung Nase ziehen.

Tape-Anlage bei Morton-Neuralgie

Die Tape-Anlage wirkt entspannend auf den Fußballen, da der Druck reduziert wird. Die Tape-Anlage hat einen U-förmigen Verlauf und wird mittig unter Zug an der Fußsohle angebracht. Der Zug wirkt dem Senkfuß entgegen und unterstützt das Quergewölbe. Es wird **keine weitere Person** benötigt, die beim Tapen hilft.

Vorbereitung

- Der Patient sitzt entspannt aufrecht. Zwei Tape-Streifen jeweils in Handtellerlänge ausmessen und zuschneiden.
- Ränder der beiden Tape-Streifen abrunden.

Taping

- Tape-Basis am Fußrücken im Bereich des Ballenrands anbringen und kleben (➤ Abb. 7.36).
- Unter Zug das Tape quer über die Fußsohle laufen lassen und bis zum anderen Ballenrand kleben (➤ Abb. 7.37).
- Die Ränder der Tape-Anlage ohne Zug und Spannung anbringen.
- Den zweiten Streifen mit dem ersten bis zu Hälfte überlappen lassen (➤ Abb. 7.38).
- Tape-Anlage durch vorsichtiges Reiben der gesamten Oberfläche aktivieren (➤ Abb. 7.39).

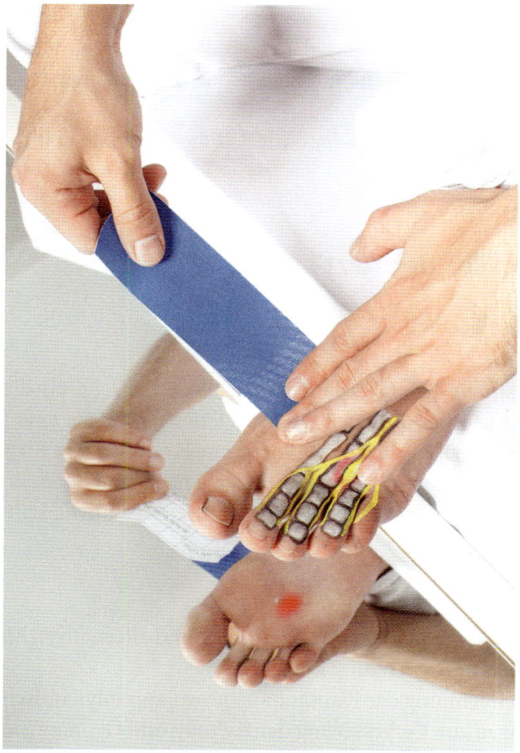

Abb. 7.36 Tape-Basis am Fußrückenrand positionieren und kleben.

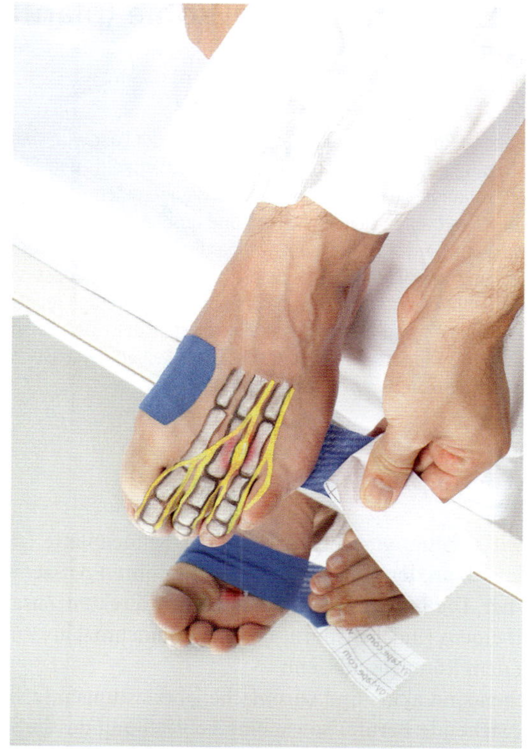

Abb. 7.37 Tape-Mittelteil quer über die Fußsohle laufen lassen und unter Zug am anderen Fußballen anbringen.

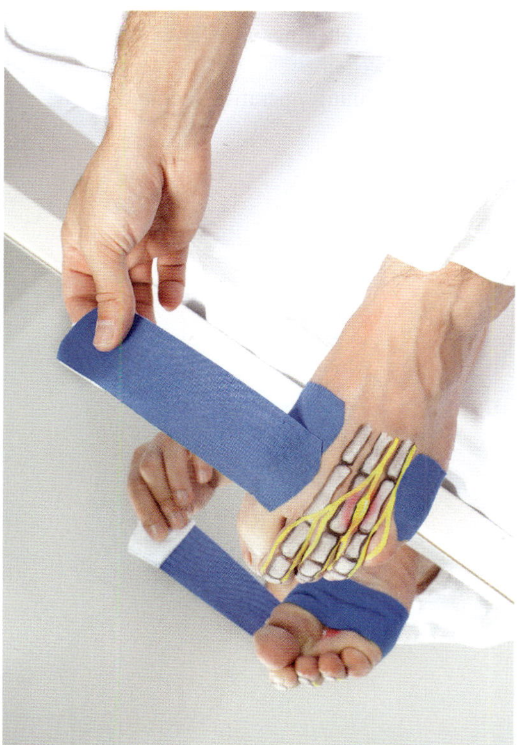

Abb. 7.38 Zweiten Tape-Streifen überlappend zum ersten anbringen.

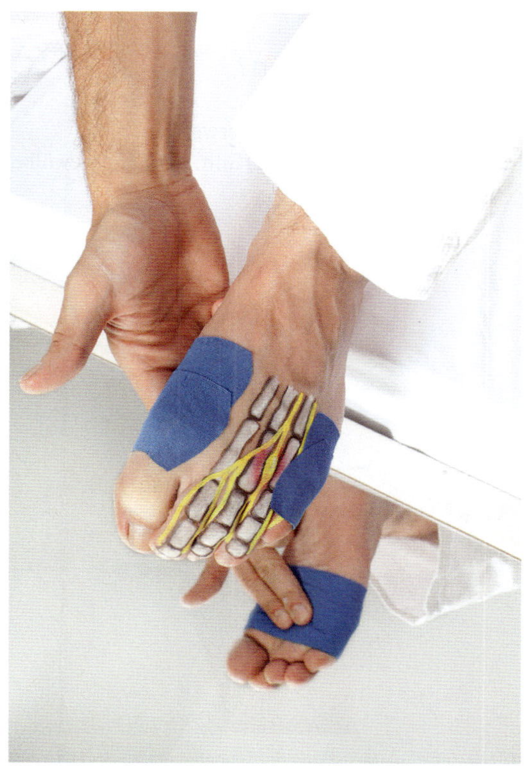

Abb. 7.39 Aktivierung der Tape-Anlage.

7.6 Entzündung der Fußsohle (plantare Fasziitis) 17

FALLBEISPIEL

Eine 65-jährige Rentnerin war ihr ganzes Leben in der Landwirtschaft tätig. Tagein, Tagaus hat sie bereits als junges Mädchen Feld- und Stallarbeit verrichtet. So lange sie noch aktiv war, hat sie nie einen Arzt gebraucht, doch inzwischen häufen sich die kleinen und großen „Wehwehchen". Seit Längerem plagt sie das Gehen sehr. An der Fußsohle, genauer gesagt an der Ferse, sind die Schmerzen zeitweise so unerträglich, dass sie nicht gehen kann. Ihre Freundin, mit der sie über ihre Beschwerden redet, rät ihr, zum Arzt zu gehen und meint, dass es sich sicher um einen Fersensporn handeln würde. Der Orthopäde entdeckt zwar keinen Fersensporn, aber deutliche Zeichen einer Fußsohlenentzündung.

Was ist eine plantare Fasziitis?

Es handelt sich um eine Entzündung der Sehnenplatte (➤ Abb. 7.40), die sich an der Fußsohle befindet und ihren Ansatz am Fersenbein hat. Die Beschwerden haben keinen direkten Zusammenhang mit einem Knochensporn, den man manchmal als Zufallsbefund auf dem Röntgenbild sieht.

Ursachen sind akute und chronische Überlastungen (z. B. Übergewicht, stehende Berufe) sowie eine Fehlstellung des Fußes, z. B. Senkfuß, Überpronation. Begünstigend wirken auch harte Böden.

Symptome sind Schmerzen im inneren unteren Fersenbeinbereich, die bei Belastung (insbesondere in der Abstoßphase) zunehmen. Hier ist ein zum Teil starker Druckschmerz auslösbar. Gelegentlich bestehen auch Schwellungen im Knöchelbereich.

7

Was kann der Patient tun?

- Stark trittgedämpfte Laufschuhe verwenden.
- Elastisches Tapen (➤ Abb. 7.41) hilft, das Längsgewölbe und Quergewölbe zu entlasten.

Wann zum Arzt?

- Wenn die Schmerzen innerhalb von 2–3 Tagen unerträglich werden.
- Wenn das Gehen mit oder ohne Schuhe innerhalb von 2–3 Tagen zur Qual wird.

Was macht der Arzt?

Diagnostik

Um ernsthafte Beschwerden auszuschließen, erfolgt als diagnostische Maßnahmen Röntgen oder MRT des Fußes. Da eine Schwellung oder Reizung auch durch Infektionen oder andere Erkrankungen hervorgerufen werden kann, kann je nach ärztlichem Ermessen die Bestimmung von Entzündungsparametern sinnvoll sein.

Therapie

Es können folgende schulmedizinischen und alternativen Therapieverfahren zur Anwendung kommen.

- Fasziendehnung der Plantaraponeurose, spiraldynamische Übungen zur Verbesserung der Haltung und Ökonomisierung der Druckverhältnisse an der Ferse.
- Orthesen, um die schmerzhafte Stelle hochzulegen und weichzubetten und dadurch zu entlasten.
- Zeitlich begrenzte Einnahme von entzündungshemmenden Medikamenten, Kortison-, Lokalanästhetika-Injektionen in den Muskelansatz.
- Extrakorporale Stoßwellentherapie (ESWT) mittelenergetischer fokussierter Schallwellen.
- Röntgen-Reizbestrahlung, operative Therapie.

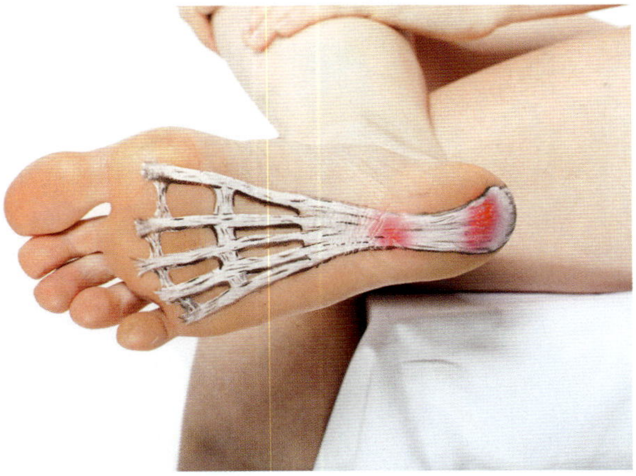

Abb. 7.40 Vereinfachte Darstellung der Sehnenplatte an der Fußsohle (Plantaraponeurose) mit den schmerzhaftesten Stellen.

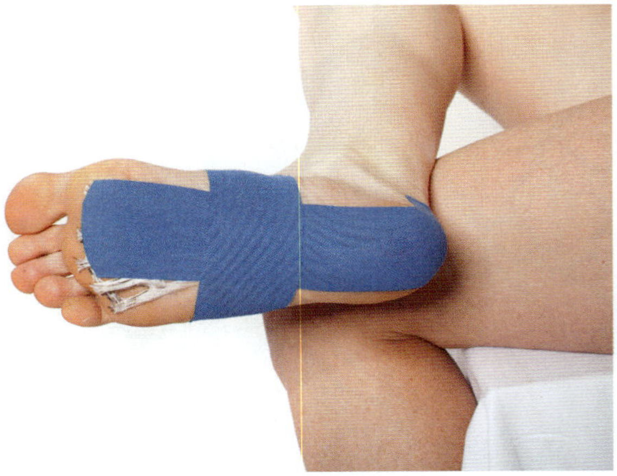

Abb. 7.41 Vollständige Tape-Anlage bei plantarer Fasziitis.

Therapeutische Übungen (Physiotherapie)

Fehlbelastungen führen zu kleinen Einrissen im Gewebe, die wiederum schlecht ausheilen und möglicherweise gewebig verdicken und zur Steifigkeit des Gewebes führen. Übungen sollen eine ausreichende Belastbarkeit und Schmerzfreiheit herstellen. Wiederholtes Belasten unter leichter Vordehnung fördert diesen Prozess.

Ausgangsstellung Stellen Sie sich in Schrittstellung quer zu einer Wand, unter dem betroffenen Fuß liegt eine Handtuchrolle, die Ferse behält Kontakt zum Boden (➤ Abb. 7.42).

Durchführung

- Halten Sie sich an der Wand fest und verlagern Sie das Körpergewicht auf das betroffene Bein, indem Sie die Ferse des nicht betroffenen Beins vom Boden ablösen und das Knie in Richtung Decke ziehen. Verbleiben Sie in dieser Endposition bis zu 30 Sekunden (➤ Abb. 7.43).
- Führen Sie die Übung etwa 3 Minuten aus und üben Sie 3-mal täglich und 3-mal pro Woche.

BEACHTE

- Der Bewegungsradius sollte klein gewählt werden. Achten Sie darauf, dass die Übung keine Schmerzen verursacht.
- Sollte das Unterlegen der Handtuchrolle Schmerzen verursachen, kann diese weggelassen oder unter die Ferse gelegt werden.

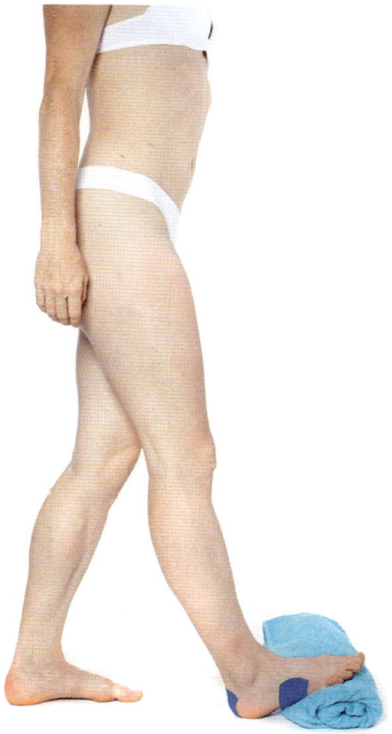

Abb. 7.42 Unter den schmerzhaften Vorfuß Handtuch unterlegen, sodass die Ferse leicht abgesenkt ist.

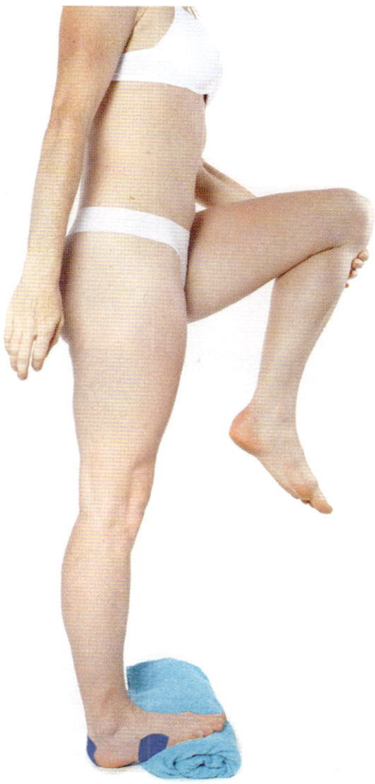

Abb. 7.43 Gesundes Bein in Hüfte und Knie beugen und nach oben bewegen.

Tape-Anlage bei Entzündung der Fußsohle

Die Entspannung des Längsgewölbes und Reduktion des Zuges am Fersenbein kann durch eine einfach Tape-Anlage unterstützt werden. Die Tape-Anlage hat die Form eines Kreuzes, wobei der längsverlaufende Teil das Längsgewölbe und der querverlaufende Teil das Quergewölbe entspannt.
Es wird **keine weitere Person** benötigt, die beim Tapen hilft.

Vorbereitung

- Der Patient sitzt entspannt aufrecht. Zwei Tape-Streifen ausmessen und zuschneiden: Ein Streifen hat die Länge Ihres Handtellers, der andere ist etwa doppelt so lang.
- Ränder der beiden Tape-Streifen abrunden.

Taping

- Den betroffenen Fuß auf dem Oberschenkel des anderen Beins ablegen.
- Basis des langen Tape-Streifens am Fersenbein, oberhalb des Ansatzes der Achillessehne, anbringen und kleben (➤ Abb. 7.44).
- Unter leichtem Zug das Tape entlang des Fußes kleben (➤ Abb. 7.45).
- Danach das Quer-Tape mit einer Ligament-Tape-Technik positionieren, kleben und durch vorsichtiges Reiben der gesamten Oberfläche aktivieren (➤ Abb. 7.46, ➤ Abb. 7.47).

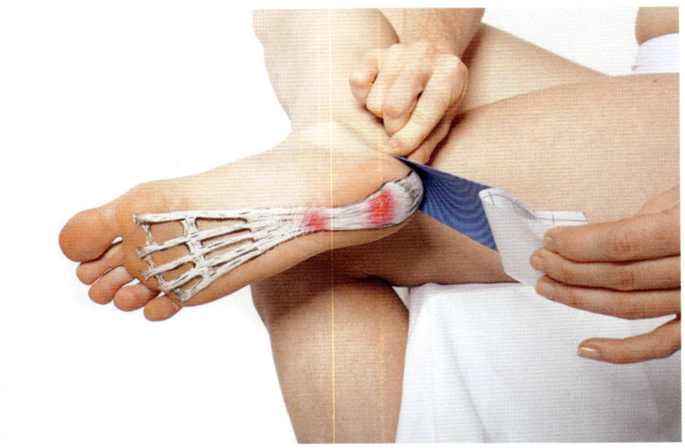

Abb. 7.44 Den langen Tape-Streifen am Achillessehnenansatz positionieren und ohne Spannung kleben.

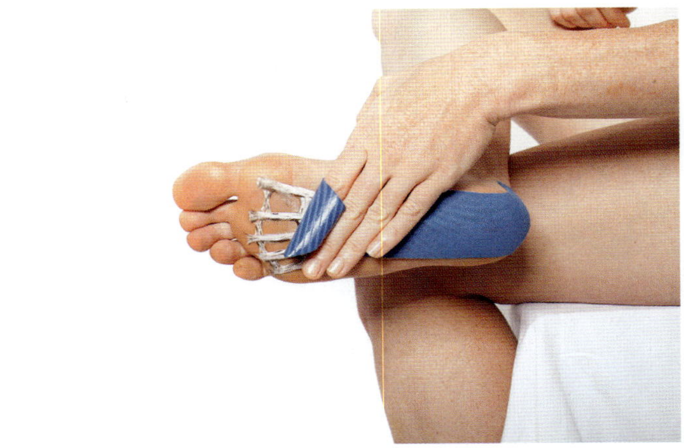

Abb. 7.45 Unter leichtem Zug im Verlauf des Fußlängsgewölbe kleben.

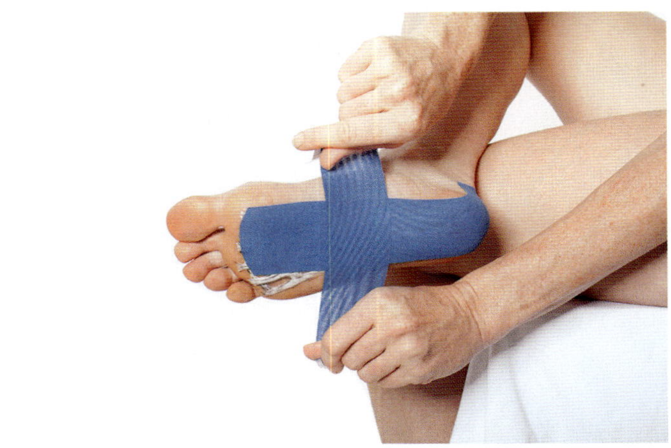

Abb. 7.46 Quer-Tape in Höhe des mittleren Quergewölbe anbringen.

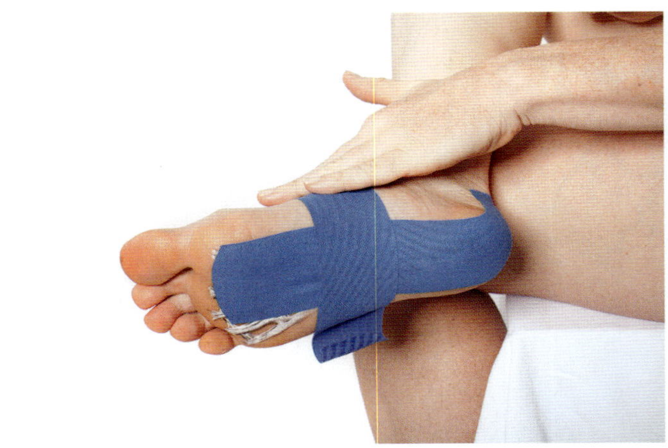

Abb. 7.47 Tape-Enden des Quer-Tapes ohne Spannung anbringen.

7

7.7 Fußballenentzündung (Metatarsalgie)

Was ist eine Metatarsalgie?

Bei der Metatarsalgie handelt es sich um Schmerzen des Vorfußes, vor allem um Schmerzen im Bereich der Zehengrundgelenke unter den Mittelfußköpfchen (Metatarsalköpfchen ➤ Abb. 7.48).

Die häufigste Ursache sind anatomische Normabweichungen, wie z. B. ein Spreizfuß, aber auch ein Senk-, Knick- oder Hohlfuß können – einzeln oder kombiniert – eine Rolle spielen. Unterstützend wirken Über- und Fehlbelastungen, insbesondere des Vorfußes, muskuläre Insuffizienzen, schlechtes Schuhwerk und harte oder unebene Böden.

Es bestehen Schmerzen im Bereich der Metatarsalköpfchens bzw. im Verlauf der Mittelfußknochen, vor allem bei Steh- und Gehbelastungen mit Schwielenbildung. Zudem nimmt das dämpfende subkutane Fettgewebe ab, weshalb es zu einem zunehmenden ungefilterten Druck auf die Metatarsalköpfchen kommt und die Knochenhaut der Mittelfußköpfchen gereizt wird und schmerzt.

Was kann der Patient tun?

- Schmerzlindernde Salbenverbände (➤ Kap. 4.1) am Vorfuß, z. B. mit Voltaren-Gel, anbringen.
- Korrektur-Tape (➤ Abb. 7.49) anbringen, das nicht nur als Isolierschicht zwischen Boden und schmerzhafte Stelle dient, sondern das Quergewölbe entlastet und korrigiert.

Wann zum Arzt?

- Wenn das Gehen innerhalb von 2–3 Tagen sehr schmerzhaft ist.
- Wenn massive Druckschmerzen auch ohne Belastung auftreten.

Was macht der Arzt?

Diagnostik

Um ernsthafte Beschwerden auszuschließen, erfolgt als diagnostische Maßnahme Röntgen oder MRT des Vorfußes. Da eine Schwellung auch durch Infektionen oder andere Erkrankungen hervorgerufen werden kann, kann je nach ärztlichem Ermessen die Bestimmung von Entzündungsparametern sinnvoll sein.

Therapie

Es können folgende schulmedizinischen und alternativen Therapieverfahren zur Anwendung kommen.

- Spezielle Einlagen bewirken eine Druckverteilung und Entlastung der Metatarsalköpfchen.
- Sollten die konservativen Maßnahmen keinen Erfolg haben bzw. die Fehlstellung ein starkes Ausmaß angenommen haben, stehen verschiedene operative Methoden zur Verfügung.

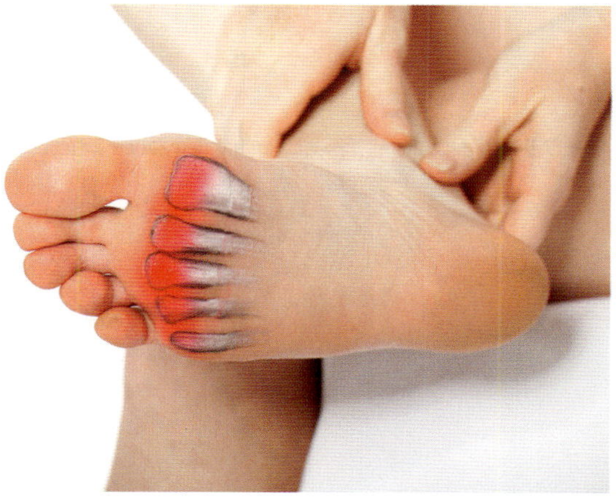

Abb. 7.48 Mittelfußköpfchen mit gereizter Gelenkkapsel (rot eingezeichnet).

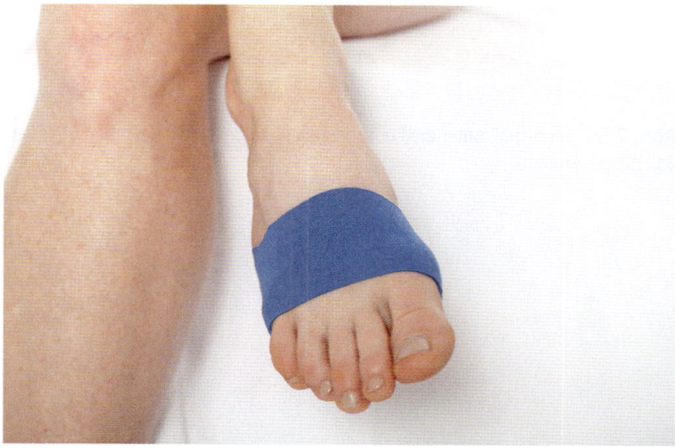

Abb. 7.49 Vollständige Tape-Anlage bei einer Entzündung des Fußballens.

Therapeutische Übungen (Physiotherapie)

Schmerzen im Bereich des Fußballens oder des Vorfußes sind meist durch schwache Fußmuskeln bedingt. Um diese Muskeln zu schützen und den Bereich zu entlasten, sollten die Muskeln im Alltag trainiert werden.

Ausgangsstellung Setzen Sie sich auf einen Stuhl und legen Sie einen Tennisball unter die Fußsohle. Der Ball ist dann in der richtigen Position, wenn sich die Zehen leicht über den Ball neigen können (➤ Abb. 7.50).

Durchführung

- Stellen Sie sich vor, Sie heben den Tennisball mit den Zehen hoch, ohne die Zehen zu krümmen (➤ Abb. 7.51).
- Machen Sie die Übung so oft wie möglich und bei jeder Gelegenheit z. B. auch im Büro. Sie sollten etwa 3–5 Minuten üben.

BEACHTE

Bei dieser Übung geht es um den **Versuch,** den Ball zu heben, ohne dies wirklich auszuführen.

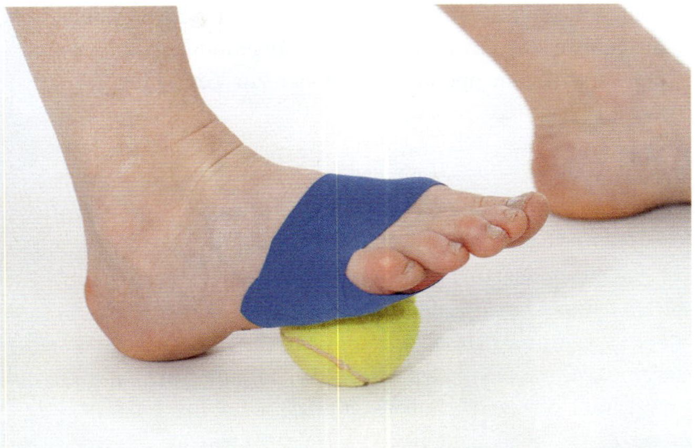

Abb. 7.50 Tennisball unter die Fußsohle legen, so dass sich die Zehen über den Ball neigen können.

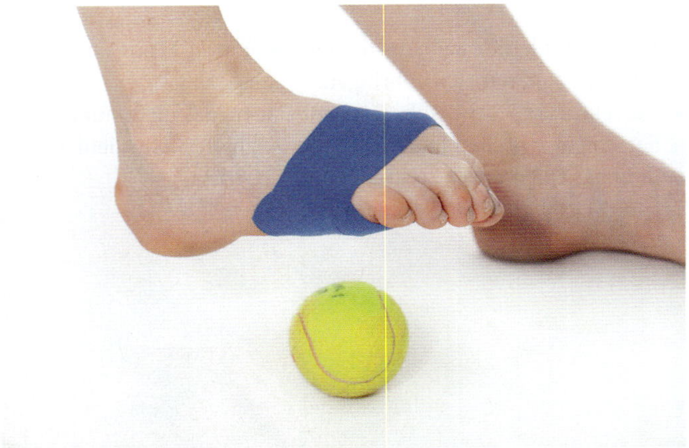

Abb. 7.51 In der Vorstellung den Ball mit den Zehen anheben.

Tape-Anlage bei Metatarsalgie

Die Entspannung des Quergewölbes am Fußballen kann durch eine einfach Tape-Anlage unterstützt werden. Diese hat eine U-Form am Fußballen und am Rist. Dadurch wird das Quergewölbe entspannt, gleichzeitig wird eine stabile Schicht gegen Druck geschaffen.
Es wird **keine weitere Person** benötigt, die beim Tapen hilft.

Vorbereitung

- Der Patient sitzt entspannt aufrecht. Messen Sie drei Tape-Streifen aus, die jeweils die Länge Ihres Handtellers haben und schneiden Sie diese zu.
- Ränder der drei Tape-Streifen abrunden.

Taping

- Den schmerzenden Fuß auf dem Oberschenkel des anderen Beins ablegen.
- Ersten Tape-Streifen in Ligament-Tape-Technik am Fußballen positionieren, die Ränder ohne Spannung an den Fußrändern kleben und durch vorsichtiges Reiben der gesamten Oberfläche aktivieren (➤ Abb. 7.52, ➤ Abb. 7.53).
- Den zweiten Streifen ca. 3 cm überlappend zum ersten Streifen positionieren (➤ Abb. 7.54).
- Am Rist unter leichter Spannung den dritten Streifen anbringen, die Ränder der ersten beiden Streifen werden von dem dritten Streifen überdeckt (➤ Abb. 7.55).
- Gesamte Tape-Anlage durch vorsichtiges Reiben der gesamten Oberfläche aktivieren.

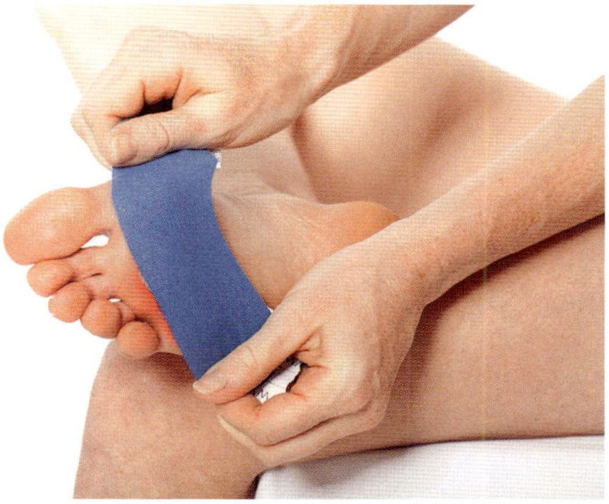

Abb. 7.52 Ersten Tape-Streifen in Ligament-Tape-Technik am Fußballen anbringen.

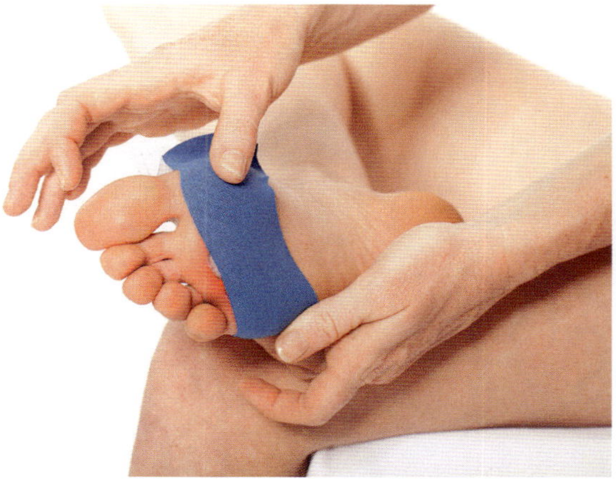

Abb. 7.53 Aktivierung des ersten Tape-Streifens.

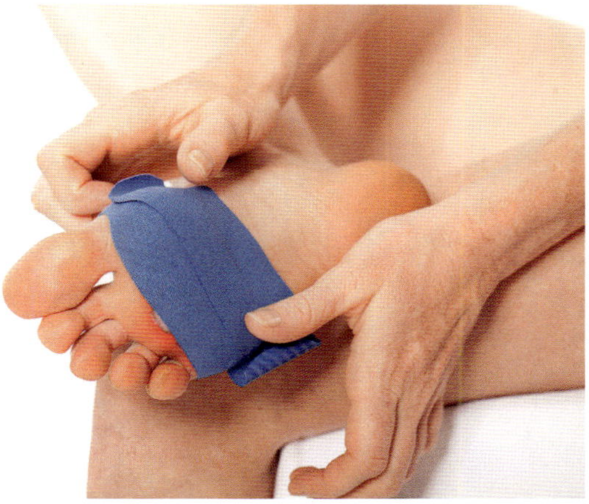

Abb. 7.54 Zweiten Streifen etwa 3 cm überlappend zum ersten Streifen anbringen.

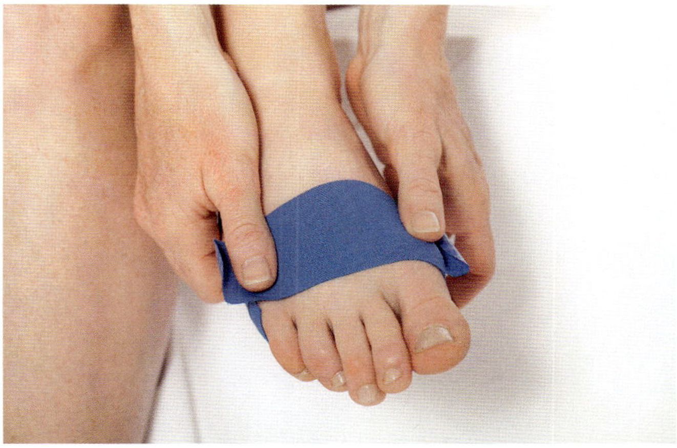

Abb. 7.55 Am Rist auf der Höhe des Fußballens unter leichter Spannung den dritten Streifen anbringen.

7

KAPITEL

8 Verletzungsbedingte Beschwerden

8.1 Narben

Was sind Narben?

Ausgangspunkt jeder Wundheilung ist eine Störung des Blutflusses durch Kapillarverletzungen. Die anfängliche Blutung leitet eine Blutgerinnung ein, das zerstörte Blutgefäß wird durch ein Blutpfropf verschlossen. Bei der Gerinnselbildung wird ein Fibrinnetz gebildet, das ein Verkleben aneinanderliegender Wundränder ermöglicht. Im Verlauf dieser Phase nimmt die Zellteilung im Wundgebiet zu. Bindegewebszellen vollbringen in der folgenden Phase die eigentliche Aufbauarbeit. Durch Proliferation von neuem Bindegewebe wird der Wunddefekt zunehmend aufgefüllt. In der Regenerationsphase wird die Wunde an der Oberfläche durch Deckgewebe geschlossen. Das daruntergelegene Füllbindegewebe bildet zunehmend Kollagenfasern aus, womit die Wiederherstellung aller Hautschichten nahezu abgeschlossen ist. Da keine elastischen Fasern gebildet werden, verfügt das Narbengewebe über keine Elastizität (➤ Abb. 8.1).

Was kann der Patient tun?

- Täglich mehrmaliges Einmassieren spezieller Salben (Kombination aus Heparin, Allantoin und Zwiebelextrakt oder silikonhaltige Gele) in das Narbengewebe.
- Das elastische Tape bewirkt (➤ Abb. 8.2) eine intensive Mobilisation des Gewebes.
- Zusätzliche, direkt auf die Narbe aufgebrachte Cross-Tapes, können – so zeigt eine jahrelange Anwendungsbeobachtung – die Schmerzlinderung und Narbenentstörung positiv beeinflussen.

Was macht der Arzt

Überschießende Narben (Keloid-Bildung) entstehen nach Verletzung der tieferen Hautschichten, wie z. B. bei Verbrennungen, Schnittwunden, Abschürfungen, operativen Eingriffen, Piercings, Impfungen.

Überschießende Narben werden durch Narbenmobilisierung oder invasive Verfahren (Laser, Ultraschall, Operation, Stickstoffvereisung) behandelt. Nach einem mehrwöchigen Zyklus – in der Regel nach 4 Wochen, je nach Ausmaß des Narbenvolumens – ist das Gewebe weich und die Verklebungen (Adhäsionen) in der Tiefe sind locker. Da die darunter liegenden Muskelketten beweglicher werden, tritt eine Schmerzreduktion ein. Die Technik ist angezeigt bei chronischen Narben (ca. 3 Monate alt), wie z. B. bei Operationsnarben nach einer Hüft-TEP und bei vollständig verheilten Wunden.

BEACHTE

Tape-Streifen dürfen nur bei Narben eingesetzt werden, die mindestens über 3 Monate alt sind, sie müssen außerdem ziehende Schmerzen verursachen.

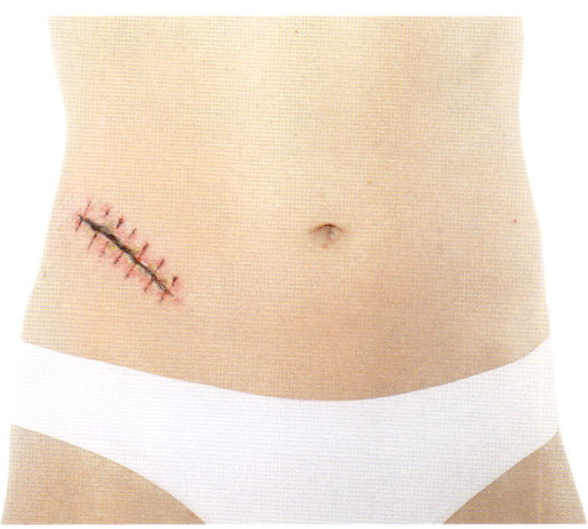

Abb. 8.1 Linienförmige Narbe (vergrößerte Darstellung).

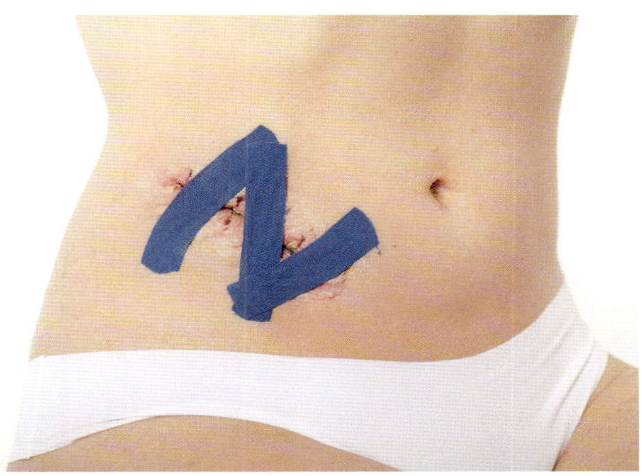

Abb. 8.2 Vollständige Tape-Anlage in Z-Form.

Tape-Anlage bei linienförmigen Narben

Elastische Tapes üben auf das Gewebe einen Längszug aus und können deshalb das Gewebe oberflächlich in mehrere Richtungen ziehen und auf Lederhaut und Faszien einwirken. Die sich während der 5-tägigen Tragedauer entwickelnden Scherkräfte bewirken eine intensive Mobilisation des Gewebes. Auch Cross-Tapes wirken sich positiv aus.

Vorbereitung

Je nach Länge und Breite der Narbe werden einige Tape-Streifen (Breite: 1–2,5 cm, Länge: 2 cm) vorbereitet.

Taping

- Streifen in einseitiger Ligament-Technik im Winkel von etwa 90 Grad bis 45 Grad zur Narbe, Z-förmig, anbringen (➤ Abb. 8.3).
- Tape-Ende ohne Spannung anbringen und Tape durch vorsichtiges Reiben der gesamten Oberfläche aktivieren (➤ Abb. 8.4, ➤ Abb. 8.5).
- Das Tape-Ende des einen Streifens bildet die Basis des nächsten Streifens – alle bilden miteinander eine Z-Form (➤ Abb. 8.6).

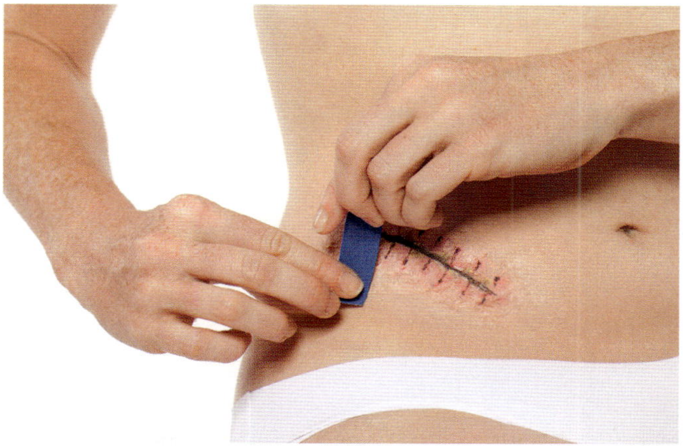

Abb. 8.3 Ersten Streifen quer zum Narbenverlauf in Ligament-Technik kleben und aktivieren.

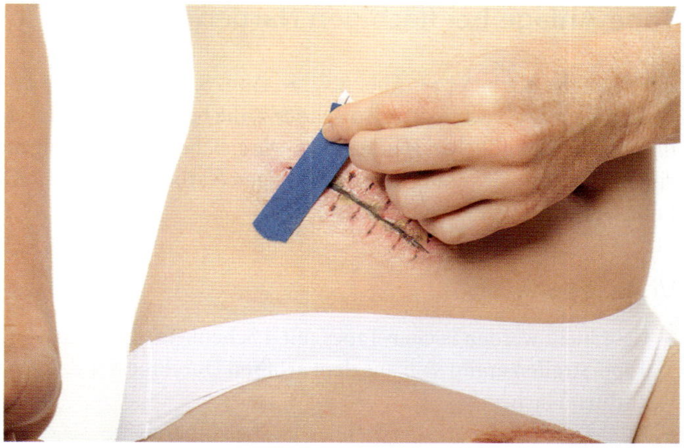

Abb. 8.4 Tape-Ende ohne Spannung anbringen.

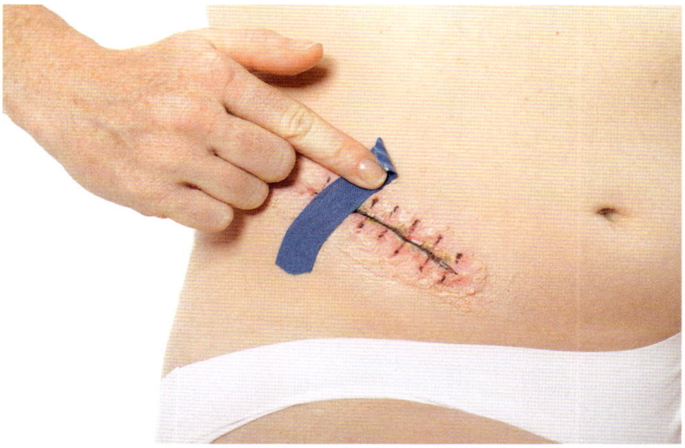

Abb. 8.5 Tape-Streifen durch vorsichtiges Reiben der gesamten Oberfläche aktivieren.

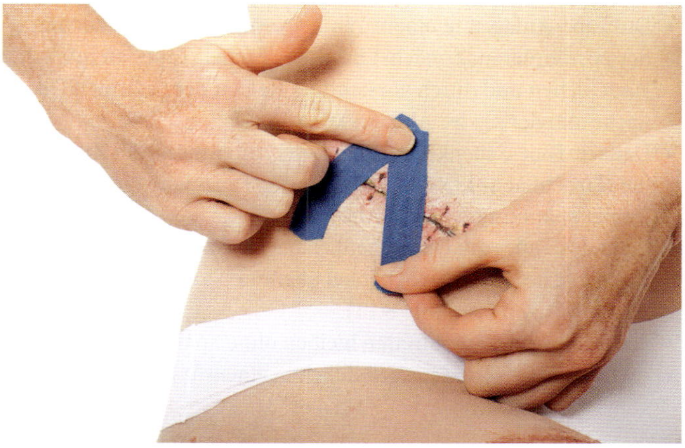

Abb. 8.6 Mit dem zweiten Streifen entsprechend der Ligament-Technik die Z-Form der Tape-Anlage weiter vervollständigen.

Tape-Anlage bei flächigen Narben

Bei flächigen Narben (➤ Abb. 8.7, ➤ Abb. 8.8) kommt eine äußerst schonende Technik zur Anwendung, die bei sehr berührungs- und druckempfindlichen Hautarealen, wie z. B. bei Verbrennungen, eingesetzt wird. Sie mobilisiert die flächigen Narben gegen die darunterliegenden verklebten Faszien.

Vorbereitung

- Gebraucht werden Fächer-Tapes mit 4 Schenkeln, die Länge der Tape-Streifen ergibt sich aus dem größten Durchmesser der vernarbten Fläche.
- Zwei Tapes in der entsprechenden Größe vorbereiten.

Taping

- Die Tape-Anlagen in einem Winkel von etwa 30 Grad zueinander positionieren. Zunächst Basis des Fächer-Tapes an intakter Haut kleben und durch vorsichtiges Reiben der gesamten Oberfläche aktivieren (➤ Abb. 8.9).
- Danach Tape-Schenkel nacheinander unter mäßigem Zug über die Narbenfläche kleben. Das Ende der Tape-Schenkel bleibt wie immer spannungsfrei (➤ Abb. 8.10).
- Basis des Tapes am Oberschenkel diagonal zur Narbenfläche anbringen. Die einzelnen Schenkel über der Narbe mit leichtem Zug anbringen (➤ Abb. 8.11).
- Die Enden der Tape-Streifen bleiben ohne Spannung.
- Zweites Fächer-Tape spiegelbildlich in einem Winkel von 30 Grad anbringen (➤ Abb. 8.12).

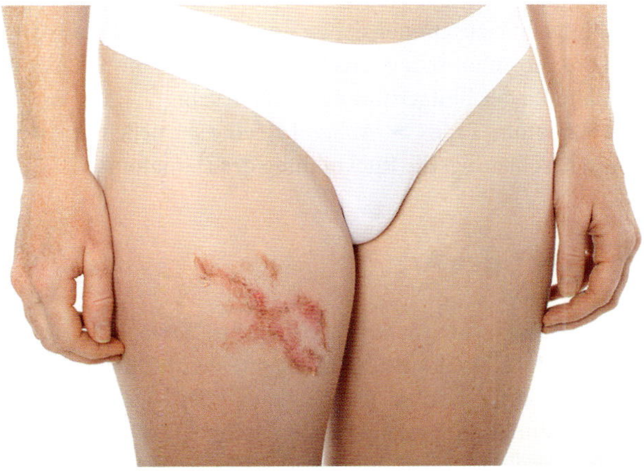

Abb. 8.7 Flächige Narbe am Oberschenkel (nachgezeichnet).

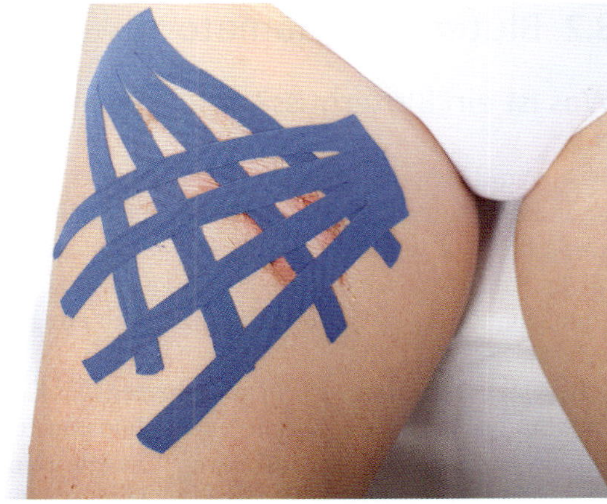

Abb. 8.8 Vollständige Tape-Anlage.

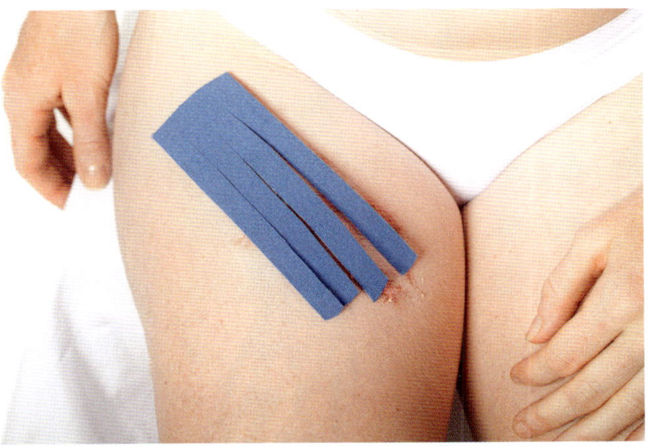

Abb. 8.9 Basis am Oberschenkel schräg positionieren.

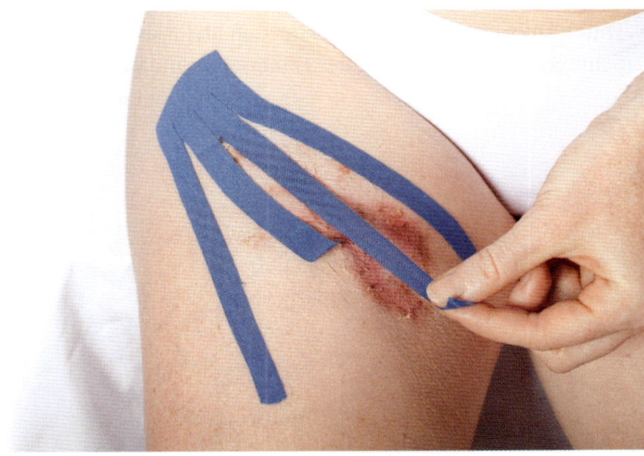

Abb. 8.10 Streifen über der Narbe unter Zug laufen lassen.

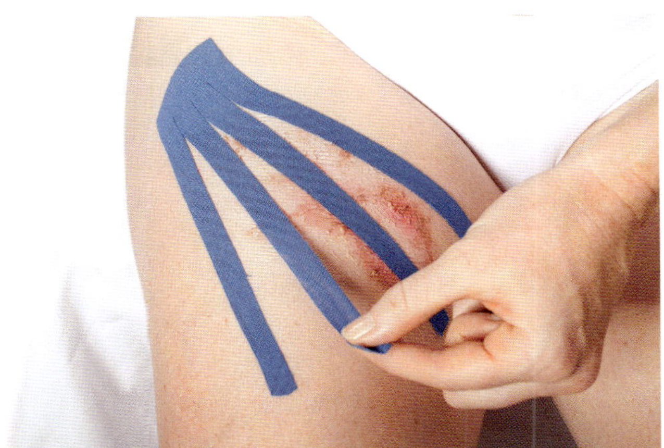

Abb. 8.11 Anbringen des dritten Schenkels.

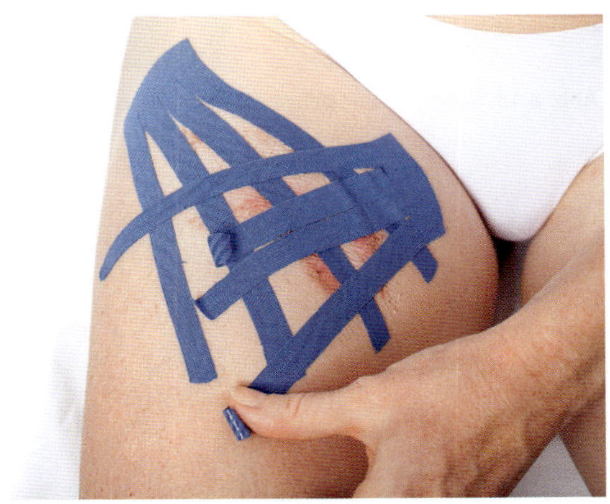

Abb. 8.12 Zweites Fächer-Tape spiegelbildlich positionieren und kleben.

8.2 Bluterguss (Hämatom) 18

Was ist ein Bluterguss?

Bei einem Hämatom (➤ Abb. 8.13) handelt es sich um eine Blutansammlung im Gewebe oder in einer anatomisch präformierten Körperhöhle (z. B. im Gelenk). Hämatome entstehen meist durch ein Trauma oder nach operativen Eingriffen. Sie können auch aufgrund von Bindegewebsschwächen und Gerinnungsstörungen auftreten.

Bei einem Hämatom bestehen Schmerzen, das Gewebe ist teigig und zum Teil verdickt, bei tief liegenden Hämatomen ist eine Funktionsbeeinträchtigung der Muskelgruppe zu erwarten.

Was kann der Patient tun?

- Durch sofortiges Kühlen der verletzten Stelle lassen sich Schmerz und Ausbreitung des Hämatoms eindämmen, weil sich die Blutgefäße zusammenziehen, somit weniger Blut austritt und das thrombotische System genug Zeit hat, die Schädigungen im Rahmen der Blutgerinnung zu versiegeln.
- Das Hämatom-Tape (➤ Abb. 8.14), eine spezielle Form des Tapings, beschleunigt die Rückbildung des Hämatoms.

Was macht der Arzt?

Als diagnostische Maßnahme werden eine Sonografie, um Tiefe und Größe des Hämatoms festzustellen (Diagnostik der Wahl) und ein MRT bei einer eventuellen Schädigung der Nachbarstrukturen, Knochen, Bänder oder sogar Organe durchgeführt.

Bei sehr großen Hämatomen ist eine dringende chirurgische Entlastung durch eine operative Therapie notwendig. Erst danach sollte getapt werden.

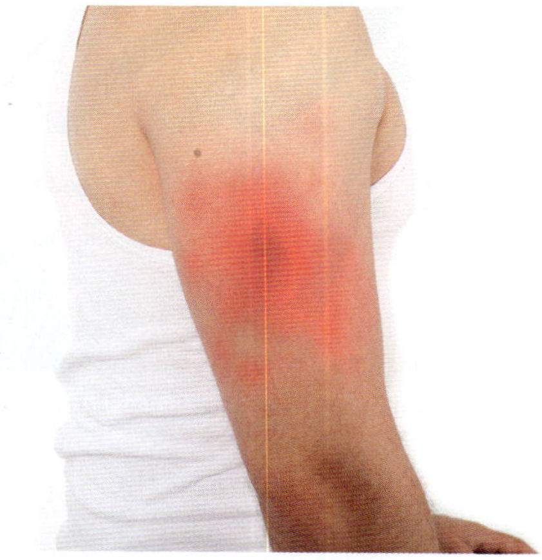

Abb. 8.13 Bluterguss am Oberarm (nachgezeichnet).

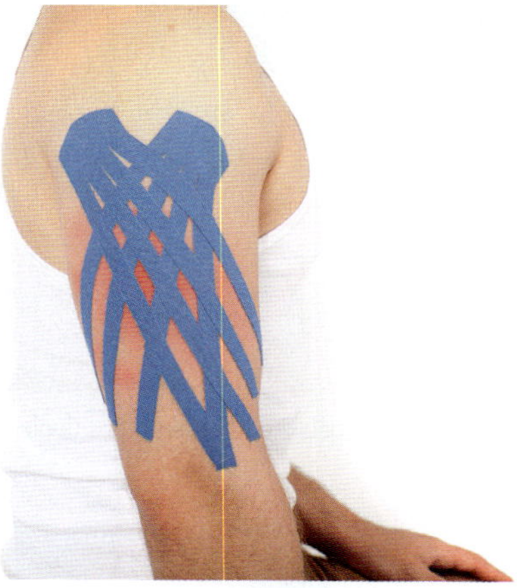

Abb. 8.14 Vollständige Tape-Anlage bei Bluterguss.

8

Tape-Anlage bei Blutergüssen

Das Hämatom-Tape (➤ Abb. 8.14) ist eine Kombination aus dem Ligament- und Lymph-Tape.

- Beim Ligament-Tape werden Hautschichten mobilisiert und Scherkräfte übertragen – durch die verstärkte Durchblutung wird auch die Bildung von Makrophagen (Fresszellen) vermehrt, die wiederum zum Abbau der Hämatome gebraucht werden.
- Das Lymph-Tape unterstützt den schnellen Abtransport und Abbauprozess des Blutfarbstoffs.

Tape-Anlage bei oberflächlichen Blutergüssen

Vorbereitung

Zwei Fächer-Tapes werden vorbereitet. Die Länge eines Tapes entspricht der 1½-fachen maximalen Breite des Blutergusses.

Taping

- Die Tape-Anlagen werden in einem Winkel von etwa 30 Grad zueinander positioniert.
- Zunächst wird eine Basis des Fächer-Tapes an intakter Haut geklebt und aktiviert (➤ Abb. 8.15).
- Danach Tape-Schenkel nacheinander unter mäßigem Zug über die Narbenfläche kleben (➤ Abb. 8.16). Das Ende der Tape-Schenkel ist wie immer spannungsfrei.
- Zweites Fächer-Tape schräg zum ersten anbringen (➤ Abb. 8.17).
- Es wird versucht, die ganze Fläche des Blutergusses damit zu erfassen (➤ Abb. 8.18).

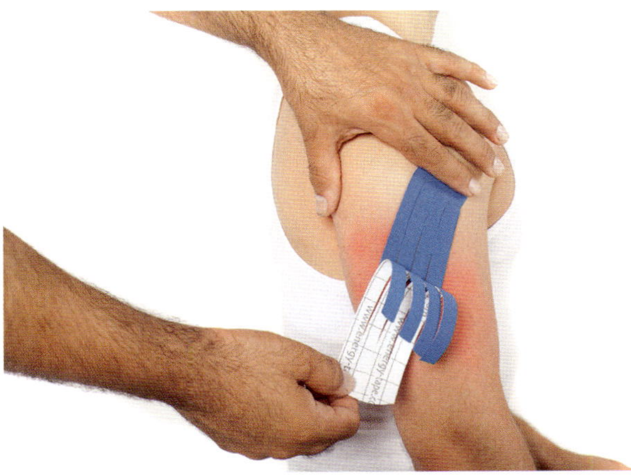

Abb. 8.15 Basis des Tapes ohne Spannung oberhalb des Blutergusses positionieren und kleben – die Tape-Streifen werden zunächst über dem Erguss geparkt.

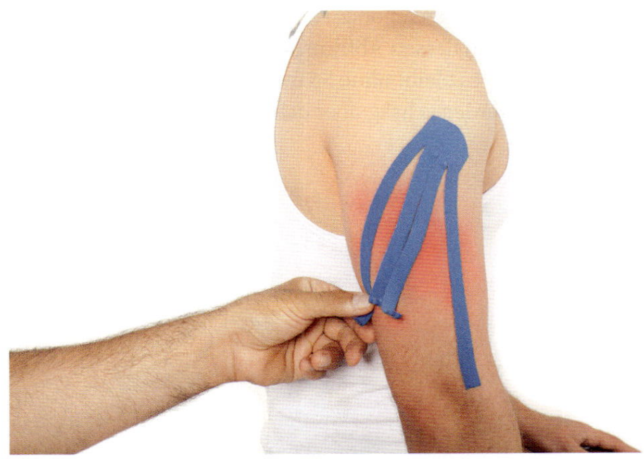

Abb. 8.16 Die einzelnen Schenkel werden unter Zug über der Ergussfläche gleichmäßig verteilt und geklebt, vorteilhaft ist es, zuerst die äußeren, dann die inneren Schenkel zu kleben.

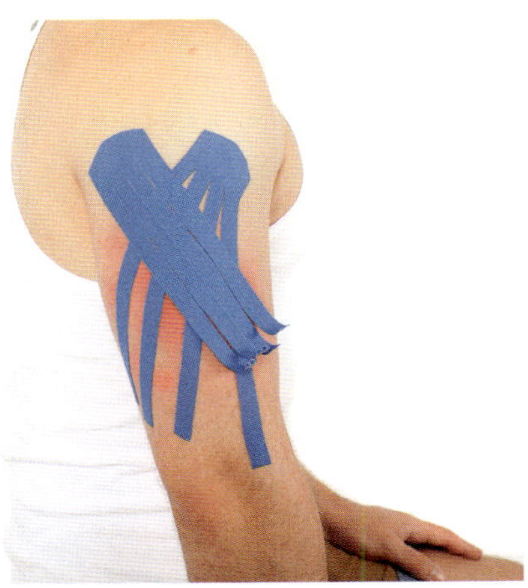

Abb. 8.17 Das zweite Fächer-Tape schräg zum ersten Tape anbringen.

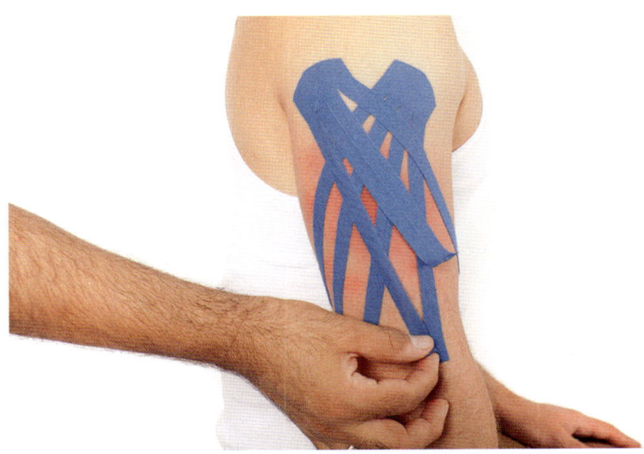

Abb. 8.18 Schenkel dieses zweiten Tapes in gleichen Abständen kleben und aktivieren.

Tape-Anlage bei tiefen Blutergüssen

Zur vollständigen Tape-Anlage bei einem Hämatom ➤ Abb. 8.19, ➤ Abb. 8.20.

Vorbereitung

- Drei Y-Tapes werden vorbereitet. Die Länge eines Tapes entspricht der 1½-fachen maximalen Breite des Blutergusses.
- Die Basis der Y-Tapes sind wie die Ecken eines Dreiecks angebracht. Die drei Y-Tapes werden unter maximalem Zug an den Ränder des Blutergusses positioniert und geklebt. Der Bluterguss ist in der Tape-Anlage sichtbar und wird an die Oberfläche gezogen!

Taping

- Die Schenkel des Tapes unter Zug am oberen Rand des Blutergusses anbringen (➤ Abb. 8.21).
- Soweit wie möglich sollte in der Mitte der Tape-Anlage die Haut sichtbar sein (➤ Abb. 8.22). Dadurch werden auch die tieferen Hautschichten etwas angehoben, die Durchflussrate des Bluts wird gesteigert und dessen Abtransport begünstigt!
- Das Ende der Tapes bleibt ohne Spannung (➤ Abb. 8.23).
- Zwei Y-Tapes werden schräg über dem Erguss angebracht (➤ Abb. 8.24).

8

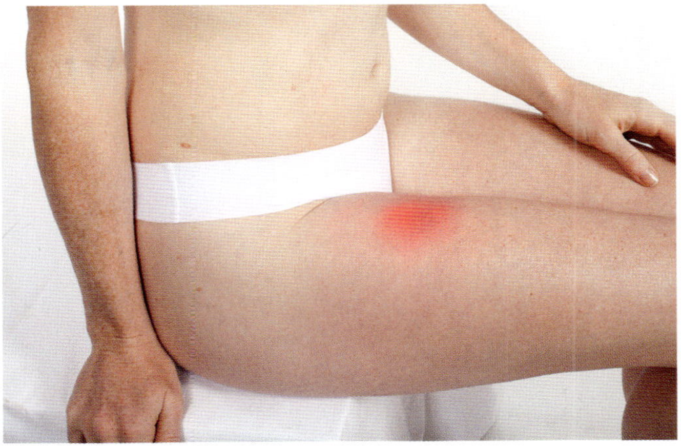

Abb. 8.19 Bluterguss auf der Vorderseite des Oberschenkels.

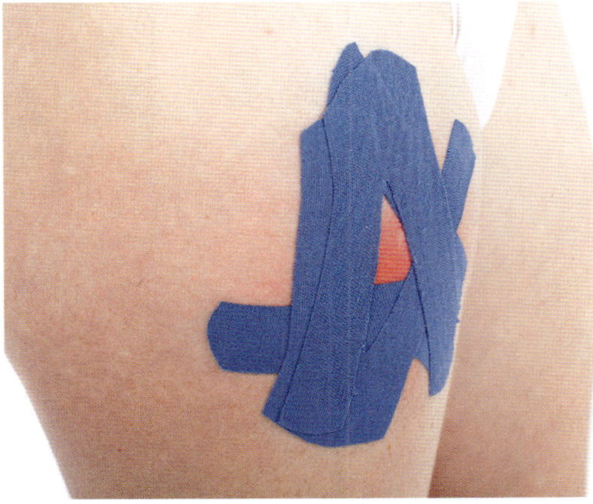

Abb. 8.20 Vollständige Tape-Anlage bei einem Bluterguss.

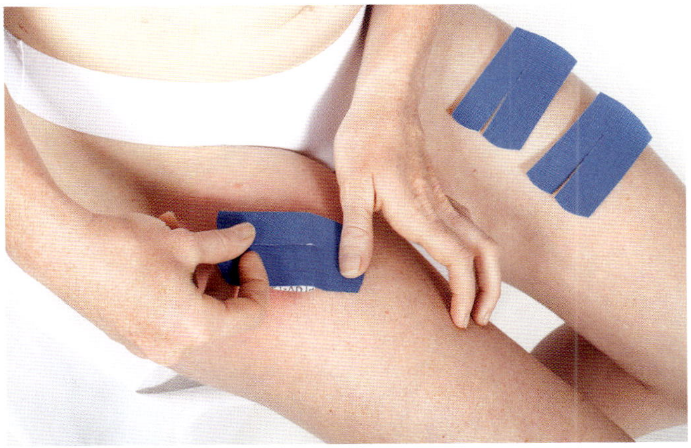

Abb. 8.21 Basis des ersten Tape-Streifens ohne Spannung oberhalb des Blutergusses positionieren und kleben – Tape-Streifen werden über dem Erguss geparkt.

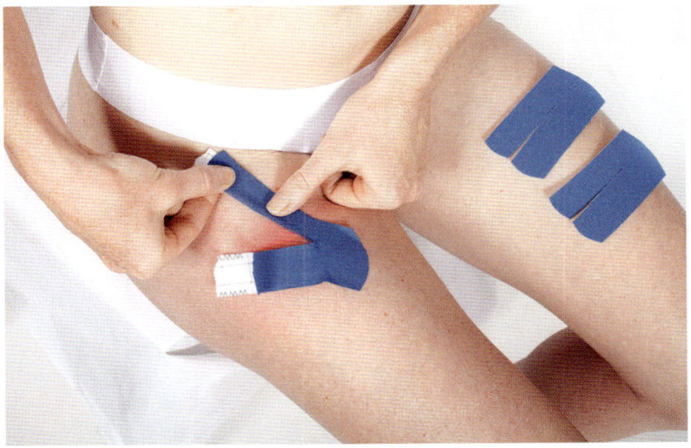

Abb. 8.22 Die einzelnen Streifen unter Zug über die Ergussfläche kleben.

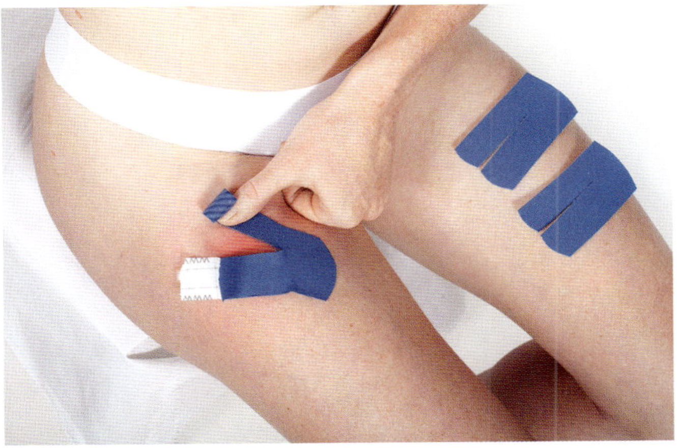

Abb. 8.23 Das Ende der Tapes bleibt ohne Spannung.

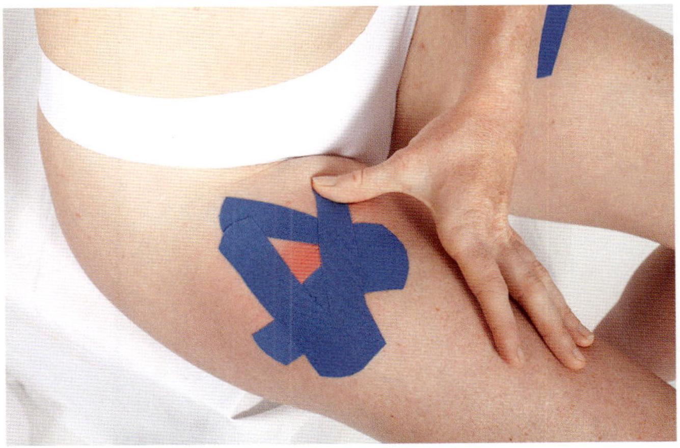

Abb. 8.24 Zwei Y-Tapes schräg über dem Erguss positionieren und kleben, die Basis des dritten Tape-Streifens zeigt in diesem Beispiel dann in Richtung Hüfte (➤ Abb. 8.20).

KAPITEL

9 Lymphödem, Extremitätenschwellung

9.1 Lymphödem, allgemein

Was ist ein Lymphödem?

Bei einem Lymphödem handelt es sich um ein chronisches Ödem infolge einer Beeinträchtigung des Lymphabflusses. Das primäre Lymphödem ist angeboren und durch eine Minderentwicklung der Lymphgefäße bedingt. Dagegen wird das sekundäre Lymphödem z. B. durch (wiederholte) Entzündungen, Tumoren (malignes Lymphödem) oder Therapien (Strahlentherapie, Lymphknotenentfernung, z. B. beim Mammakarzinom) verursacht, welche die Lymphgefäße und Lymphknoten mechanisch verlegen oder zerstören.

Symptome des Lymphödems sind Spannungs- und Schweregefühl sowie Brennen und Bewegungseinschränkung der betroffenen Körperregion. Das Lymphödem ist typischerweise blass, teigig (später hart), lässt sich nicht oder nur gering eindrücken und ist schmerzlos. In fortgeschrittenen Stadien ist die Schwellung nicht mehr vollständig rückbildungsfähig, die Bewegung ist schmerzhaft und eingeschränkt

Was kann der Patient tun?

- Gymnastische Übungen zur Förderung des Lymphabflusses. Gut sind Übungen mit hochgelegten Beinen – bei morgens geschwollenen Beinen lohnt ein Versuch schon vor dem Aufstehen. Sehr hilfreich ist auch Gehen mit gleichzeitiger Kompression am Bein, z. B. Nordic Walking. Auch Schwimmen und Aqua-Jogging sind günstig.
- Das Lymph-Taping eignet sich besonders gut, um die Wirkung der Entstauungstherapie zu steigern.

Was macht der Arzt?

Wird das Lymphödem nicht behandelt, verändert sich zunächst der Flüssigkeitsgehalt des Zwischenzellraums und nachfolgend vermehren sich dort die bindegewebigen Fasern. Da Haut und Subkutangewebe fibrosklerotische Verhärtungen zeigen, kommt es in Gelenknähe zu vertieften Hautfalten. Aufgrund der schlechten Immunlage im Narbengewebe können sich leicht Infekte (Pilze, Bakterien) entwickeln.

Angezeigt ist die komplexe physikalische Entstauungstherapie (KPE), bestehend aus manueller Lymphdrainage, Kompressionstherapie, Bewegungstherapie und Hautpflege. Zudem erfolgt eine Entwässerungstherapie nach internistischen Richtlinien.

Tape-Anlage bei Lymphödem

Die Basis der Lymph-Tapes liegt in den Lymphknotenzentren (oberhalb des Schlüsselbeins, Leistenregion, Kniekehle, Axilla, Ellenbeuge). Durch die Lymph-Tape-Anlage und die entstehenden Tape-Wellen können die Fließgeschwindigkeit in den Lymphgefäßen beschleunigt und die Transportkapazität der Lymphgefäße zusätzlich erhöht werden.

Vorbereitung

Die Haut sollte fettfrei sein; die Region muss in einer Vordehnposition gebracht werden. Für das Tapen werden, je nach zu tapender Region (s. unten) unterschiedlich lange Fächer-Tapes vorbereitet.

Taping

- Das Ablösen vom Trägerpapier ist einfach durchführbar. Mit dem Zeigefinger wird der Tape-Rand in einem Winkel von 60 Grad abgehoben und von der Basis heruntergezogen (➤ Abb. 9.1, ➤ Abb. 9.2).
- Die Basis wird nun an einem Lymphknotenzentrum positioniert und die Tape-Schenkel im Verlauf der Lymphgefäße an der Haut geparkt.
- Die einzelnen Tape-Streifen werden nun unter leichtem Zug an den jeweiligen Extremitäten angebracht.

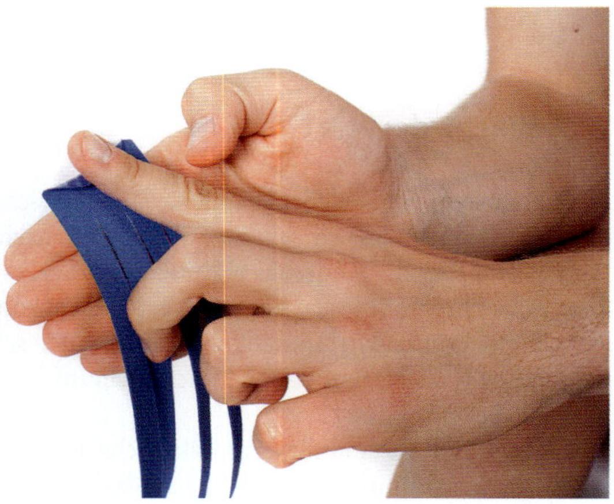

Abb. 9.1 Fächer-Tape vom Papier lösen.

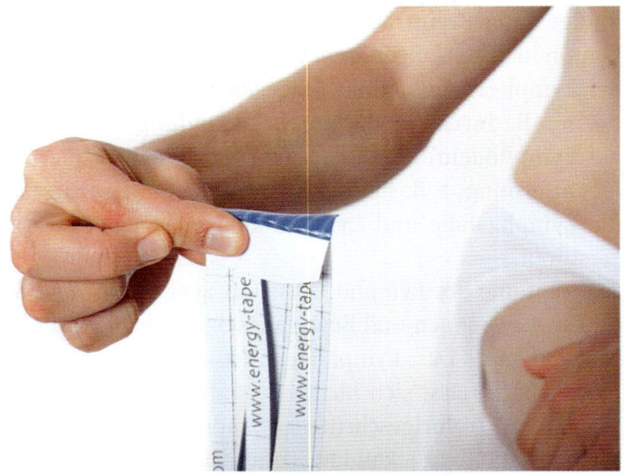

Abb. 9.2 Tape mit dem umgefalteten Papier an der Seite fixieren, danach Basis positionieren und kleben.

9.2 Tape-Anlage bei Lymphödem am Unterarm

9

Vorbereitung

Die Länge des Fächer-Tapes wird am Unterarm gemessen, sie entspricht der Länge von der Ellenbeuge bis zum Handgelenk.

Taping

- Die Basis des Lymph-Tapes (➤ Abb. 9.3) liegt im Lymphknotenzentrum an der Ellenbeuge (➤ Abb. 9.4).
- Tape-Fächer am Unterarm parken (➤ Abb. 9.5), während der Unterarm vom Körper weggeführt wird und sich das Handgelenk zum Handrücken beugt (Vordehnung ➤ Abb. 9.6).
- Die einzelnen Tape-Schenkel unter leichtem Zug am Unterarm anbringen (➤ Abb. 9.7, ➤ Abb. 9.8).

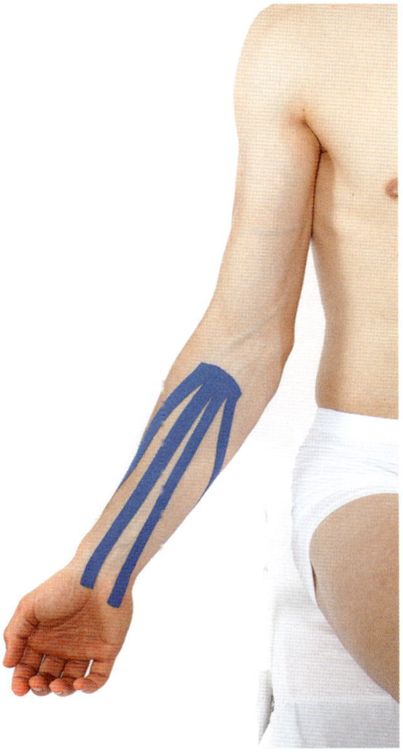

Abb. 9.3 Vollständige Tape-Anlage bei Lymphödem am Unterarm.

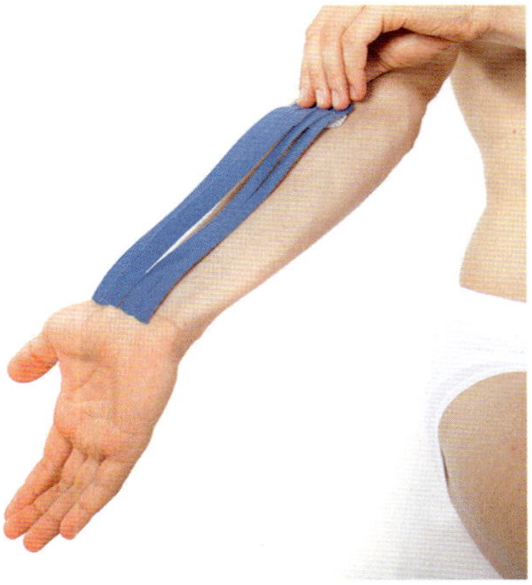

Abb. 9.4 Basis am Ellenbogen ohne Spannung positionieren.

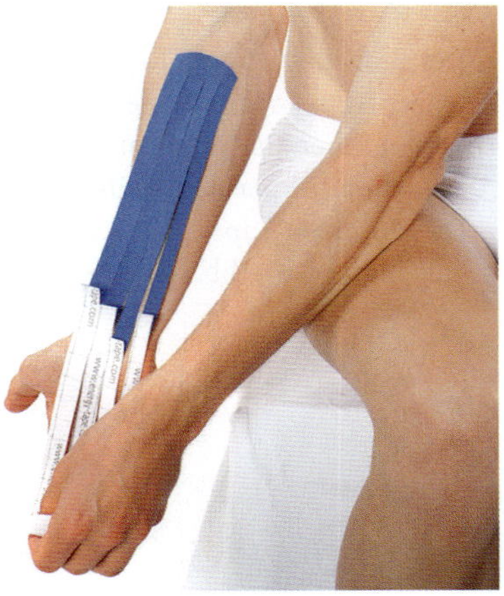

Abb. 9.5 Schenkel des Tapes am Unterarm parken.

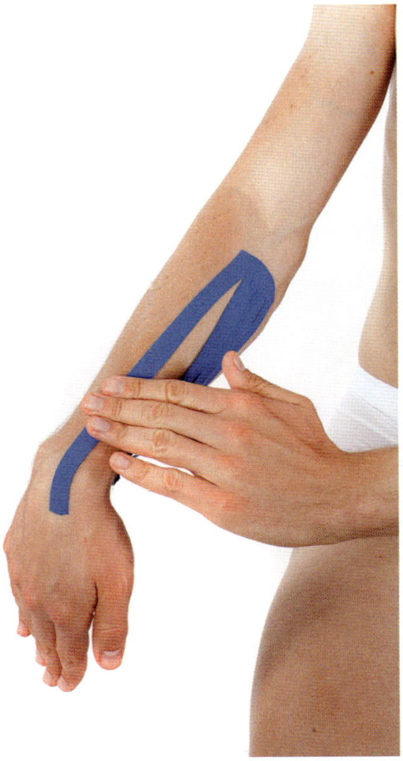

Abb. 9.6 Einzelne Tape-Schenkel an der Vorder- und Rückseite des Unterarms anbringen.

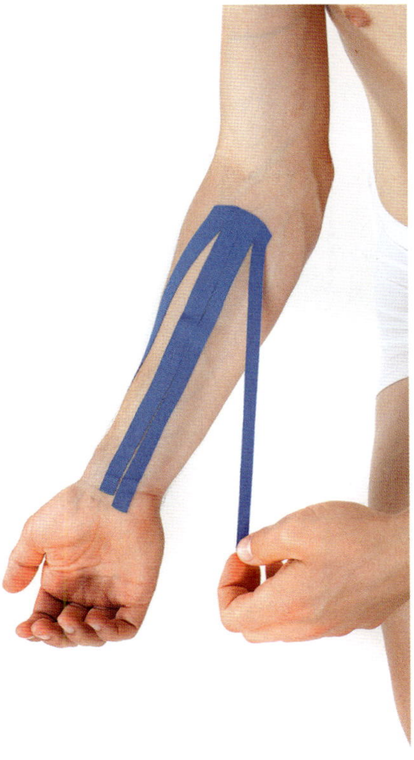

Abb. 9.7 Zweiter Tape-Schenkel verläuft etwa in der Mitte an der Außenseite des Unterarms.

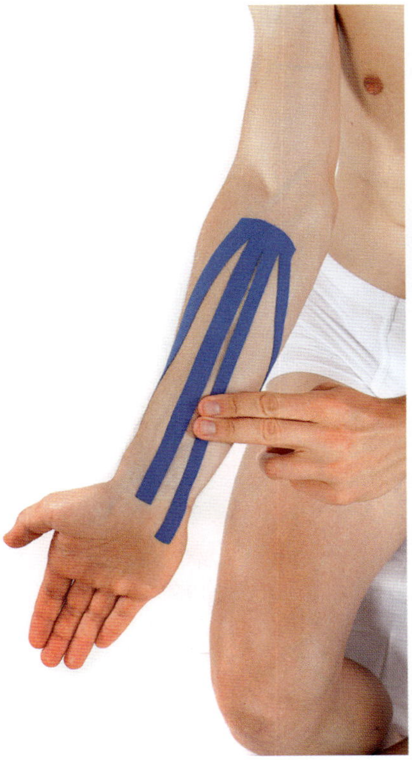

Abb. 9.8 Vierter Tape-Schenkel verläuft etwa in der Mitte an der Innenseite des Unterarms.

9.3 Tape-Anlage bei Lymphödem am Oberarm

Vorbereitung

Die Länge des Fächer-Tapes wird am Oberarm gemessen, sie entspricht der Länge von der Ellenbeuge bis zur Achselhöhle.

Taping

- Der Basis des Lymph-Tapes (➤ Abb. 9.9) liegt im Lymphknotenzentrum (Achselhöhle ➤ Abb. 9.10).
- Tape-Fächer am Oberarm (➤ Abb. 9.11) parken, während der Arm vom Körper weggeführt wird (Vordehnung ➤ Abb. 9.12).
- Die einzelnen Tape-Schenkel unter leichtem Zug am Oberarm anbringen (➤ Abb. 9.13, ➤ Abb. 9.14).

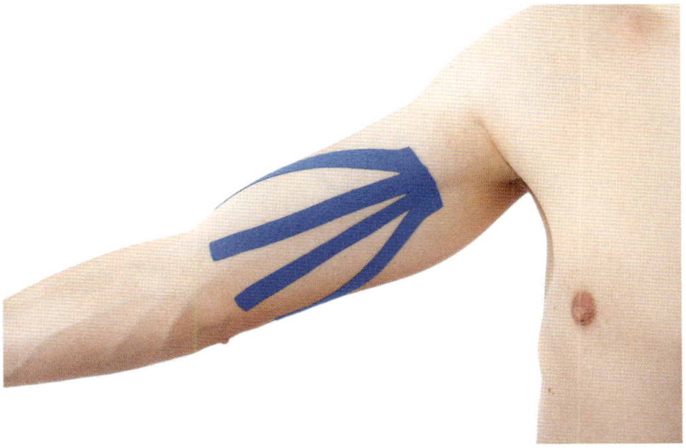

Abb. 9.9 Vollständige Tape-Anlage bei Lymphödem am Oberarm.

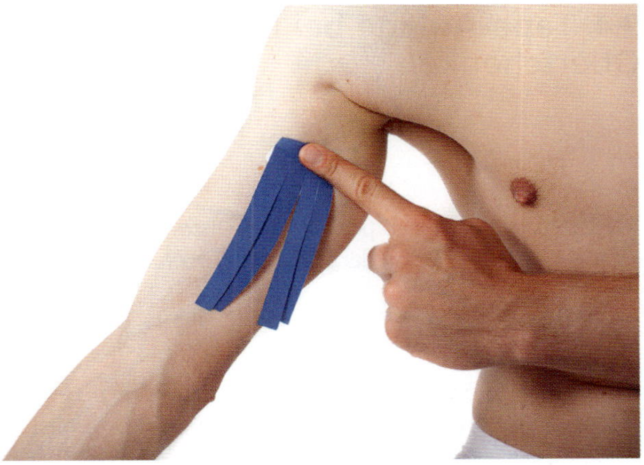

Abb. 9.10 Basis des Tapes an der Achselhöhle ohne Spannung positionieren.

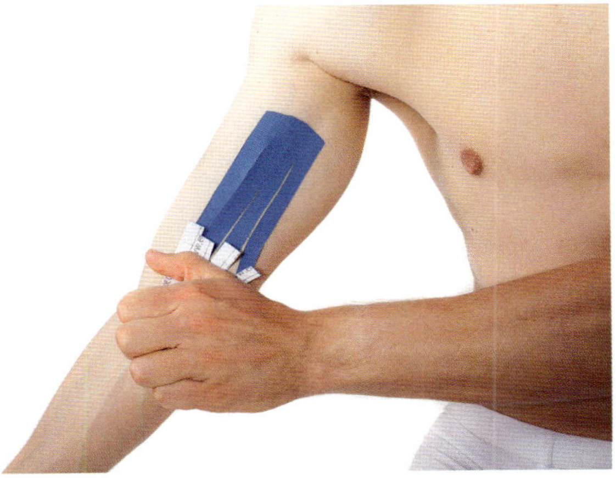

Abb. 9.11 Tape-Schenkel am Oberarm parken.

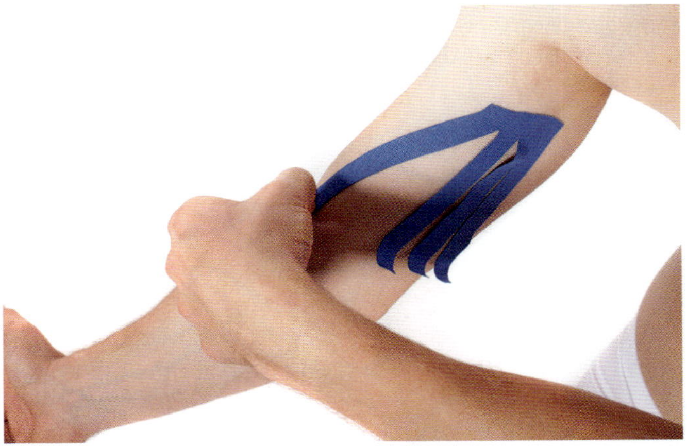

Abb. 9.12 Einzelne Schenkel an der Vorder- und Rückseite des Oberarmes anbringen.

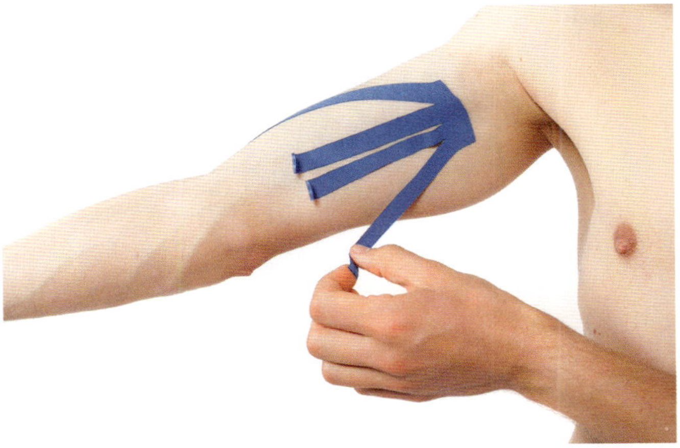

Abb. 9.13 Verlauf des zweiten Schenkels etwa in der Mitte der Außenseite des Oberarmes.

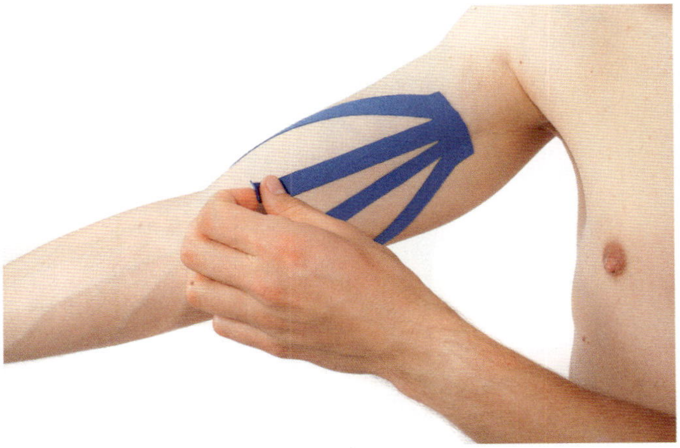

Abb. 9.14 Verlauf des vierten Schenkels etwa in der Mitte der Innenseite des Unterarmes.

9.4 Tape-Anlage bei Lymphödem am Oberschenkel

Vorbereitung

Die Länge des Fächer-Tapes wird am Oberschenkel gemessen, sie entspricht der Länge von der Leiste bis zur Kniescheibe.

Taping

- Der Basis des Lymph-Tapes (➤ Abb. 9.15) liegt im Lymphknotenzentrum (Leistenregion ➤ Abb. 9.16).
- Tape-Fächer am Oberschenkel parken (➤ Abb. 9.17), während der Oberschenkel eine Streckung im Hüftgelenk nach hinten durchführt (Vordehnung ➤ Abb. 9.18).
- Die einzelnen Tape-Schenkel unter leichtem Zug am Oberschenkel anbringen (➤ Abb. 9.19, ➤ Abb. 9.20).

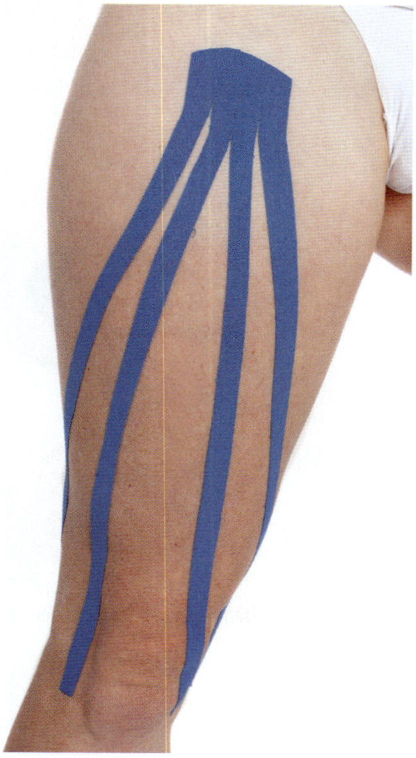

Abb. 9.15 Vollständige Tape-Anlage bei Lymphödem am Oberschenkel.

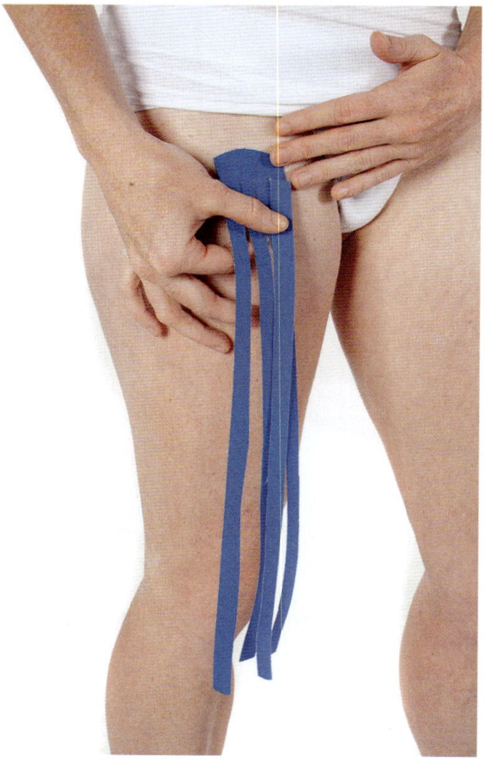

Abb. 9.16 Basis in der Leiste ohne Spannung positionieren.

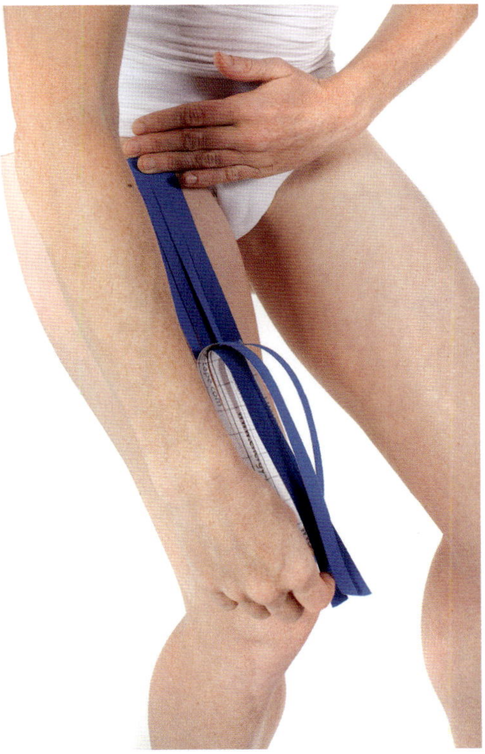

Abb. 9.17 Schenkel des Tapes am Oberschenkel parken.

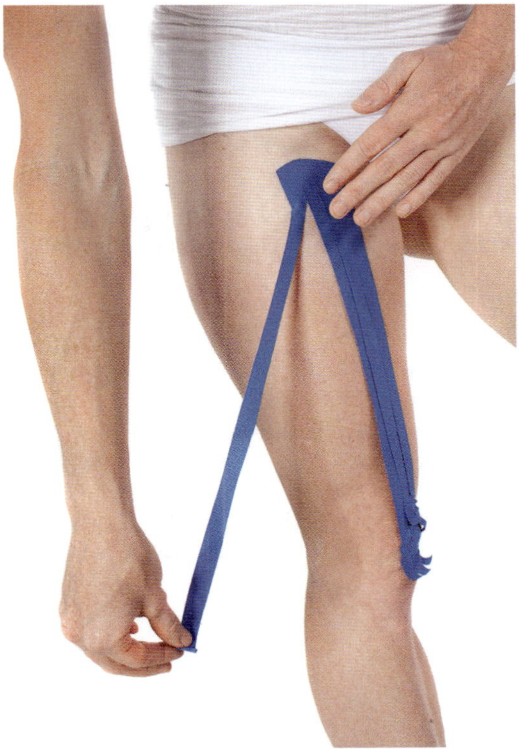

Abb. 9.18 Die einzelnen Schenkel an der Vorder- und Rückseite des Oberschenkels kleben.

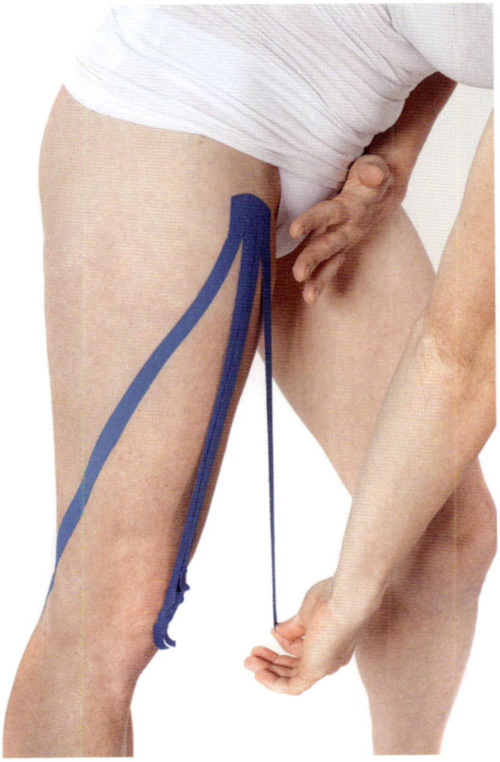

Abb. 9.19 Verlauf des zweiten Schenkels etwa in der Mitte der Außenseite des Oberschenkels.

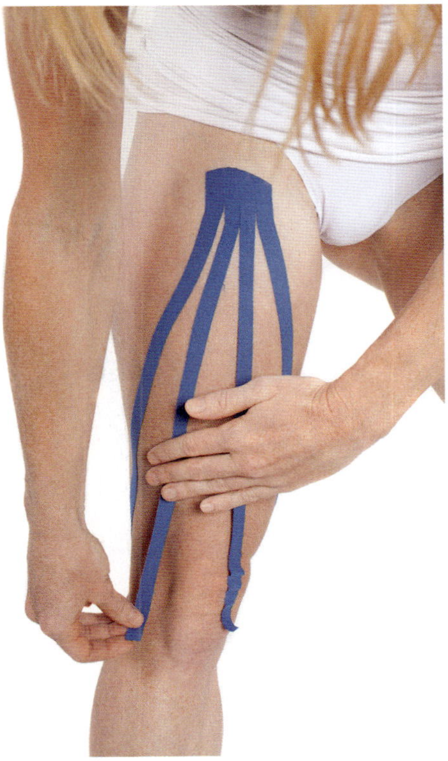

Abb. 9.20 Verlauf des vierten Schenkels etwa in der Mitte der Vorderseite des Oberschenkels.

9.5 Tape-Anlage bei Lymphödem am Unterschenkel

Vorbereitung

Die Länge des Fächer-Tapes wird am Unterschenkel gemessen, sie entspricht der Länge vom Kniegelenksspalt bis zum Knöchel.

Taping

- Der Basis des Lymph-Tapes (➤ Abb. 9.21) liegt im Lymphknotenzentrum (Kniekehle ➤ Abb. 9.22).
- Tape-Fächer am Unterschenkel parken (➤ Abb. 9.23), während das Kniegelenk eine Streckung durchführt (Vordehnung ➤ Abb. 9.24).
- Die einzelnen Tape-Schenkel unter leichtem Zug am Unterschenkel anbringen (➤ Abb. 9.25, ➤ Abb. 9.26).

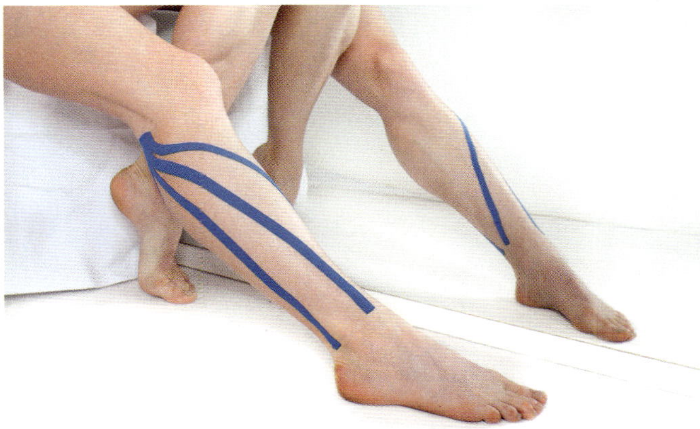

Abb. 9.21 Vollständige Tape-Anlage.

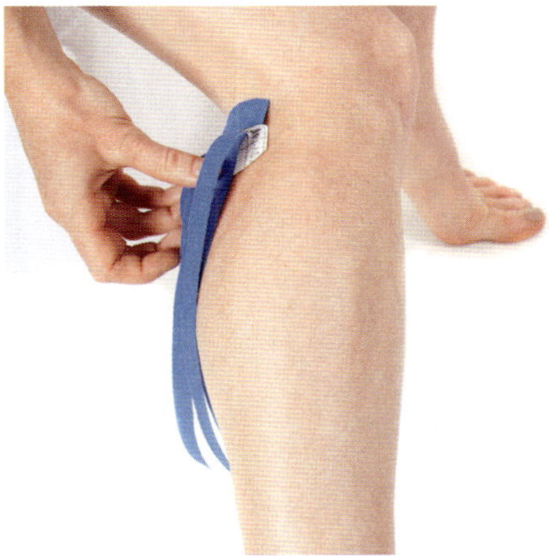

Abb. 9.22 Basis in der Kniekehle ohne Spannung positionieren.

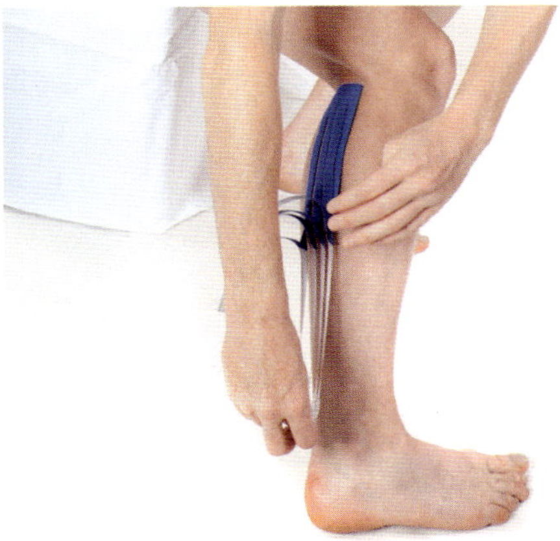

Abb. 9.23 Schenkel des Tapes am Unterschenkel parken.

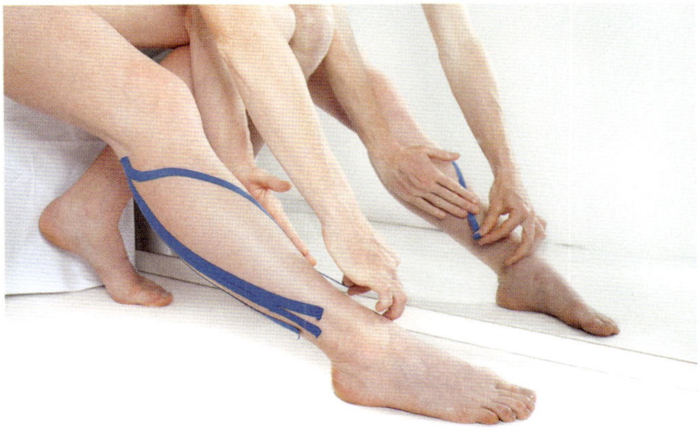

Abb. 9.24 Die einzelnen Schenkel an der Vorder- und Rückseite des Unterschenkels kleben.

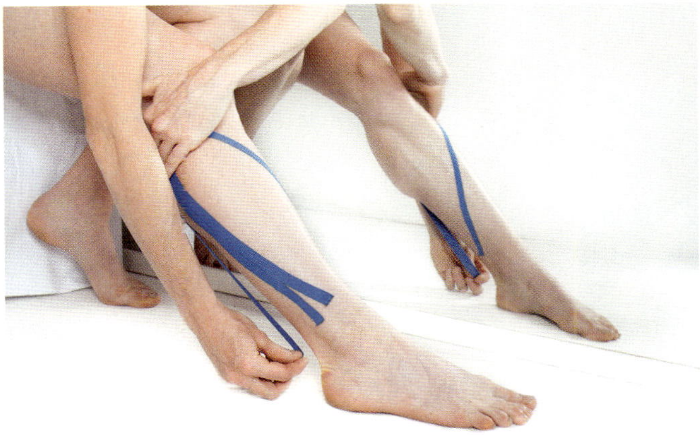

Abb. 9.25 Verlauf des zweiten Schenkels etwa in der Mitte der Innenseite des Unterschenkels.

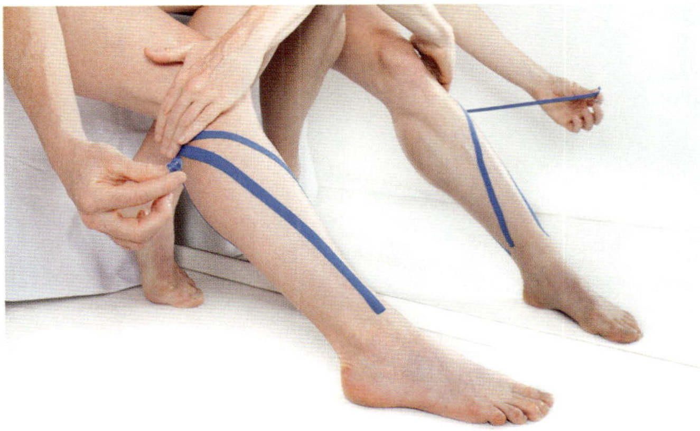

Abb. 9.26 Verlauf des vierten Schenkels etwa Streifens etwa in der Mitte der Außenseite des Unterschenkels.

KAPITEL

10 Kopfschmerzen und andere nicht orthopädischen Beschwerden

10.1 Spannungskopfschmerz

FALLBEISPIEL

Ein 35-jähriger Bankangestellter, in der Kreditvergabe tätig, leidet seit der Wirtschaftskrise unter zunehmendem Stress: Er arbeitet meist nur noch am Computer, da Kundengespräche nur noch in Einzelfällen stattfinden. Die Nacken- und Schulterverspannungen lassen sich durch wöchentliche Massagen ganz gut im Griff halten. Doch inzwischen ist der Patient nicht mehr schmerzfrei. Zusätzlich leidet er an drückend-ziehenden Kopfschmerzen, die in die Schläfen und sogar bis zur Schädeldecke ausstrahlen. Manchmal hat er das Gefühl, als ob er einen Eisenring um den Kopf habe.
Der Hausarzt veranlasste Blutuntersuchungen, Blutdruckmessung, MRT des Schädels und Gefäßuntersuchungen. Die Ergebnisse waren alle negativ. Auf dem Arztbrief stand die Diagnose: klassischer Spannungskopfschmerz!
Auch der Arbeitsmediziner stellte die Diagnose „Spannungskopfschmerz". Daraufhin wurde der Arbeitsplatz unter ergonomischen Gesichtspunkten umgestaltet. Ein Gespräch mit dem Chef brachte eine deutliche Erleichterung in der darauffolgenden Zeit.

Was sind Spannungskopfschmerzen?

Der Spannungskopfschmerz (➤ Abb. 10.1, ➤ Abb. 10.2) ist die häufigste Kopfschmerzerkrankung. Es wird unterschieden zwischen episodischen und chronischen Spannungskopfschmerzen. Vor allem die chronische Form kann zum Problem werden, da die Lebensqualität beeinträchtigt wird und es häufig zum Schmerzmittelmissbrauch kommt. Die Erkrankung beginnt oft im jungen Erwachsenenalter, Frauen sind häufiger betroffen als Männer.

Die Ursache häufiger auftretender Spannungskopfschmerzen ist weiterhin unklar. Aufgrund familiärer Häufung scheint eine erbliche Veranlagung wahrscheinlich. Nach heutigen Kenntnissen spielt eine veränderte Schmerzverarbeitung im Gehirn eine Rolle, die in der Folge zu einer Erniedrigung der Schmerzschwelle führt. Ob häufig zu beobachtende Verspannungen der Nackenmuskulatur, einseitige körperliche Belastung (z. B. bei Computerarbeit), Stress oder andere psychische Faktoren hier ursächlich sind, oder ob die veränderte Schmerzwahrnehmung die Grundlage ist, auf der diese Faktoren die Kopfschmerzen auslösen, ist unklar.

Es bestehen folgende Symptome: Dumpf-drückender Dauerkopfschmerz, meist im gesamten Kopf („wie ein Schraubstock") oder sie sind hinterkopfbetont. Dauer und Schweregrad variieren von seltenen, kurz andauernden leichten Kopfschmerzen bis hin zu täglichen Dauerkopfschmerzen. Die Schmerzen nehmen nicht zu bei körperlicher Aktivität. Die Alltagsaktivitäten sind zwar „mühsamer" als normal, aber sonst nicht beeinträchtigt; allenfalls besteht eine leichte Lärm- oder Lichtscheu oder geringe Übelkeit ohne Erbrechen.

Was kann der Patient tun?

- Auslösemechanismen wie Stress und Angst meiden.
- Entspannungsverfahren wie Progressive Muskelrelaxation nach Jacobson (PMR) oder Autogenes Training wirken schmerzlindernd.

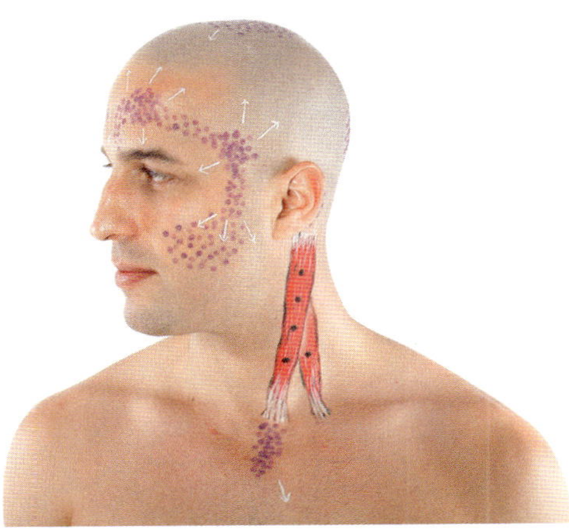

Abb. 10.1 Der Kopfwender (M. sternocleidomastoideus) ist bei Spannungskopfschmerzen oft sehr schmerzhaft, ebenso die Triggerpunkte (Punkte erhöhter Reizbarkeit, hier schwarz gezeichnet) am Muskel selbst, es gibt zudem weitere Schmerzareale (Pfeile) und Ausstrahlungsgebiete (Punkte).

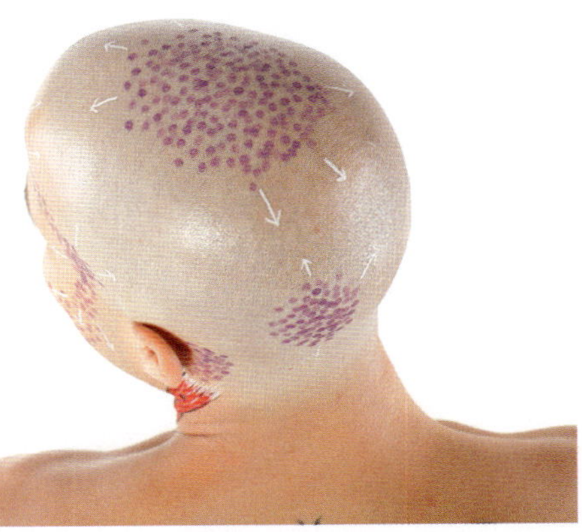

Abb. 10.2 Bei Spannungskopfschmerzen strahlen die Schmerzen in die Stirn, in das Schädeldach und in die Schläfe aus.

- Bei regelmäßigem Ausdauertraining, wie z. B. Laufen, Schwimmen, Radfahren, das 2- bis 3-mal pro Woche für je ½ Stunde ausgeübt wird, treten die Schmerzen weniger häufig auf.
- Alternative Therapieformen haben positive Wirkungen:
  - Pfefferminzöl auf Stirn und Schläfen aufbringen.
  - Eisbeutel auf die Stirn legen.
  - Warmes Dinkelkissen im Nacken anbringen.
  - Bereits ärztlich verordnete Schmerzmittel einnehmen.
- Auch die Cross-Tapes (➤ Abb. 10.3), die an Akupunkturpunkte am Hinterkopf und an die Stirn angebracht werden, können gute Dienst als Zusatztherapie leisten.

Wann zum Arzt?

- Wenn die Schmerzen innerhalb von 48 Stunden unerträglich werden.
- Wenn massive Schlafstörungen innerhalb von 48 Stunden eintreten.

Was macht der Arzt?

Diagnostik

Um ernsthafte Beschwerden auszuschließen, erfolgt als diagnostische Maßnahme Röntgen oder MRT des Schädels. Da Kopfschmerzen auch durch Infektionen oder andere Erkrankungen hervorgerufen werden kann, kann je nach ärztlichem Ermessen die Bestimmung von Entzündungsparametern sinnvoll sein.

Therapie

Es können folgende schulmedizinischen und alternativen Therapieverfahren zur Anwendung kommen.

- Schmerzmittel, wie NSAR oder Aspirin unter Magenschutz. Bei längerer Einnahme besteht jedoch die Gefahr eines schmerzmittelinduzierten Dauerkopfschmerzes. Die Schmerzen treten beim Absetzen des Schmerzmittels für etwa 3–4 Tage auf. Das Vorgehen beim Absetzen sollte vorher unbedingt mit dem Hausarzt oder Neurologen abgesprochen werden.
- Neuraltherapie, Akupunktur und Phytotherapie sind hilfreich.

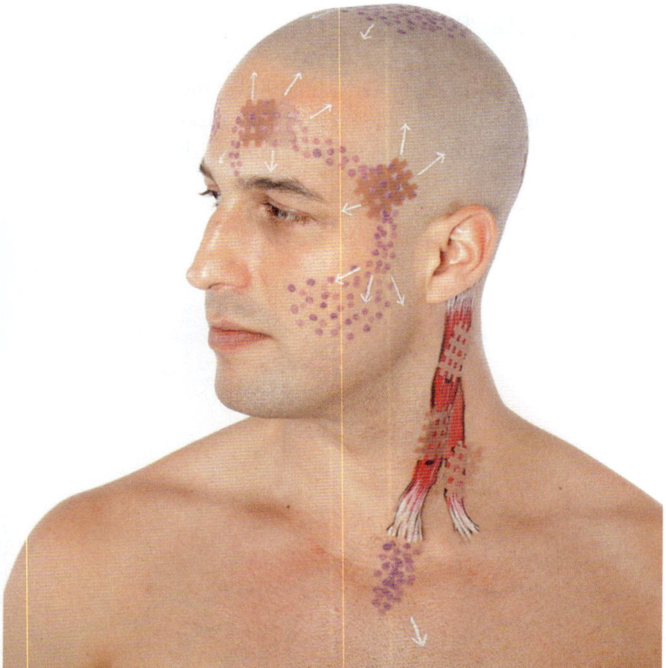

Abb. 10.3 Vollständige Tape-Anlage bei Spannungskopfschmerz.

10

Therapeutische Übungen (Physiotherapie)

Der Kopfwendermuskel kann durch einseitige Arbeitshaltung, eingeschränkte Sehfähigkeit und Computerarbeit unter Daueranspannung geraten. Dadurch können Schwindel und Kopfschmerzen ausgelöst werden. Durch Druckmassage kann die Spannung des Muskels gelockert werden.

Ausgangsstellung Setzen Sie sich aufrecht auf einen Stuhl.

Durchführung

- Drehen Sie den Kopf weg von der schmerzhaften Seite zur Schulter der Gegenseite und umfassen Sie den Kopfwender mit dem Daumen und Zeigefinger (➤ Abb. 10.4). Der Muskel wird durch die Kopfdrehung deutlich hervortreten.
- Halten Sie den Muskel so fest (➤ Abb. 10.5), dass er nicht aus den Fingern gleitet, wenn Sie den Kopf etwas zur schmerzhaften Seite zurückdrehen.
- Halten Sie Muskel über einen Zeitraum von 5–10 langsamen Bewegungszyklen und wechseln Sie dann die Seite.
- Absolvieren Sie diese Übung nur jeden zweiten Tag.

BEACHTE

- Diese Region ist sehr empfindlich. Führen Sie diese Übung mit besonderer Achtsamkeit durch.
- Die Übung darf keinen Schmerzen oder Schwindel auslösen.

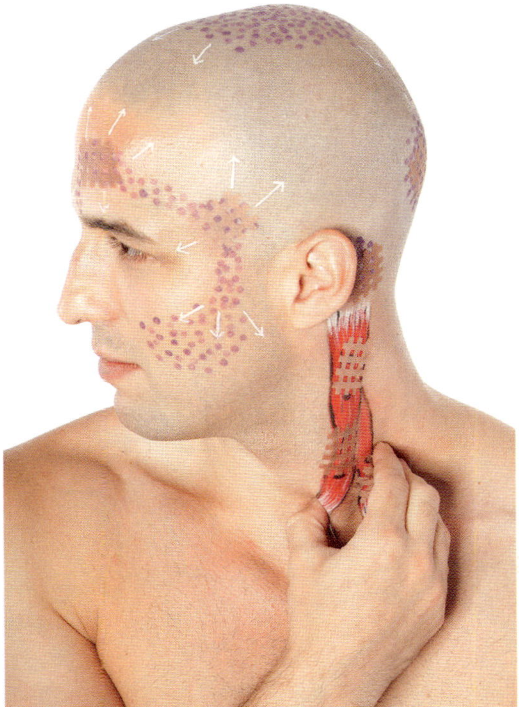

Abb. 10.4 Bei zur Gegenseite gedrehtem Kopf den hervortretenden Muskel mit Daumen und Zeigefinger umfassen.

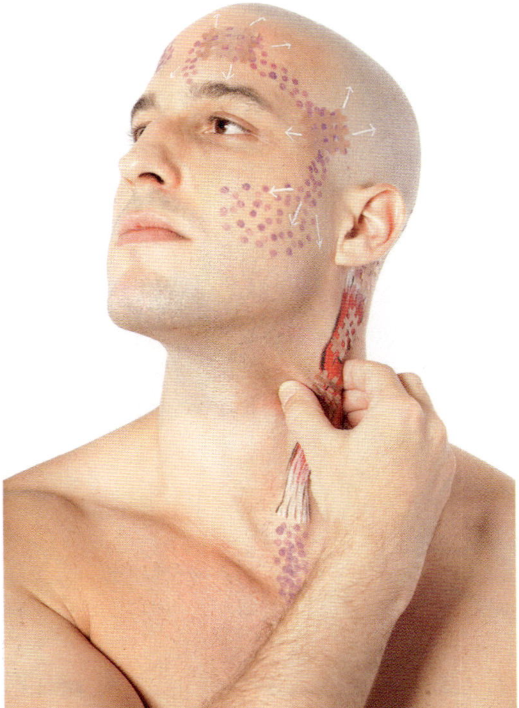

Abb. 10.5 Den Muskel umfasst halten, den Kopf etwas zur schmerzhaften Seite zurückdrehen und in dieser Position einige Zeit bleiben.

Tape-Anlage bei Spannungskopfschmerz

Vorbereitung

Der Patient steht oder sitzt entspannt vor einem Spiegel. Die Haut sollte fettfrei und sauber sein.

Taping

- Die schmerzhaften Punkte auffinden, indem leichter Druck auf die Haut ausgeübt wird.
- Cross-Tapes mit einer Pinzette oder am Rand halten, an die schmerzhafte Stelle führen (➤ Abb. 10.6). Die elektrotostatischen Kräfte ziehen das Cross-Tape zur Haut. An der Haut klebend, ändern sie den Hautwiderstand und entspannen die schmerzhaften Punkte.
- Nun das Tape auch an anderen schmerzhaften Stellen an der Schläfe und im Muskelverlauf des Kopfwenders (M. sternocleidomastoideus) positionieren und kleben (➤ Abb. 10.7, ➤ Abb. 10.8).

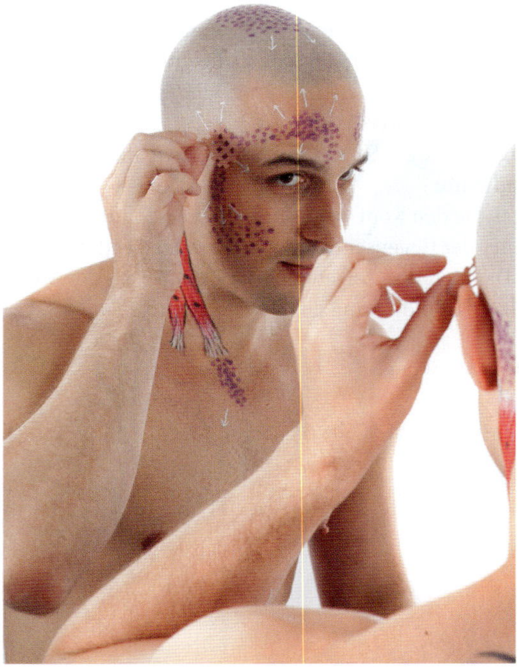

Abb. 10.6 Cross-Tape an der Schläfe: Tape am Tape-Rand festhalten und an der schmerzhaften Stelle positionieren und kleben.

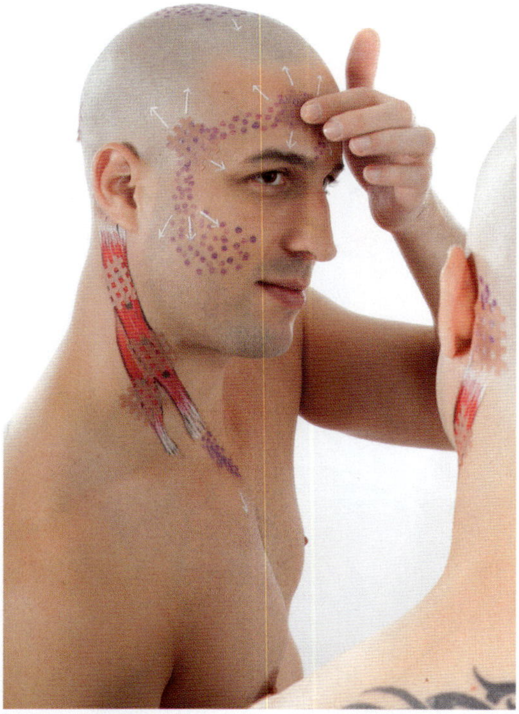

Abb. 10.7 Cross-Tape an der Stirn: Tape am Tape-Rand festhalten und an der schmerzhaften Stelle positionieren und kleben.

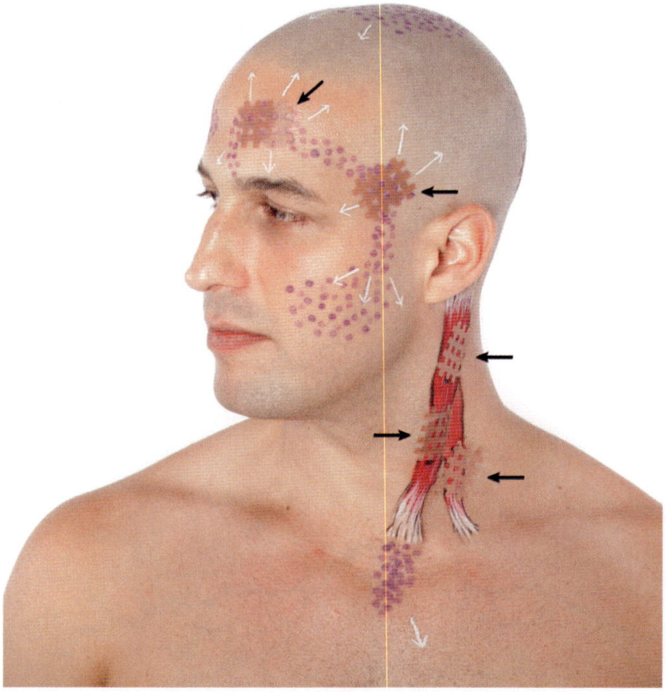

Abb. 10.8 Cross-Tape (s. schwarze Pfeile) im Muskelverlauf, vollständige Tape-Anlage: Cross-Tapes werden meistens am Muskelbauch (auch an den Triggerpunkten) und Sehnen-Muskel-Übergängen positioniert und geklebt.

10.2 Entzündung der Nasennebenhöhlen (Sinusitis)

FALLBEISPIEL

Eine 16-jährige Schülerin ist im Rahmen eines Schüleraustauschprogramms in England Das Wetter in London ist eher feucht-kalt und sie verkühlt sich prompt. Einige Tage später treten auch Fieber und Müdigkeit auf, außerdem verspürt sie beim Bücken ein massives Druckgefühl im Stirn- und Wangenbereich. Diese Stelle reagiert auch sehr empfindlich auf die leiseste Berührung. Die Schulärztin diagnostizierte eine Sinusitis und eine schiefe Nasenscheidewand und verordnete ein Nasenspray.

Was ist eine Sinusitis?

Unter einer Nasennebenhöhlenentzündung (Sinusitis) versteht man eine akute oder chronische Entzündung der Schleimhaut der Nasennebenhöhlen (➤ Abb. 10.9). Während eine akute Nasennebenhöhlenentzündung meist als Folge eines Erkältungsschnupfens auftritt, entwickelt sich die chronische Form in aller Regel aus einer nicht ausgeheilten akuten Nasennebenhöhlenentzündung oder einem anhaltenden allergischen Schnupfen. Auch anatomische Veränderungen innerhalb der Nase begünstigen die chronische Form.

Hauptsymptome sind eine behinderte Nasenatmung sowie ein beständiger Sekretfluss im Rachen.

- Akute Sinuistis:
  - Eitriges (gelblich-grünes) Nasensekret
  - Beeinträchtigtes Allgemeinbefinden, eventuell auch Fieber
  - Kopfschmerzen (Schmerzzunahme beim Bücken) im Bereich der betroffenen Nasennebenhöhle und ihrer Umgebung.
- Chronische Sinusitis:
  - Dünnflüssiges Sekret
  - Fluktuierende Kopfschmerzen (mal mehr, mal weniger)
  - Verlust an Leistungsfähigkeit
  - Chronische Müdigkeit

Was kann der Patient tun?

- Inhalationen mit Kamillendampf oder Salz-Lösung mehrmals täglich durchführen.
- Nasenspülung mit Salzlösung, um zähe Sekretreste herauszuspülen. Die Salzlösung wirkt außerdem desinfizierend und abschwellend.
- Inhalationen mit Teebaumöl (Duftlampe), Eukalyptus- oder Kamillendampfbad, Holundersaft und Minzöl-Bad wirken beschwerdelindernd.
- Umschläge mit Eukalyptusöl, Quarkwickel, Senfauflagen auf die betroffenen Stellen aufbringen.
- Cross-Tapes (➤ Abb. 10.10) können Akupunkturpunkte sanft aktivieren.

Wann zum Arzt?

Ist die Therapie nicht nach 14 Tagen erfolgreich, muss dringend ärztliche Hilfe in Anspruch genommen werden.

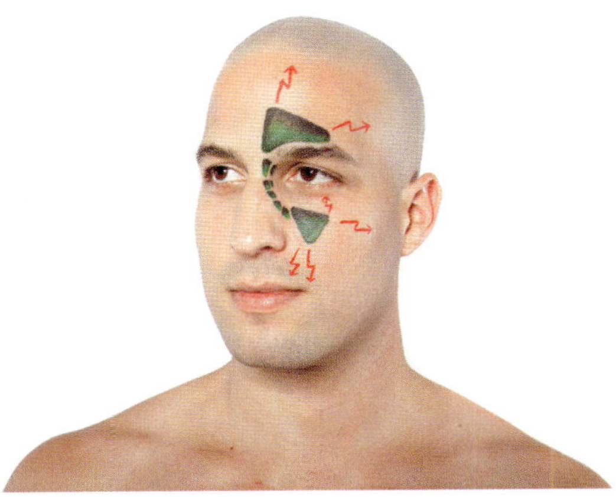

Abb. 10.9 Stirnhöhlen, Siebbeinzellen und Kiefer-Höhlen (grün), die roten Pfeile symbolisieren die Ausstrahlung der Schmerzen.

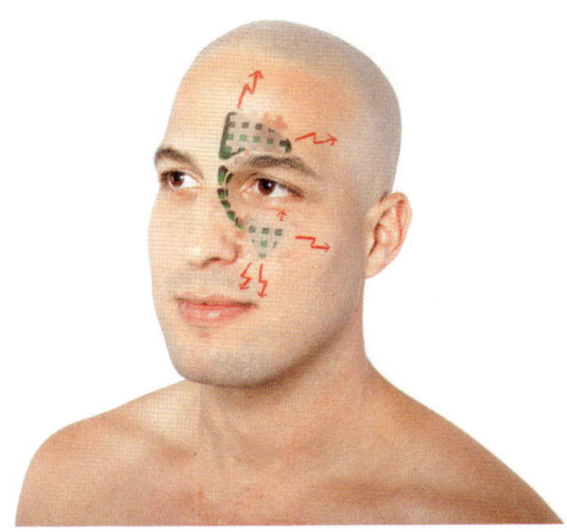

Abb. 10.10 Vollständige Tape-Anlage bei Sinusitis.

Was macht der Arzt?

Diagnostik

Entzündungsparameter im Blut werden bestimmt, die radiologische Darstellung der Nasennebenhöhlen kann angezeigt sein.

Therapie

- Abschwellende Nasentropfen oder Nasensprays erleichtern den Sekretabfluss aus den kleinen Öffnungen der Nasennebenhöhlen. Nach einer Woche sollten Tropfen oder Spray jedoch abgesetzt werden, da sich die Nasenschleimhaut sonst an die Daueranwendung gewöhnt und ohne diese nicht mehr abschwillt.
- Bestrahlung mit Kurzwellen, Mikrowellen oder Rotlicht fördern die Durchblutung und die Abheilung der Entzündung.
- Antibiotikagabe, falls eine eindeutige bakterielle Infektion besteht.
- Punktieren der Nasennebenhöhlen und Spülung mit einer antibiotikahaltigen Lösung.
- Kortisonhaltige Medikamente, um die Entzündungsreaktion zu reduzieren.
- Akupunktur kann ebenfalls den entzündlichen Prozess positiv beeinflussen. Die Punkte können entweder gestochen oder punktuell massiert werden.

Tape-Anlage bei Nasenenebenhöhlenentzündung

Vorbereitung

Der Patient steht oder sitzt entspannt vor einem Spiegel. Die Haut sollte fettfrei und sauber sein.

Taping

- Die schmerzhaften Punkte auffinden, indem leichter Druck auf die Haut ausgeübt wird.
- Cross-Tapes mit einer Pinzette oder mit dem Finger am Rand halten und an die schmerzhafte Stelle führen (➤ Abb. 10.11, ➤ Abb. 10.12). Die elektrostatischen Kräfte ziehen das Cross-Tape zur Haut. An der Haut klebend ändern sie den Hautwiderstand und entspannen die schmerzhaften Punkte.
- Nun wird das Tape auch an anderen schmerzhaften Stellen positioniert, geklebt und aktiviert (➤ Abb. 10.13, ➤ Abb. 10.14).

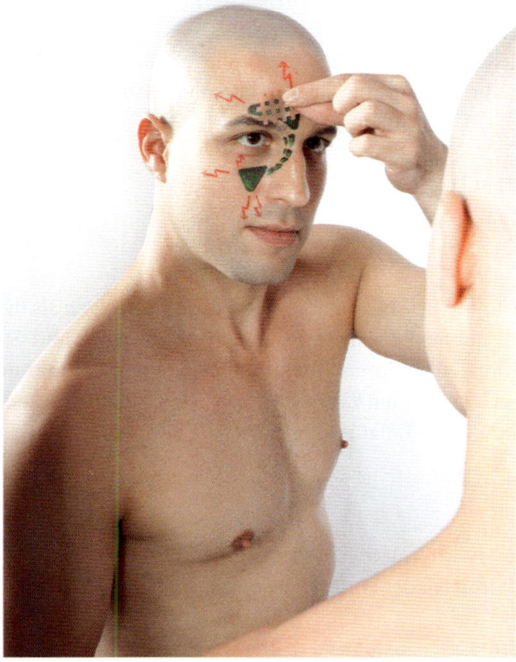

Abb. 10.11 Cross-Tape im Bereich der Stirnhöhle.

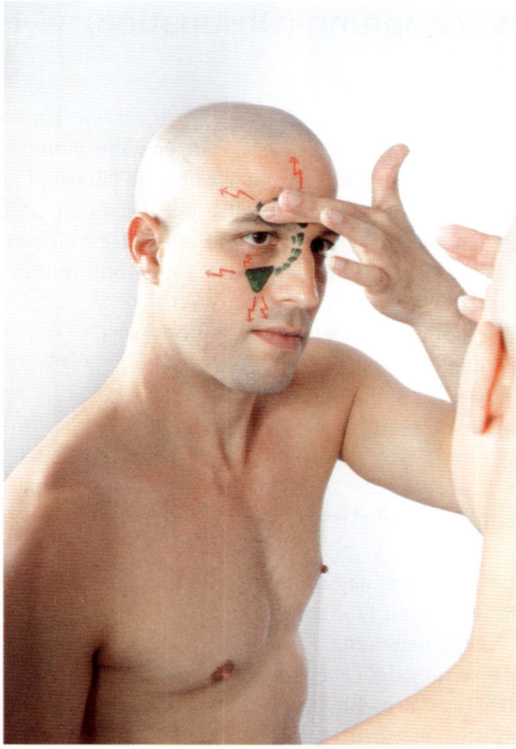

Abb. 10.12 Aktivierung der Tape-Anlage durch vorsichtiges Reiben im Bereich der Stirnhöhle.

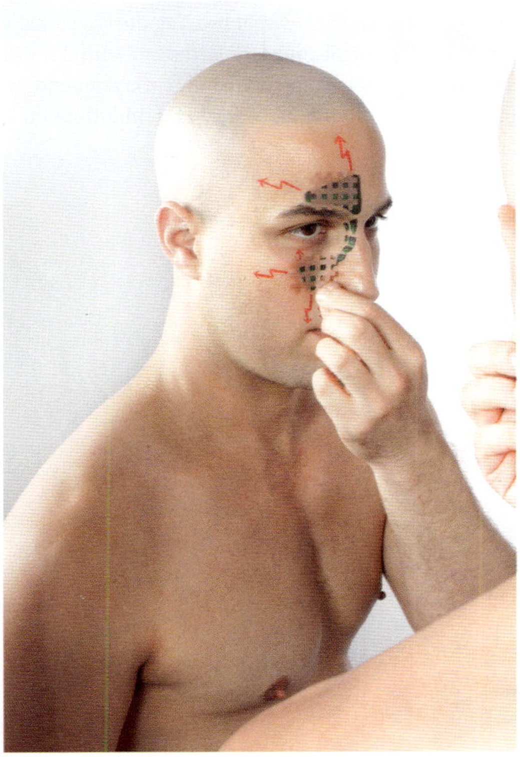

Abb. 10.13 Cross-Tape im Bereich der Kieferhöhle.

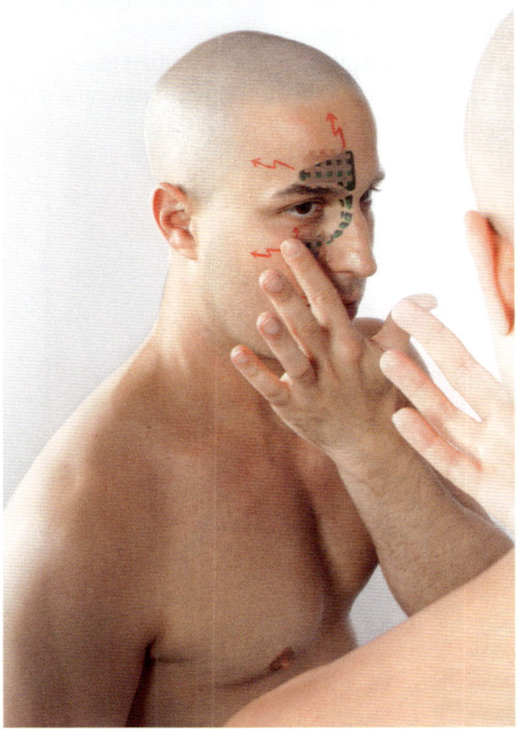

Abb. 10.14 Aktivierung des Cross-Tapes durch vorsichtiges Reiben im Bereich der Kieferhöhle.

10.3 Verstopfung (Obstipation) 19

Was ist Obstipation?

Wird der Stuhl verzögert, erschwert, mengenmäßig gering, hart und trocken abgesetzt, spricht man von Obstipation (Verstopfung). Diese kann verursacht werden durch: Flüssigkeitsmangel (zu wenig Zufuhr oder ein zu großer Verlust), unregelmäßige Mahlzeiten, entwässernde Medikamente, Dauergebrauch von Abführmitteln, Stress. Symptome sind:

- Weniger als drei Stuhlentleerungen pro Woche.
- Harter Stuhlgang.
- Pressen bei der Stuhlentleerung.
- Gefühl unvollständiger Darmentleerung.

Was kann der Patient tun?

- Ernährungsumstellung auf faserstoffreiche Kost, ausreichend Flüssigkeitszufuhr (2–3 l am Tag).
- Ausreichend Bewegung.
- Normalisierung der Lebensrhythmen durch Einhalten eines geregelten Tag-Nacht-Rhythmus mit Aktivitäts- und Ruhephasen zu möglichst gleichen Tageszeiten; die Einnahme der Mahlzeiten zu den gleichen Zeiten, kann regelmäßigen Stuhlgang fördern.
- Entspannungsübungen, Meditation, Yoga oder Autogenes Training.
- Kalte Fuß- und Halbbäder, kalte Reibe-Sitzbäder, um die Darmmuskulatur zu tonisieren.
- Die spezielle Tape-Anlage am Bauch imitiert genau die oben beschriebene Massage und bewirkt eine Stimulierung der Darmbewegungen (➤ Abb. 10.15, ➤ Abb. 10.16)

Wann zum Arzt?

- Bei akuten Bauchschmerzen, bei starken, lokalen Bauchschmerzen.
- Bei gleichzeitiger Übelkeit und Völlegefühl.
- Wenn die Massage für das Kind unangenehm ist.

Was macht der Arzt?

Diagnostik

Um ernsthafte Beschwerden auszuschließen, erfolgen als diagnostische Maßnahmen Laboruntersuchungen von Blut und Stuhl. Da Obstipation auch durch Infektionen oder andere Erkrankungen hervorgerufen werden kann, kann je nach ärztlichem Ermessen die Bestimmung von Entzündungsparametern sinnvoll sein.

Therapie

- Colon-Hydro-Therapie: Der Darm wird mehrmals mit Wasser gefüllt und wieder entleert, wodurch eine guten Darmreinigung erzielt wird.
- Bauchmassage: Sanft und in kleinen Kreisen im Uhrzeigersinn um den Nabel streichen, die Bewegungen werden spiralförmig größer bis zum Schambein bzw. Rippenbogen und kehren anschließend kleiner werdend zum Bauchnabel zurück. Die Massage kann bis zu 1 Stunde, 2–3-mal pro Tag durchgeführt werden. Olivenöl und Kümmelöl sind sehr wirksame Mittel für die Bauchmassage. Sie wirkt entspannend, entkrampfend, wärmend, schlaffördernd und verbessert Durchblutung im Bauchraum.

10

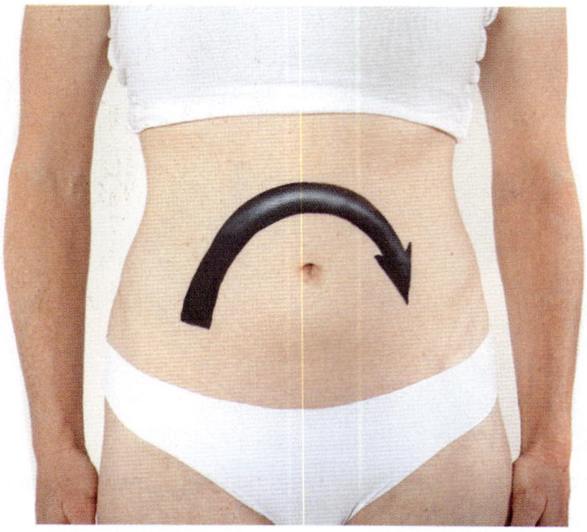

Abb. 10.15 Richtung der Darmbewegungen während des Verdauungsprozesses.

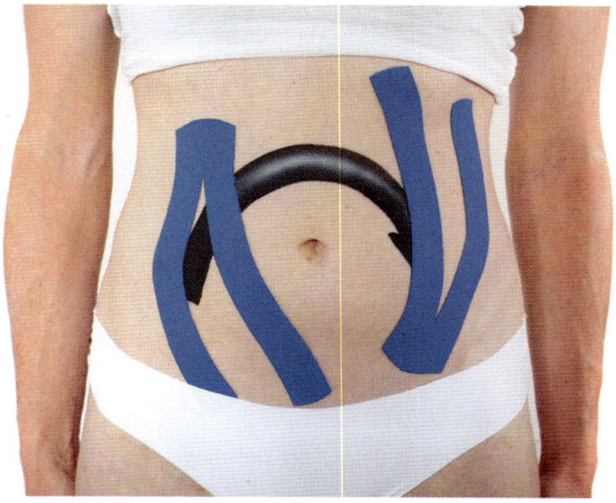

Abb. 10.16 Vollständige Tape-Anlage bei Obstipation.

Tape-Anlage bei Obstipation

Vorbereitung

- Der Patient steht oder sitzt entspannt vor einem Spiegel.
- Der Patient soll tief in den Bauch einatmen und während des Tape-Vorgangs die Luft anhalten.

Taping

- Es werden zwei Y-Tapes an der Bauchdecke positioniert, so dass sie in die Richtung der Darmbewegung ausgerichtet sind.
- Basis des ersten Streifens im rechten Oberbauch und Basis des zweiten Streifens im linken Unterbauch positionieren (➤ Abb. 10.17, ➤ Abb. 10.18). Dadurch kommt es zu einer Mikrotraktion des Darms (Verlaufsrichtung), die wiederum die Peristaltik anregt. Es wird die im Uhrzeigersinn durchgeführten Bauchmassage imitiert.
- Jeweils den zweiten Schenkel des Streifens so anbringen, dass er zur Mitte zieht (➤ Abb. 10.19).
- Tape-Streifen durch vorsichtiges Reiben der gesamten Oberfläche aktivieren (➤ Abb. 10.20).

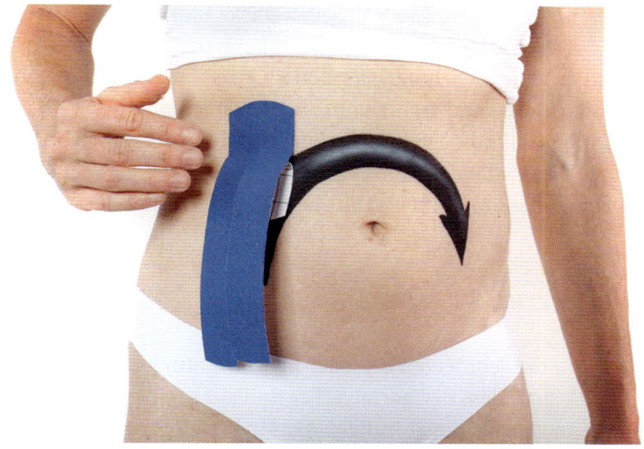

Abb. 10.17 Basis des Tapes am oberen rechten Quadranten der Bauchdecke positionieren.

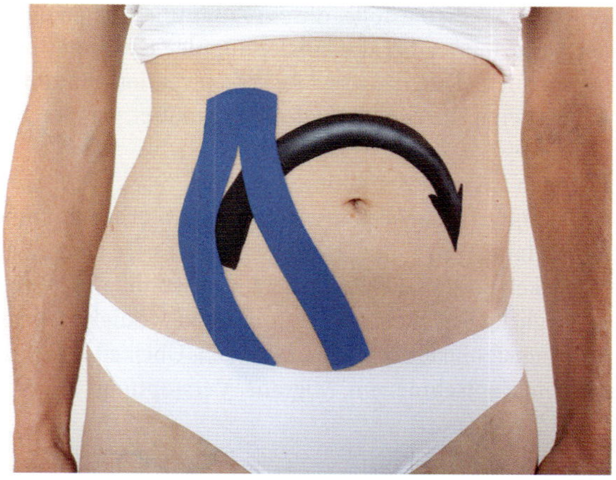

Abb. 10.18 Einen Streifen des Tapes so anbringen, dass der zur Mitte zieht.

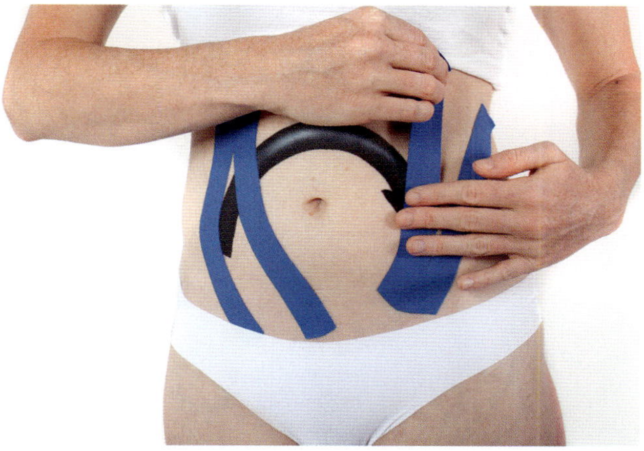

Abb. 10.19 Basis des zweiten Tape-Streifens am unteren linken Quadranten der Bauchdecke anbringen.

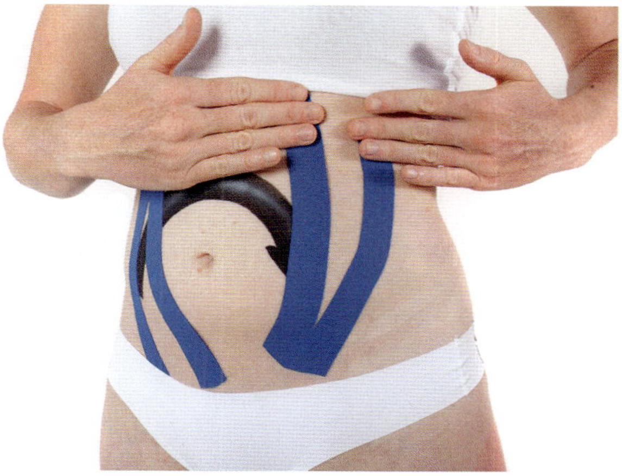

Abb. 10.20 Aktivierung der Tape-Streifen.

10.4 Menstruationsbeschwerden

FALLBEISPIEL

Die Klientin einer Masseurin berichtet über ihre Regelbeschwerden. Sie hat starke Krämpfe und muss Schmerzmittel einnehmen. Die Masseurin erzählt von ihren Menstruationsbeschwerden, die sich durch ihre Ernährungsumstellung auf eine vegane Ernährung mit Nüssen und Hülsenfrüchte gebessert hätten, zudem betreibe sie regelmäßig Sport. Die Klientin hört sehr interessiert zu und erzählt, dass sie davon gehört habe, dass durch Massage am Bauch und am Steiß, die Schmerzen beeinflusst werden können. Da erinnerte sich die Masseurin, dass eine Kollegin vor kurzem einen Spezial-Taping-Kurs besucht hatte und auch über das Thema gesprochen wurde (Segment-Massage-Imitation durch Taping).

Was sind Menstruationsbeschwerden?

Menstruationsbeschwerden bezeichnen verschiedene Beschwerden, die vor und während der weiblichen Menstruation auftreten können. Die wichtigsten davon sind die schmerzhafte Regelblutung (Dysmenorrhö).

Auslöser für die Regelschmerzen sind Prostaglandine, körpereigene Schmerzbotenstoffe, die ein Zusammenziehen der Muskulatur der Gebärmutter bei der Abstoßung der Gebärmutterschleimhaut hervorrufen. Durch diese Muskelkontraktion kommt es zu einer schwächeren Durchblutung der Gebärmutter, was den Schmerz auslöst.

Es treten folgende Symptome auf:

- Krampfartige in Wellen auftretende Unterbauchschmerzen mit Maximum am 1. und 2. Tag der Menses, sie können auch in den Rücken oder in die Oberschenkel ausstrahlen.
- Mögliche begleitende Symptome sind Müdigkeit, herabgesetzte Arbeitsfähigkeit, Rückenschmerzen, Übelkeit, Brechreiz, Erbrechen, Kopfschmerzen, Migräne, Verstopfung.

Was kann die Patientin tun?

- Eine verstärkte Zufuhr von Nüssen, Weizenkeimen, Hülsenfrüchten und Vollkornreis erhöht den Magnesiumanteil im Körper, was vorbeugend gegen die Schmerzen wirken kann.
- Aufenthalt in der Sauna, ein warmes Bad, eine Wärmflasche, Fangopackung auf dem Bauch helfen, die Krämpfe in der Gebärmutter zu lösen.
- Durch regelmäßige sportliche Betätigung soll Menstruationsbeschwerden nicht nur lindern, sondern auch vorbeugen. Durch die Bewegung werde das Becken besser durchblutet (Beckenbodengymnastik). Verkrampfungen werden dadurch gelöst. Fahrradfahren und Walking seien während der Periode besonders geeignet.
- Yoga, Autogenes Training, Meditation und spezifische Gymnastik sollen Menstruationsbeschwerden lindern können.
- Pflanzliche Zubereitungen aus Mönchspfeffer, Johanniskraut, Frauenmantel, Melisse, Gänsefingerkraut, Kamillenblüten, Schafgarbenkraut, Traubensilberkerze und Brennnessel sollen als Tees, Tropfen oder Kapseln hilfreich sein.
- Akupressur und Cross-Tape-Therapie: Etwa eine Handbreit unterhalb des Knies auf der Bein-Innenseite soll sich ein Reflexpunkt befinden, den man selbst mehrmals täglich einige Minuten pressen kann. Dies soll gegen starke Blutungen helfen und die Krämpfe lindern können. Hier kann der Therapeut oder der Patient mittels Schmerzstern oder Cross-Tape die schmerzhafte Stelle finden und verifizieren und therapieren.
- Taping: Sakral-Segment-Taping (➤ Abb. 10.21, ➤ Abb. 10.22) mit Tape-Schenkeln über der Darmbeinschaufel; Tapen des Beckenbodens (Ligament-Tape in Kreuzform unter der Nabel).

Wann zum Arzt?

- Wenn die Schmerzen bei jeder Monatsblutung auftreten und so stark sind, dass der normale Tagesablauf beeinträchtigt wird.
- Wenn gleichzeitig Störungen der Monatsblutung bestehen.
- Wenn die Schmerzen plötzlich auftreten und die Monatsblutung bis dahin immer schmerzlos war.

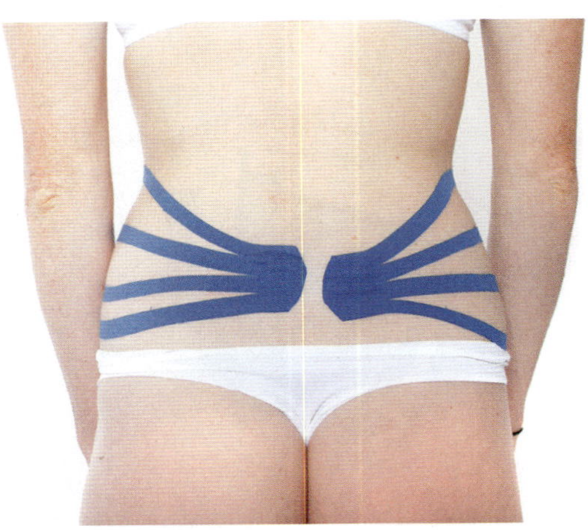

Abb. 10.21 Vollständige Tape-Anlage (Rücken-Tape) bei Menstruationsbeschwerden.

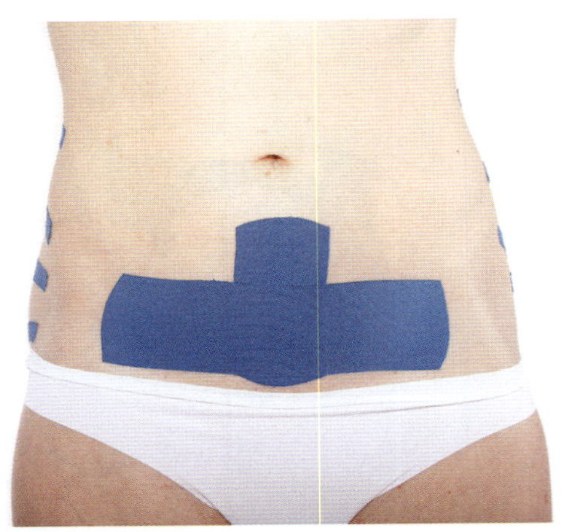

Abb. 10.22 Vollständige Tape-Anlage (Bauch-Tape) bei Menstruationsbeschwerden.

Was macht der Arzt?

Diagnostik

Die gynäkologische Untersuchung (körperliche Untersuchung, Ultraschall des Bauchraums, MRT) und Laboruntersuchungen (Blut und Stuhl) geben Aufschluss über eventuelle Ursachen der Bauchschmerzen.

Therapie

Bei starken Schmerzen erfolgt die Einnahme von Schmerzmitteln (NSAR), welche die Bildung von Prostaglandinen (Schmerzbotenstoffen) hemmen. Zur Entspannung der Urogenitaltrakt und Linderung der Krämpfe der Urogenitalorgane wird Buscopan® verabreicht.

Tape-Anlage bei Menstruationsbeschwerden

Die Tape-Anlage wird am Rücken und am Bauch angelegt. Zur Anlage am Rücken braucht es einen Partner. Die Tape-Anlage am Bauch kann von der Patientin selbst angelegt werden.

Vorbereitung

- Für die Tape-Anlage am Rücken muss sich die entspannt stehende Patientin nach vorne beugen.
- Die Tape-Anlage am Bauch kann von der Patientin selbst angelegt werden. Für die Tape-Anlage am Bauch wird die Bauchdecke nach außen gewölbt.

Taping: Tape-Anlage am Rücken

- Zwei Fächer-Tapes in einer Länge von ca. 15 cm vorbereiten.
- Seitlich der Mittellinie des Kreuzbeins die Basis des Tapes horizontal positionieren (➤ Abb. 10.23).
- Das Papier vom Tape lösen, während das Tape an der Flanke „geparkt" wird – es besteht keine Spannung im Tape (➤ Abb. 10.24).
- Den ersten oberen Schenkel am oberen Rand der Darmbeinschaufel unter leichtem Zug anbringen (➤ Abb. 10.25).
- Den untersten Schenkel am Rand der oberen Gesäßmuskulatur positionieren und aktivieren.
- Die weiteren Schenkel in gleichen Teilen zwischen den ersten und letzten Streifen anlegen (➤ Abb. 10.26).

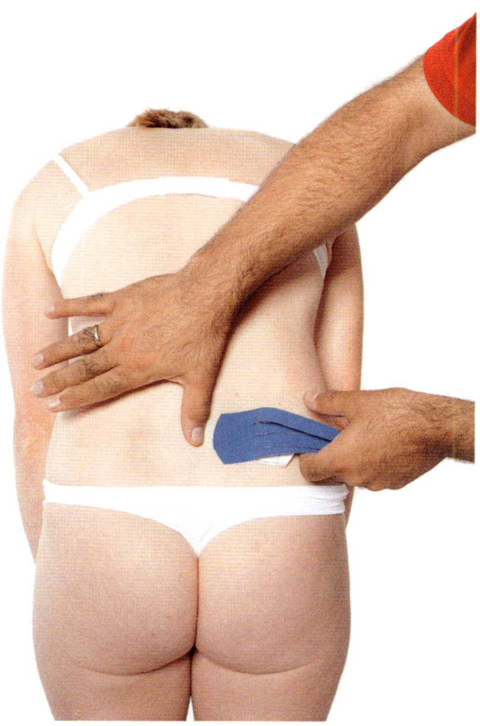

Abb. 10.23 An der Medianlinie des Sakrums (Position des Daumens) Basis des Rücken-Tapes positionieren.

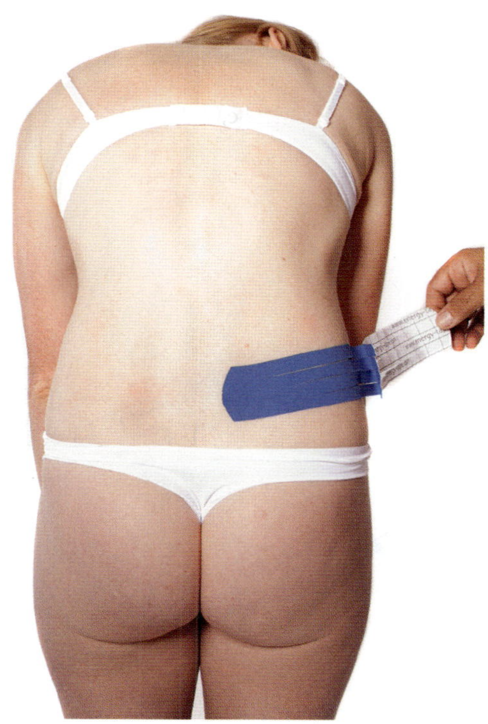

Abb. 10.24 Basis des Rücken-Tapes und Schenkel der Tapes kleben.

10

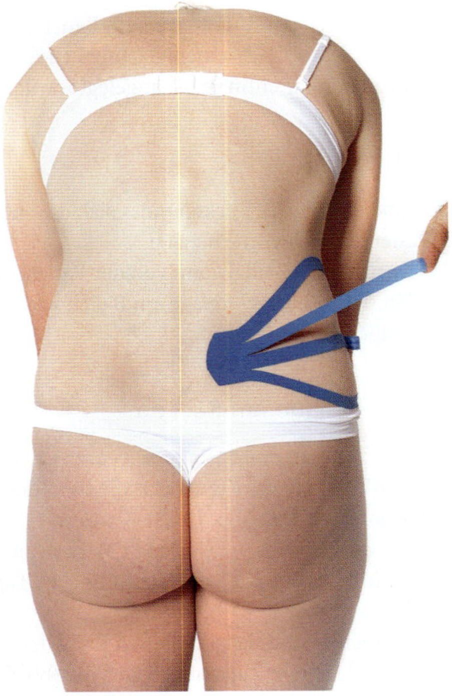

Abb. 10.25 Schenkel unter leichtem Zug kleben.

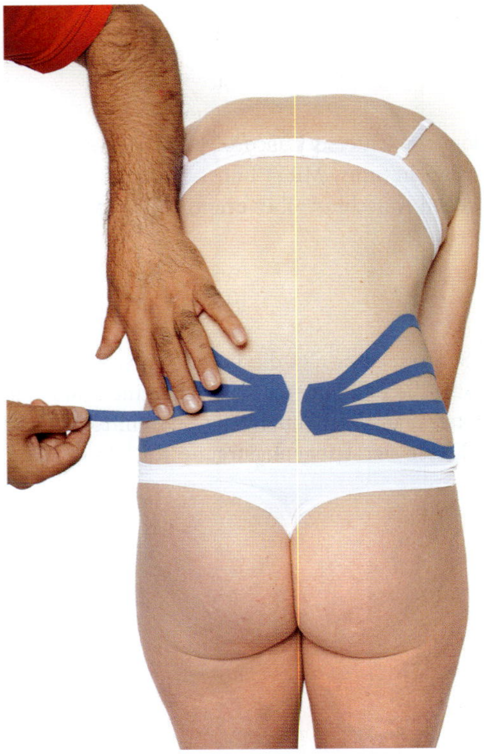

Abb. 10.26 Schenkel durch vorsichtiges Reiben der gesamten Oberfläche aktivieren.

Taping: Tape-Anlage am Bauch

- Zwei I-Tapes vorbereiten. Ersten Streifen abmessen –2 Querfinger oberhalb des Nabels bis 2 Querfinger vor der Schamhaargrenze (ca. 6 cm lang) und zuschneiden. Der zweite Streifen ist doppelt so lang (ca. 12 cm).
- Den ersten Streifen vertikal von unten nach oben unter leichtem Zug kleben (➤ Abb. 10.27).
- Den ersten Streifen durch vorsichtiges Reiben der gesamten Oberfläche aktivieren (➤ Abb. 10.28).
- Horizontal das Tape in Ligament-Technik am oberen Anteil des ersten Tapes positionieren und kleben (➤ Abb. 10.29).
- Horizontalstreifen des Bauch-Tapes durch vorsichtiges Reiben der gesamten Oberfläche aktivieren (➤ Abb. 10.30).
- Die Tape-Enden sind spannungsfrei.

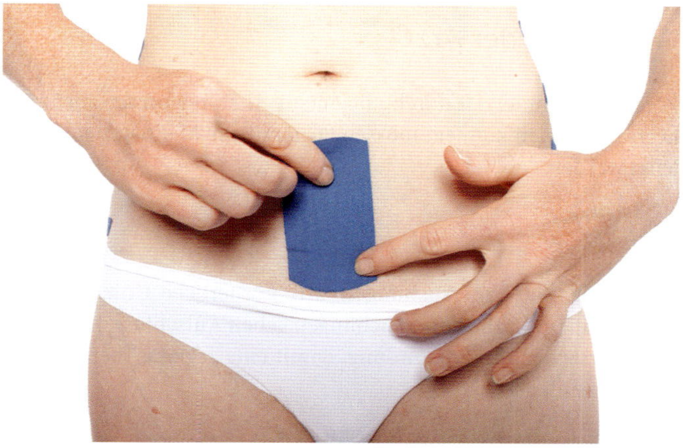

Abb. 10.27 Vertikalstreifen des Bauch-Tapes kleben.

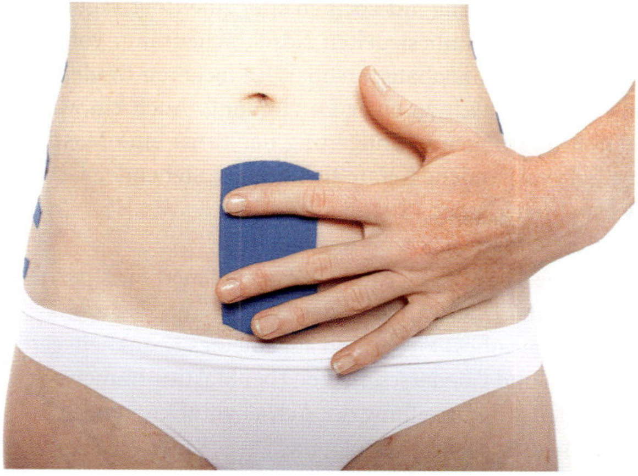

Abb. 10.28 Vertikalstreifen des Bauch-Tapes durch vorsichtiges Reiben der gesamten Oberfläche aktivieren.

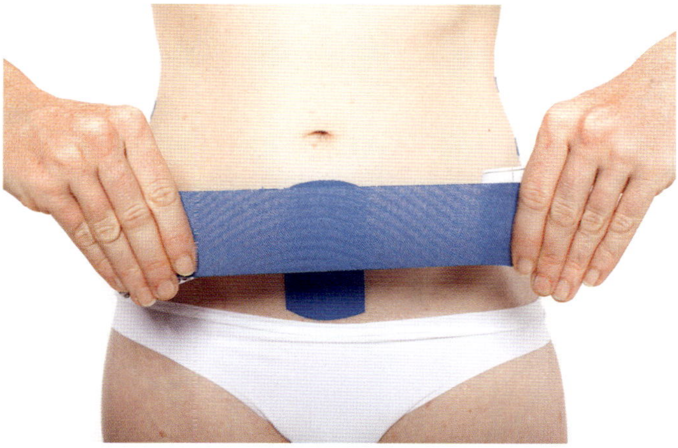

Abb. 10.29 Horizontalstreifen des Bauch-Tapes kleben.

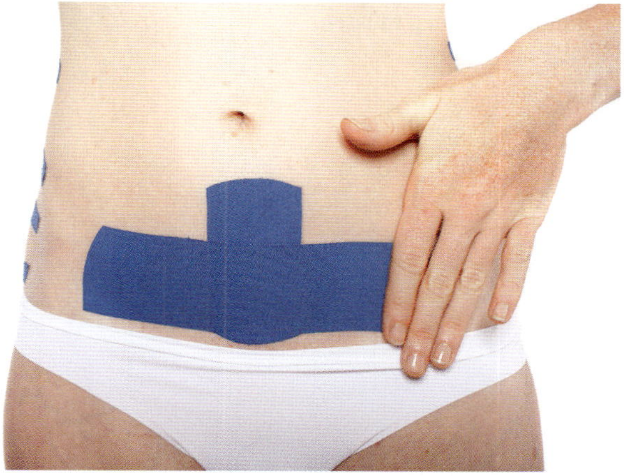

Abb. 10.30 Horizontalstreifen des Bauch-Tapes durch vorsichtiges Reiben der gesamten Oberfläche aktivieren.

10.5 Brustdrüsenentzündung (Mastitis)

FALLBEISPIEL

Eine 26-jährige Frau ist vor zwei Wochen Mutter einer Tochter geworden. Nach anfänglichen Stillprobleme, wurde die Michproduktion doch angeregt. Während des Stillens bemerkte die junge Mutter, dass sie viel mehr Milch produzierte, als ihr Kind trinkt. Die Brust wurde immer praller. Milchstau war die Folge. Die Hebamme diagnostizierte eine Brustdrüsenentzündung (Mastitis).

Was ist eine Mastitis?

Die Mastitis ist eine bakterielle Infektion der Brust, die vor allem bei Erstgebärenden, meist in der ersten Woche nach der Geburt auftritt. Betroffen sind meist stillende Mütter. Die Keime gelangen meist über kleine Einrisse (Rhagaden) in Brustwarze und Warzenvorhof in die Brust. Ursache ist entweder eine direkte Kontamination durch mangelnde Hygiene, z. B. durch die Berührung der Brust nach dem Umgang mit Lochien oder eine Übertragung der Bakterien aus dem keimbesiedelten Nasenrachenraum von Mutter, Kind und/oder Krankenhauspersonal. Im lockeren Bindegewebe führen die Erreger rasch zu einer Entzündung. Auch ein Milchstau kann durch ungenügende Entleerung der Brust eine Mastitis begünstigen, da vorhandene Keime sich wie im „stehenden Gewässer" rasch vermehren können (Stauungsmastitis).

Es treten folgende Symptome auf:

- Schmerzhafte Schwellung der betroffenen Brustpartie mit Rötung und Überwärmung der Haut.
- Häufig (hohes) Fieber und allgemeines Krankheitsgefühl mit Kopf- und Gliederschmerzen (bei Mastitis immer vorhanden).
- Begleitend Schwellung der Achsellymphknoten.
- In 4–12 % der Fälle erfolgt nach 1–3 Tagen eine Abszessbildung.

Was kann die Patientin tun?

- Kältetherapie.
- Abpumpen und weiter stillen, wenn keine Medikamente eingenommen werden müssen.
- Sanfte Selbstmassage der Brust durchführen.
- Straffen Still-Büstenhalter anlegen, durch die Hochlagerung wird die Durchblutung verbessert und Lymphabfluss verstärkt.
- Das Abstillen ist nur noch in Ausnahmefällen erforderlich und bewirkt in der Regel sogar eher eine verlängerte Krankheitsdauer
- Taping (➤ Abb. 10.34): Hochbinden oder Hochlagerung der Brust mittels eines elastischen Tapes (Hochlagerungs-Tape); Lymph-Tape zur gegenseitigen Achselregion.

Wann zum Arzt?

- Wenn sich die Schmerzen nicht innerhalb von 24 Stunden bessern.
- Wenn die Entzündung und Eiterbildung innerhalb von 24–48 Stunden fortschreitet.

Was macht der Arzt?

Wenn die Schmerzen durch allgemeine Therapieformen nicht beherrscht werden können, müssen fachärztliche Maßnahmen eingeleitet werden.

Diagnostik

Gynäkologische Untersuchungen, z. B. körperliche Untersuchung, Ultraschall und Laboruntersuchungen geben Aufschluss über eventuelle Ursachen der Entzündung, damit eine gezielte Therapie eingeleitet werden kann.

Therapie

- Antibiotika und entzündungshemmende Medikamente unter ärztlicher Kontrolle.
- Bei reifen Abszessen sind folgende Maßnahmen angezeigt: Rotlicht und Zugsalben, chirurgische Punktion mit antibiotischer Spülung.

Tape-Anlage bei Brustdrüsenentzündung

Vorbereitung

- Die Patientin steht entspannt aufrecht vor einem Spiegel.
- Die Haut muss fettfrei sein.

Taping

- Zwei I-Tapes von ca. 20 cm vorbereiten.
- Tape-Streifen in Ligament-Technik mit geringem Zug bogenförmig am Unterrand der Brust anbringen und leicht nach oben ziehen (➢ Abb. 10.31, ➢ Abb. 10.32). Bei Schmerzen wird der Zug sofort reduziert. Dies ist eine Form der medizinischen Hochlagerung der Brust, um das Gewebe zu entspannen und einen besseren Abfluss der Entzündungsmediatoren (Stoffe, die die Entzündung einleiten bzw. aufrechterhalten) zu gewährleisten.
- Diesen Tape-Streifen durch einen zweiten Streifen, der überlappend angebracht wird, verstärken (➢ Abb. 10.33).
- Zur Verringerung der Schwellung Lymph-Tape anlegen (➢ Abb. 10.34).
  - Fächer-Tape von etwa 20 cm Länge vorbereiten.
  - Basis des Tapes oberhalb des Schlüsselbeins positionieren.
  - Streifen am Rand des Schlüsselbeins und an der Brust positionieren und durch vorsichtiges Reiben der gesamten Oberfläche aktivieren.

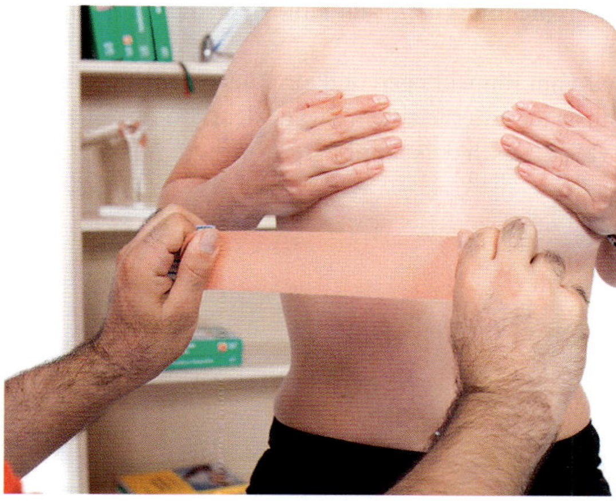

Abb. 10.31 Ligament-Tape, den ersten Streifen, am Unterrand der Brust positionieren.

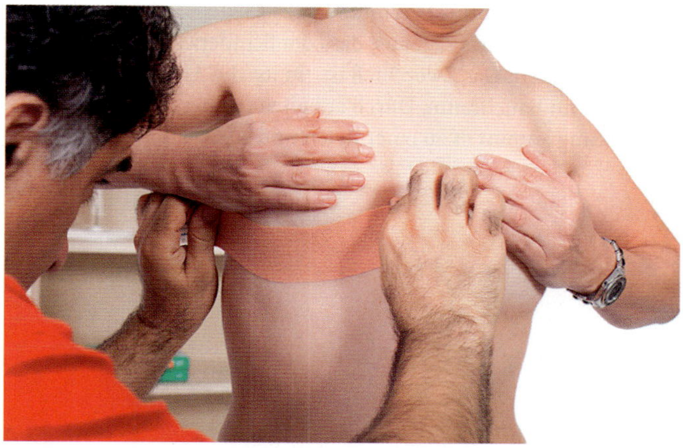

Abb. 10.32 Ligament-Tape nach oben ziehen.

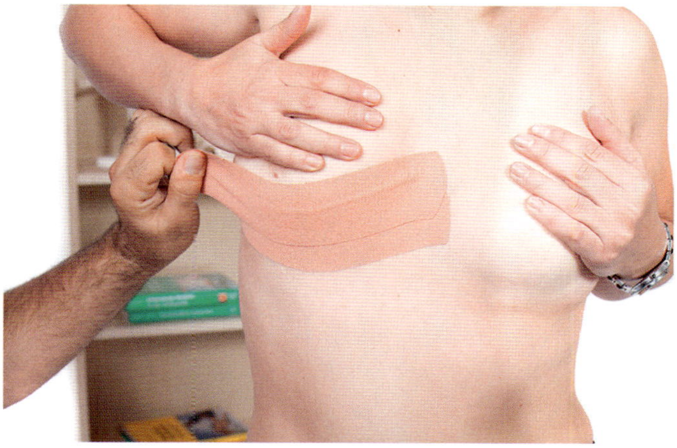

Abb. 10.33 Den zweiten Streifen überlappend zum ersten (etwa 1 cm) anbringen.

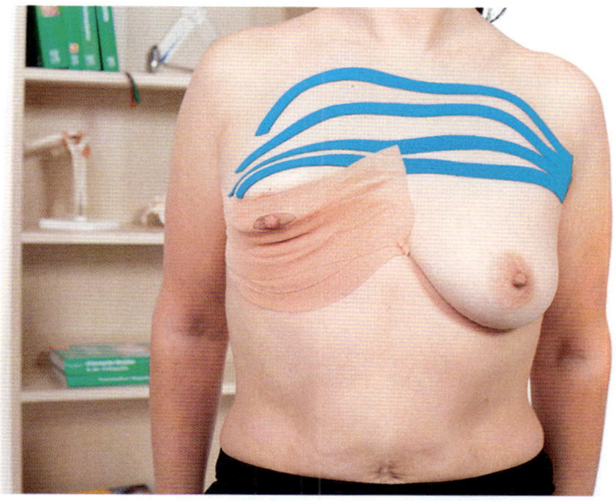

Abb. 10.34 Lymph-Tape mit vollständiger Tape-Anlage der Brust.

10

10.6 Seitenstechen

FALLBEISPIEL

Ein 40-jähriger Mann möchte unbedingt mehr Sport zu treiben. Also hinein in die Trainingskleidung, Laufschuhe anziehen und los geht's! Voller Motivation und Elan beginnt er mit dem Joggen, doch schon nach kurzer Zeit kommt die schmerzende Ernüchterung. Ein ungutes Ziehen im Mittel- und Oberbauch, das wohlbekannte Seitenstechen, hält ihn vom weiteren Laufen ab.

Was ist Seitenstechen?

Heute gibt es für das Symptom Seitenstechen zwei Erklärungsansätze.

- Die durch körperliche Belastung hervorgerufene Mehrdurchblutung der Milz führt zu einer Anschwellung des Organs und dadurch zu einer Dehnung des Milzkapsel. Aus dieser ungewohnten Dehnung resultiert vermutlich das „Seitenstechen".
- Eine zweite Theorie sagt aus, dass der Schmerz seine Ursache im Zwerchfell hat. Das Zwerchfell ist ein für die Atmung wichtiger Muskel im Bauchraum. Durch anhaltende intensive körperliche Belastung kommt es zu einer tiefen und schnellen Atmung. Dadurch wird das Zwerchfell stark belastet. Der zusätzliche Sauerstoffmangel führt dann zu den bekannten krampfartigen Schmerzen im Oberbauch.

Was kann der Patient tun?

- Mit zunehmender Ausdauer sinkt die Anfälligkeit für Seitenstiche, da das Zwerchfell besser trainiert ist.
- Es empfiehlt sich, langsamer zu gehen oder eine Gehpause einzulegen und erst nach Abklingen des Schmerzes weiter zu trainieren.
- Tiefes Atmen in den Bauch bewirkt eine Dehnung des Zwerchfells und das Lösen des Krampfs.
- Massieren der entsprechenden Stelle hilft ebenfalls, den Schmerz zu lindern.
- Sportliche Anstrengung direkt nach dem Essen meiden.
- Das Tape (➤ Abb. 10.35, ➤ Abb. 10.36, ➤ Abb. 10.37) unterstützt die Zwerchfellmuskulatur und lindert so die Symptomatik.
- Das Tape wird am Rippenbogen und am Rücken in Höhe des Zwerchfellansatzes unter leichtem Zug geklebt, wodurch das Zwerchfell reflektorisch entspannt wird.

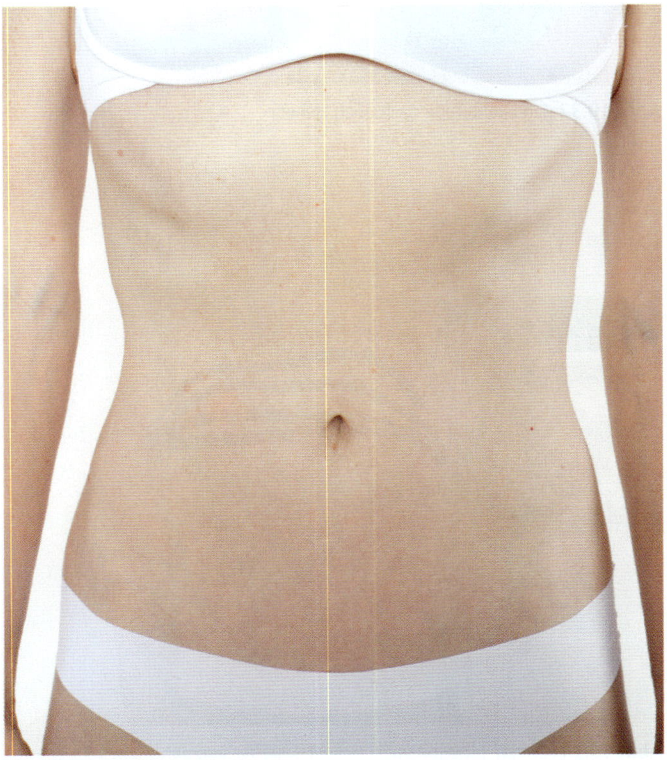

Abb. 10.35 Ausgangsposition zur Anlage eines Tapes.

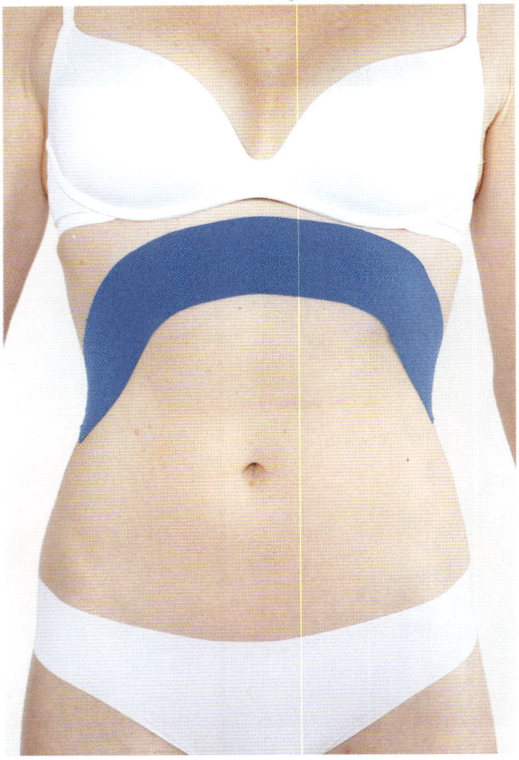

Abb. 10.36 Vollständige Tape-Anlage bei Seitenstechen (Ansicht von vorne).

Wann zum Arzt?

Wenn sich die Schmerzen durch Allgemeinmaßnahmen nicht bessern, müssen fachärztliche Maßnahmen eingeleitet werden.

Was macht der Arzt?

Bei Seitenstechen sind Untersuchungen der Lunge (Verdacht auf Spannungspneumothorax) und des Herz-Kreislauf-Systems (Verdacht auf Hochdruck oder Herzerkrankung) angezeigt.

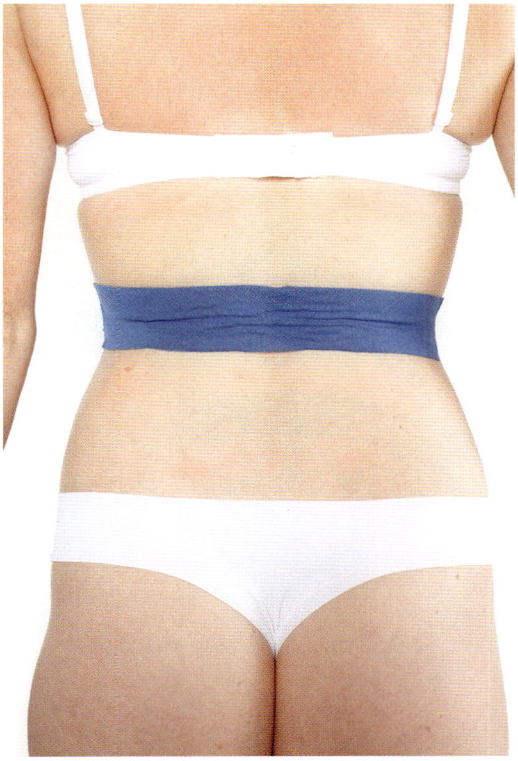

Abb. 10.37 Vollständige Tape-Anlage bei Seitenstechen (Ansicht von hinten).

Tape-Anlage beim Seitenstechen

Vorbereitung

- Der Patient steht entspannt aufrecht. Es werden zwei Tape-Anlagen am Brustkorb (hinten und vorne) angebracht.
- Zwei I-Tapes von ca. 40 cm Länge vorbereiten.
- Bei der vorderen Tape-Anlage sollte der Bauch vorgewölbt sein und der Patient steht aufrecht.
- Bei der hinteren Tape-Anlage beugt sich der Patient entspannt nach vorne.

Taping: vordere Tape-Anlage

- Basis des Tapes in Ligament-Technik am vorderen Brustkorbrand selbst anbringen (➤ Abb. 10.38).
- Der mittlerer Teil der Tape-Anlage ist über dem Brustkorbwinkel („epigastrischer Winkel") anzubringen (➤ Abb. 10.39).
- Danach verläuft das Tape direkt am Rippenbogen.
- Tape-Anlage durch vorsichtiges Reiben der gesamten Oberfläche aktivieren (➤ Abb. 10.40).

Taping: hintere Tape-Anlage

- Basis des Tapes in Ligament-Technik am hinteren Brustkorb anbringen (➤ Abb. 10.41).
- Danach verläuft das Tape horizontal über den Brustkorb.
- Aktivierung der Tape-Anlage durch vorsichtiges Reiben der gesamten Anlage.

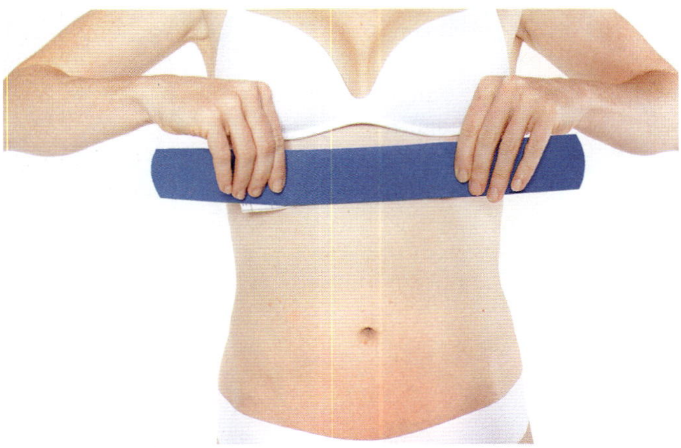

Abb. 10.38 Vordere Tape-Anlage: Tape mittig am Brustkorb unterhalb des Rippenbogens positionieren und kleben.

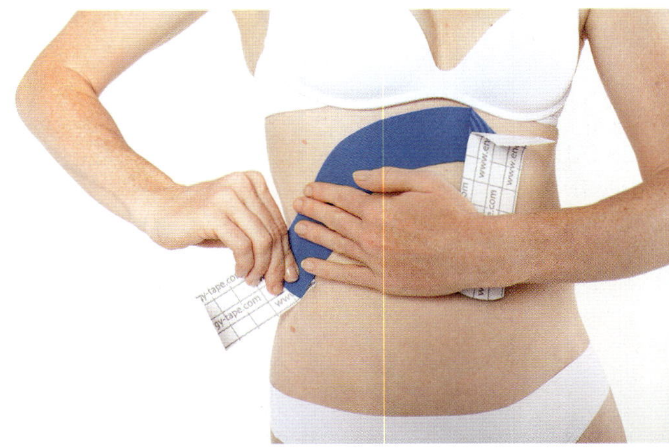

Abb. 10.39 Vordere Tape-Anlage: Entlang des Rippenbogens kleben.

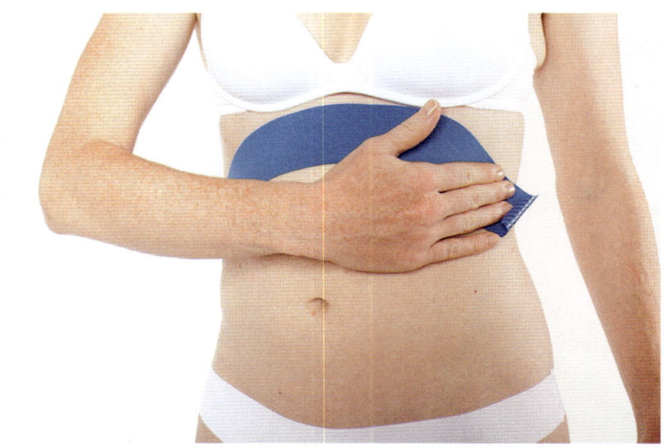

Abb. 10.40 Vordere Tape-Anlage: Aktivierung der Tape-Anlage.

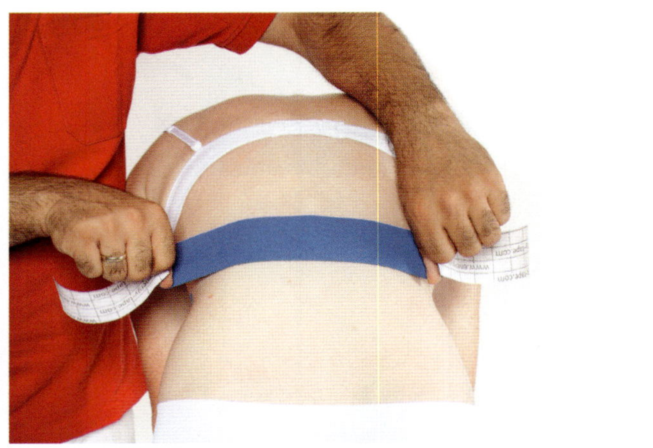

Abb. 10.41 Hintere Tape-Anlage: Tape-Anlage am Rücken.

KAPITEL

11 Faszien: Bedeutung bei Schmerz und in der Bewegung

Das Thema „Faszien“ ist momentan in aller Munde.

Laut neuen Erkenntnissen wird den Faszien nicht nur das Mitwirken an Sprung- und Federkräften zugeschrieben. Sie sollen dabei sogar die Hauptarbeit leisten. Faszien überziehen die gesamte Muskulatur im Körper und stehen als ganze Ketten miteinander in Verbindung. Sie werden bei Bewegungen wie eine Feder gespannt und lassen ihre Energie bei ausholenden Bewegungen, explosionsartig frei.

Anatomisch unterscheidet man zwei Faszientypen. Grundsätzlich sind alle Faszien strukturell der **Großfamilie Bindegewebe** zugeordnet, sie unterscheiden sich aber in Zusammensetzung und Funktion:

- Es gibt die Faszie als **lockere zarte Hülle um jede Muskulatur,** deren Hauptaufgabe das Gleiten gegenüber anderen Muskelfaszien ist. Diese produziert ihre Gleitflüssigkeit selbst und bietet durch das Umhüllen eine Barriere gegen Entzündungen.
- Anders aufgebaut sind die **festeren, derben Faszienzüge,** die über ganze Körperregionen ineinander übergehen und zusammenhängen und statische und dynamische Bewegungsaufgaben haben. Ihre Teile sind unter der Haut gut sichtbar, wie der Tractus des Oberschenkels.

Bindegewebe füllen Leerräume im Körper aus und fixieren die inneren Organe. Sie haben auch die Aufgabe der Immunabwehr. Zusammen bilden sie ein Kontinuum, „ein Ganzes“ im Körper.
Was alle gemein haben, ist die enorm **große Zahl der Rezeptoren** (spezialisierte Nervenendigungen), die in ihnen steckt.

Das Fasziennetzwerk besitzt 6-mal mehr Nervenendigungen als die Muskulatur. Ihre Dichte an Rezeptoren übertrifft sogar die Retina des menschlichen Auges.

Das führt dazu, dass eine Vielzahl an Informationen über Lage und Zustand der Struktur an das Gehirn geleitet wird. So entsteht eine komplexe Verbindung zwischen Faszienrezeptoren und Emotionen und Selbsterkennung.

Nicht unwesentlich ist, dass in der Faszie auch **Flüssigkeit** gespeichert ist, um damit die Verschieblichkeit zwischen den verschieden Schichten zu gewährleisten und die Faszie daher eine **enorme Elastizität** besitzt.

BEACHTE

Faszien lieben Bewegung!

Damit die Faszie elastisch bleibt, sollte sie täglich bewegt und gestreckt werden. Damit hat man selbst eine effektive Methode in der Hand, Schmerzen positiv zu beeinflussen und die Gesundheit zu erhalten (➤ Abb. 11.1 bis ➤ Abb. 11.5).

Vergessen Sie dabei nicht, dass die **Ernährungsgewohnheiten** sowie ausreichend **Flüssigkeitszufuhr** eine wichtige Bedeutung haben.

Ein einfacher Tipp für den Alltag: Versuchen Sie doch mal einen Lichtschalter in der Wohnung mit den Füßen zu benützen oder schleichen Sie wie ein Panther die Stiegen hinauf und hinab. Sie können auch versuchen, lautlos wie eine Katze zu springen.

Faszientapes unterstützen die Faszienfunktion, indem sie die Raumorientierung der Strukturen unterstützen. Folgende Tape-Anlagen unterstützen die Faszienfunktion: Ligament-Tape, Muskel-Tape, aber vor allem Korrektur-Tape-Anlagen sind hier sicherlich die effektivste Anlage zur Wiederherstellung der Faszienfunktion.

Man kann sie bei folgenden Krankheitsbildern anwenden: alle Muskeldysbalancen, Achillessehnenprobleme, Gelenksdezentrierungen.

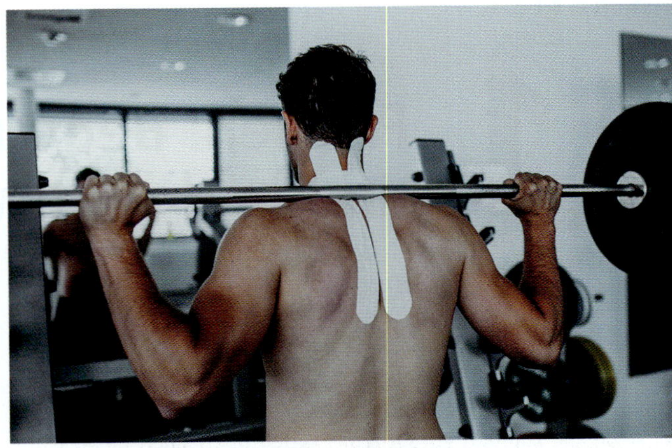

Abb. 11.1 Noppen-Tape (S:KIN-Tape) in der Praxis [V881]

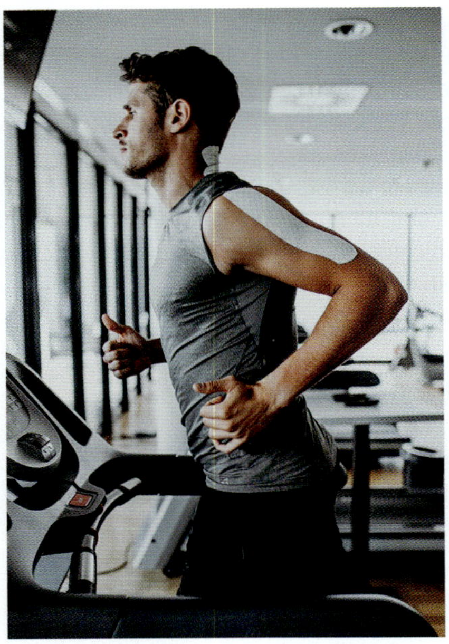

Abb. 11.2 Noppen-Tape (S:KIN-Tape) in der Praxis [V881]

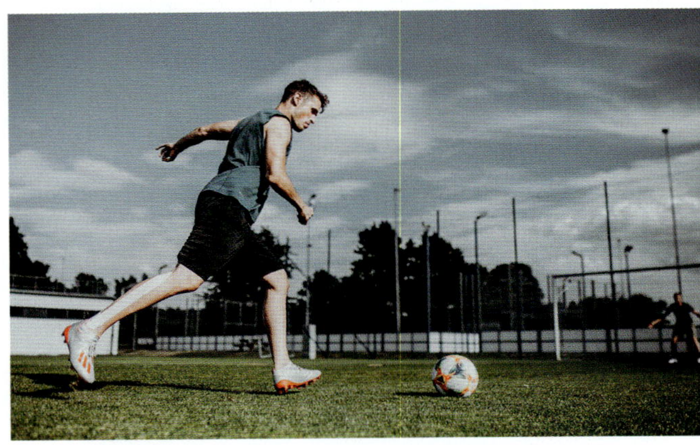

Abb. 11.3 Noppen-Tape (S:KIN-Tape) in der Praxis [V881]

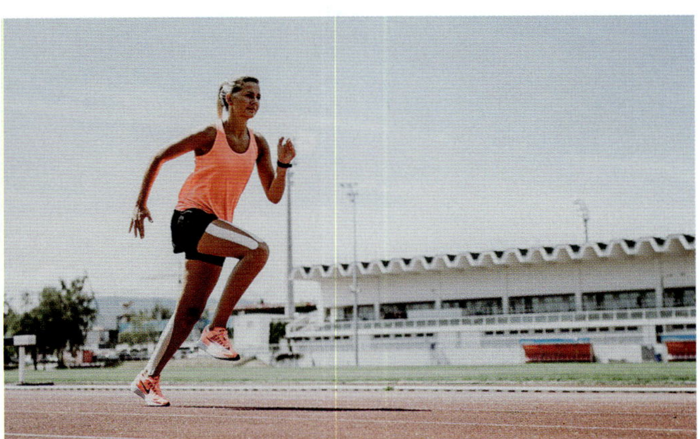

Abb. 11.4 Noppen-Tape (S:KIN-Tape) in der Praxis [V881]

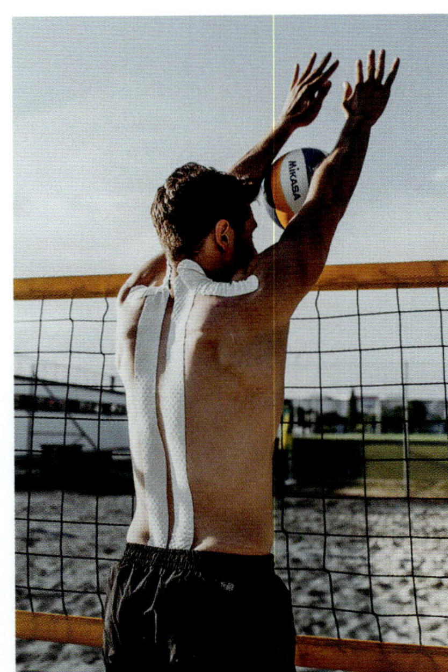

Abb. 11.5 Noppen-Tape (S:KIN-Tape) in der Praxis [V881]

KAPITEL

12 Taping bei Kindern

12.1 Toeing-in-Syndrom (Einwärtsgang)

FALLBEISPIEL

Ein 5-jähriger Bub wird beim Fußballspielen von den Eltern beobachtet, wie er die Fußspitzen zueinander gerichtet im Garten spielt. Der Bub ist fröhlich und zeigt keinerlei Schmerzen oder Auffälligkeiten. Die Sorge wuchs und der Rat einer Freundin, „es wird sich im Alter geben", beruhigte die Eltern vorerst. Eines Tages brachte der Junge ein Informationsblatt des Schularztes mit nach Hause, das darüber informierte, dass ein Orthopäde Untersuchungen an den Kindern vornehmen würde. Zu diesen Untersuchungen waren auch die Eltern eingeladen. Als der Bub vor den Orthopäden seinen Gang demonstriert hatte, sagte der Arzt, dass sich das Einwärtsdrehen im Laufe der Jahre geben müsste, veranlasste aber die Errichtung einer Kletterwand in der Schule, damit die betroffenen Kinder daran üben können, da dies kein Einzelfall sei. Der Orthopäde schrieb auf seinen Befundzettel die Diagnose: Toeing-in-Syndrom – dies ist die englische Bezeichnung für die „einwärtsgedrehte Großzehe".

Was ist ein Toeing-in-Syndrom?

Von dem im Wachstumsalter vorkommenden Syndrom (➤ Abb. 12.1) sind viele Kinder betroffen. Die Großzehen zeigen während des Gehens zueinander und der Fuß rollt über die Außenseite ab. Dadurch werden die Fußwurzelknochen verstärkt belastet. In vielen Fällen kommt es zu einer Spontankorrektur während des Wachstums. Ab dem 10. Lebensjahr sollte sich das Gangbild normalisiert haben und der Fuß gerade bis leicht nach außen gedreht abrollen.

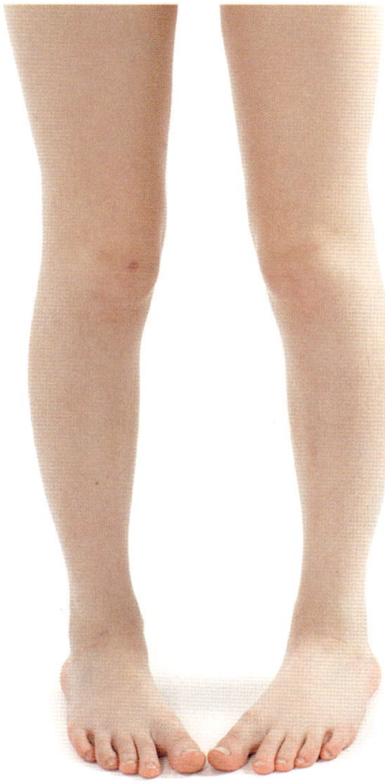

Abb. 12.1 Toeing-in-Syndrom.

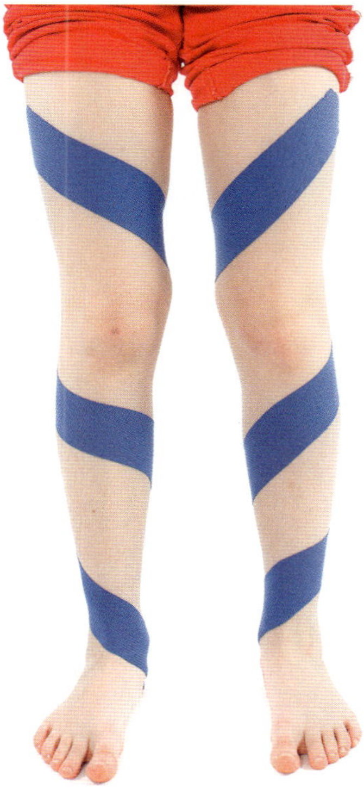

Abb. 12.2 Vollständige Tape-Anlage beim Toeing-in-Syndrom (Ansicht von vorne).

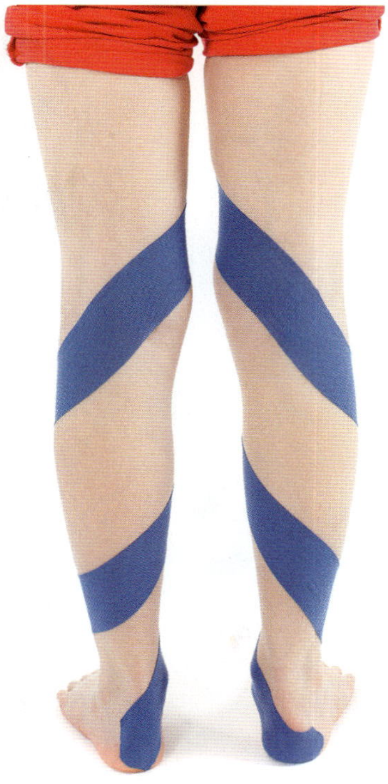

Abb. 12.3 Vollständige Tape-Anlage Toeing-in-Syndrom (Ansicht von hinten).

Was kann der Patient tun?

- Extreme Außenrotation der Beine in ein Spiel integrieren, z. B. Charly Chaplin-Gang nachmachen. Damit kommt es zur Aktivierung der Außenrotatoren und zur Dehnung und Balancierung der zu aktiven Innenrotatoren.
- Taping (➤ Abb. 12.2, ➤ Abb. 12.3): Ein Rotations-Tape mit Außenrotationseffekt kann eine Umprogrammierung der Muskeln bzw. einen Memoeffekt während des Gehens erzielen.

Wann zum Arzt?

- Aktives Außenrotieren der Beine üben, wie z. B. beim therapeutischem Klettern – dies ist ein guter Weg die Balancierung der Hüftrotatoren einzuüben.
- Orthesen: Eine individuelle Einlagentherapie führt zur Normalisierung des Gangbilds und zur Stabilisierung der Fußmuskulatur.

Therapeutische Übungen (Physiotherapie)

Einseitige Gewohnheit und/oder Muskelschwächen können zu dieser Fehlfunktion führen. Durch aktives Bewegen können die kontrollierenden Muskelgruppen wieder aktiviert werden.

Ausgangsstellung Die Füße stehen schulterbreit auseinander, die Füße sollen nach außen zeigen, ebenfalls die Knie.

Durchführung

- Die Bewegung soll wie bei einem Sumo-Ringer durchgeführt werden – es wird einmal links und einmal rechts stampfend aufgetreten (➤ Abb. 12.4, ➤ Abb. 12.5).
- Dabei können die Hände an den Taillen leicht abgestützt und das Gewicht von links nach rechts verlagert werden.
- Etwa 1 Minute lang ohne Pausen üben, Übung 3-mal ausführen, 2-mal täglich üben.

BEACHTE

Die Knie sollen während des Übens nach außen zeigen.

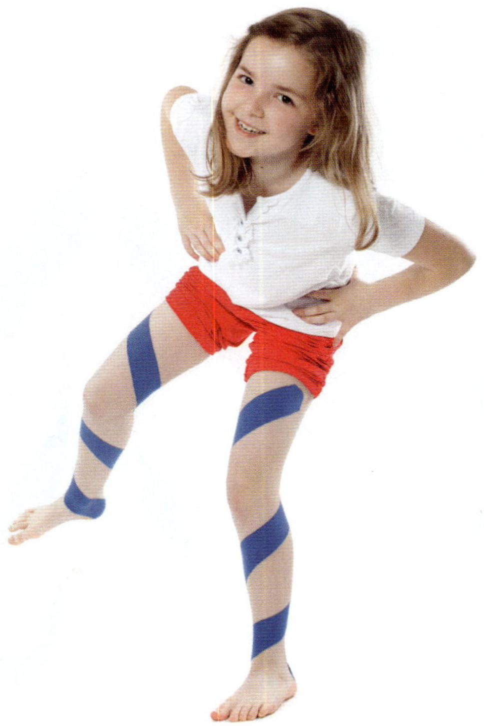

Abb. 12.4 Das Kind hat die Hände in der Taille.

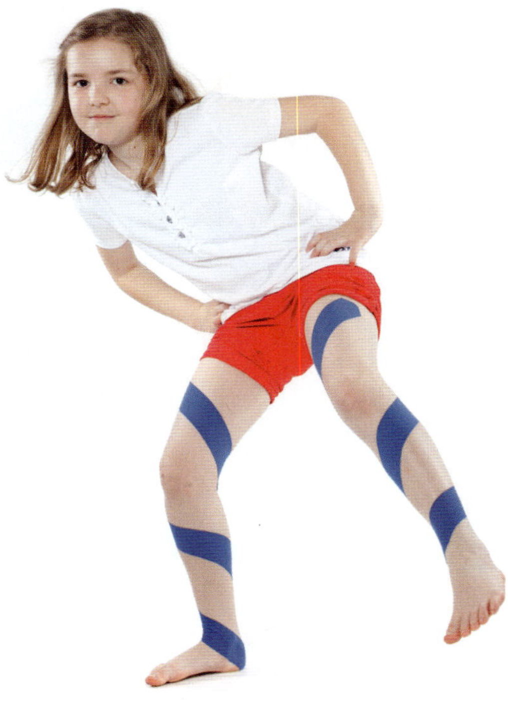

Abb. 12.5 Das Gewicht wird verlagert, indem abwechselnd mit dem linken und rechten Bein fest aufgestampft wird.

Tape-Anlage bei Toeing-in-Syndrom

Vorbereitung

Die Hüftgelenke befinden sich in einer Außenrotationsstellung (Vordehnung).

Taping

- Basis des Tapes am lateralen Oberschenkel in Höhe des Trochanters positionieren (➤ Abb. 12.6).
- Tape als Rotations-Tape um den Ober- und Unterschenkel laufen lassen (➤ Abb. 12.7). Das Tape endete mit einem Zug von 50 % an der medialen Fußkante.
- Die Therapie dauert 3–6 Monate, es sollte immer nach 5 Tagen ein Tape-Wechsel vorgenommen werden.

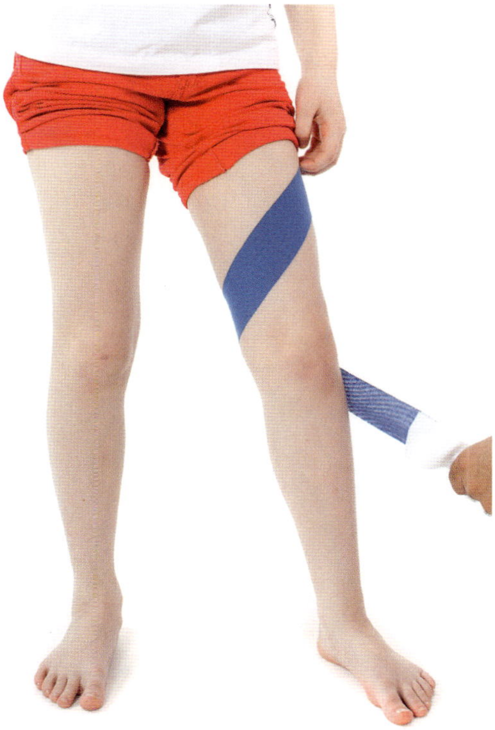

Abb. 12.6 Basis des Tapes ist an Außenseite des Oberschenkels angebracht, die Basis bleibt ohne Spannung.

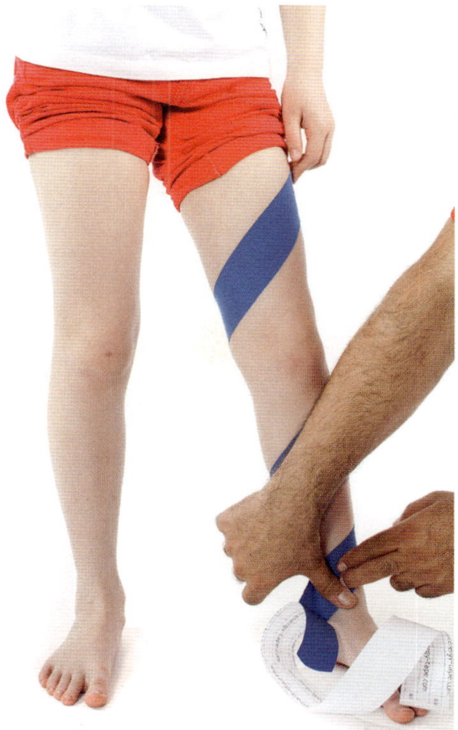

Abb. 12.7 Spiraliger Verlauf bis zum Sprunggelenk.

12.2 Knickfuß

FALLBEISPIEL

Im Rahmen der schulärztlichen Untersuchung wurden alle Schüler orthopädisch untersucht. Dabei fiel dem Arzt auf, dass bei einem 7-jährigen Mädchen der Innenrand der Schuhsohlen völlig abgewetzt war. Beim Barfußgehen des Mädchens stellte er fest, dass der Fuß so aussah, als ob der Knöchel nach innen geknickt wäre. Es wurde die Diagnose Knickfuß gestellt und sofort mit aktiven Übungen begonnen, außerdem wurden Einlagen verordnet.

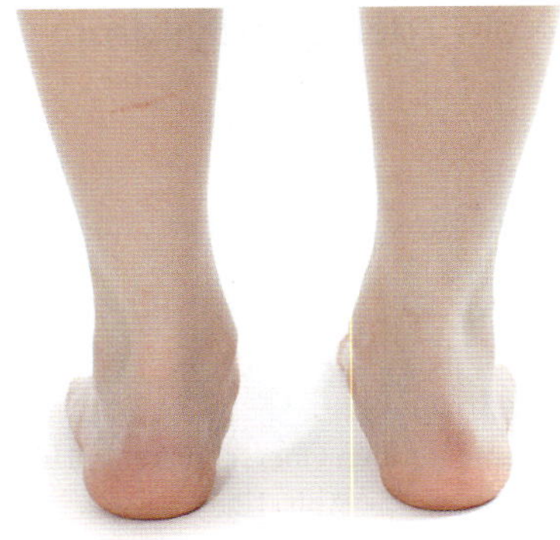

Abb. 12.8 Stellung der Füße beim Knickfuß: Die Fersen zeigen nach außen, die Sprunggelenke rutschen nach innen ab und die Längsgewölbe sind abgesenkt.

Was ist ein Knickfuß?

Beim Knick-Senkfuß (➤ Abb. 12.8) weichen während des Stehens die Fersen nach außen („Knick"). Das Längsgewölbe, die Fußsohle, ist deutlich abgeflacht („Senk"). Zusätzlich liegt bei den Kindern häufig eine X-Stellung der Beine vor, was oft daran erkennbar ist, dass die Innenseiten der Schuhe stärker abgenutzt sind als due Außenseiten.

Bis zum Erreichen des Schulalters wächst sich die leichte Fehlstellung normalerweise aus.

Was kann der Patient tun?

- Barfußgehen, um die Fußmuskulatur zu kräftigen, am besten auf leicht unebenem Gelände.
- Spielerische Fußgymnastik machen und z. B. Spielzeug mit den Zehen greifen, auf Zehenspitzen oder auf den Fersen gehen, um die Fußmuskulatur zu stärken (spiraldynamische Übungen).
- Das Schuhwerk darf nicht zu eng sein. Die Kleinen selbst sind oft keine verlässlichen Auskunftgeber, wenn es darum geht, den „Lieblingsschuh" auszumustern. Leicht ertragen sie um einige Nummern zu kleine Schuhe, indem sie die Zehen einziehen. Dadurch kann jedoch die Entwicklung von Quer- und Längswölbung der Fußsohle gestört werden.
- Bei Übergewicht als Grund für die Fehlstellung sollte eine Ernährungsberatung in Anspruch genommen werden.

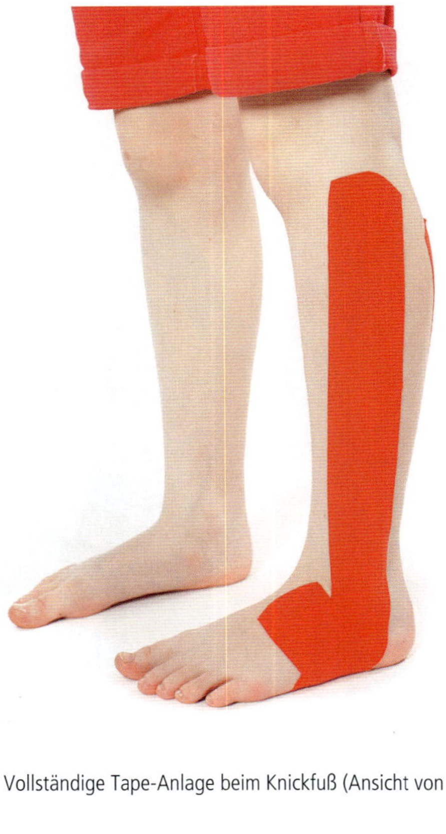

Abb. 12.9 Vollständige Tape-Anlage beim Knickfuß (Ansicht von vorne).

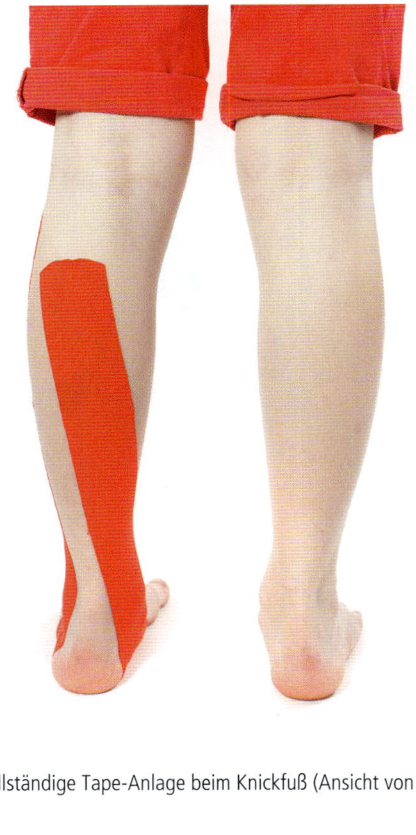

Abb. 12.10 Vollständige Tape-Anlage beim Knickfuß (Ansicht von hinten).

- Tape-Anlage (➤ Abb. 12.9, ➤ Abb. 12.10): Tonisierende Tape-Anlage für die Schien- und Wadenbeinmuskulatur (M. tibialis posterior, M. peroneus), um die Stellung des Sprunggelenks zu stabilisieren

BEACHTE

Für den Schuhkauf sollen die Umrisse der Kinderfüße zuvor auf einem Stück Papier aufgezeichnet und mit Zugabe einer Fingerbreite vor den Zehen ausgeschnitten werden. Diese Schablone sollte im neuen Schuh passen.

Wann zum Arzt?

- Wenn Schmerzen beim Gehen auftreten.
- Wenn Schmerzen und Probleme beim Zehenstand bestehen.

Was macht der Arzt?

Diagnostik

Podologische Inspektion der Fußsohlen, subjektive Ganganalyse ohne objektive Messung und Dokumentation mittels Spezialkameras.

Therapie

Erfolgreiche Maßnehmen bestehen daraus, orthopädische Einlagen zu verschreiben, Spezielles Schuhwerk zu empfehlen und Muskeltraining zu verordnen. Eine korrigierende Operation ist nur sehr selten notwendig (nur bei belastungsabhängige Schmerzen).

Therapeutische Übungen (Physiotherapie)

Einseitige Gewohnheit und/oder Muskelschwächen können zu dieser Fehlfunktion führen. Durch aktives Bewegen können die kontrollierenden Muskelgruppen wieder aktiviert werden

Ausgangsstellung Aufrecht auf die Zehen stellen, wobei Knie und Hüfte leicht gebeugt bleiben. Die Fersen sollen fest aneinander gepresst werden (➤ Abb. 12.11).

Durchführung

- Im Wechsel, ohne die Fersen voneinander zu lösen, einmal die Zehen links und rechts ablösen und in Richtung Nase hochziehen (➤ Abb. 12.12).
- Hände können zur Hilfe an einer Wand abgestützt werden.
- Etwa 1 Minute lang ohne Pausen üben, Übung 3-mal ausführen, 2-mal täglich üben.

BEACHTE

Die Knie sollen nicht durchgedrückt werden und die Fersen immer in der Luft bleiben.

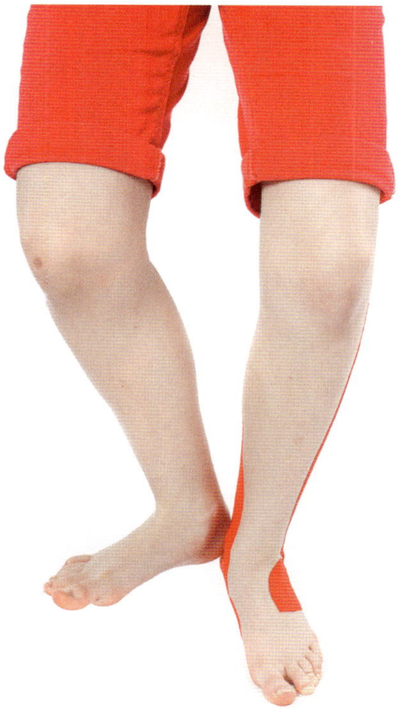

Abb. 12.11 Aufrechter Stand mit fest zusammengepressten Fersen.

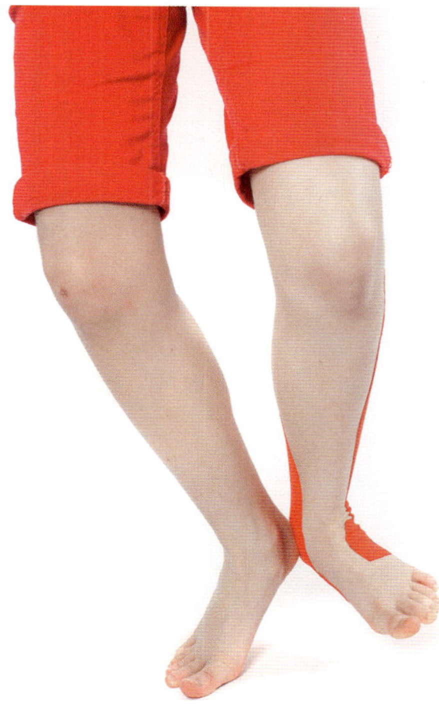

Abb. 12.12 In dieser Position versuchen, die Zehen links und rechts abzulösen und in Richtung Nase hochzuziehen.

Tape-Anlage bei Knickfuß

Vorbereitung

Zwei I-Tape-Streifen vorbereiten: Die Länge eines Streifens entspricht der Entfernung zwischen dem Fersenbein und der Kniekehle.

Taping

- Der Patient sitzt entspannt auf einer Liege mit hochgestellter Fußkante (Vordehnung).
- Basis des ersten Tape-Streifens auf der Höhe des äußeren Kniegelenks positionieren und kleben (➤ Abb. 12.13).
- Das Tape am seitlichen äußeren Rand des Unterschenkels ohne Spannung kleben. Es läuft über den äußeren Knöchel, zum Quergewölbe bis zur inneren Fußkante (➤ Abb. 12.14).
- Zweiten Tape-Streifen ohne Spannung am inneren Rand der Kniekehle anbringen (➤ Abb. 12.15).
- Das Tape läuft nun schräg über die Rückseite des Unterschenkels nach unten über den inneren Knöchel, quer über das Quergewölbe bis zur äußeren Fußkante (➤ Abb. 12.16).

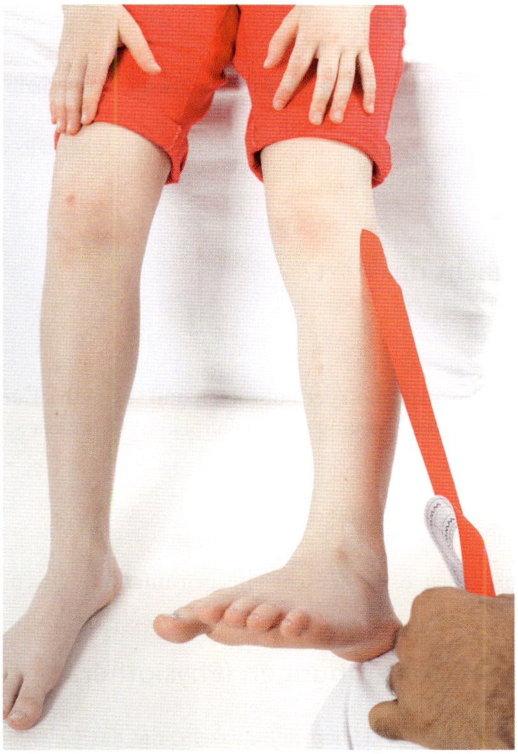

Abb. 12.13 Tape-Basis des ersten Streifens an der Außenseite des Unterschenkels und in der Nähe des Kniegelenks positionieren und kleben.

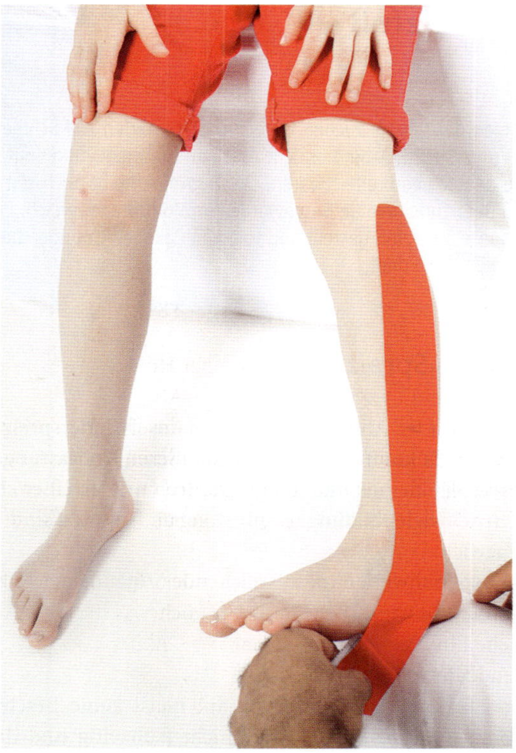

Abb. 12.14 Tape-Ende des ersten Streifens über dem Knöchel und Quergewölbe kleben.

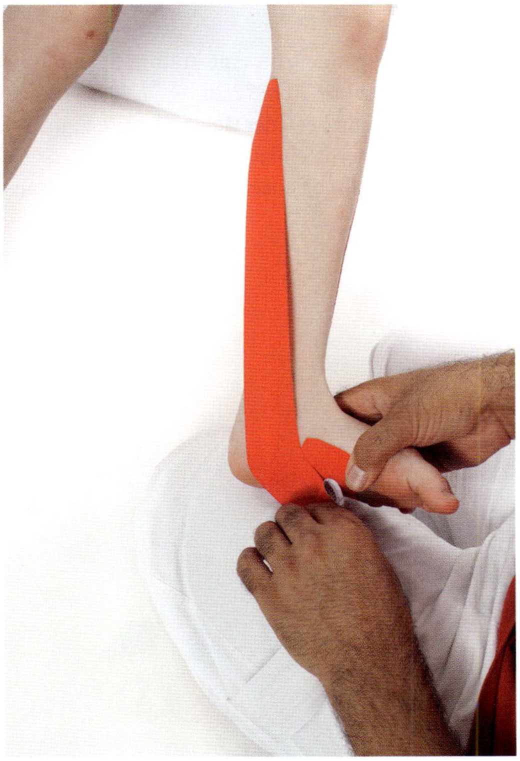

Abb. 12.15 Beim zweiten Streifen Tape-Basis ebenfalls kniegelenksnah, jedoch an der Innenseite und in Richtung nach unten-innen anbringen und kleben.

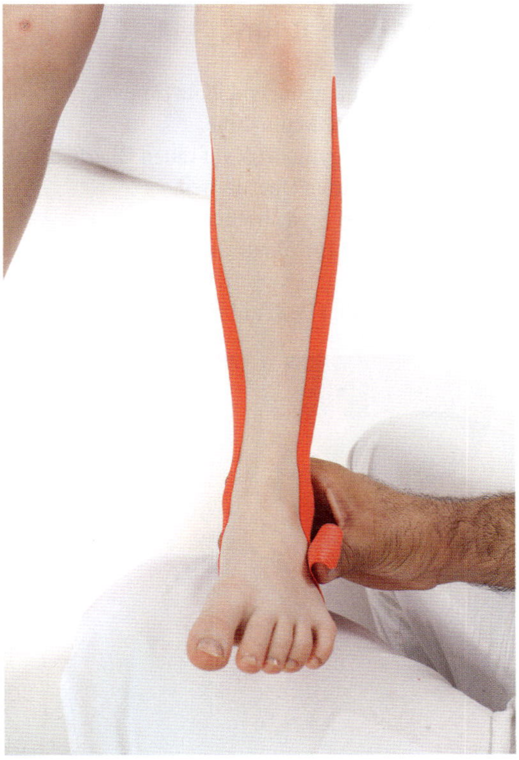

Abb. 12.16 Das Tape-Ende wird ohne Spannung geklebt und aktiviert.

12.3 Spreizfuß

FALLBEISPIEL

Im Rahmen der schulärztlichen Untersuchung wurden alle Schüler orthopädisch untersucht. Dabei fiel dem Arzt ein 7-jähriger Junge auf, dessen Vorfüße deutlich verbreitert waren. Der Bub beschreibt auch seit einigen Wochen über zunehmende Beschwerden im Vorfußrandbereich. Es wurde die Diagnose Spreizfuß gestellt und sofort mit aktiven Übungen begonnen und Einlagen verordnet.

Was ist ein Spreizfuß?

Der Spreizfuß (➤ Abb. 12.17) ist eine Auseinanderspreizung des Vorderfußes. Es kommt zu einer chronischen Überlastung der Zehengelenke am kleinen und am großen Zeh und zu einer charakteristischen Schwielenbildung. Begünstigende Faktoren sind:

- Übergewicht.
- Falsches Schuhwerk ohne ausreichende Stützung des Fußgewölbes (hohe Absätze).
- Erbliche Bindegewebsschwächen.
- Stehende Berufe.

Der Spreizfuß macht im Frühstadium meist keine Beschwerden. Unterstützt man das Fußgewölbe nicht frühzeitig und dauerhaft durch ein geeignetes Fußbett oder orthopädische Einlagen, verbreitert sich der Vorderfuß immer weiter. Mit der Zeit entstehen Fehlstellungen, Druckstellen oder Entzündungen an den Zehen.

Was kann der Patient tun?

- Flaches Schuhwerk mit genügend Platz für die Zehen ist beim Spreizfuß die wichtigste Maßnahme.
- Barfußlaufen und Fußgymnastik auf rauen Oberflächen oder mit Noppensocken auf glatten Oberflächen.
- Gewichtsreduktion bei Erwachsenen.
- Warme Fußbäder und Hornhautraspeln gegen die Schwielenbildung durchführen.
- Tape-Bänder (➤ Abb. 12.18) anbringen.

Wann zum Arzt?

- Wenn entzündliche Prozesse im Zehenbereich innerhalb von 2–3 Tagen auftreten.
- Wenn Schmerzen am Fußgewölbe das Gehen innerhalb von 2–3 Tagen erschweren.

Was macht der Arzt?

Diagnostik

Podologische Inspektion der Fußsohlen und subjektive Ganganalyse ohne objektive Messung und Dokumentation mittels Spezialkameras.

Therapie

Fuß ruhigstellen, orthopädische Einlagen anfertigen lassen.

Therapeutische Übungen (Physiotherapie)

Eine Schwäche der kleinen Fußmuskeln, die das Gelenk in ihrer Stellung stabilisieren, erfordert, dass diese Muskeln vor allem im Alltag wieder reaktiviert werden, um die Weichteile zu entlasten.

Ausgangsstellung Auf Treppenstufen stellen und mit den Füßen so weit nach vorne gehen, bis die Zehen über die Treppenkante ragen (➤ Abb. 12.19).

Durchführung

- Zehen nach unten spannen, bis eine kräftige Spannung in der Fußsohle spürbar ist (➤ Abb. 12.20).
- So oft wie möglich und bei jeder Gelegenheit, z. B. im Treppenhaus oder an einer Bordsteinkante, üben.
- Etwa 1 Minute lang ohne Pausen üben, Übung 3-mal ausführen, 2-mal täglich üben.

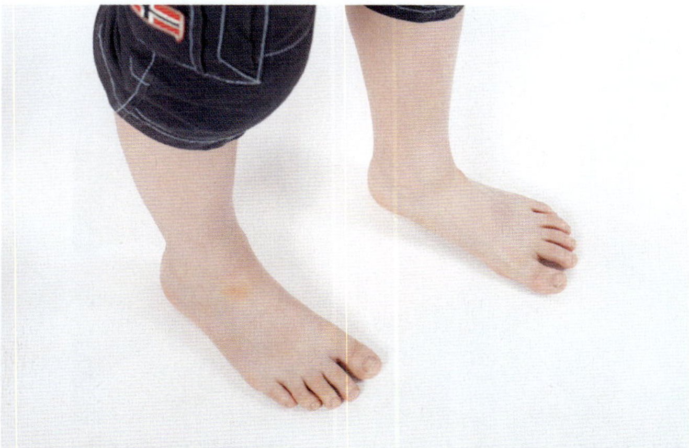

Abb. 12.17 Deutliche Verbreiterung des Vorfußes beim Spreizfuß.

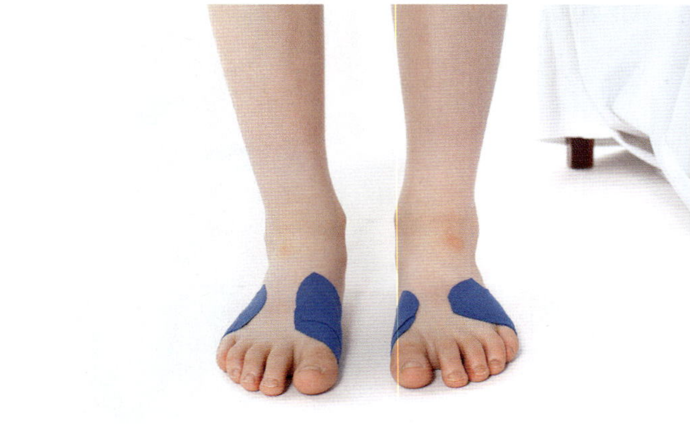

Abb. 12.18 Vollständige Tape-Anlage beim Spreizfuß.

12

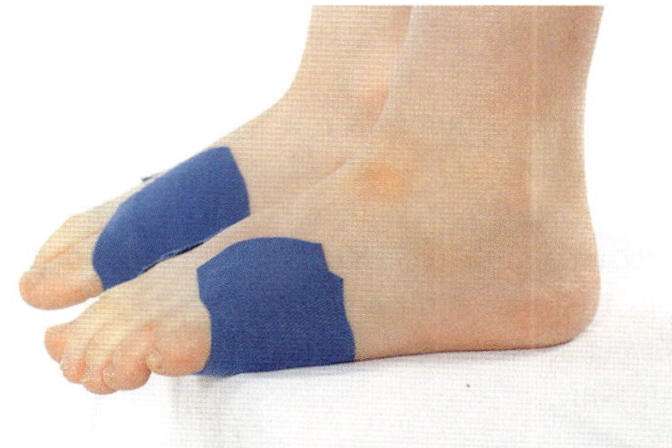

Abb. 12.19 So auf die Stufe stellen, dass die Zehen über die Treppenstufe ragen.

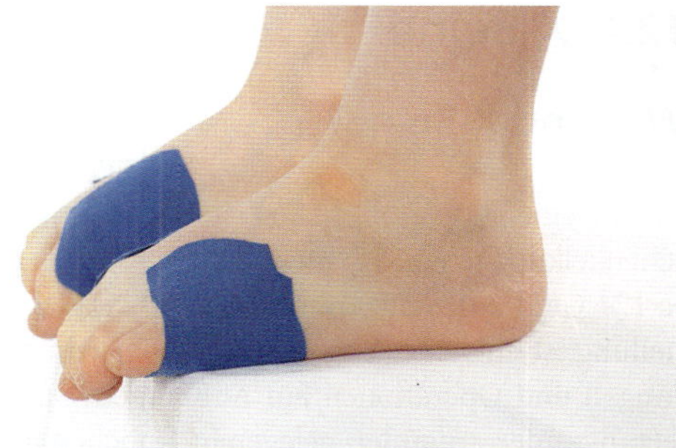

Abb. 12.20 Zehen nach unten spannen.

Tape-Anlage bei Spreizfuß

Vorbereitung

Ein I-Tape von etwa 15 cm Länge vorbereiten.

Taping

- Der Patient sitzt entspannt auf einer Liege, Tape-Streifen ausmessen (➤ Abb. 12.21).
- Tape-Streifen im Doppelzug (Ligament-Technik) am Fußballen positionieren und kleben (➤ Abb. 12.22).
- Tape-Enden ohne Spannung am Fußrücken anbringen (➤ Abb. 12.23).
- Tape-Anlage durch vorsichtiges Reiben der gesamten Oberfläche aktivieren (➤ Abb. 12.24).

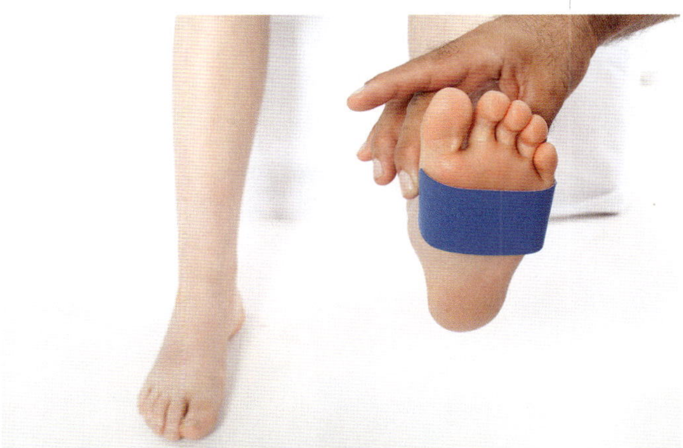

Abb. 12.21 Messung des Tape-Streifens an der Fußsohle.

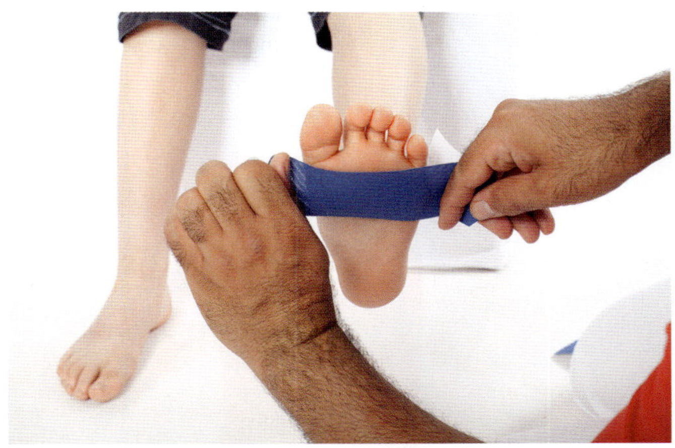

Abb. 12.22 Tape in Ligament-Technik am Fußballen kleben.

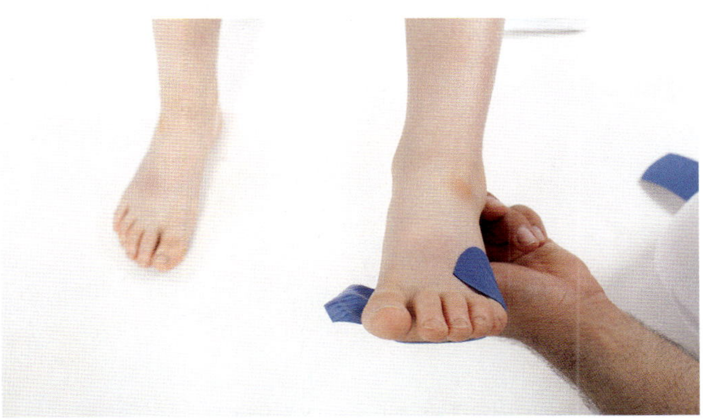

Abb. 12.23 Tape-Ende ohne Spannung kleben.

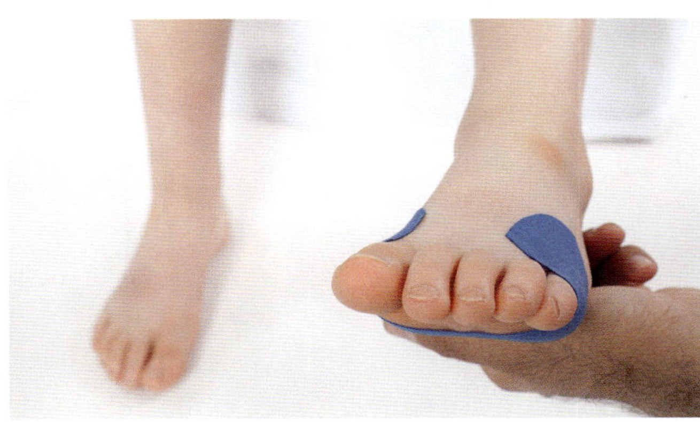

Abb. 12.24 Tape aktivieren.

12.4 X-Beine

Was sind X-Beine?

Bei X-Beinen (➤ Abb. 12.25) ist der Außenwinkel zwischen Oberschenkelknochen und Schienbein am Kniegelenk von normalerweise 174 Grad auf weniger als 150 Grad verkleinert. Die Achsenfehlstellung ist entweder angeboren oder erworben, z. B. durch Verletzungen und Operationen am Außenmeniskus, siehe Meniskusverletzung, oder an außen gelegenen Knochenbereichen. Die häufige Langzeitfolge einer Kniegelenksarthrose lässt sich durch eine frühzeitige operative Korrektur der Fehlstellung (Umstellungsosteotomie) verhindern oder zumindest verzögern.

Symptome sind:

- Verstärkte Abknickung der Unterschenkel im Kniegelenk nach außen.
- Aneinanderreiben der Knie, oft Unsicherheitsgefühl beim Gehen auf unebenem Gelände.
- Watschelnder Gang, rasches Ermüden beim Gehen.

Das Gehen erfolgt weitgehend über die Fußinnenkante mit starker Belastung des Großzehenballens, jedoch nicht der Großzehe. Es kommt zum Knick-Senk-Fuß eventuell auch zum Plattfuß. Es entwickeln sich ein Hallux valgus, möglicherweise auch Schmerzen am Großzehenballen, an den Knien und häufig auch an den Sprunggelenken und Leisten.

Was kann der Patient tun?

Geeignetes Schuhwerk mit Einlagen (innere Randerhöhung) und Tape-Anlagen (➤ Abb. 12.26) können passiv die Stellung der Beine normalisieren. Zudem können aktive Therapieverfahren (siehe Physiotherapie) die Stellung korrigieren. Eine Kombination aus passiven und aktiven Maß nahmen garantiert einen nachhaltigen Erfolg sowie eine Reduzierung der atypischen Druckverhältnisse am Knie.

Wann zum Arzt?

In seltenen Fällen ist eine radiologische Diagnostik notwendig – nicht nur um die Fehlstellung zu messen, sondern auch die evtl. Abnützung des Kniegelenks zu beurteilen.

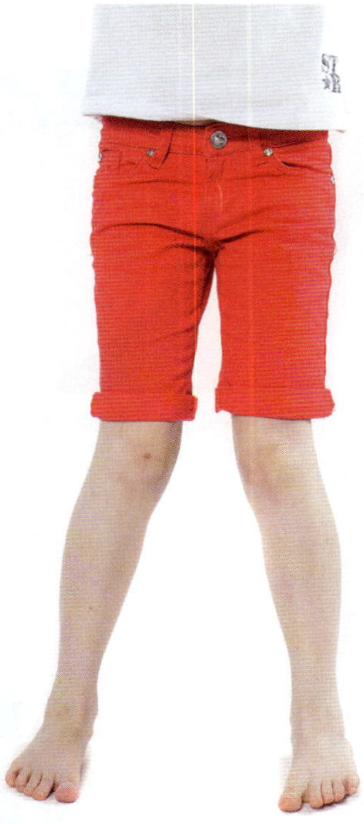

Abb. 12.25 X-Beine.

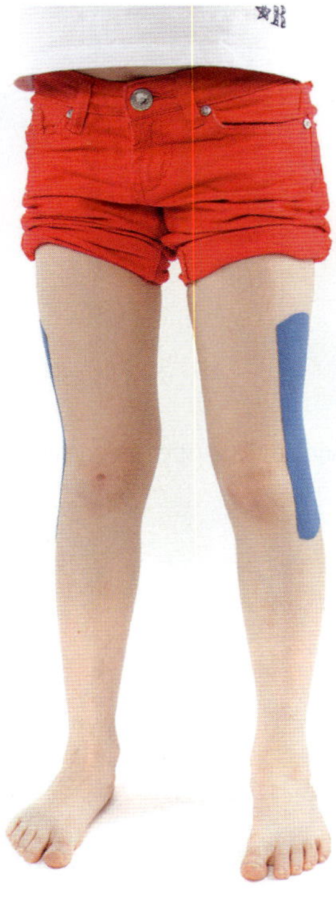

Abb. 12.26 Vollständige Tape-Anlage bei X-Beinen.

Therapeutische Übungen (Physiotherapie)

Einseitige Gewohnheit und/oder Muskelschwächen können zu dieser Fehlfunktion führen. Durch aktives Bewegen können die kontrollierenden Muskelgruppen wieder aktiviert werden

Ausgangsstellung Füße stehen schulterbreit auseinander, Hände in die Taille legen. Leicht in die Knie gehen und den Oberkörper leicht nach vorne beugen (➤ Abb. 12.27).

Durchführung

- Position halten und das Körpergewicht leicht nach vorne verlagern, damit die Fersen abgehoben werden können – es soll keine Kniebeuge gemacht, sondern nur die Ferse abgehoben werden (➤ Abb. 12.28).
- Zusätzlich versuchen, mit beiden Händen die Knie zusammenzudrücken, dies aber nicht zulassen. Das heißt, die Knie spannen gegen die Hände nach außen, ohne dass eine Bewegung entsteht.
- Etwa 1 Minute lang ohne Pausen üben, Übung 3-mal ausführen, 2-mal täglich üben.

BEACHTE
Der Abstand zwischen den Knien sollte immer gleich bleiben.

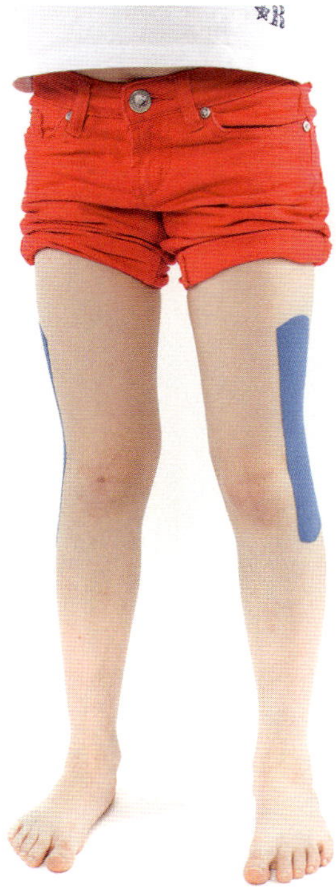

Abb. 12.27 Bei schulterbreitem Stand etwas in die Knie gehen und den Oberkörper leicht nach vorne beugen.

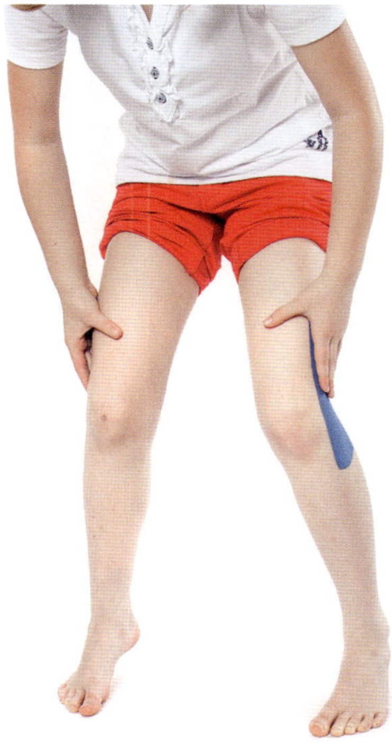

Abb. 12.28 Fersen abheben, die Hände drücken die Knie nach innen, die Knie spannen jedoch nach außen, so dass keine Bewegung entsteht.

Tape-Anlage bei X-Beinen

Vorbereitung

Zwei Streifen eines I-Tape zubereiten, der Streifen ist jeweils 30 cm lang.

Taping

- Der Patient steht entspannt neben den Therapeuten, das Kniegelenk nach außen drücken.
- In dieser Stellung Basis (ca. 3 cm) des ersten Tape-Streifens seitlich am Knie positionieren und kleben (➢ Abb. 12.29).
- Tape-Streifen unter Zug am seitlichen Knie kleben (➢ Abb. 12.30).
- Die Enden des Tapes ohne Spannung (ca. 3 cm) anbringen (➢ Abb. 12.31).
- Tape-Anlage durch vorsichtiges Reiben der gesamten Oberfläche aktivieren (➢ Abb. 12.32).

12

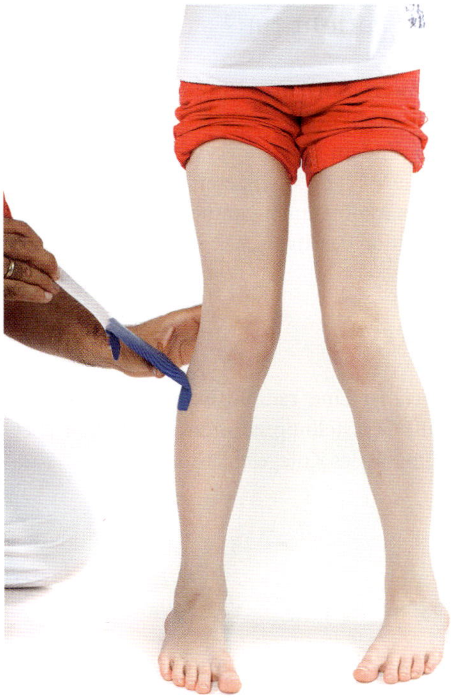

Abb. 12.29 Basis des Tapes am Unterschenkel im Bereich des äußeren Kniegelenks anbringen, das Knie ist leicht gebeugt.

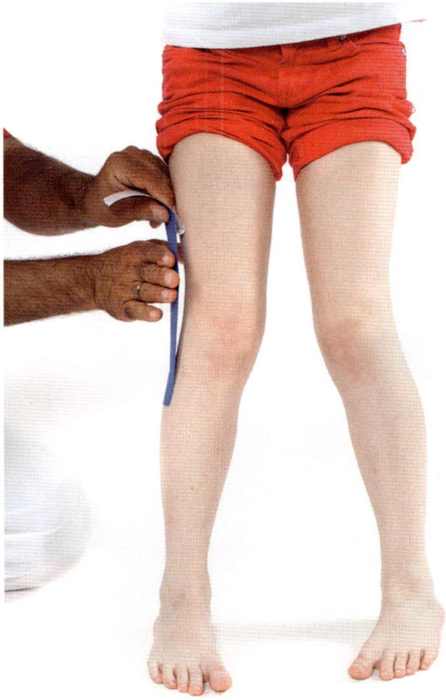

Abb. 12.30 Unter geringem Zug das Tape-Ende am Oberschenkel positionieren und kleben.

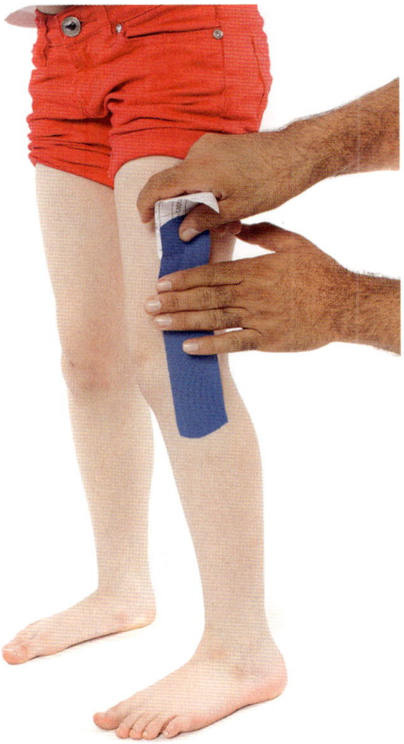

Abb. 12.31 Tape-Ende am Oberschenkel oberhalb des Seitenbandansatzes positionieren und kleben.

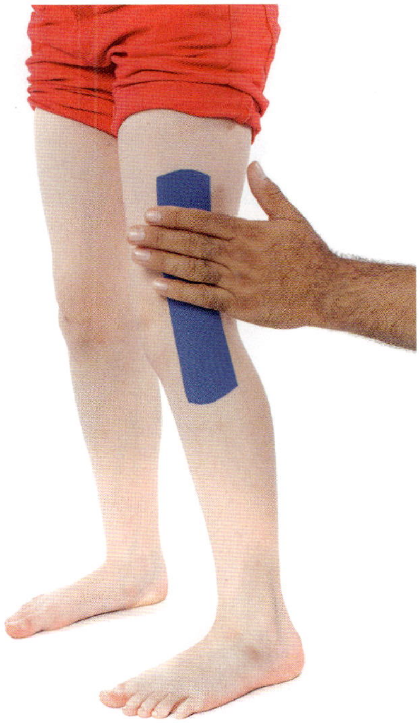

Abb. 12.32 Tape aktivieren.

12.5 O-Beine

Was sind O-Beine?

Bei O-Beinen (➤ Abb. 12.33) sind die Oberschenkel im Hüftgelenk außenrotiert, die Unterschenkel nach innen rotiert. Der Gelenkspalt am Knie ist außen vergrößert. Die Gewichtsbelastung beim Gehen vollzieht sich vor allem über die Außenkante des Fußes und die äußeren Zehen. Oft liegt auch ein Hohlfuß vor. Es bestehen Schmerzen an den Knien und zwar vor allem auf den Innenseiten sowie an den Knöcheln.

Was kann der Patient tun?

Geeignetes Schuhwerk mit Einlagen (äußere Randerhöhung) und Tape-Anlagen (➤ Abb. 12.34) können passiv die Stellung der Beine normalisieren. Zudem können aktive Therapieverfahren (siehe Physiotherapie) die Stellung korrigieren. Eine Kombination aus aktiven und passiven Maßnahmen garantiert einen nachhaltigen Erfolg und die Reduktion der atypischen Druckverhältnisse am Knie.

Wann zum Arzt?

In seltenen Fällen ist eine radiologische Diagnostik notwendig. Nicht nur um die Fehlstellung zu messen, sondern auch um die eventuelle Abnützung des Kniegelenks zu beurteilen.

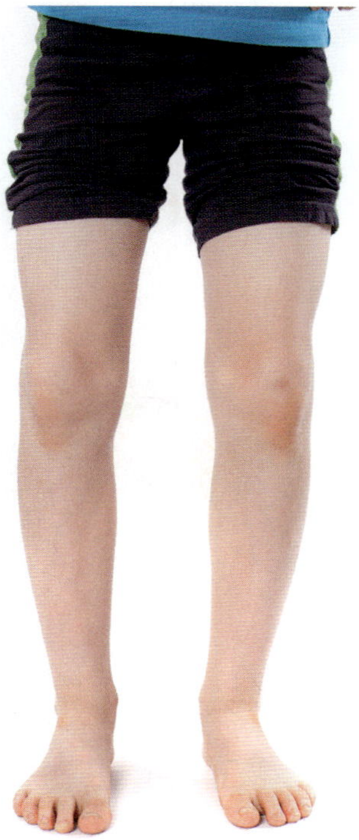

Abb. 12.33 O-Beine.

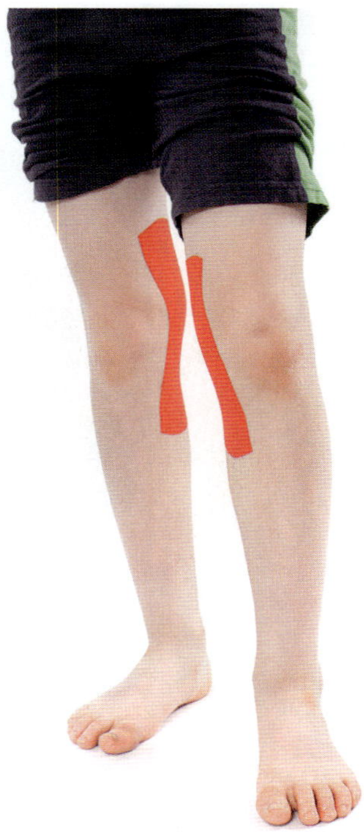

Abb. 12.34 Vollständige Tape-Anlage bei O-Beinen.

Therapeutische Übungen (Physiotherapie)

Einseitige Gewohnheit und/oder Muskelschwächen können zu dieser Fehlfunktion führen. Durch aktives Bewegen können die kontrollierenden Muskelgruppen wieder aktiviert werden

Ausgangsstellung Füße stehen schulterbreit auseinander, Hände in die Taille legen. Leicht in die Knie gehen und den Oberkörper leicht nach vorne beugen (➤ Abb. 12.35).

Durchführung

- Position halten und das Körpergewicht leicht nach vorne verlagern, damit die Fersen abgehoben werden können – es soll keine Kniebeuge gemacht, sondern nur die Ferse abgehoben werden (➤ Abb. 12.36).
- Zusätzlich versuchen, mit beiden Händen die Knie auseinanderzudrücken, dies aber nicht zulassen. Das heißt, die Knie spannen gegen die Hände nach innen, ohne dass eine Bewegung entsteht.
- Etwa 1 Minute lang ohne Pausen üben, Übung 3-mal ausführen, 2-mal täglich üben.

BEACHTE

Der Abstand zwischen beiden Knien sollte immer gleich bleiben.

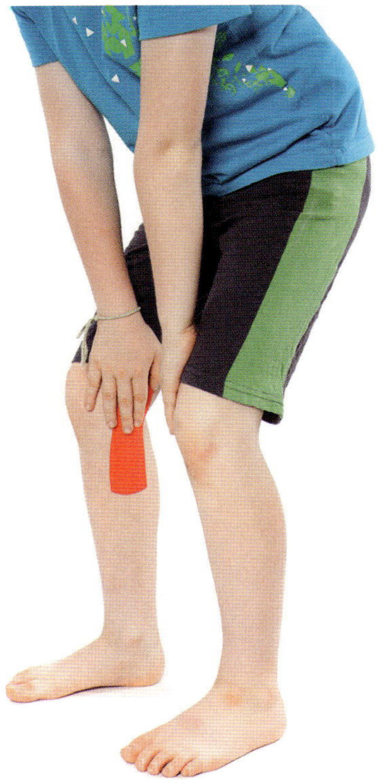

Abb. 12.35 Bei schulterbreitem Stand etwas in die Knie gehen und den Oberkörper leicht nach vorne beugen.

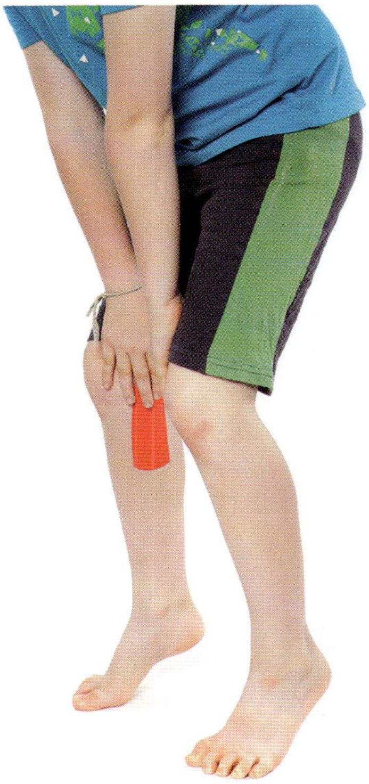

Abb. 12.36 Fersen abheben, die Hände drücken die Knie nach außen, die Knie spannen jedoch nach innen, so dass keine Bewegung entsteht.

Tape-Anlage bei O-Beinen

Vorbereitung

Zwei Streifen eines I-Tapes zubereiten, der Streifen ist jeweils 30 cm lang.

Taping

- Der Patient steht entspannt neben dem Therapeuten.
- Das Kniegelenk nach innen drücken.
- In dieser Stellung Basis (ca. 3 cm) des ersten Tape-Streifens seitlich am Knie positionieren und kleben (➤ Abb. 12.37).
- Tape-Streifen unter Zug am seitlich-inneren Knie kleben und durch vorsichtiges Reiben der gesamten Oberfläche aktivieren (➤ Abb. 12.38).
- Zweiten Tape-Streifen auf der Innenseite des anderen Knies entsprechend anbringen (➤ Abb. 12.39, ➤ Abb. 12.40).
- Tape-Anlage durch vorsichtiges Reiben der gesamten Oberfläche aktivieren.

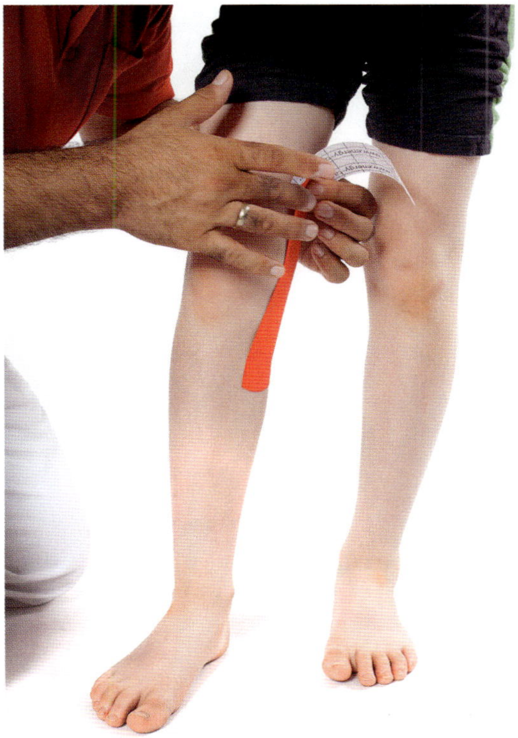

Abb. 12.37 Basis wird am Unterschenkel seitlich kniegelenksnah innen geklebt. Das Knie ist gering gebeugt.

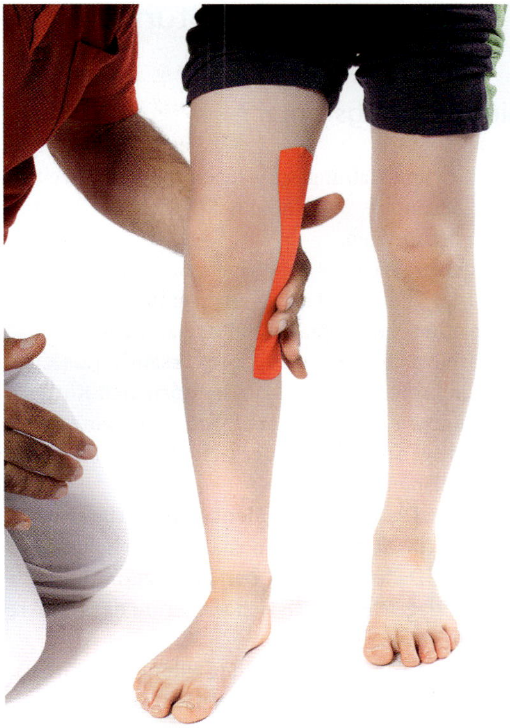

Abb. 12.38 Tape aktivieren.

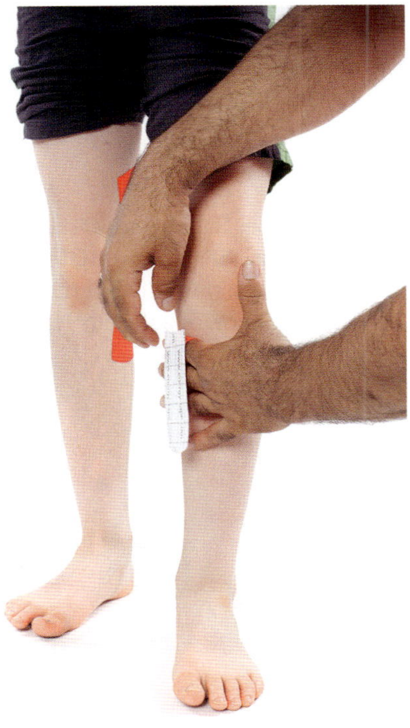

Abb. 12.39 Zweiten Tape-Streifen positionieren.

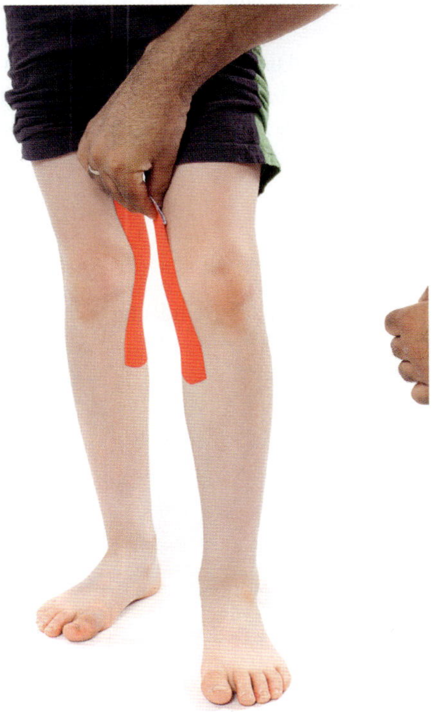

Abb. 12.40 Das Tape-Ende kleben und aktivieren.

12.6 Haltungsfehler (Haltungsschwäche) 20

Was sind Haltungsfehler?

Haltungsfehler und Haltungsschwächen sollten frühzeitig diagnostiziert und behandelt werden, um Schäden an den betroffenen Strukturen vorzubeugen.

- Haltungsfehler: Wenn es dem Kind bzw. dem Jugendlichen noch möglich ist, sich bewusst durch Anspannung der Muskeln aus der erschlafften zur normalen Haltung aufzurichten.
- Haltungsschwäche (➢ Abb. 12.41, ➢ Abb. 12.42, ➢ Abb. 12.43): Alle Abweichungen von der normalen Körperhaltung, die über längere Zeit bestehen, führen über kurz oder lang zum vorzeitigen Verschleiß der Gelenke und Bänder der Wirbelsäule, Beispiele:
  - Hohlkreuz: Die Krümmung der Lendenwirbelsäule ist verstärkt. Erschlafft die Bauchmuskulatur, so hängt der Bauch nach vorn. Dabei wird der Oberkörper zum Ausgleich nach hinten verlagert, wodurch sich wiederum das Hohlkreuz stärker ausprägt.
  - Flachrücken: Übermäßig gerade Stellung der Wirbelsäule, bei der sämtliche Krümmungen abgeflacht sind.

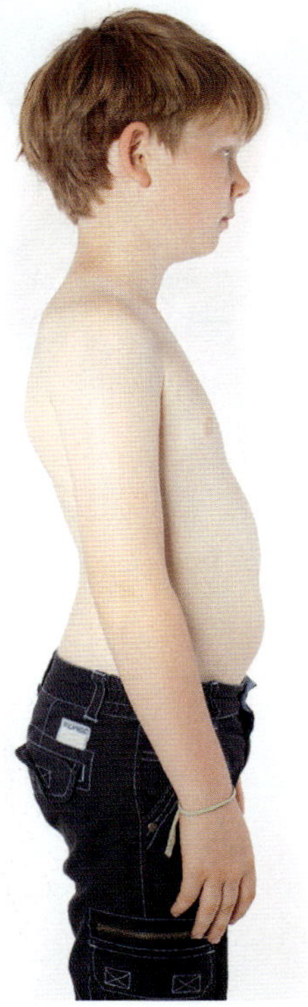

Abb. 12.41 Hohlkreuz und Kyphose der Brustwirbelsäule.

Was kann der Patient tun?

- Hart und flach schlafen, bevorzugt auf dem Bauch liegen, damit die Wirbelsäule die natürliche Form behält.
- Schwimmen bewirkt eine Stabilisierung der gesamten Wirbelsäule.
- Gymnastische und orthopädische Übungen, um die Wirbelsäulensegmente zu stabilisieren.
- Trockenbürsten des Rückens, da dies die Muskeldurchblutung anregt.

Wann zum Arzt?

Wenn die Haltungsschäden eindeutig sichtbar sind und bereits Schmerzen verursachen.

Was macht der Arzt?

Diagnostik

Radiologische und funktionelle Untersuchungen der Gelenke sowie Untersuchung von Haltung und Gangbild.

Therapie

Bei der Behandlung der Haltungsschwäche bzw. des Haltungsschadens stehen heute vorwiegend aktive Maßnahmen (allgemein muskelkräftigende Gymnastik) im Vordergrund – ein bewusstes Muskeltraining, das eine normale aufrechte Haltung bewirkt (spiraldynamische Übungen).

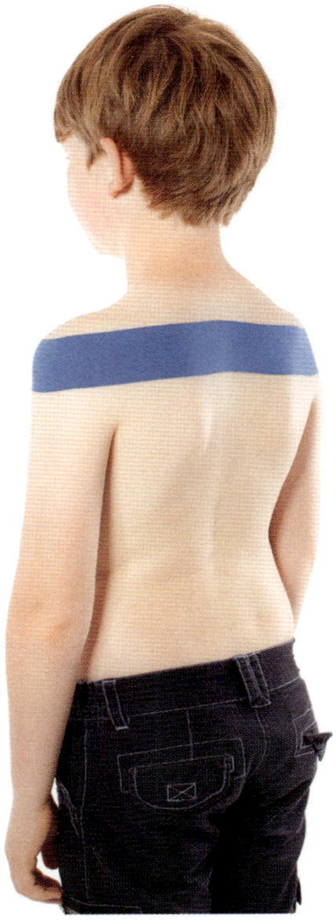

Abb. 12.42 Vollständige Tape-Anlage – mit einem Streifen.

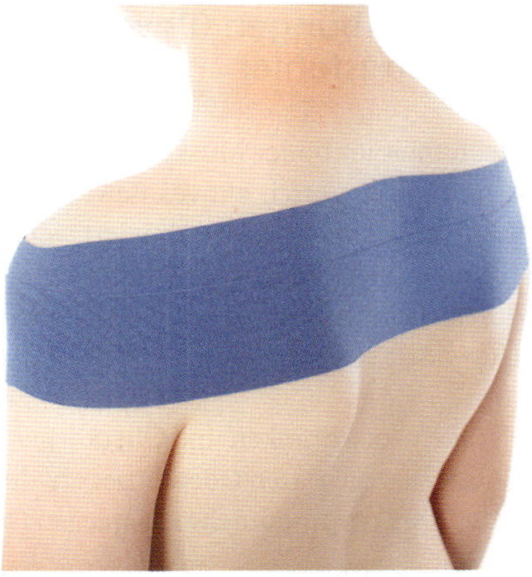

Abb. 12.43 Vollständige Tape-Anlage – mit einem zweiten überlappenden Streifen.

Therapeutische Übungen (Physiotherapie) bei passivem Haltungsfehler

Einseitige Gewohnheit und/oder Muskelschwächen können zu dieser Fehlfunktion führen. Durch aktives Bewegen können die kontrollierenden Muskelgruppen wieder aktiviert werden

Ausgangsstellung Sich mit angestellten Beinen auf den Boden setzen, Handtuchrolle auf dem Boden in Höhe der Schulterblätter positionieren (➤ Abb. 12.44).

Durchführung

- Hände im Nacken verschränken und Oberkörper nach hinten in Richtung Boden bewegen. Den Oberkörper auf der Höhe der Schulterblätter über der Handtuchrolle ablegen (➤ Abb. 12.45).
- Diese Position 1 Minute lang halten, dann wieder in die Ausgangsposition zurückgehen.
- Atmung bewusst wahrnehmen oder Anzahl der Ein- bzw. Ausatmungszyklen mitzählen.
- Etwa 1 Minute lang ohne Pausen üben, Übung 3-mal ausführen, 1-mal täglich üben.

BEACHTE

Der Rücken soll nicht ins Hohlkreuz gehen. Es dürfen keine Schulter- und Armschmerzen auftreten.

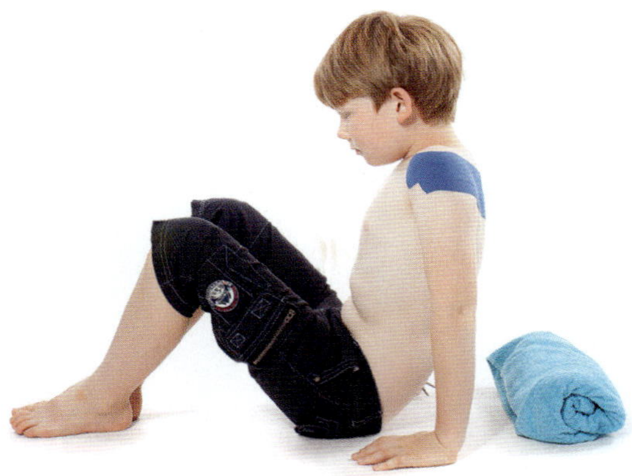

Abb. 12.44 Mit angestellten Beinen auf dem Boden sitzen.

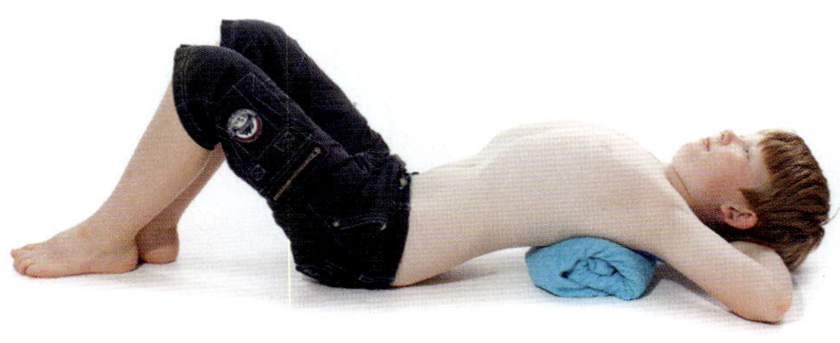

Abb. 12.45 Oberkörper nach hinten in Richtung Boden bewegen, sodass die Handtuchrolle unter den Schulterblättern liegt.

Therapeutische Übungen (Physiotherapie) bei aktivem Haltungsfehler

Einseitige Gewohnheit und/oder Muskelschwächen können zu dieser Fehlfunktion führen. Durch aktives Bewegen können die kontrollierenden Muskelgruppen wieder aktiviert werden

Ausgangsstellung Füße stehen schulterbreit, Hände in die Taille legen. Leicht in die Knie gehen und Oberkörper etwas nach vorn neigen (➤ Abb. 12.46).

Durchführung

- Hände wie bei einem Flügelschlag seitlich nach oben heben und wieder in die Ausgangshaltung zurückkehren (➤ Abb. 12.47).
- Etwa 1 Minute lang ohne Pausen üben, Übung 3-mal ausführen, 1-mal täglich und 3-mal pro Woche üben.

BEACHTE

Rücken nicht übermäßig nach vorne beugen, sondern gerade halten.

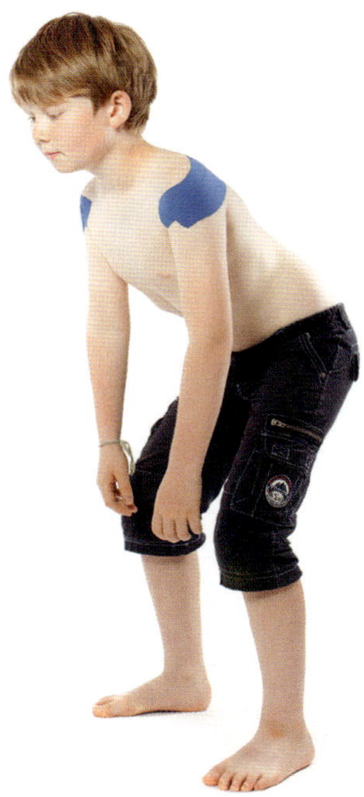

Abb. 12.46 Das Kind steht hüftbreit mit leicht gebeugtem Oberkörper und geht etwas in die Knie.

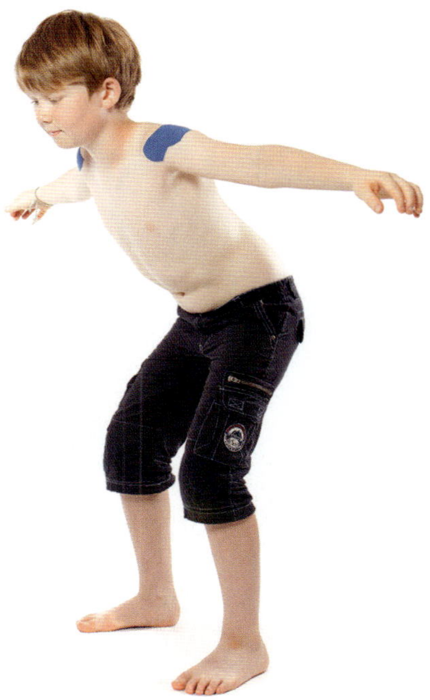

Abb. 12.47 Die Arme nach seitlich oben heben und wieder in die Ausgangsstellung zurückgehen.

Tape-Anlage bei Haltungsfehlern

Vorbereitung

Es werden zwei Tape-Streifen benötigt: Ein Streifen ist doppelt so lang wie der Abstand zwischen den Schulterblättern (➢ Abb. 12.48).

Taping

- Der Patient steht entspannt vor dem Therapeuten.
- Das in der angegebenen Länge zugeschnittene Tape an beiden Enden zu gleichen Teilen umschlagen, sodass es nur noch so lang ist wie der Zwischenraum zwischen den Schultern.
- Der Patient zieht die Schultern leicht nach hinten.
- Tape vom Papier lösen und unter Zug am oberen Pol der Schulterblätter horizontal positionieren und kleben (➢ Abb. 12.49).
- Das Ende des Tape-Streifens unter Zug horizontal im Schulterbereich kleben (➢ Abb. 12.50).
- Das Ende des Tape-Streifens bleibt jedoch ohne Spannung (➢ Abb. 12.51).
- Zweiten Tape-Streifen überlappend (etwa 1 cm) unterhalb des ersten Tape-Streifens anbringen.

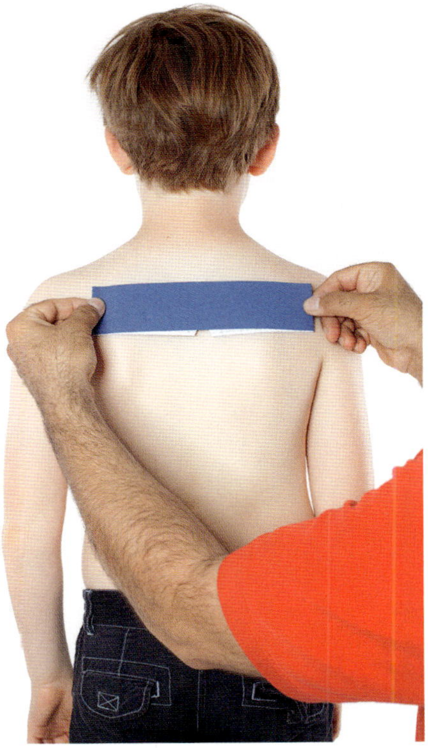

Abb. 12.48 Messen der Tape-Länge.

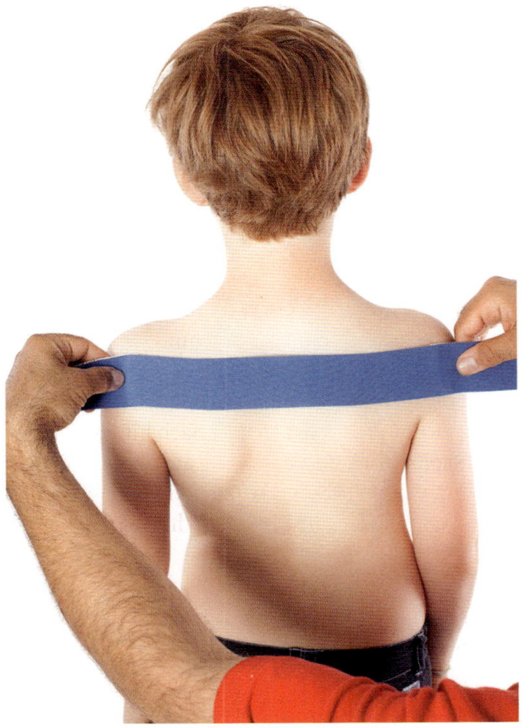

Abb. 12.49 Tape über und zwischen den Schulterblättern als Ligament-Tape anbringen.

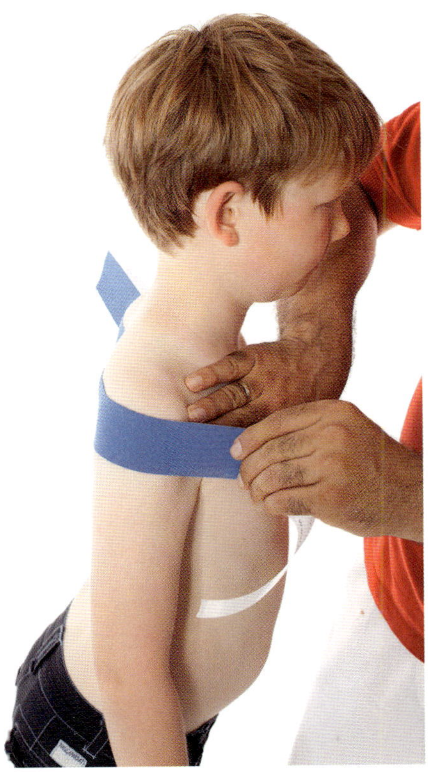

Abb. 12.6-50 Schulter nun von hinten nach vorne kleben.

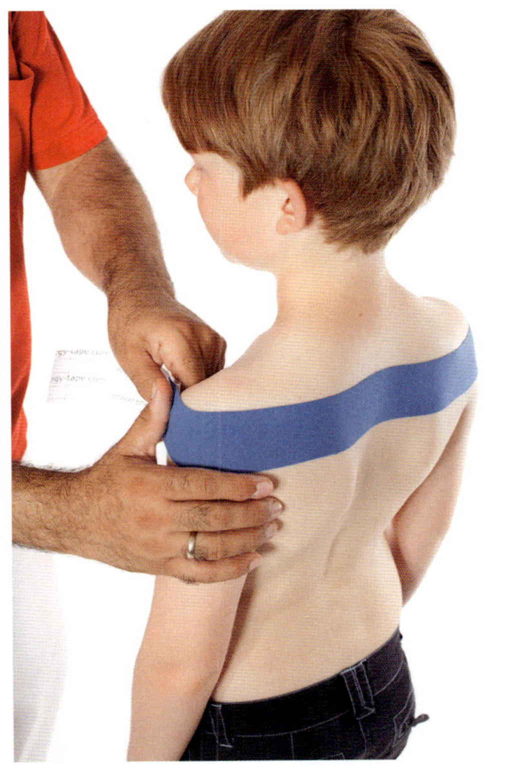

Abb. 12.51 Ende des Tapes ohne Spannung kleben und durch vorsichtiges Reiben der gesamten Oberfläche aktivieren, zweiten Streifen überlappend kleben.

KAPITEL

13 Übungsprogramme zur Vorbeugung (Prophylaxe)

*„Die Gesundheit ist nicht alles,
aber ohne Gesundheit ist alles nichts“*

Arthur Schopenhauer

*„Wer nicht jeden Tag etwas Zeit für seine Gesundheit aufbringt,
muss eines Tages sehr viel Zeit für Krankheit opfern.“*

Sebastian Kneipp

Als Prophylaxe werden Vorsorgemaßnahmen zur Verhütung, Vermeidung und Vorbeugung von Krankheiten bezeichnet.

Alle hier dargestellten Übungen können während der täglichen Pause am Arbeitsplatz oder zu Hause als Serie oder einzeln durchgeführt werden. Führen Sie die Übungen ganz in Ruhe aus, Sie werden sehr schnell in Erfahrung bringen, welche Übung Ihnen gut tut. Bereits nach wenigen Minuten aktiver Bewegung werden sich Gewebestoffwechsel und Durchblutung sehr deutlich gebessert haben, so wie es bei passiven Anwendungen erst nach zwanzig Minuten der Fall ist.

13.1 Sitzende Berufe

Diese Übungen eignen sich besonders gut für Menschen, die aufgrund ihrer Büroarbeit lange Zeit vor dem Bildschirm ruhig sitzen. Bitte nutzen Sie jede Möglichkeit, aufzustehen oder Arbeiten im Stehen zu verrichten.

BEACHTE

Die Übungen können in beliebige Reihenfolge durchgeführt werden. Die Gesamtdauer der Übungen beträgt etwa 10 Minuten, die Übungen sollten 1–2-mal täglich absolviert werden.

Übung 1: Dehnung der seitlichen Halsregion

Bei dieser Übung werden auch die Gefäßnervenbündel des Halses mobilisiert, wodurch die Durchblutung und nervale Versorgung optimiert werden.

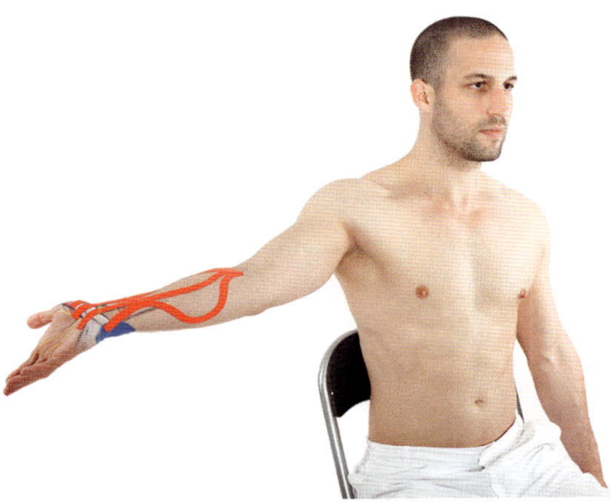

Abb. 13.1 Arm im 90-Grad-Winkel bei gestrecktem Ellenbogen bis zur Höhe der Schultern strecken.

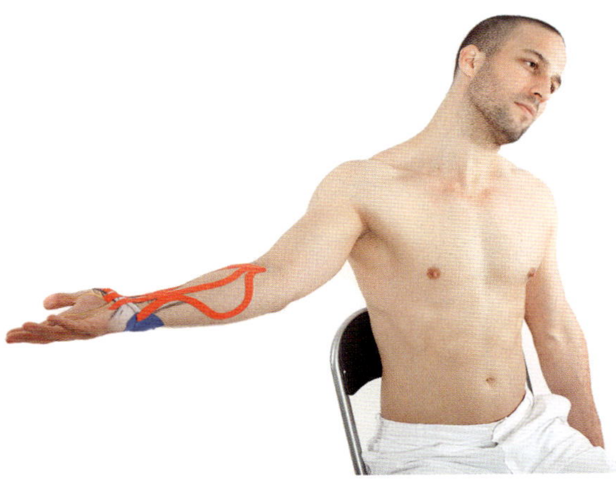

Abb. 13.2 Kopf sanft zur Gegenseite sinken lassen.

Übung 2: Dehnung der hinteren Halsregion

Die Dehnung hat auch eine entspannende Wirkung.

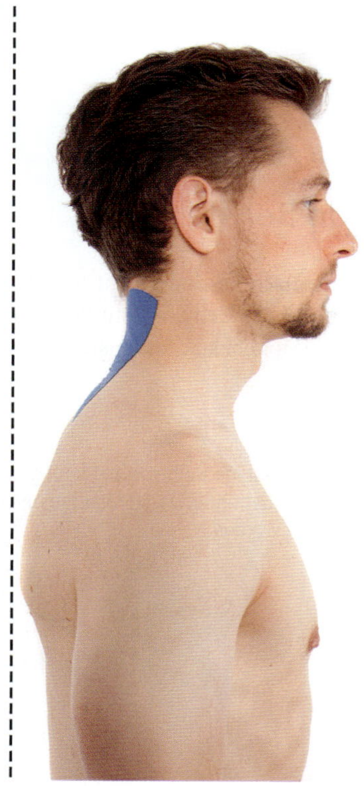

Abb. 13.3 Stehen Sie entspannt und blicken Sie gerade aus.

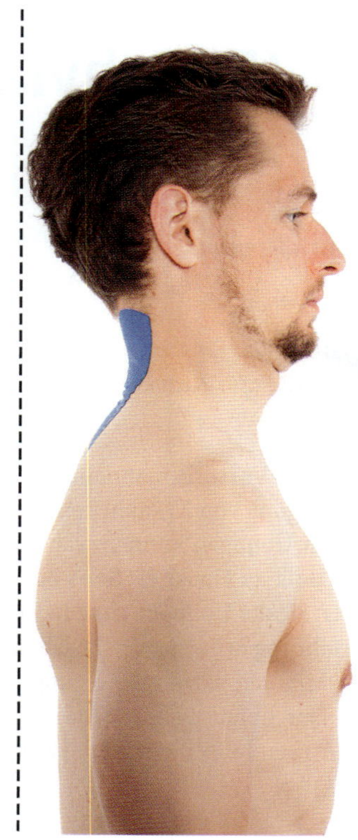

Abb. 13.4 Ziehen Sie das Kinn in Richtung des Brustbeins, als ob Sie ein Doppelkinn machen wollen.

Übung 3: Dehnung der seitlichen Nackenregion

Die Dehnung hat auch eine entspannende Wirkung.

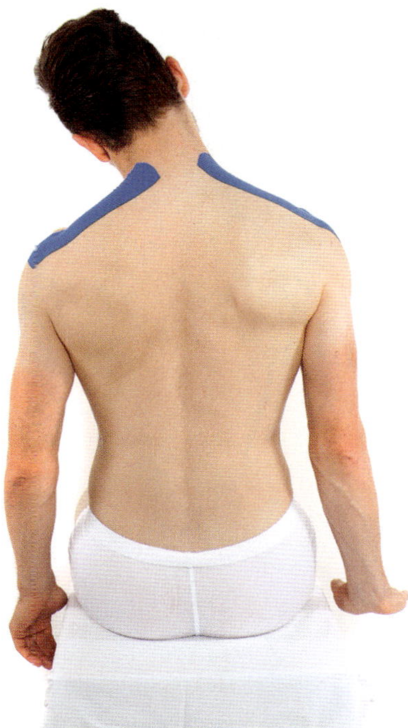

Abb. 13.5 Sie versuchen den Muskelverlauf zu dehnen, indem Sie den Kopf zu Gegenseite bewegen und die Handfläche in Richtung Boden schieben.

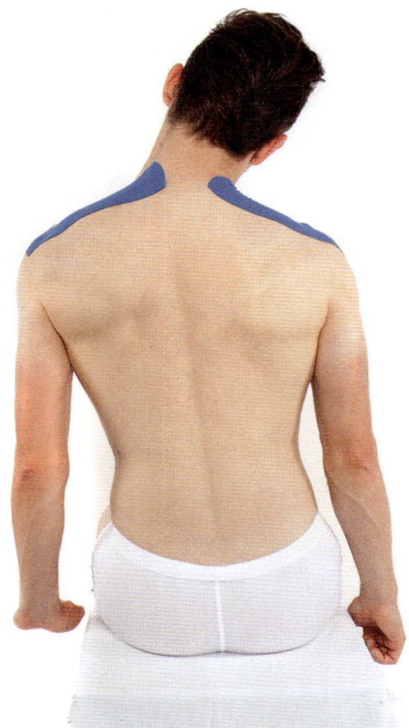

Abb. 13.6 Absolvieren Sie die Übung auch zur anderen Seite.

Übung 4: Dehnung der Wirbelsäule und Rückenmuskulatur

Durch diese Übung werden die Halswirbelsäule, die Brustwirbelsäule und die Rückenstrecker gedehnt und zugleich entspannt.

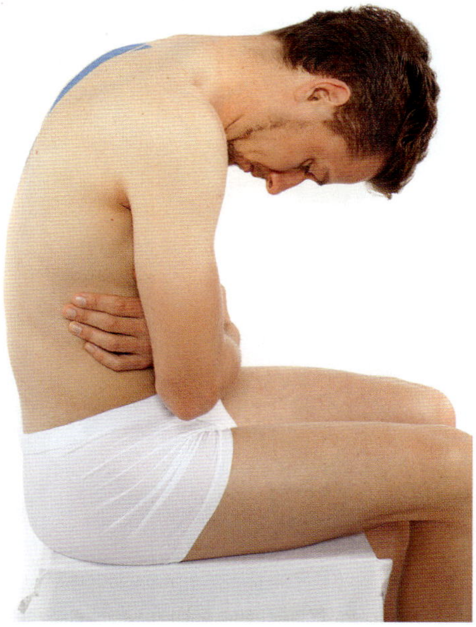

Abb. 13.7 Sie sitzen leicht zusammengekauert auf einem Stuhl, die Arme sind vor dem Oberkörper verschränkt, der Kopf ist leicht gebeugt.

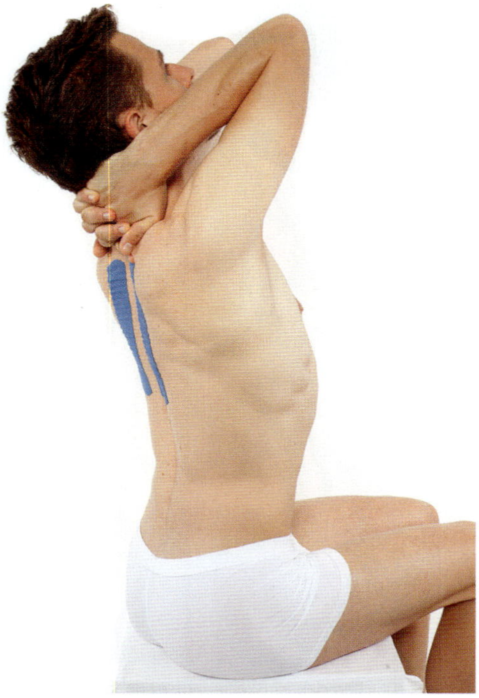

Abb. 13.8 Ellenbogen in Richtung Decke strecken und zugleich Brustbein nach vorne schieben.

13.2 Stehende Berufe

Folgende Übungen sind Ausgleich für Menschen, die viel stehen müssen.

BEACHTE

Die Übungen können in beliebige Reihenfolge durchgeführt werden. Die Gesamtdauer der Übungen beträgt etwa 10 Minuten, die Übungen sollten 1–2-mal täglich absolviert werden.

Übung 1: Dehnung der Wirbelsäule und Rückenmuskulatur

Gedehnt und zugleich entspannt werden die HWS, BWS und die Rückenstrecker.

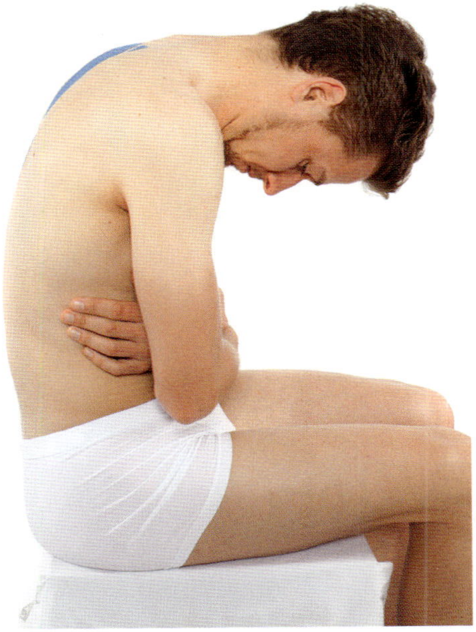

Abb. 13.9 Sie sitzen leicht zusammengekauert auf einem Stuhl, die Arme sind vor dem Oberkörper verschränkt, der Kopf ist leicht gebeugt.

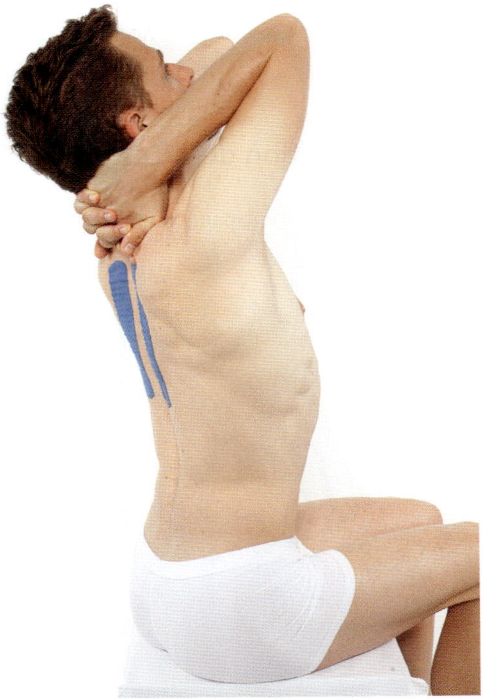

Abb. 13.10 Ellenbogen in Richtung Decke strecken und zugleich Brustbein nach vorne schieben.

Übung 2: Dehnung der seitlichen Muskeln am Rumpf

Die Dehnung hat auch eine entspannende Wirkung.

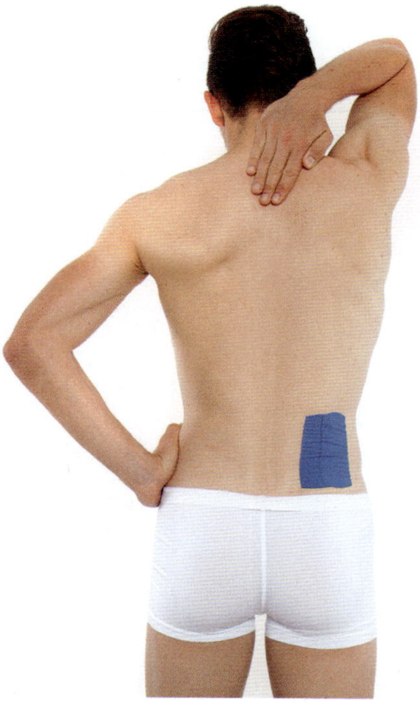

Abb. 13.11 Sie stehen hüftbreit und haben eine Hand im Nacken, die andere ist in der Taille.

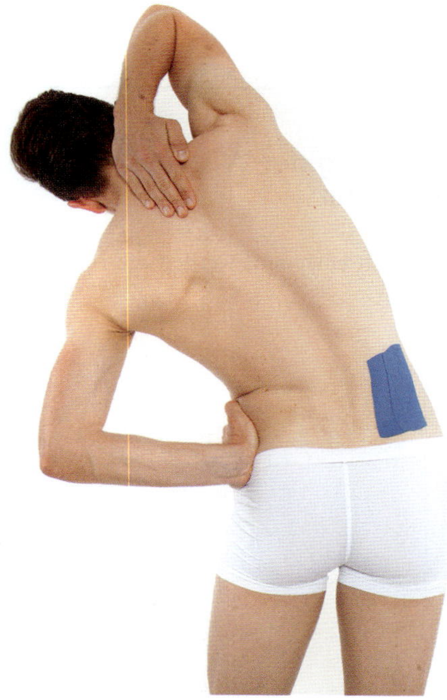

Abb. 13.12 Lassen Sie die Hand in der Taille und neigen Sie gleichzeitig den Oberkörper zur dieser Seite.

Übung 3: Mobilisation des Hüftgelenks

Die Dehnung hat auch eine entspannende Wirkung.

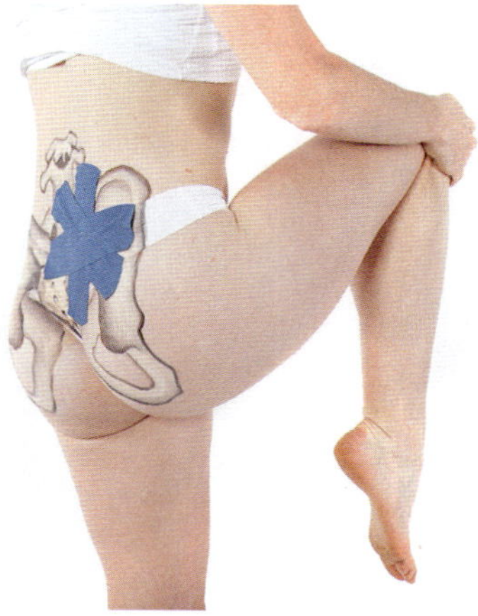

Abb. 13.13 Ziehen Sie das Knie an Ihren Körper bzw. in Richtung Decke.

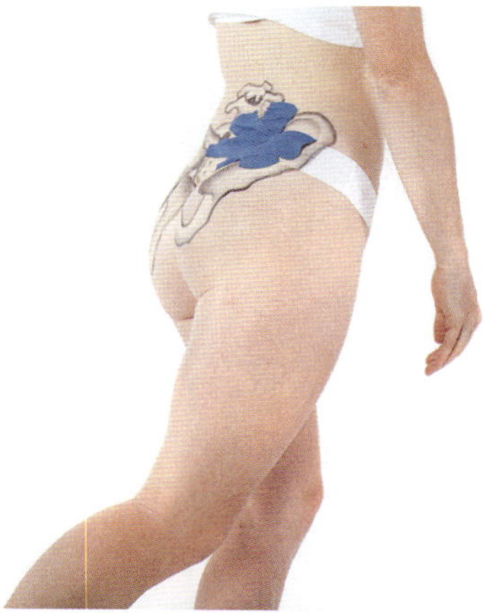

Abb. 13.14 Führen Sie das Bein langsam nach hinten in eine leichte Streckung.

Übung 4: Dehnung der Rückseite der Oberschenkelmuskulatur

Die Dehnung hat auch eine entspannende Wirkung.

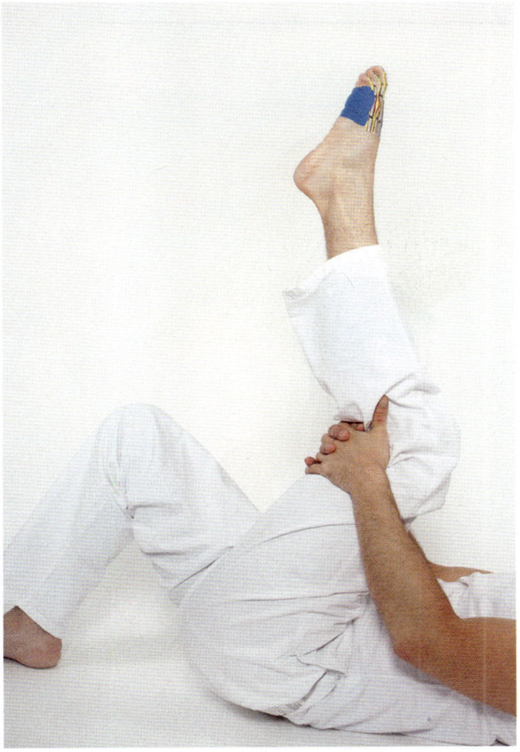

Abb. 13.15 Umfassen Sie mit beiden Händen Ihren Oberschenkel oberhalb der Kniekehle und ziehen Sie das Bein in Richtung Oberkörper.

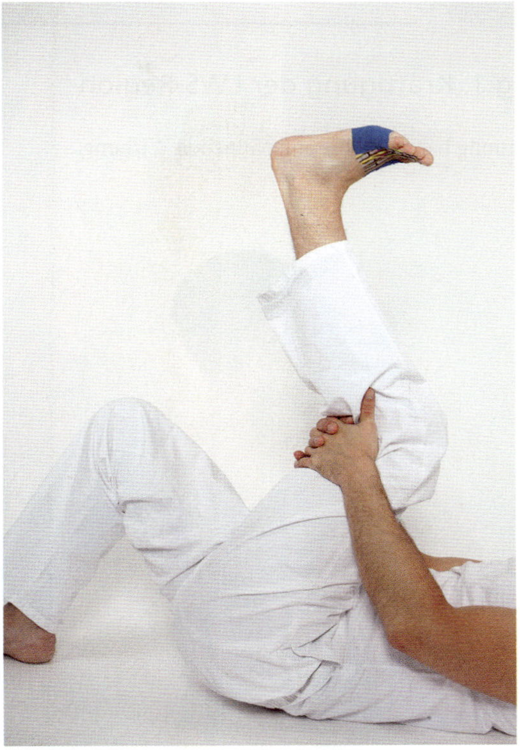

Abb. 13.16 Bei gestrecktem Knie die Zehen in Richtung Nase ziehen.

13.3 Aktive Berufe

Die folgenden Übungen eignen sich für Menschen, die viel heben und tragen müssen und ein kräftiges Muskelkorsett benötigen.

BEACHTE

Die Übungen können in beliebige Reihenfolge durchgeführt werden. Die Gesamtdauer der Übungen beträgt etwa 10 Minuten, die Übungen sollten 1–2-mal täglich absolviert werden.

Übung 1: Kräftigung der LWS-Region

Die Dehnung hat auch eine entspannende Wirkung.

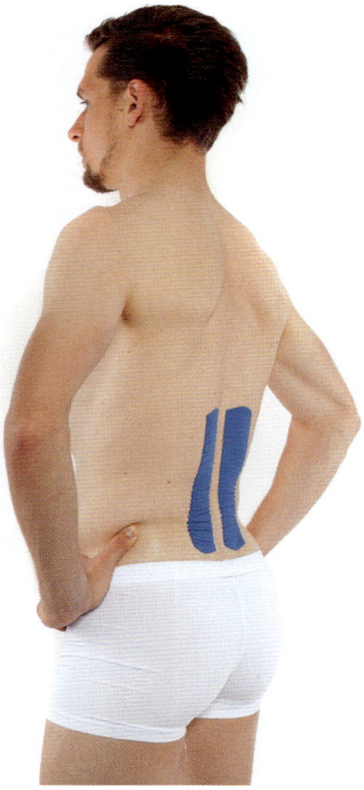

Abb. 13.17 Ausgangsstellung mit Händen in den Flanken.

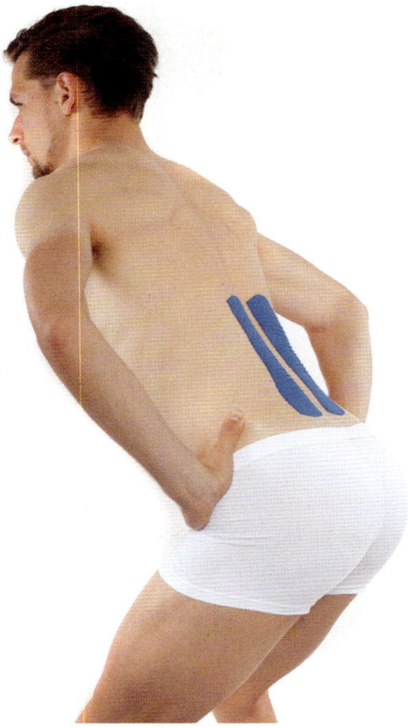

Abb. 13.18 Den Oberkörper nach vorne neigen, indem Sie das Gesäß nach hinten schieben, als ob Sie sich hinsetzen wollten.

Übung 2: Mobilisation des Hüftgelenks

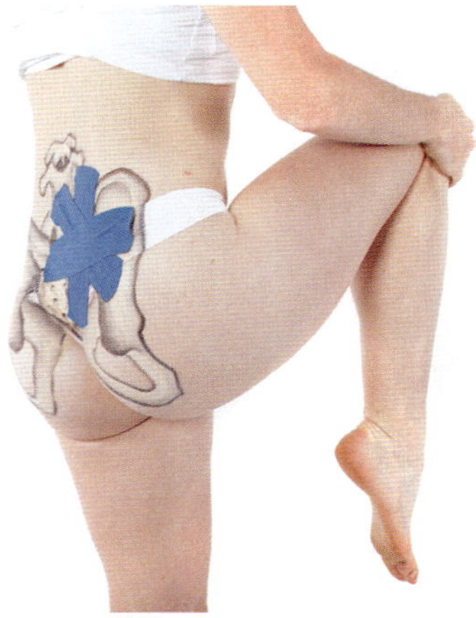

Abb. 13.19 Ziehen Sie das Knie an Ihren Körper bzw. in Richtung Decke.

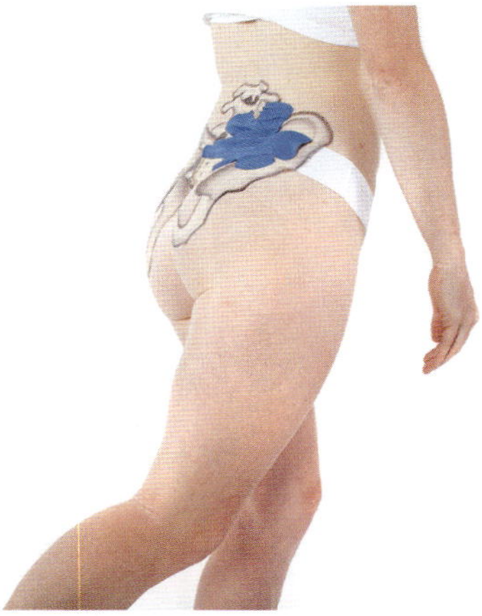

Abb. 13.20 Führen Sie das Bein langsam nach hinten in eine leichte Streckung.

Übung 3: Kräftigung der Unterschenkelmuskulatur und Haltungsschulung

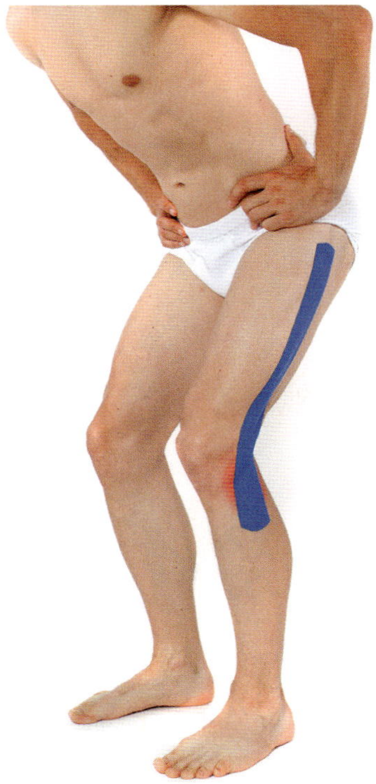

Abb. 13.21 Bei schulterbreitem Stand und auf dem Beckenkamm liegenden Händen leicht in die Knie gehen und Oberkörper nach vorne beugen.

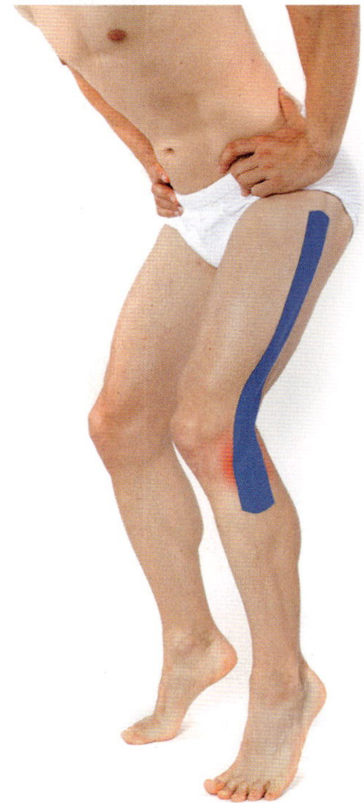

Abb. 13.22 Körpergewicht nach vorne verlagern, bis sich Fersen vom Boden abheben.

13

Übung 4: Dehnung und Kräftigung der Wadenmuskulatur

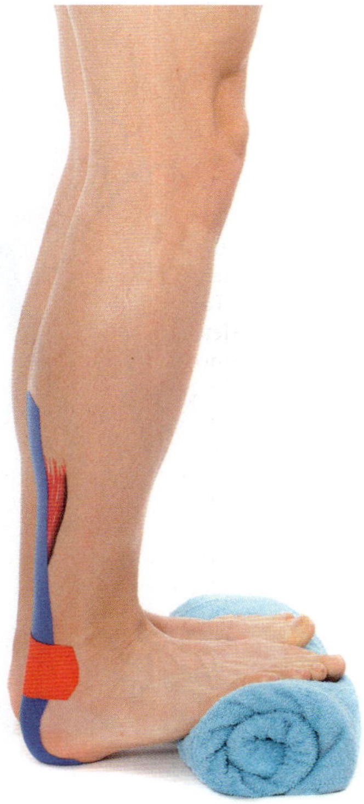

Abb. 13.23 Ihre Füße stehen auf einer Handtuchrolle, die Fersen haben Kontakt zum Boden.

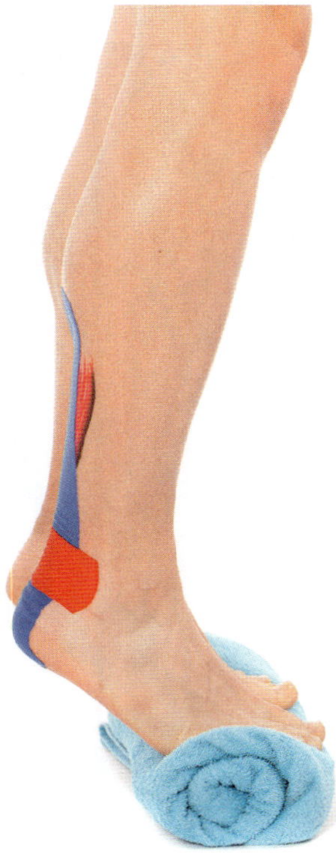

Abb. 13.24 Fersen langsam nach oben anheben und sehr langsam wieder auf den Boden sinken lassen.

Register